オンコネフロロジー
がんと腎臓病学・腎疾患と腫瘍学

Onconephrology
Cancer, Chemotherapy
and the Kidney

Kenar D. Jhaveri
Abdulla K. Salahudeen
Editors

監訳
和田健彦
東海大学医学部内科学系腎内分泌代謝内科准教授

訳
井上美貴
前がん研有明病院総合診療部副医長

翻訳協力
中山耕之介
がん研有明病院総合診療部部長

湯浅 健
がん研有明病院泌尿器科担当副部長

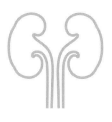

メディカル・サイエンス・インターナショナル

Editors

Kenar D. Jhaveri, MD
Department of Medicine, Division of Kidney
  Diseases and Hypertension
North Shore University Hospital
  and Long Island Jewish Medical Center
Hofstra North Shore LIJ School of Medicine
Great Neck
New York
USA

Abdulla K. Salahudeen, MD, MBA, FRCP
Nephrology Section, General
  Internal Medicine
University of Texas MD
  Anderson Cancer Center
Houston
Texas
USA

Translation from the English language edition:
"Onconephrology: Cancer, Chemotherapy and the Kidney"
edited by Kenar D. Jhaveri and Abdulla K. Salahudeen
Copyright © Springer New York 2015
Springer New York is a part of Springer Science + Business Media
All Rights Reserved.

© First Japanese Edition 2017 by Medical Sciences International, Ltd., Tokyo

Printed and Bound in Japan

監訳者序文

「オンコネフロロジー(onconephrology)」とは腎臓病学のなかでも新しい学問領域であり，あらゆる悪性腫瘍の病態や治療に関連して生じる腎障害，あるいは悪性腫瘍を合併した腎障害患者に対してより良いケアを提供することを目的として生まれてきた．

2011年に米国腎臓学会総会において，この領域に関するフォーラムが初めて開催され，わが国においても2016年に日本腎臓学会学術総会においてシンポジウムが開かれるなど，腎臓病学のサブスペシャルティとしての位置づけがより明確になりつつある．

そもそも腎臓病に関わる医師も悪性腫瘍治療に関わる医師も，古くから悪性腫瘍患者の一部に腎障害が合併することや悪性腫瘍に対する治療に関連して腎機能障害が発症・増悪することを認識しており，実際，腎臓内科の日常臨床において悪性腫瘍患者に関するコンサルテーションを受けることは非常に多い．

それでは，新しい学問領域・サブスペシャルティとしての枠組みができることにどのような意味があるのだろうか？　それは，おそらく基礎研究・臨床研究におけるテーマとして明確な動機づけになるのを助けると同時に，あらゆる領域の医師が協力体制を構築するのに重要な意味を与えることだろうと考える．悪性腫瘍合併腎障害患者の診療を発展させるためには，臨床・研究ともに，悪性腫瘍臨床を専門とする医師や腫瘍学のさまざまな領域の研究者と協力して事を進めることは不可欠である．また，腎臓病学・腫瘍学共に，特に研究面では分野が高度に専門分化し，個々の研究者の守備範囲が細分化される傾向にあるなか，オンコネフロロジーではこれらの分野のさまざまな知識を横断的に動員する必要がある．

このように考えると，本書のように教科書としてまとめて出版された意味は大きい．「編者の紹介」のページで詳しく紹介されているように，本書の編者であるDr. Jhaveriは，教育者としてその地位を確立しつつあるnephrologistでもある．このことを反映して，本書ではオンコネフロロジーのあらゆる領域がカバーされ，症例を提示しながらそれぞれのポイントがわかりやすく解説されている．

監訳者序文

　本書の翻訳は，がん研有明病院総合診療部で多くの悪性腫瘍合併腎障害患者を診療し，オンコネフロロジーを実践してきた井上美貴先生の発案によるものである．井上先生が一次翻訳を担当し，一部を同部部長の中山耕之介先生にサポートしていただいた．泌尿器科分野については，同院泌尿器科担当副部長の湯浅健先生にご助言をいただいた．また，メディカル・サイエンス・インターナショナルの藤堂保行氏による企画の段階からの献身的なご協力なしにこの翻訳は実現しなかった．

　結びに，本書がオンコネフロロジーに関わるすべての医療従事者・研究者の良い手引き書となり，より良い診療・患者ケアに少しでも貢献することを切に願っている．

2017年2月

和田　健彦

前文

　ここ数十年の間に，白血病，リンパ腫，乳癌，前立腺癌，大腸癌などの悪性疾患の治療が大きく前進したことを知らないものはいない．結果として，「癌サバイバー」は1971年の300万人から現在の約1,450万人まで増加した．これは，診断，治療と補助治療の向上によると専門家は考えている．

　血液腫瘍学の分野は指数関数的に進歩し，異常をきたした経路を直接標的とするように設計された生物製剤や小分子化合物が使用されるようになった．これら新しい薬物を使用することにより，全生存率の著明な改善がもたらされたが，一部の薬物は腎毒性を示す．さらに重要なこととして，癌は主に高齢者に発症するため，癌診断時の患者の腎機能は細胞の老化に伴って低下している可能性が高い．癌と診断された患者の1/4で新たに腎機能障害が生じることもあり，腎臓学と腫瘍学が重なり合う難しい分野について理解し，管理するための新たな学問の確立が必要となってきた．近年，「オンコネフロロジー」という分野が認識されるようになったのは，2010年の米国腎臓学会（American Society of Nephrology：ASN）でのオンコネフロロジーフォーラム（Onconephrology Forum：ONF）の設立，また，2014年の癌・腎臓国際ネットワーク（Cancer & the Kidney International Network：c-kin.org）の創設によってである．Jhaveriらによる本書『オンコネフロロジー：がんと腎臓病学・腎疾患と腫瘍学』という教科書の刊行は，タイムリーかつ必要なものであった．この新たな学問分野に対して認識が高まることにより，患者のアウトカムの改善が期待される．

　癌患者において急性腎障害が起こる機序としては少なくとも以下の2つが考えられる．すなわち，特定の癌治療に伴う合併症（例えば，腫瘍崩壊症候群，薬剤性腎症，移植関連腎疾患，外科的手技），あるいは腫瘍そのものの影響（例えば，腎細胞癌，転移性あるいは閉塞性腫瘍による解剖学的閉塞，または骨髄腫/アミロイドによる腎障害）である．事実，腎機能障害を有する，あるいは腎機能障害を発症する癌患者では，腎機能障害のない患者よりも予後が悪い．

　真に学際的なアプローチが行われるようになるために最も重要なのは，オンコネフロロジーの教育である．オンコネフロロジーに基づいた治療プログラムを行う医療施設と患者支援グループはますます増えてきている．また，患者が

自分自身の状態をよりよく理解し，生存可能性を高めるために，更に詳細な情報と情報源の確保が急務である．

North Shore-LIJ Cancer Institute and
Hofstra North Shore-LIJ School of Medicine,
NewYork, USA

Jacqueline C. Barrientos, MD
Kanti R. Rai, MD

序文

　まず，これまでにさまざまな素晴らしい機会，家族，友人，教師や指導者に恵まれた幸運に感謝する．私はインドの南のKeralaのTrivandrum Medical Schoolを卒業し，80年代前期にDavid Kerr教授とRobert Wilkinson教授の下，英国のUniversity of Newcastle upon Tyneで臨床および研究の初期トレーニングを受けた．次いで，Thomas Hostetter教授とKarl Nath教授の下，University of Minnesotaで臨床および研究のトレーニング(実験室での研究を含む)を受けた．90年代，University of Mississippi Medical CenterにおいてJohn Bower教授の下で技術を磨き，研究者，教育者，臨床医としての立場を確立することができた．2006年，腎臓病学領域のチーフとしてUniversity of Texas MD Anderson Cancer Centerに異動したが，そこで癌患者における腎臓の問題に対処するため初めて正式に設置されることになった部門の立ち上げに従事することになった．この仕事を始めてすぐに，癌患者で認められる腎臓の問題は，特殊かつ重大であることを認識することになった．このことにより，私は米国で初めて癌患者治療に関わる腎臓学者のためのオンコネフロロジーフォーラムを作ることになったが，これは米国腎臓学会(ASN)の理事長であるHarvard Medical SchoolのJoseph Bonventre教授のサポートにより2011年にASNの正式な団体オンコネフロロジーフォーラム(ONF)となった．

　幸いなことに，最初の会合で，本書の共同編集者となるHofstra North Shore-LIJ医学部の准教授Dr. Kenar Jhaveriと出会うことができた．彼はMemorial Sloan Kettering Cancer Hospitalで癌関連の腎疾患に関するトレーニングを受け，オンコネフロロジーについて熱意をもち，その重要性を確信していた．実際，オンコネフロロジーは学問，トレーニング，研究，患者治療の改善に関わる新たな腎臓学の領域として注目されるようになっている．ここに，オンコネフロロジーの発展に貢献し，関与し続けた多くの腎臓学者と科学者に感謝する．

Abdulla K. Salahudeen, MD, MBA, FRCP

謝　辞

我々の研修生と患者に感謝する．我々は彼らから知識を得た．

我々のリーダーと教師に感謝する．我々は彼らから智慧を得た．

我々の同僚に感謝する．我々は彼らからサポートを得た．

我々の家族に感謝する．彼らは我々を元気づけ，このような貢献ができるよう支えてくれた．

序 論

オンコネフロロジー：腎疾患を合併する癌患者のケア

　癌は主要な死因の1つであり，世界的に急速に広がっている．腎疾患を合併した癌患者の死亡率や重症度は高く，予後はより不良である．オンコネフロロジーは，癌患者にみられる腎臓に関する複雑な問題を理解し，対処するための専門分野である．米国腎臓学会(ASN)は2010年にオンコネフロロジーフォーラム(ONF)を創設し，この新しいサブスペシャリティ分野の成長と発展の舞台を用意した．米国の主要な癌センターは，腎臓病学トレーニングの一部としてオンコネフロロジーのフォローシップを開始した．

　血液内科医や腫瘍医と緊密に連携して癌患者のケアにあたる腎臓内科医はオンコネフロロジストと呼ばれる．

　急性および慢性の腎機能障害は，癌患者で非常に高頻度にみられる．癌患者での急性腎障害を防ぐためには学ばなければならないことが多い．また，慢性腎臓病(CKD)と癌は，さまざまな点でつながりがある．癌によってCKDや末期腎臓病(ESKD)が生じるだけでなく，CKDが存在すること自体も癌に関連がある．本書では，OlabisiらがCKD患者における急性腎障害の原因について執筆し，SachdevaらがCKDと癌の関連について総括している．さらに，癌患者のCKDにおける貧血，骨疾患や高血圧をいかに管理するかについても詳しく述べる．

　オンコネフロロジーには，血液腫瘍，固形癌および腎臓に影響を与える治療関連の合併症が含まれる．通常の腎臓病学と異なり，オンコネフロロジーにはいくつか特徴的な側面がある．オンコネフロロジーは，腎臓病学の歴史のマイルストーンとなるもの，すなわち，腎臓病学的な考え方の変化を表すものといえる．

　一般集団と比較して，腫瘍患者における体液と電解質異常には重要かつ特徴的なポイントがある．本書では，Latchaが癌患者で遭遇する電解質異常のすべてについて，Gilbertらが腫瘍崩壊症候群の診断と処置について詳しく述べている．また，癌のなかにはさまざまな糸球体疾患と関連するものがある．

Shahは，膜性腎症が今でも固形腫瘍患者で最も高頻度に認められる糸球体病理像であることに関連した議論を展開している．いくつかの報告と文献の研究から，癌を治療することによって糸球体疾患が改善することが報告されている．また，悪性疾患の治療には化学療法薬が極めて重要であるが，化学療法薬には腎毒性などの疾患重症度や死亡率に重大な影響を及ぼしうるような副作用がある．CKDやESKDの患者にこれらの薬物を使用する際は，用量の調整が不可欠である．ValikaらとOlyaeiらがこの非常に重要な2つのテーマについて執筆している．多くの癌に対する優れた化学療法薬として新たに生まれた分子標的治療薬は，特異性が高く極めて強力な作用を発揮するが，分子標的治療による腎毒性も広く認識されるようになっている．Humphreysは，腎毒性がしばしば累積的に生じること，高用量または長期間にわたる治療は腎障害のリスクを増すことを説明している．新しい薬物が次々に市場に出てくるが，その毒性について用心深くなければならない．

癌患者の腎疾患から学ばなければならないことは多い．電解質異常・腫瘍崩壊症候群・急性腫瘍随伴糸球体疾患・放射線腎症などから，膨大な量の臨床的専門知識や理解しておくべき情報が得られる．加えて，この分野の腎臓病学の研究はまだ遅れをとっている実情がある．

造血幹細胞移植（hematopoietic stem cell transplant：HSCT）は，ある領域の腫瘍性疾患において唯一の根治療法となっている．HSCT関連の腎合併症は，この集団における重症化・死亡の原因として重要な位置を占めている．Wanchooらは，血液内科医と腎臓内科医にとってHSCT後のさまざまな腎毒性を理解することが重要であると述べている．そのほか，Glezermanによる放射線腎症に関する章もある．

ここ10年以上の間，単クローン性蛋白についての検査方法は進歩しており，単クローン性ガンマグロブリン血症と腎疾患の関係に関する理解も深まってきている．Leungらは，意義不明の単クローン性ガンマグロブリン血症（monoclonal gammopathy of undetermined significance：MGUS）から骨髄腫まで，あらゆる形質細胞異常増殖症が腎障害と関連すると述べている．まずは単クローン性ガンマグロブリン血症と腎障害との関連を確認することが必要であり，治療においてはクローンの除去を目指す．アミロイドーシスは，体のさまざまな組織の細胞外間隙に病的蛋白が沈着するという特徴を有する疾患群である．腎臓がしばしば障害を受けるアミロイドーシスとしては，ALアミロイドーシス，AAアミロイドーシス，数種類の遺伝性アミロイドーシスがある．Hayesらは，これらの疾患の診断と患者ケア改善をもたらした治療法の過去10年の進歩について記載している．

「癌と腎臓」が注目されるようになったのはEric Cohenが癌と腎臓に関する

初めての教科書を出版した2005年にさかのぼる．最近では，癌と腎臓に関連する問題に関するより深い知識と認識を通して患者のケアを向上させることを目的として，2014年に「癌と腎臓に関する国際ネットワーク（Cancer and the Kidney International Network：C-KIN）」が組織された．

　また，腎臓内科医の我々は，泌尿器科的な尿路腫瘍学分野の知識や研究成果を十分知っているとはいえないことが多い．Salamiらが腎細胞癌の内科的・外科的治療について，Rosnerは腎摘出術後のCKDについて本書で詳しく説明している．Abudayyehはさまざまな癌で見られる閉塞性尿路疾患について，Sathyanらは腎移植関連の癌に関してレビューしている．最後に，Soniらは腎疾患合併癌患者における緩和ケアの役割について述べている．これは，オンコネフロロジストにとって極めて重要かつ新しい課題である．

　このようなことを背景として，本書のほとんどの章は腎疾患合併癌患者の医療の現場にいる腎臓内科医や血液内科医/腫瘍医によって記述されている．テーマにはよく知られているものもあるが，腎臓内科医の間でほとんど議論されていないテーマもある．本書では症例に基づきながらオンコネフロロジーの分野にアプローチするスタイルを取っている．大部分の章は，オンコネフロロジーに関する最新の文献を参照しつつ読みやすいスタイルで記載してあり，この教科書がオンコネフロロジー分野の初心者ならびにベテランにとって，刺激となり跳躍台となることに期待している．本書の共通試験形式の設問に関する症例ベースのディスカッションによって，読者はテーマについての理解を深められるであろう．我々は「オンコネフロロジー」分野がさらに成長することを願うと同時に，本書を癌と腎障害の合併という非常に難しい状況と戦うすべての患者に捧げる．

Kenar D. Jhaveri, MD
Abdulla K. Salahudeen, MD, MBA, FRCP

編者の紹介

Kenar D. Jhaveri, MD は，ニューヨークの Hofstra North Shore-LIJ School of Medicine の腎臓・高血圧部門の准教授である．ニューヨークの North Shore University Hospital と Long Island Jewish Medical Center の指導医としても勤務しており，医学部および内科学部門の主要スタッフである．彼は，骨髄移植後や化学療法後に腎合併症をきたした患者のケア（オンコネフロロジー）を臨床的に専門としており，米国腎臓学会（American Society of Nephrology：ASN）のオンコネフロロジーに関するワーキンググループの創立メンバーの一人である．メンターでありこの分野の第一人者である Memorial Sloan Kettering Cancer Center のオンコネフロロジスト Dr. Carlos Flombaum の啓発を受け，オンコネフロロジーの世界に身を置くことになった．彼のオンコネフロロジーについての論文のテーマには，癌と化学療法で認められる糸球体疾患，新規化学療法薬の腎毒性や骨髄腫の腎障害などがある．また，彼は ASN Kidney News の「Detective Nephron」のコラムを担当している．医学生，レジデントやフェローに対する腎臓学の創造的な教育方法にも関心があり，ソーシャルメディアや他の革新的なツール（ゲーム，概念マップ，ロールプレイや創作ライティング）を用いるなどして，腎臓学を興味深く刺激的な分野とするためにも活動している．これらの手法を広めるために，各所で多数の教育セミナーも行っている．医師・医療スタッフと患者らあらゆる立場の人に有用な医療情報を共有するための新しい手法にも関心を持って活動を続けている．彼は ASN，米国内科学会（American College of Physicians：ACP）および全米腎臓財団（National Kidney Foundation：NKF）のフェローでもある．また，教育指向のブログ「Nephron Power」(www.nephronpower.com) を記しており，また，American Journal of Kidney Diseases（AJKD）の公式ブログ (www.eajkd.org) のウェブ編集者でもある．

Abdulla K. Salahudeen, MD, MBA, FRCP は，1988 年に University of Minnesota の腎臓学部門にフェローとして加わり，約 15 年前に University of Mississippi Medical Center の主任教授に就任してからは一貫して学際的な場

で活躍している．基礎研究・臨床研究共に，外部資金を受けて精力的に続けているが，その一例として，移植腎の冷却保存による障害機序に関する独創的かつ将来性のある研究に対して米国国立保健研究所(national institutes of health：NIH)のRO1グラントを受けている．2006年に腎臓学のチーフとしてTexas MD Anderson Cancer Centerに異動し，新たな部門を見事に立ち上げ，オンコネフロロジーを全米レベルで腎臓学の新しく刺激的なサブスペシャルティに育て上げた．ASNのオンコネフロロジーフォーラムの創立時の代表者であり，また，やはり全米レベルの仕事として，2011年の米国医学研究連盟(American Federation of Medical Research：AFMR)の理事長も務めた．ピアレビューを受けた論文数は優に100以上あり，オンコネフロロジーに関する章もいくつか執筆している．

執筆者

Maen Abdelrahim Division of Medical Oncology, Duke University Medical Center, Durham, NC, USA

Ala Abudayyeh Division of Internal Medicine, Section of Nephrology, University of Texas-MD Anderson Cancer Center, Houston, TX, USA

Madhu Bhaskaran Medicine, Division of Kidney Diseases and Hypertension, North Shore University Hospital and Long Island Jewish Medical Center, Hofstra North Shore-LIJ School of Medicine, Great Neck, NY, USA

Joseph V. Bonventre Internal Medicine, Renal Division, Brigham and Women's Hospital, Harvard Medical School, Boston, MA, USA

Thomas P. Bradley Medicine, Division of Hematology-Oncology, North Shore University Hospital and Long Island Jewish Medical Center, Hofstra North Shore-LIJ School of Medicine, Lake Success, NY, USA

Craig E. Devoe Medicine, Division of Hematology-Oncology, North Shore University Hospital and Long Island Jewish Medical Center, Hofstra North Shore-LIJ School of Medicine, Lake Success, NY, USA

Michael Esposito Pathology and Laboratory Medicine, North Shore University Hospital and Long Island Jewish Medical Center, Hofstra North Shore-LIJ School of Medicine, Lake Success, NY, USA

Scott J. Gilbert Division of Nephrology, Tufts University School of Medicine, Boston, MA, USA

Ilya G. Glezerman Dept. of Medicine, Renal Service, Memorial Sloan Kettering Cancer Center, Weill Cornell Medical College, New York, NY, USA

Christi A. Hayes Medicine, Division of Hematology-Oncology, North Shore University Hospital and Long Island Jewish Medical Center, Hofstra North Shore-LIJ School of Medicine, Lake Success, NY, USA

Benjamin D. Humphreys Department of Medicine, Brigham and Women's Hospital, Boston, MA, USA

Alla Keyzner Medicine, Division of Hematology-Oncology, North Shore University Hospital and Long Island Jewish Medical Center, Hofstra North Shore-LIJ School of Medicine, Lake Success, NY, USA

Amit Lahoti Section of Nephrology, Department of Emergency Medicine, UT MD Anderson Cancer Center, Houston, TX, USA

Albert Q. Lam Department of Medicine, Renal Division, Brigham and Women's Hospital, Harvard Medical School, Boston, MA, USA

Sheron Latcha Department of Medicine, Memorial Sloan Kettering Cancer Center, New York, NY, USA

Edgar V. Lerma Section of Nephrology, University of Illinois at Chicago College of Medicine-Advocate Christ Medical Center, Berwyn, IL, USA

Nelson Leung Department of Nephrology and Hypertension, Hematology, Mayo Clinic Rochester, Rochester, MN, USA

Anna Mathew Medicine, Division of Kidney Diseases and Hypertension, North Shore University Hospital and Long Island Jewish Medical Center, Hofstra North Shore-LIJ School of Medicine, Great Neck, NY, USA

Vinay Nair Nephrology and Recanati Miller Transplant Institute, Mount Sinai Hospital, Ichan Mt Sinai School of Medicine, New York, NY, USA

Samih H. Nasr Division of Anatomic Pathology, Mayo Clinic Rochester, MN, USA

Opeyemi Olabisi Medicine, Massachusetts General Hospital and Brigham and Women's Hospital, Boston, MA, USA

Ali J. Olyaei Medicine/Pharmacy Practice, OSU/OHSU, Portland, OR, USA

Mitchell H. Rosner University of Virginia Health System, Charlottesville, VA, USA

Mala Sachdeva Medicine, Division of Kidney Diseases and Hypertension, North Shore University Hospital and Long Island Jewish Medical Center, Hofstra North Shore-LIJ School of Medicine, Great Neck, NY, USA

Simpa S. Salami The Arthur Smith Institute for Urology, North Shore University Hospital and Long Island Jewish Medical Center, Hofstra North Shore-LIJ School of Medicine, New Hyde Park, NY, USA

Sharad Sathyan Nephrology and Recanati Miller Transplant Institute, Mount Sinai Hospital, Ichan Mt Sinai School of Medicine, New York, NY, USA

Jane O. Schell Department of Internal Medicine, Section of Palliative Care and Medical Ethics, Renal-Electrolyte Division, University of Pittsburgh Medical Center, Pittsburgh, PA, USA

Hitesh H. Shah Medicine, Division of Kidney Diseases and Hypertension, North Shore University Hospital and Long Island Jewish Medical Center, Hofstra North

Shore-LIJ School of Medicine, Great Neck, NY, USA

Anushree Shirali Section of Nephrology, Yale University School of Medicine, New Haven, CT, USA

Ritu K. Soni Department of Internal Medicine, University of Pittsburgh Medical Center, Pittsburgh, PA, USA

Matthew A. Sparks Division of Nephrology, Department of Medicine, Duke University and Durham VA Medical Centers, Durham, NC, USA

Sascha A. Tuchman Division of Hematological Malignancies and Cellular Therapy, Duke Cancer Institute, Durham, NC, USA

Aziz K. Valika Section of Nephrology, Yale University School of Medicine, New Haven, CT, USA

Manish A. Vira Smith Institute for Urology, North Shore University Hospital and Long Island Jewish Medical Center, Hofstra North Shore-LIJ School of Medicine, Lake Success, NY, USA

Rimda Wanchoo Medicine, Division of Kidney Diseases and Hypertension, North Shore University Hospital and Long Island Jewish Medical Center, Hofstra North Shore-LIJ School of Medicine, Great Neck, NY, USA

Seth Wright Division of Nephrology, Tufts University School of Medicine, Boston, MA, USA

目　次

第1章　癌患者の急性腎障害 ··· 1
第2章　癌患者における慢性腎臓病（CKD）···························· 25
第3章　固形腫瘍や血液学的悪性腫瘍でみられる糸球体疾患·· 47
第4章　化学療法に使用される薬物の腎毒性·························· 63
第5章　生物学的癌治療と腎臓··· 91
第6章　腎不全患者に対する合理的な化学療法薬投与方法···· 103
第7章　癌患者の電解質異常·· 127
第8章　腫瘍崩壊症候群··· 161
第9章　腎細胞癌の外科的・内科的管理······························ 179
第10章　腎細胞癌と慢性腎臓病·· 205
第11章　造血幹細胞移植後の腎疾患····································· 215
第12章　放射線腎症·· 237
第13章　異常蛋白血症と腎疾患·· 247
第14章　アミロイドーシス··· 279
第15章　癌患者における閉塞性腎疾患································· 309
第16章　腎移植患者の癌··· 319
第17章　癌，緩和ケアと急性腎障害：透析を推奨するかどうか
　　　　　という難しい決断··· 353

付　録 ·· 369
索　引 ·· 379

注　意

　本書に記載した情報に関しては，正確を期し，一般臨床で広く受け入れられている方法を記載するよう注意を払った．しかしながら，著者，監訳者，訳者ならびに出版社は，本書の情報を用いた結果生じたいかなる不都合に対しても責任を負うものではない．本書の内容の特定な状況への適用に関しての責任は，医師各自のうちにある．

　著者，監訳者，訳者ならびに出版社は，本書に記載した薬物の選択，用量については，出版時の最新の推奨，および臨床状況に基づいていることを確認するよう努力を払っている．しかし，医学は日進月歩で進んでおり，政府の規制は変わり，薬物療法や薬物反応に関する情報は常に変化している．読者は，薬物の使用に当たっては個々の薬物の添付文書を参照し，適応，用量，付加された注意・警告に関する変化を常に確認することを怠ってはならない．これは，推奨された薬物が新しいものであったり，汎用されるものではない場合に，特に重要である．

〔薬物について〕
翻訳にあたり，薬物の一般名について，原則として日本で使用されているものはカタカナ表記，日本で使用されていないもの・特殊なものは欧文表記とした．

専門用語は「がん薬物療法時の腎障害診療ガイドライン2016」，「造血器腫瘍診療ガイドライン」，「CKDステージG3b-5診療ガイドライン2015」を参考にした．

第1章／癌患者の急性腎障害

Opeyemi Olabisi, Joseph V. Bonventre

【略語】		
ACEI	Angiotensin converting enzyme inhibitor	アンジオテンシン変換酵素阻害薬
AKI	Acute kidney injury	急性腎障害
AKIN	Acute kidney injury network	急性腎障害ネットワーク
ATN	Acute tubular necrosis	急性尿細管壊死
CKD	Chronic kidney disease	慢性腎臓病
CNI	Calcineurin inhibitor	カルシニューリン阻害薬
ESKD	End-stage kidney disease	末期腎臓病
FSGS	Focal segmental glomerulosclerosis	巣状分節性糸球体硬化症
GFR	Glomerular filtration rate	糸球体濾過量
GVHD	Graft versus host disease	移植片対宿主病
HSCT	Hematopoietic stem cell transplantation	造血幹細胞移植
HSOS	Hepatic sinusoidal obstructive syndrome	肝類洞閉塞症候群
ICU	Intensive care unit	集中治療室
KDIGO	Kidney disease improving global outcomes	腎臓病予防対策国際機構
LIK	Lymphomatous kidney infiltration	リンパ腫の腎臓への浸潤
MGRS	Monoclonal gammopathy of renal significance	腎臓に所見を伴う単クローン性ガンマグロブリン血症
MGUS	Monoclonal gammopathy of undetermined significance	意義不明の単クローン性ガンマグロブリン血症
MM	Multiple myeloma	多発性骨髄腫
MPGN	Membranoproliferative glomerulonephritis	膜性増殖性糸球体腎炎

O. Olabisi (✉)
Medicine, Massachusetts General Hospital and Brigham and Women's Hospital,
55 Fruit Street, Boston, MA 02114, USA
e-mail: oolabisi@partners.org

J. V. Bonventre
Internal Medicine, Renal Division, Brigham and Women's Hospital,
Harvard Medical School, 75 Francis Street, Boston, MA 02115, USA
e-mail: joseph_bonventre@hms.harvard.edu

© Springer Science+Business Media New York 2015
K. D. Jhaveri, A. K. Salahudeen (eds.), *Onconephrology*,
DOI 10.1007/978-1-4939-2659-6_1

mTOR	Mammalian target of rapamycin	哺乳類ラパマイシン標的蛋白質
NSAID	Nonsteroidal anti-inflammatory drugs	非ステロイド性抗炎症薬
RIFLE	Risk, injury, failure, loss, end-stage renal disease	リスク・障害・不全・喪失・末期腎不全
TLS	Tumor lysis syndrome	腫瘍崩壊症候群
TMA	Thrombotic microangiopathy	血栓性微小血管症
TTP/HUS	Thrombotic thrombocytopenic purpura/hemolytic uremic syndrome	血栓性血小板減少性紫斑病/溶血性尿毒症症候群
VOD	Veno-occlusive disease	肝中心静脈閉塞症

　2010年時点で米国には1,300万人を超える癌患者もしくは癌の既往がある人が存在する[1]．この群における急性腎障害(AKI)の総発症数は不明であるが，いくつかの調査によると，癌患者におけるAKIの頻度はかなり高く，疾病率，死亡率，治療コストに対する影響も相当なものである．デンマークで行われた120万人の癌患者に関する調査では，1年間および5年間でのAKIのリスクはそれぞれ18％と27％であった[2]．一方，米国のテキサス州ヒューストンのテキサス大学MDアンダーソン校の癌センターで行われた，3,558人の3か月にわたる調査では，AKIの発症率は12％であった．そのうち45％は入院後2日の間に発症しており，予防可能であったと推察されるものであった[3]．同じグループが集中治療室(ICU)の癌患者について検討した結果では，AKIをきたした場合の60日間生存率はわずか14％(オッズ比14.3)と低く，入院コストは21％も増加していた[4]．

　癌はAKIのリスクファクターの多くと関連がある．癌患者は衰弱しており，総体液量もしくは有効体液量の低下による循環不全を起こしやすい傾向がある．腎臓を含む癌を背景とする場合は，当然ながら，間接的あるいは直接的な腎障害がみられる．多くの化学療法薬によってAKIが生じうる．さらに，AKIでは腎臓のクリアランスが低下するため，化学療法で用いる薬物の減量が必要となり，AKIをきたした癌患者では治療時本来投与したい量の投与が難しいことがある[5]．最近ではより有効性が高くかつ積極的な化学療法のプロトコールが作られており，以前は使用を避けていた高齢者にも適用されるようになってきている．このような状況下で，癌患者の腎機能のマネジメントは今まで以上に複雑となり，当然，集学的アプローチが求められるようになってきている．

　本章では癌患者のAKIの疫学について述べる．タイムリーに診断をして適切に管理するという重大な課題についても言及する．腫瘍崩壊症候群(TLS)(第8章)，低ナトリウム血症やある種の悪性腫瘍と関連する電解質異常(第7章)などはそれぞれの章で詳細に述べているため，本章では簡単に触れるのみとする．

疫　学

　癌患者でAKIはどのくらいみられるのであろうか？　その答えは，どのような癌患者を対象にするか，例えばICUの患者なのか一般の入院患者なのか，などによって異なる．また，当然AKIの定義のしかたによっても異なる．RIFLE(リスク・障害・不全・喪失・末期腎不全)基準や急性腎障害ネットワーク(AKIN)分類，あるいは腎臓病予防対策国際機構(KDIGO)基準などに基づいた比較ならば信頼性が高い[6〜8]．RIFLE基準は，AKIをクレアチニン基礎値からの上昇率によって，risk(50％以上)，injury(100％以上)，failure(200％以上または透析を必要とする場合)の3段階に分けている[9]．癌患者のAKIの定義にRIFLE基準を用い始めた3年前までは，35以上の異なるAKIの定義がこの分野の研究で使用されており[3]，信頼できる比較を行うことが難しかった．

　前述のデンマークの研究[2]では，全癌患者でのAKIの発症率は1年間で17.5％，5年間で27％であった．1年間のAKI発症率が高い癌種や臓器としては，腎癌(44％)，胆嚢・胆道癌(34％)，肝癌(33％)，骨髄癌〔多発性骨髄腫(32％)〕，膵癌(30％)，白血病(28％)があげられる．

　3,558人の癌入院患者で12％がAKIを発症したが，とりわけ，そのうちの45％が入院初期の2日間の間に発症していたと報告されている[3]．一方，非癌患者に関してはAKIの発症率は相対的に低い(5〜8％)[10,11]．同グループによる内科や外科のICUに入院中の重症癌患者2,398人についてのコホート研究では，クレアチニンの前値が1.5 mg/dL以下の患者におけるAKIの総発症率は12.6％であった[4]．この数字は以前の13〜42％という報告よりも低い[12〜14]．内科ICUに入院した患者に限るとAKIの発症率は21％であった．本調査でAKI発症が比較的少ないのは，もともと明らかな慢性腎臓病(CKD)を有する癌患者が除外されていること，対象患者の58％が，(多くは待機的手術の)外科患者であり，内科系ICU患者のような重症患者と比較してAKIのリスクが低かったことなど，複数の理由があると思われる．

　前述の調査では，ICUでのAKIのリスクが最も高かった癌は，白血病やリンパ腫，骨髄腫などの血液学的腫瘍で，全体のAKI発症率は28％であった[4]．最近行われた別の前向き研究では，もともとCKDをもたない患者で新たに高悪性度の血液学的悪性腫瘍(non-Hodgkinリンパ腫，急性骨髄性白血病，急性リンパ球性白血病やHodgkinリンパ腫)と診断されたICU患者での(RIFLE基準に基づく)AKI発症率が68.9％であったことと比べると，明らかに低値であった[5]．

　血液学的悪性腫瘍の患者のなかでも，造血幹細胞移植(HSCT)を受けた患者が最もAKIのリスクが高い．HSCTのタイプによってそのリスクも異なってくる．骨髄非破壊性の前処置を施した異種HSCTによるAKI発症(29〜40.4％)[18〜20]に比し，骨髄破壊性の前処置を施した異種HSCTによるAKIリスクは高い(50％以上)[15〜19]．これは，骨髄破壊性の異種HSCTで使用する薬物がより毒性が高いことによると推察される．また，同種HSCTでは移植片対宿主病(GVHD)が生じないので，カルシニューリン阻害

薬(CNI)は必要とされず，このため AKI の発症リスクが比較的低い(22%)と考えられる[21]．

これらの結果から次の4つのポイントが導かれる．

1) 入院中の癌患者の AKI 発症率は，非癌患者のそれよりも高い．
2) 急変のため ICU に入室した癌患者では AKI のリスクはさらに高くなる．
3) 癌種のなかには AKI のリスクが通常の癌に比べて高いものがある．
4) HSCT 治療，特に異種移植による骨髄破壊性の治療は，腫瘍に関連した AKI のリスクをさらに高くする．

癌患者における急性腎障害(AKI)の原因

AKI を分類するには，癌患者においても非癌患者と同様に，腎前性・腎実質性・腎後性と，その本態が「どこに」あるかに着目する(図1.1)．非癌患者での AKI と同様に，このアプローチはシンプルかつ有用であるが，単純にこの3つのうちの1つに分類できない AKI もありうる．例えば CNI の腎毒性は，血管収縮作用と上皮細胞への直接の細胞障害によるものであり，腎前性および腎実質性の AKI を引き起こすといえる．また，血管内の体液量が不足する場合，まずは腎前性の AKI が誘導されるが，そのまま腎臓の虚血が持続した場合は最終的には尿細管の障害や壊死が生じるため，「腎実質性」のAKI に区分されることになる．癌患者の AKI はしばしば，さらに複雑な病態を示す．

●腎前性の原因

癌患者においては敗血症や臓器灌流低下によって AKI が起こることがよくある[22,23]．敗血症によって血管内皮および尿細管上皮はさまざまな障害を受け(腎実質性)，また毛細血管からの漏出が亢進するため，特に ICU 患者では有効体液量の不足が起こる(腎前性)．つまり，敗血症による AKI は腎前性と腎実質性の要素を有する．癌患者は癌自体や化学療法に関連して，最終的に腎臓の低灌流状態に陥りやすい状態にある．最近の血液学的腫瘍患者の調査では，AKI のうち 48.2%が腎臓の低灌流によるものであった[5]．本来の意味での血管内脱水は，下痢や嘔吐，食事摂取量の低下，利尿薬の過剰投与などで生じる．さらに，悪性の腹水や胸水などによっても有効循環血液量が減少する．非ステロイド性抗炎症薬(NSAID)やアンジオテンシン変換酵素阻害薬(ACEI)などは腎血管のオートレギュレーションシステムに影響を及ぼし，体液量の低下と共に腎臓の低灌流状態の原因となる．

高カルシウム血症は癌の経過中に 20〜30%の割合で生じると報告されているが[24]，血管収縮作用があり，それに伴うナトリウム利尿作用によっても体液量が減少する．ほかにも腎静脈血栓症，心嚢水貯留による心機能の低下なども腎臓の低灌流の原因となる．また，肝類洞閉塞症候群(HSOS)や肝中心静脈閉塞症(VOD)などは肝腎症候群に類似した病態を呈し，腎血流の低下を引き起こす．

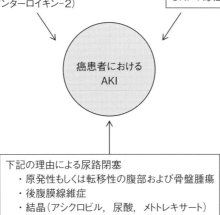

図 1.1　癌患者の急性腎不全(AKI)の原因となる疾患や症候群

症例 1　腎細胞癌の 56 歳，男性．転移に対して哺乳類ラパマイシン標的蛋白質(mTOR)阻害薬を使用中．2 週間後，クレアチニンが急上昇した．尿検査では赤血球，白血球，潜血は認められなかった．血算では血小板数がやや低下しており好酸球は認めなかった．尿沈渣では顆粒円柱を認めた．腎生検を行った場合に予想される所見は何か？
　a．血栓性微小血管症．
　b．急性尿細管壊死(ATN)．
　c．急性間質性腎炎．
　d．巣状分節性糸球体硬化症(FSGS)．

●腎実質性の原因

　急性尿細管壊死(ATN)は尿細管障害で共通してみられる非特異的な最終像である．どのような理由であれ虚血が持続した場合や，細胞障害性の化学療法薬や腫瘍崩壊による腎毒性物質などの影響によって急性の尿細管障害が生じる．ATNの原因となる腎毒性物質は多数存在するが，しばしばATNを起こす抗癌薬のリストを表1.1に示す．さらに，抗癌薬と腎疾患についての詳細は特別に章(第6章)を設けて解説する．例えば，

表 1.1　AKI やほかの腎障害に関連する化学療法薬剤

化学療法の薬物	AKIの機序	臨床所見	予防法	参考文献
アザシチジン	近位および遠位尿細管障害	軽度のFanconi症候群および多尿	未確立 進行はしない	112
ビスホスホネート(パミドロネート，ゾレドロネート)	急性尿細管障害とFSGS	AKI	ゾレドロネートはCrCl 35 mL/分未満の患者では使用しない[訳注：日本における添付文書ではCrCl 30 mL/分以上は推奨用量が記載されており，それ未満は慎重投与となっている]．パミドロネートを減量して使用するか[訳注：パミドロネートも添付文書上は慎重投与となっている]，もしくはイバントロネートを使用する	113 114
ベバシズマブ(およびほかの血管内皮細胞増殖因子阻害薬)	糸球体内皮細胞障害によるTMA　糸球体上皮細胞(足細胞)のスリット膜障害	蛋白尿，高血圧，TMAおよびAKI	未確立	115 116
セツキシマブおよびパニツムマブ(EGF受容体モノクローナル抗体)	(遠位曲尿細管に存在する)マグネシウムチャネルTRPM6の不活化	マグネシウム喪失	未確立	117 118
シスプラチン	尿細管への毒性	AKI，マグネシウム喪失	体液量を増やす(補液)，amifostine(国内未発売)	72 119 122
シクロホスファミド	ADH活性の増加	低ナトリウム血症	未確立 薬物を中止すれば進行しない	76

下記以外は【略語】参照．
ADH：antidiuretic hormone(抗利尿ホルモン)
CrCl：creatinine clearance(クレアチニンクリアランス)

表 1.1 つづき

化学療法の薬物	AKI の機序	臨床所見	予防法	参考文献
ゲムシタビン（細胞周期特異性のピリミジンアンタゴニスト）	TMA	高血圧，TMA，蛋白尿，AKI＋/－浮腫	未確立	123
イホスファミド	近位または遠位尿細管障害	ATN（しばしば潜在的な） Fanconi 症候群と II 型 RTA 深刻な電解質異常 腎性尿崩症	中等度から高度の腎毒性は累積投与量が $100\ g/m^2$ を超えると一般に出現してくる シスプラチンとの併用を避ける	78 124
インターフェロン（α, β, γ）	足細胞の傷害に伴って MCD や FSGS を呈す	ネフローゼ症候群，AKI		125 126
インターロイキン 2	毛細血管漏出による腎臓の低灌流，腎血管収縮	低血圧，蛋白尿，膿尿	未確立	127 128
メトトレキサート	非乏尿性 AKI	メトトレキサートおよび 7-水酸化メトトレキサートの沈着による尿細管閉塞	体液量を増やす（補液） 尿のアルカリ化 ロイコボリンレスキュー GFR10〜50 mL/分未満では減量	94 129
マイトマイシン C	AKI	TTP と HUS（総投与量が 60 mg を超えた場合）	未確立	83 130
mTOR 阻害薬	AKI	ATN，蛋白尿	未確立	25
ニトロソウレア	糸球体硬化症や尿細管間質性腎炎	潜行性でしばしば非可逆性の腎障害	体液量を増やす（補液）	131 132

EGF：epidermal growth factor（上皮細胞増殖因子）
HUS：hemolytic uremic syndrome（溶血性尿毒症候群）
MCD：medullary cystic disease（髄質嚢胞性疾患）
TRPM6：transient receptor potential melastatine 6（一過性受容器電位チャネルメラスタチン 6）
TTP：thrombotic thrombocytopenic purpura（血栓性血小板減少性紫斑病）

mTOR 阻害薬のような新しい抗癌薬の出現もあり，このリストは今も膨らみ続けている[25]．腎臓全体での血流が維持されていたとしても，例えば髄質外層のような［訳注：もともと酸素消費量が多く虚血をきたしやすい］重要な部位において重大な虚血が生じることもある，ということを認識することは重要である[26]．

さらに重要なことは，ATN は上皮細胞の壊死の証拠をもってなされる診断であり，臨床的な診断ではない，ということである．しかし侵襲性のある検査を行わなくても，尿沈渣で尿細管細胞の壊死ははっきりと検出することが可能である．ATN は臨床的に

はAKIを呈する．ATNの診断は，尿沈渣で"muddy brown"円柱［訳注：濃い色調の色素沈着を伴う顆粒円柱］あるいは顆粒円柱を検出することで可能である．通常，ATN診断に腎生検は必要ないが，生検の典型的な所見としては尿細管細胞の変性，刷子縁の消失，アポトーシス，有糸分裂像などの修復像があげられる．免疫学的染色を行うと，分裂期の細胞が著しく増加していること，尿細管でのNa$^+$, K$^+$-ATPaseの発現が乱れていることなどがわかる．

放射線検査では臨床的にATNの診断は行えない．現在，ATNの診断を非侵襲的，高感度かつ発症初期に行うことを目指し，バイオマーカーについての研究が盛んになされている[27〜29]．

症例1のフォローアップとディスカッション　尿沈渣検査で顆粒円柱を認めていたことからATNと判断できる．mTOR阻害薬は蛋白尿およびATNを引き起こすことが報告されている．

腎臓の虚血を是正し，さらに敗血症を解決し，腎毒性のある物質を除去するなどの治療を行っても，完全にATNから回復するとは限らない．最初の傷害に対する修復機転が不完全で，逆に望ましくない結果を招くこともある．当初ははっきりしなくても将来のCKDのリスクが高くなることもある[30〜32]．つまり，ATNについては，発症させないことを目標とすべきである．心室内充満圧や腎血流量を増やし，腎毒性物質の腎臓内での濃度を減らすため，膠質液などを用いて血管内体液量を増やし，血行動態を最適化することを目指すことがATNの予防となる．敗血症を防止すること，および腎機能に間接的かつ直接的に影響が及ばないうちに癌治療を行うことなども対策となる．いったんAKIになってしまったら，治療は血行動態を最適化することを目標に，敗血症があれば治療を行い，腎毒性のある薬物は極力減らすか中止する必要がある．

リンパ腫の腎臓への浸潤（LIK）

リンパ腫の腎臓への浸潤（LIK）は癌患者でしばしばみられるが，見過ごされがちである．剖検例における頻度は6〜60％と開きがある[33]．悪性リンパ腫の剖検症例696例では，LIKは34％で認められたが，生前に診断されていたのは14％のみであった．LIKは両側性のことが多いが（74％），急性腎不全をきたすのは0.5％程度と稀である[34]．ただし，この研究が発表された1962年にはAKIの定義が現在のAKIとは大きく異なっていることは考慮しておくべきである．この研究の結果からは，血液学的悪性腫瘍の合併症としてLIKの頻度は多いものの，重度のAKIの原因としてLIKは一般的なものではないということが示唆される．

LIKが見過ごされやすいのにはさまざまな理由がある．LIK患者の多くは何ら症状を示さず[33]，あったとしても側腹部痛や血尿，腹痛，腫瘤の触知，高血圧，少量の（ネフローゼをきたさない程度の）蛋白尿などであり，LIKに特異的な所見というものはない[33,34]．リンパ腫の細胞は尿中に流出するが，気づかれることは少ない．尿所見でよく

あるのは，軽度の蛋白尿，ごくわずかの赤血球尿，白血球尿および顆粒円柱程度である．画像検査の感度も高くなく，CT での LIK の診断感度は 2.7〜6% 程度にすぎない[35]．LIK はほとんどの場合腎生検で診断可能であるが[36]，LIK 患者は通常，腎臓以外でも癌の合併症をきたしていることが多く，腎機能低下もそれらの合併症の影響かもしれないと考えられ，腎生検施行に踏み切ることはむしろ稀である．癌患者の急性期にしばしばみられる凝固系の異常が腎生検の相対的な禁忌であることもあり，LIK 診断のために腎生検を行うのは，化学療法を速やかに開始すべきか薬物を変更すべきかなどの判断を行う場合にほぼ限られる．

LIK による AKI の機序はまだ解明されていない．尿細管や糸球体の形態は腎生検上ほぼ正常に保たれており，リンパ球の間質や糸球体内への浸潤により，間質や糸球体内圧の上昇が AKI の背景にある可能性が考えられている[33,36]．この機序を提唱している研究者によれば，化学療法によって腎機能が改善することもこの仮説を支持している[37]．つまり，LIK の管理のポイントは背景にある悪性腫瘍を治療することであるといえよう．

骨髄腫の円柱腎症

多発性骨髄腫（MM）であると新たに診断された患者の 20〜40% に腎機能障害が認められる[38,39]．MM と診断された新規患者のうち，透析が必要となるほど重度の AKI が 10% という高率で認められるとする報告もある[39,40]．MM 患者における AKI の原因として腎生検で最もよく認められる所見は円柱腎症である．単クローン性ガンマグロブリン血症での生検症例の 41% で確認されている[41]．ほかには，AL アミロイドーシスが 30%，軽鎖沈着症が 19%，尿細管間質性腎炎が 10% に認められ，クリオグロブリン病変は 1 例に確認された．骨髄腫の円柱形成と AKI の促進因子としては，①脱水，②遊離軽鎖が大量にネフロン遠位まで到達すること，③酸性尿，④NSAID やフロセミドの投与，⑤高カルシウム血症，⑥造影剤使用などがあげられている[42,43]．

これまでのほとんどの報告では，MM 患者で AKI が生じた場合，罹患率および死亡率のいずれも高くなることが示唆されている[44〜46]．一方，MM の病期で補正すると，腎不全が生存に与える影響はないと結論づけている研究もある[47]．腎機能は骨髄腫細胞の量に密接に相関しており[48]，腎機能と相関してみえる死亡率の増加は，腎機能自体の影響というよりも，MM の腫瘍自体の影響によるものであるとしている[49]．ほかの悪性腫瘍では，非癌患者と同様に AKI が罹患率・死亡率と相関していることは注目すべきことであり，もし MM に限ってそうでないとすると，これは驚くべきことといえよう．骨髄腫に関連した腎疾患の治療方法は別項（第 6 章や 13 章など）で述べることとする．

症例 2　56 歳の男性．亜急性のクレアチニン値上昇と蛋白尿，血尿を認めた．免疫血清検査は陰性．遊離軽鎖の κ/λ 比が 9 倍と異常に上昇していた．クレアチニン

値は 1.5 mg/dL であった．骨髄検査では，IgGκ の形質細胞はわずか 4％で，意義不明の単クローン性ガンマグロブリン血症（MGUS）と判定された．腎生検では IgGκ の免疫染色が陽性で膜性増殖性糸球体腎炎（MPGN）パターンを呈していた．さて，治療をどのように行っていくべきだろうか？
 a. MPGN に対してステロイド治療を開始する．
 b. 腎臓に所見を伴う単クローン性ガンマグロブリン血症として，背景にある骨髄の B 細胞クローン増殖に対する治療を行う．
 c. 骨髄検査を繰り返す．
 d. 形質細胞が 10％を超え，骨髄腫の診断がつくまでは治療を行わない．

単クローン性ガンマグロブリン血症に伴う二次性膜性増殖性糸球体腎炎（MPGN）

　単クローン性ガンマグロブリン血症に伴う腎障害は多彩である[50]．上述したように単クローン性ガンマグロブリン血症による腎障害の多くは免疫グロブリン軽鎖の沈着に伴うものであるが[51]，免疫複合体が糸球体腎炎を引き起こすということも明らかになってきた．これは，内皮下やメサンギウム領域への免疫複合体の沈着に伴う腎炎であり，単クローン性ガンマグロブリン血症における腎障害の原因として見過ごされがちである．この腎障害は通常の腎臓[52]でも移植腎[53]でも生じうる．

症例 2 のフォローアップとディスカッション　腎生検の大規模な症例検討結果によると，単クローン性ガンマグロブリン血症に伴う MPGN は，肝炎に伴う MPGN よりも頻度は高く，ほぼ骨髄腫腎（myeloma kidney）と同じくらいの頻度で認められる[52]．この検討では，MPGN に関連した形質細胞とリンパ増殖性疾患のスペクトルは広く，その一極に MM が，対極に MGUS があると考えることが重要である，と強調されている．MPGN 患者の多くに背景として単クローン性ガンマグロブリン血症がみられているため，MGUS という診断用語を使う前には慎重な検索が必要である．なぜなら，一見「意義不明（undetermined significance）」と思われる症例でも実は MPGN の原因となっている可能性が疑われることがあるからである．同様に，特発性の MPGN と診断する前に，血清免疫電気泳動などの免疫グロブリン血症に関する精査を行う必要がある．単クローン性ガンマグロブリン血症を有する患者の MPGN の再発率はそうでない患者に比べて約 2 倍である（66.7％ vs. 30％）[54]．AKI が発症した場合でも，原因として抗糸球体基底膜抗体（anti-glomerular basement membrane antibody：抗GBM 抗体）や pauce immune disease［訳注：ANCA 関連腎炎など］が疑われない限り腎生検はなかなか行われない傾向があるため，MPGN の初期所見として AKI がどのくらいの頻度で生じているのかははっきりしない．しかし，AKI で発症する MPGN は，一般に考えられているよりも高頻度であることは間違いないであろう．MPGN に

よって AKI が発症することを意識していれば，早期診断と早期治療の可能性が高まる．以上のような議論を踏まえると，症例 2 の患者は，背景に骨髄による B 細胞のクローン性の増殖があり腎臓に障害を与えていることから，速やかに治療を行うことが必要となる．つまり，この症例は MGRS（腎臓における病的意義のある単クローン性ガンマグロブリン血症）であり，すでに MGUS とはいえないのである．経過観察をしていると末期腎臓病（ESKD）に陥ってしまう可能性もある．本症例は二次性 MPGN であるためステロイド単独の治療では不十分である．したがって，答えは b．

腫瘍崩壊症候群（TLS）

　腫瘍崩壊症候群（TLS）は癌臨床におけるエマージェンシーとして最も頻度が高い病態である[55]．高悪性度の B 細胞性リンパ増殖性白血病では，TLS は 26％ という高頻度でみられる[56]．TLS は，治療に伴ってあるいは癌細胞が破壊され，その細胞内容物が血流に急激に放出されるために生じる．生化学的には，高尿酸血症，高カリウム血症，高リン血症，低カルシウム血症が特徴的である．臨床的には不整脈や痙攣，AKI の合併などがみられる．TLS による AKI には，病理学的には尿酸，リン酸カルシウム，キサンチンなどの結晶の沈着に伴う尿細管の閉塞や炎症がかかわっている．すでに腎障害の傾向がある場合は，尿細管への結晶の沈着はより生じやすくなる[57]．TLS の予防として，すべてのリスクグループに対して体液量を増やすことが推奨される．また中等度および高リスクグループに対してはアロプリノールの使用，さらに高リスクグループに対しては遺伝子組換え尿酸オキシダーゼ（ラスブリカーゼ）の使用のコンセンサスが得られている[58]．しかし，こういった薬物の使用にあたっては，尿酸の代謝によりアラントインや炭化水素，過酸化水素が生じること，および特にこの過酸化水素によってグルコース-6-リン酸ホスファターゼ欠損症患者ではメトヘモグロビン血症や溶血性貧血が生じることに注意が必要となる．利尿薬と尿のアルカリ化薬の有用性についてはさまざまな見解があり，有効性については結論が出ていない[58]．TLS については第 8 章で改めて詳しく述べることとする．

造血幹細胞移植（HSCT）後の急性腎障害（AKI）

　急性腎障害（AKI）は，造血幹細胞移植（HSCT）後に高頻度に生じる重大な合併症である．HSCT 後の AKI は，早発性（30 日以内）と晩発性（3 か月後）に分けられる[42]．早発性 AKI は一般に敗血症や低血圧，腎毒性物質への曝露が原因となる[42]．また，TLS と肝類洞閉塞症候群（HSOS）も HSCT 後 30 日以内に発症する早期 AKI の原因となる．晩発性 AKI の原因は一般に血栓性微小血管症（TMA）やカルシニューリン阻害薬（CNI）の毒性によることが多い[15,42]．

　AKI の頻度は HSCT のタイプによってさまざまである．自家移植（autologous HSCT）の場合は，他家移植（allogenic HSCT）と比べて，GVHD の心配がなくその予防として腎毒性のある CNI を使用しなくてすむので，AKI の頻度は低くなる．同様に，骨髄を

完全には破壊しない前処置のレジメンでは，骨髄破壊性のレジメンに比べると，HSOSのリスクが低くなるためAKIのリスクも抑えられる．

TMAの症状（貧血，血小板減少，AKI，LDHの上昇など）は非特異的であり，またこれらの症状はHSCT後の癌患者ではTMAがなくても一般的に認められる所見である．そのため，TMAの診断はしばしば遅れがちになる．破砕赤血球の存在や高血圧は有用な所見であるが，それだけでは確定診断には不十分である．TMAを示唆する所見が重なっている場合，TMAを疑って検査を追加していかなければならない．もし生検を行ったとすると，メサンギウム融解や糸球体基底膜（glomerular basement membrane：GBM）の二重化，糸球体の内皮細胞の浮腫や腫脹，尿細管障害と間質の線維化が認められることが多い[42,59]が，治療方針に変更が予想されるような特殊な状況や症例を除き，通常，腎生検は必要ない．HSCTに伴うTMAへの治療は，支持的な対症療法，およびしばしばTMAのリスクを増大させることが知られているCNI投与を中止することである[42,60]．

HSOSは，放射線療法や化学療法による肝内の微小静脈の内皮細胞障害に伴う類洞内や門脈圧の上昇を特徴とする症候群である[60]．HSOS患者の約50%にAKIが認められる[15,42]．HSOS関連AKIの生理学的な所見は，水およびナトリウムの体内貯留，尿中ナトリウムの排泄低下，末梢浮腫，体重増加，および一般的には尿所見に乏しいなど，肝腎症候群の所見に似ている．驚くべきことにHSOS患者の70%以上は，①ナトリウムおよび水のバランスの調節，②腎血流の確保，③高度の腹水貯留に対しては腹水穿刺を繰り返し行うなどの支持療法だけで自然に快方に向かうという報告がある[42,61]．HSOS関連の腎疾患の詳細についても，第11章を参考にしてほしい．

腎毒性のある化学療法

表1.1に，腎毒性のある化学療法治療薬の一覧を示した．これら治療薬はおおむね，細胞障害性薬物，白金製剤，アルキル化薬，抗癌抗菌薬，代謝拮抗薬に区分される．それぞれの詳細については第4章で述べる．ここでは一般的な特徴とAKIとの関連について概説する．

カルシニューリン阻害薬（CNI）の毒性

同種造血幹細胞移植を受けた患者では，CNI（シクロスポリンおよびタクロリムス）が移植片対宿主病（GVHD）を抑えるために使用されるが，この2剤はいずれもAKIの原因薬物となりうる．腎血管収縮作用および直接的な尿細管障害作用のために糸球体濾過量（GFR）の低下をきたすためである．このAKIは可逆性であるので薬物投与量を減らすことで通常は改善する．CNIは髄放線に沿った線状の尿細管間質障害をきたし（髄放線障害），不可逆的かつ進行性のCKDの原因となることも知られている．さらにTMAの原因となることもある[42,62]．

白金製剤の腎毒性

白金製剤は癌化学療法に欠かせない薬物である．代表的薬物であるシスプラチンは，白金原子の周囲をシス（cis）位にクロライドおよびアンモニウム原子が取り囲む，単純

な無機化合物である．1978年に米国の食品医薬品局（Food and Drug Administration：FDA）に認可されて以来，特に固形腫瘍に対して最も頻用される抗癌薬の1つとなっている[63]．ただし，多くの副作用（腎毒性，神経毒性，聴毒性，骨髄抑制）があり，特に腎毒性は最も重大で，そのために投与量が制限されることが多い[64]．シスプラチンを投与された患者の1/3で，初回投与後数日以内に腎障害が生じる[65]．腎臓がシスプラチンに対して特に弱いのは，腎臓が白金の主要な排泄臓器であることが原因と考えられている[66]．シスプラチンは低分子かつ電荷を帯びていないため，糸球体で自由に濾過されると共に尿細管上皮細胞からも分泌され[67]，近位および遠位尿細管に蓄積して毒性を発揮する．特に髄質外層の近位尿細管S3セグメントで，強い毒性がみられる[68,69]．

臨床的にはシスプラチンによるAKIは通常非乏尿性であり，尿の濃縮障害やマグネシウムの再吸収力障害などの尿細管障害が特徴的である．これはシスプラチンで治療された患者の50％以上で認められる[70]．尿糖，アミノ酸尿，低カリウム血症，低ナトリウム血症，低カルシウム血症，低塩素血性尿毒症なども尿細管障害の所見として認められる[67]．重大な塩類の喪失に伴い起立性低血圧がみられ，遠位尿細管性アシドーシスの傾向を呈することもある[71]．シスプラチンによるAKIは病理学的には下記の4つの病態が原因となっている．

1） 尿細管障害として直接的な上皮細胞障害による尿細管障害．
2） 閉塞や炎症に伴う腎血流の低下による微小および中等度の動脈傷害．
3） 糸球体障害．
4） 間質障害（特に長期間のシスプラチンへの曝露が続いた場合に特徴的）[66]．

尿細管障害はいくつもの原因が複雑かつ相互に関連しあって生じるようである．現在までに報告されている機序としては，（薬物）トランスポータによる細胞内輸送を介した細胞内のシスプラチン蓄積[69]，シスプラチンから腎毒性物質への代謝による変換[72]，DNA損傷作用[73]，上皮細胞のトランスポータ活性低下作用，ミトコンドリア機能障害[74]，酸化およびニトロソ化ストレス[75]，NF-κBや分裂促進因子活性化蛋白質キナーゼ（mitogen-activated protein kinase：MAPK）経路などの炎症系シグナル経路の活性化作用[66]などがある．

シスプラチンの腎毒性のリスクファクターには，患者に関連するものと薬物に関連するものとがある．患者側のリスクファクターとして重要なことは，年齢（特に60歳以上），女性（男性の2倍のリスク），アフリカ系アメリカ人，低栄養および脱水状態，もともと腎障害傾向を伴っていること（GFR 60 mL/分/1.73 m^{2}未満），および腎毒性のある薬物の同時投与，などがあげられる[66]．薬物側のリスクファクターとしては，50 mg/m^{2}以上の大量あるいは長期間もしくは反復投与で，いずれもシスプラチンによるAKIの原因となることがわかっている[66,68]．オキサリプラチン，カルボプラチン，ネダプラチンなどの，より新しい白金製剤はシスプラチンに比較すると腎毒性は緩和されており，特にAKIの高リスク患者に対しては候補薬物となるであろう．

アルキル化薬に関連した腎毒性

イホスファミドやシクロホスファミドは転移性の胚細胞性腫瘍や，ある種の肉腫の治療薬の１つとして使用される．イホスファミドはシクロホスファミドの合成異性体である．これらの薬物には出血性膀胱炎という重大な毒性がみられる．シクロホスファミドの腎関連副作用として，抗利尿ホルモン（antidiuretic hormone：ADH）の増加による低ナトリウム血症も認められるが[76]，これは薬物を中止すると速やかに回復する．イホスファミド投与による臨床的な腎障害は30％程度と報告されているが[77]，近位尿細管障害の証拠ともいえるサブクリニカルな尿糖が，小児での検討によって90％の症例で認められている[78]．イホスファミドの腎毒性が強いのは，シクロホスファミドに比べて代謝産物のクロロアセトアルデヒドが40倍も多く産生されるためと考えられる[77]．*In vitro* の研究では，クロロアセトアルデヒドは直接的に近位尿細管障害を引き起こし，Fanconi症候群を伴う２型尿細管性アシドーシスをきたすことが示唆されている[79,80]．ただし，イホスファミドの腎症では，GFRのある程度の低下はみられるものの，シスプラチンと同時に投与しない限りはGFRの重大な低下によるAKIを発症することはむしろ稀である．尿細管障害の発症タイミングはさまざまであり[81]，通常可逆性である．しかし，イホスファミドの投与を中止してもGFRの低下や尿細管機能が回復しない症例もみられる[78]．イホスファミド惹起性AKIのリスクファクターとしては累積投与量（$100 g/m^2$を超えると中等度から高度の腎毒性が生じる傾向がみられる），年齢（４〜５歳以下の小児），およびシスプラチンの同時もしくは過去の投与などがあげられる[78,82]．したがって，総投与量を制限することと，シスプラチンの同時投与を避けることが，イホスファミドによる腎障害を予防する基本的な対策といえる．

抗癌抗菌薬による腎毒性

マイトマイシンCは特徴的な腎毒性をもつ抗癌抗菌薬である．血栓性血小板減少性紫斑病/溶血性尿毒症候群（TTP/HUS）がマイトマイシンCによる腎毒性として最も特徴的とされている[83,84]．抗癌抗菌薬による腎毒性の発症頻度は２〜28％と報告されているが，総投与量に依存すると考えられている[85,86]．マイトマイシンCによる腎不全の頻度は，総投与量によってそれぞれ２％（総投与量$50 mg/m^2$以下），11％（$50〜69 mg/m^2$），28％（$70 mg/m^2$以上）であった[85]．この機序としては，内皮細胞への直接的な障害がきっかけになると推定されている[86,87]．マイトマイシンC惹起性TTP/HUSモデルラットでは，マイトマイシンC投与のわずか６時間後に内皮細胞の障害が認められ，７日後にははっきりとした血栓性微小血管症発症の所見がみられる．しかし，ヒトにおいて臨床的TTP/HUSの発症はマイトマイシンCへの曝露の６か月後ごろからが典型的である[87]．しかし，動物モデルと実際の臨床例との時間経過の違いが何に起因しているのかは不明である．治療は，血漿交換[88,89]やブドウ球菌蛋白A（staphylococcal protein A）カラム*1を用いた免疫吸着治療[90,91]が腎障害回復へ有効であることはよく経験される．難治例ではリツキシマブを用いた治療が奏効することがある[92,93]．

代謝拮抗薬に関連する腎毒性

プリンアナログ，ピリミジンアナログ，葉酸代謝拮抗薬などの代謝拮抗薬も抗癌薬と

してよく使用される．腎毒性はメトトレキサート(葉酸代謝拮抗薬の1つ)でしばしばみられ，代謝拮抗薬のなかで最も検討が行われている．高用量のメトトレキサートで治療された骨肉腫の患者ではほぼ2％近くで腎毒性が報告されている[94]．メトトレキサート量が0.5〜1g/m^{2}以下ではもともと腎障害がない限りほとんど腎毒性は認められない．メトトレキサートの腎障害は病理学的には複合的なものである．高用量の場合，メトトレキサートとその代謝産物の7-ヒドロキシメトトレキサートは尿細管に析出して尿細管を閉塞させてしまう．酸性尿や体液欠乏時に析出しやすく，尿のアルカリ化および体液量の増加はリスクを軽減するため，しばしば予防的な対策として行われる．サリチル酸塩，プロベネシド，スルフィソキサゾール，ペニシリンやNSAIDなどの薬物はメトトレキサートの尿細管排泄と競合するため，結果的にメトトレキサートの尿細管障害のリスクが高まる[95]．メトトレキサートは，輸入細動脈の血管収縮による一過性のGFRの低下も生じさせるが[96]，これは薬物を中止すれば回復する．

化学療法による腎毒性の(患者側)リスクファクター

患者側のリスクファクターとしては高齢，AKI・CKDの存在，薬物に対する反応性の個人差などがあげられる．体液欠乏状態では薬物やその代謝産物の腎臓での濃度が上昇しやすく，不溶性の薬物や代謝産物の尿細管内結晶化を導きやすくなるため，腎毒性がより顕著に出やすい．腎血流の低下は，経口摂取量の低下，多尿，化学療法による心筋症，悪性腹水や胸水などで生じる[97]．化学療法による腎毒性を引き起こしやすくなる腫瘍側のファクターとしては，骨髄腫関連腎症でみられる異常蛋白，リンパ腫の腎臓浸潤や癌関連糸球体腎症などがある．

●腎後性要因

腎後性要因によるAKIは，結石形成や腹部・骨盤内悪性腫瘍の転移，出血性膀胱炎，神経因性膀胱，後腹膜のリンパ節腫脹や線維化などの理由による二次性の尿路閉塞がほとんどである．腎後性要因を疑った場合，画像診断(エコーもしくはCT)で両側の(片腎の場合は該当の)水腎症を認めれば診断が可能である．バイオマーカーの有用性も報告されているが[98]，臨床応用についてはまだ確立されていない．速やかに閉塞を解除すればAKIから回復することが多く，腎前性や腎実質性の腎障害よりも改善率は高い[99]．

＊1 訳注：Staphylococcal protein Aは，*Staphylococcus aureus*の細胞壁に存在する膜蛋白質で，免疫グロブリンG(抗体)，免疫グロブリンA，免疫グロブリンMの定常領域(Fc領域)に特異的に結合することが知られている．黄色ブドウ球菌が哺乳類に侵入した際に，抗体の機能を抑制することで，菌が哺乳類の免疫系によって排除されることを防ぐため，と解釈されている．抗体の定常領域と特異的に結合するというこの機能を用い，プロテインAをリガンドとしたカラムを用いたアフェレシス療法が行われるが，現在のところわが国では未承認である．

癌患者における急性腎障害（AKI）のコストと有害事象

●死亡率を増加させる AKI

　癌患者における AKI のもたらす転帰は，すぐに出現することもあれば長期にわたることもある．なかでも死亡は最も重要な転帰である．最近，MD アンダーソン癌センターの Lahoti らにより，癌患者の AKI の急性期のコストとアウトカムを RIFLE 分類に基づき厳密に評価した研究が行われた．ICU の癌患者 2,398 人のうち，治療中に AKI を発症した場合は，そうでない場合に比べて死亡率が高いことが確認された[4]．今回の報告は，従来の「非癌患者において，AKI の発症と死亡率が関係しており，その確率はほぼ 30～60％程度である」とする報告[100]とは質的に異なっている．最も注目すべきことは，癌の種類にかかわらず血清クレアチニン値の上昇と死亡率の上昇（％）が強く相関していることである．クレアチニン値の 50％以上の上昇（risk；リスク）群，100％以上の上昇（injury；障害）群，200％以上の上昇もしくは透析が必要となった（failure；欠損）群ではそれぞれ，60 日生存率は 62％，45％，14％であった．クレアチニン値の 10％の増加は，60 日時点での死亡率のオッズを 8％増加させていた[4]．

　したがって，推定糸球体濾過量（estimate GFR：eGFR）の低下が大きければ大きいほど，アウトカムは悪化するということになる．AKI を発症した癌患者で死亡率が高いということはほかの複数の検討でも示されている[5,101,102]．

●癌の完全寛解率を低下させる急性腎障害（AKI）

　AKI を発症することは，癌の完全寛解を達成できなくなることと関連する．Canet らは，もともと CKD ではなかった高度血液学的腫瘍患者のうち，AKI を呈しなかった患者では 6 か月間での完全寛解率が 68％であったのに対し，AKI を呈した患者では 39％であったと報告している[5]．死亡率と AKI の RIFLE 分類との関係と同様に，血清クレアチニンの上昇に従って完全寛解の確率は低下するが，これは AKI の原因を問わず共通に認められる．唯一の例外は腫瘍崩壊症候群（TLS）である．TLS による AKI を発症した患者の 6 か月後の完全寛解率は AKI を発症しなかった患者とほぼ同程度であった[5]．TLS はある意味癌化学療法が奏効していることを示すマーカーともいえる．したがって，TLS を早期に診断して治療すれば，AKI が起こっても有効な癌治療による予後改善効果の方が勝るということがいえよう．

　AKI で癌の寛解率が低下するのは，（GFR 低下のため，薬物量を減量しなくてはならず）化学療法にあたって本来投与したい量を投与できないことにもよるであろう．しかし，ほかの機序も関与している可能性がある．AKI を合併した血液学的悪性腫瘍患者に通常量の抗癌薬で治療を行ったとしても，やはり寛解率がより低値であったという報告があり，その理由ははっきりとはわかっていない[5]．あるいは AKI 患者では薬物代謝が変化しており，そのために薬物への癌の反応が変わってしまうのかもしれない．

●入院時の医療費を高騰させる急性腎障害（AKI）

　AKI合併癌患者では，クレアチニン上昇が高度であればあるほど入院時費用が高くなる．Lahotiらは非AKI合併癌患者と比べてクレアチニン値が1％上昇するに伴い，入院費用が0.16％上昇すると報告している．さらに透析が必要となった場合は21％上昇する，としている[4]．

●慢性腎臓病（CKD）のリスクを高める急性腎障害（AKI）

　AKIとCKDは相互に関連しあっている．CKD患者はAKI発症のリスクが高く，またAKIはCKD発症のリスクを上げると同時にもともと存在するCKDを悪化させる[34,35]．13の研究をまとめた最近のメタ解析によると，非AKI合併癌患者に比べてAKI患者ではCKDやESKDに陥るリスクはそれぞれ統合補正ハザード比で8.8倍，3.1倍となっている[103]．また，造血幹細胞移植（HSCT）後に長期間生存している患者で，AKIはCKDのリスクを高めていた（ハザード比1.7）[104]．骨髄破壊性の前処置を施した異種移植のHSCT実施後10年以上生存している患者を後ろ向きに経年評価した最近の研究では，CKDの発症が10年累計で34％に達することが示されている．この研究でもAKIはCKD発症の強いリスクファクターであり，AKIを引き起こさなかった患者ではCKDは発症しなかった[105]．さらに，AKIの重症度〔急性腎障害ネットワーク（AKIN）分類に基づく〕が高くなるに伴って，（CKDへ進展する）補正ハザード比も増加する傾向がみられた．CKDを発症する確率はHSCT後1年以内のほう（15％）が，その後の時期に比べて高かった[105]．AKIによって，ヒトのCKDが実際どのように進展するのか，その正確な機序について現在精力的に研究されているが，間質の線維化がその中心的機序であろうと考えられている[106,107]．この「不適切な適応反応」としての線維化プロセスを，いかに抑制するかが，AKIとCKDの関連を断ち切り，CKDの進行を抑制するための重要なポイントといえる[108]．

　CKDが心血管イベントやESKDへの進展，感染，入院長期化や死亡のもっとも重大なリスクファクターの1つであることを鑑みるに[109～111]，癌治療において，AKI発症を予防してCKDへの進展を抑制することは，腎臓医および癌治療医にとって重要な目標と断言できるであろう．

まとめ

　本章では，癌患者における頻発イベントとしての急性腎障害（AKI）に着目した．抗癌薬の腎毒性，悪性腫瘍自体の直接的あるいは間接的な腎臓への影響，および癌患者の年齢（高齢）などはすべて，腎機能悪化のリスクを増加させる．腎前性・腎実質性・腎後性という基本的な発症機序について確認し，さらに，AKIのコストや長期的予後について，癌患者のマネジメントの観点からも述べた．癌患者に対してより効率よく対応していくためには，日々開発が進められている有効性の高い抗癌薬を賢く使用するだけでは

不十分であり，癌治療によく合併するAKIをいかに予防し，いかにコントロールするかを学ぶことも重要である．AKIを早期かつタイムリーに診断するための非侵襲的かつ高感度で特異的なバイオマーカーの確立が，今後の研究の目指すべき目標といえるであろう．患者によってはほかの患者と比較し，腎毒性に対してより脆弱な傾向を示すことがあり，そういった患者個人特有の脆弱性の背景にあるものを明らかにすることは，個別化医療の時代において極めて重要である．最後に，AKIが慢性腎臓病（CKD）を進行させる機序をわれわれはまだ十分解明できていない．その機序に関する研究を進めることができれば，AKIに伴う短期的および長期的な合併症を劇的に減らすことができるであろう．

引用文献

1. Fast Stats. An interactive tool for access to SEER cancer statistics. Surveillance Research Program, National Cancer Institute. http://seer.cancer.gov/faststats. Accessed 8. Jan 2013
2. Christiansen CF, Johansen MB, Langeberg WJ, Fryzek JP, Sorensen HT. Incidence of acute kidney injury in cancer patients: a Danish population-based cohort study. Eur J intern Med. 2011;22(4):399–406.
3. Salahudeen AK, Doshi SM, Pawar T, Nowshad G, Lahoti A, Shah P. Incidence rate, clinical correlates, and outcomes of AKI in patients admitted to a comprehensive cancer center. Clin J Am Soc Nephrol. 2013;8(3):347–54.
4. Lahoti A, Nates JL, Wakefield CD, Price KJ, Salahudeen AK. Costs and outcomes of acute kidney injury in critically ill patients with cancer. J support Oncol. 2011;9(4):149–55.
5. Canet E, Zafrani L, Lambert J, Thieblemont C, Galicier L, Schnell D, et al. Acute kidney injury in patients with newly diagnosed high-grade hematological malignancies: impact on remission and survival. PloS ONE. 2013;8(2):e55870.
6. Bellomo R, Ronco C, Kellum JA, Mehta RL, Palevsky P. Acute Dialysis Quality Initiative w. Acute renal failure - definition, outcome measures, animal models, fluid therapy and information technology needs: the Second International Consensus Conference of the Acute Dialysis Quality Initiative (ADQI) Group. Crit Care (London, England). 2004;8(4):R204–12.
7. Mehta RL, Kellum JA, Shah SV, Molitoris BA, Ronco C, Warnock DG, et al. Acute Kidney Injury Network: report of an initiative to improve outcomes in acute kidney injury. Crit Care (London, England). 2007;11(2):R31.
8. Group KAW. KDIGO AKI Work Group: KDIGO clinical practice guideline for acute kidney injury. Kidney Int Suppl 2012;2:1–138.
9. Kellum JA, Levin N, Bouman C, Lameire N. Developing a consensus classification system for acute renal failure. Curr Opin Crit Care. 2002;8(6):509–14.
10. Chertow GM, Burdick E, Honour M, Bonventre JV, Bates DW. Acute kidney injury, mortality, length of stay, and costs in hospitalized patients. J Am Soc Nephrol. 2005;16(11):3365–70.
11. Selby NM, Crowley L, Fluck RJ, McIntyre CW, Monaghan J, Lawson N, et al. Use of electronic results reporting to diagnose and monitor AKI in hospitalized patients. Clin J Am Soc Nephrol. 2012;7(4):533–40.
12. Darmon M, Ciroldi M, Thiery G, Schlemmer B, Azoulay E. Clinical review: specific aspects of acute renal failure in cancer patients. Crit Care (London, England). 2006;10(2):211.
13. Lameire N, Van Biesen W, Vanholder R. The changing epidemiology of acute renal failure. Nat Clin Pract. 2006;2(7):364–77.
14. Joannidis M, Metnitz PG. Epidemiology and natural history of acute renal failure in the ICU. Crit Care Clin. 2005;21(2):239–49.
15. Zager RA. Acute renal failure in the setting of bone marrow transplantation. Kidney Int. 1994;46(5):1443–58.
16. Gruss E, Bernis C, Tomas JF, Garcia-Canton C, Figuera A, Motellon JL, et al. Acute renal fail-

ure in patients following bone marrow transplantation: prevalence, risk factors and outcome. Am J Nephrol. 1995;15(6):473–9.
17. Parikh CR, McSweeney PA, Korular D, Ecder T, Merouani A, Taylor J, et al. Renal dysfunction in allogeneic hematopoietic cell transplantation. Kidney Int. 2002;62(2):566–73.
18. Parikh CR, Schrier RW, Storer B, Diaconescu R, Sorror ML, Maris MB, et al. Comparison of ARF after myeloablative and nonmyeloablative hematopoietic cell transplantation. Am J Kidney Dis. 2005;45(3):502–9.
19. Kersting S, Koomans HA, Hene RJ, Verdonck LF. Acute renal failure after allogeneic myeloablative stem cell transplantation: retrospective analysis of incidence, risk factors and survival. Bone Marrow Transplant. 2007;39(6):359–65.
20. Liu H, Li YF, Liu BC, Ding JH, Chen BA, Xu WL, et al. A multicenter, retrospective study of acute kidney injury in adult patients with nonmyeloablative hematopoietic SCT. Bone Marrow Transplant. 2010;45(1):153–8.
21. Fadia A, Casserly LF, Sanchorawala V, Seldin DC, Wright DG, Skinner M, et al. Incidence and outcome of acute renal failure complicating autologous stem cell transplantation for AL amyloidosis. Kidney Int. 2003;63(5):1868–73.
22. Soares M, Salluh JI, Carvalho MS, Darmon M, Rocco JR, Spector N. Prognosis of critically ill patients with cancer and acute renal dysfunction. J Clin Oncol. 2006;24(24):4003–10.
23. Darmon M, Thiery G, Ciroldi M, Porcher R, Schlemmer B, Azoulay E. Should dialysis be offered to cancer patients with acute kidney injury? Intensiv Care Med. 2007;33(5):765–72.
24. Stewart AF. Clinical practice. Hypercalcemia associated with cancer. New Engl J Med. 2005;352(4):373–9.
25. Izzedine H, Escudier B, Rouvier P, Gueutin V, Varga A, Bahleda R, et al. Acute tubular necrosis associated with mTOR inhibitor therapy: a real entity biopsy-proven. Ann Oncol Off J Eur Soc Med Oncol/ESMO. 2013;24(9):2421–5.
26. Regner KR, Roman RJ. Role of medullary blood flow in the pathogenesis of renal ischemia-reperfusion injury. Curr Opin Nephrol hypertens. 2012;21(1):33–8.
27. Fagundes C, Pepin MN, Guevara M, Barreto R, Casals G, Sola E, et al. Urinary neutrophil gelatinase-associated lipocalin as biomarker in the differential diagnosis of impairment of kidney function in cirrhosis. J Hepatol. 2012;57(2):267–73.
28. Huang Y, Don-Wauchope AC. The clinical utility of kidney injury molecule 1 in the prediction, diagnosis and prognosis of acute kidney injury: a systematic review. Inflamm Allergy Drug Targets. 2011;10(4):260–71.
29. Vaidya VS, Ozer JS, Dieterle F, Collings FB, Ramirez V, Troth S, et al. Kidney injury molecule-1 outperforms traditional biomarkers of kidney injury in preclinical biomarker qualification studies. Nat Biotechnol. 2010;28(5):478–85.
30. Amdur RL, Chawla LS, Amodeo S, Kimmel PL, Palant CE. Outcomes following diagnosis of acute renal failure in U.S. veterans: focus on acute tubular necrosis. Kidney Int. 2009;76(10):1089–97.
31. Brito GA, Balbi AL, Abrao JM, Ponce D. Long-term outcome of patients followed by nephrologists after an acute tubular necrosis episode. Int J Nephrol. 2012;2012:361528.
32. Grgic I, Campanholle G, Bijol V, Wang C, Sabbisetti VS, Ichimura T, et al. Targeted proximal tubule injury triggers interstitial fibrosis and glomerulosclerosis. Kidney Int. 2012;82(2):172–83.
33. Obrador GT, Price B, O'Meara Y, Salant DJ. Acute renal failure due to lymphomatous infiltration of the kidneys. J Am Soc Nephrol. 1997;8(8):1348–54.
34. Richmond J, Sherman RS, Diamond HD, Craver LF. Renal lesions associated with malignant lymphomas. Am J Med. 1962;32:184–207.
35. Richards MA, Mootoosamy I, Reznek RH, Webb JA, Lister TA. Renal involvement in patients with non-Hodgkin's lymphoma: clinical and pathological features in 23 cases. Hematol Oncol. 1990;8(2):105–10.
36. Tornroth T, Heiro M, Marcussen N, Franssila K. Lymphomas diagnosed by percutaneous kidney biopsy. Am J Kidney Dis. 2003;42(5):960–71.
37. Cohen LJ, Rennke HG, Laubach JP, Humphreys BD. The spectrum of kidney involvement in

lymphoma: a case report and review of the literature. Am J Kidney Dis. 2010;56(6):1191–6.
38. Alexanian R, Barlogie B, Dixon D. Renal failure in multiple myeloma. Pathogenesis and prognostic implications. Arch Intern Med. 1990;150(8):1693–5.
39. Blade J, Fernandez-Llama P, Bosch F, Montoliu J, Lens XM, Montoto S, et al. Renal failure in multiple myeloma: presenting features and predictors of outcome in 94 patients from a single institution. Arch Intern Med. 1998;158(17):1889–93.
40. Torra R, Blade J, Cases A, Lopez-Pedret J, Montserrat E, Rozman C, et al. Patients with multiple myeloma requiring long-term dialysis: presenting features, response to therapy, and outcome in a series of 20 cases. Br J Haematol. 1995;91(4):854–9.
41. Montseny JJ, Kleinknecht D, Meyrier A, Vanhille P, Simon P, Pruna A, et al. Long-term outcome according to renal histological lesions in 118 patients with monoclonal gammopathies. Nephrol Dial Transplant. 1998;13(6):1438–45.
42. Lam AQ, Humphreys BD. Onco-nephrology: AKI in the cancer patient. Clin J Am Soc Nephrol. 2012;7(10):1692–700.
43. Basnayake K, Cheung CK, Sheaff M, Fuggle W, Kamel D, Nakoinz S, et al. Differential progression of renal scarring and determinants of late renal recovery in sustained dialysis dependent acute kidney injury secondary to myeloma kidney. J Clin Pathol. 2010;63(10): 884–7.
44. Raab MS, Podar K, Breitkreutz I, Richardson PG, Anderson KC. Multiple myeloma. Lancet. 2009;374(9686):324–39.
45. Augustson BM, Begum G, Dunn JA, Barth NJ, Davies F, Morgan G, et al. Early mortality after diagnosis of multiple myeloma: analysis of patients entered onto the United Kingdom Medical Research Council trials between 1980 and 2002-Medical Research Council Adult Leukaemia Working Party. J Clin Oncol. 2005;23(36):9219–26.
46. Haynes RJ, Read S, Collins GP, Darby SC, Winearls CG. Presentation and survival of patients with severe acute kidney injury and multiple myeloma: a 20-year experience from a single centre. Nephrol Dial Transplant. 2010;25(2):419–26.
47. Eleutherakis-Papaiakovou V, Bamias A, Gika D, Simeonidis A, Pouli A, Anagnostopoulos A, et al. Renal failure in multiple myeloma: incidence, correlations, and prognostic significance. Leuk Lymphoma. 2007;48(2):337–41.
48. Greipp PR, San Miguel J, Durie BG, Crowley JJ, Barlogie B, Blade J, et al. International staging system for multiple myeloma. J Clin Oncol. 2005;23(15):3412–20.
49. Haynes R, Leung N, Kyle R, Winearls CG. Myeloma kidney: improving clinical outcomes? Adv Chronic kidney Dis. 2012;19(5):342–51.
50. Audard V, Georges B, Vanhille P, Toly C, Deroure B, Fakhouri F, et al. Renal lesions associated with IgM-secreting monoclonal proliferations: revisiting the disease spectrum. Clin J Am Soc Nephrol. 2008;3(5):1339–49.
51. Sanders PW, Herrera GA. Monoclonal immunoglobulin light chain-related renal diseases. Semin Nephrol. 1993;13(3):324–41.
52. Sethi S, Zand L, Leung N, Smith RJ, Jevremonic D, Herrmann SS, et al. Membranoproliferative glomerulonephritis secondary to monoclonal gammopathy. Clin J Am Soc Nephrol. 2010;5(5):770–82.
53. Batal I, Bijol V, Schlossman RL, Rennke HG. Proliferative glomerulonephritis with monoclonal immunoglobulin deposits in a kidney allograft. Am J Kidney Dis. 2014;63(2):318–23.
54. Lorenz EC, Sethi S, Leung N, Dispenzieri A, Fervenza FC, Cosio FG. Recurrent membranoproliferative glomerulonephritis after kidney transplantation. Kidney Int. 2010;77(8): 721–8.
55. Flombaum CD. Metabolic emergencies in the cancer patient. Semin Oncol. 2000;27(3): 322–34.
56. Wilson FP, Berns JS. Onco-nephrology: tumor lysis syndrome. Clin J Am Soc Nephrol. 2012;7(10):1730–9.
57. Seidemann K, Meyer U, Jansen P, Yakisan E, Rieske K, Fuhrer M, et al. Impaired renal function and tumor lysis syndrome in pediatric patients with non-Hodgkin's lymphoma and B-ALL. Observations from the BFM-trials. Klinische Padiatrie. 1998;210(4):279–84.

58. Wilson FP, Berns JS. Tumor lysis syndrome: new challenges and recent advances. Adv chronic kidney Dis. 2014;21(1):18–26.
59. Cohen EP, Hussain S, Moulder JE. Successful treatment of radiation nephropathy with angiotensin II blockade. Int J Radiat Oncol Biol Phys. 2003;55(1):190–3.
60. Parikh CR, Coca SG. Acute renal failure in hematopoietic cell transplantation. Kidney Int. 2006;69(3):430–5.
61. McDonald GB. Hepatobiliary complications of hematopoietic cell transplantation, 40 years on. Hepatology. 2010;51(4):1450–60.
62. Naesens M, Kuypers DR, Sarwal M. Calcineurin inhibitor nephrotoxicity. Clin J Am Soc Nephrol. 2009;4(2):481–508.
63. Taguchi T, Nazneen A, Abid MR, Razzaque MS. Cisplatin-associated nephrotoxicity and pathological events. Contrib Nephrol. 2005;148:107–21.
64. Barabas K, Milner R, Lurie D, Adin C. Cisplatin: a review of toxicities and therapeutic applications. Vet Comp Oncol. 2008;6(1):1–18.
65. Sahni V, Choudhury D, Ahmed Z. Chemotherapy-associated renal dysfunction. Nat Rev Nephrol. 2009;5(8):450–62.
66. Sanchez-Gonzalez PD, Lopez-Hernandez FJ, Lopez-Novoa JM, Morales AI. An integrative view of the pathophysiological events leading to cisplatin nephrotoxicity. Crit Rev Toxicol. 2011;41(10):803–21.
67. Arany I, Safirstein RL. Cisplatin nephrotoxicity. Semin Nephrol. 2003;23(5):460–4.
68. Kawai Y, Taniuchi S, Okahara S, Nakamura M, Gemba M. Relationship between cisplatin or nedaplatin-induced nephrotoxicity and renal accumulation. Biol Pharm Bull. 2005;28(8):1385–8.
69. Kroning R, Lichtenstein AK, Nagami GT. Sulfur-containing amino acids decrease cisplatin cytotoxicity and uptake in renal tubule epithelial cell lines. Cancer Chemother Pharmacol. 2000;45(1):43–9.
70. Lam M, Adelstein DJ. Hypomagnesemia and renal magnesium wasting in patients treated with cisplatin. Am J Kidney Dis. 1986;8(3):164–9.
71. Bearcroft CP, Domizio P, Mourad FH, Andre EA, Farthing MJ. Cisplatin impairs fluid and electrolyte absorption in rat small intestine: a role for 5-hydroxytryptamine. Gut. 1999;44(2):174–9.
72. Townsend DM, Deng M, Zhang L, Lapus MG, Hanigan MH. Metabolism of Cisplatin to a nephrotoxin in proximal tubule cells. J Am Soc Nephrol. 2003;14(1):1–10.
73. Saad AA, Youssef MI, El-Shennawy LK. Cisplatin induced damage in kidney genomic DNA and nephrotoxicity in male rats: the protective effect of grape seed proanthocyanidin extract. Food Chem Toxicol Int J Publ Br Ind Biol Res Assoc. 2009;47(7):1499–506.
74. Chang B, Nishikawa M, Sato E, Utsumi K, Inoue M. L-Carnitine inhibits cisplatin-induced injury of the kidney and small intestine. Arch Biochem Biophys. 2002;405(1):55–64.
75. Chirino YI, Pedraza-Chaverri J. Role of oxidative and nitrosative stress in cisplatin-induced nephrotoxicity. Exp Toxicol Pathol Off J Ges Toxikol Pathol. 2009;61(3):223–42.
76. Bressler RB, Huston DP. Water intoxication following moderate-dose intravenous cyclophosphamide. Arch Intern Med. 1985;145(3):548–9.
77. Skinner R, Sharkey IM, Pearson AD, Craft AW. Ifosfamide, mesna, and nephrotoxicity in children. J Clin Oncol. 1993;11(1):173–90.
78. Skinner R, Pearson AD, English MW, Price L, Wyllie RA, Coulthard MG, et al. Risk factors for ifosfamide nephrotoxicity in children. Lancet. 1996;348(9027):578–80.
79. Dubourg L, Michoudet C, Cochat P, Baverel G. Human kidney tubules detoxify chloroacetaldehyde, a presumed nephrotoxic metabolite of ifosfamide. J Am Soc Nephrol. 2001;12(8):1615–23.
80. Zamlauski-Tucker MJ, Morris ME, Springate JE. Ifosfamide metabolite chloroacetaldehyde causes Fanconi syndrome in the perfused rat kidney. Toxicol Appl Pharmacol. 1994;129(1):170–5.
81. Stohr W, Paulides M, Bielack S, Jurgens H, Treuner J, Rossi R, et al. Ifosfamide-induced nephrotoxicity in 593 sarcoma patients: a report from the Late Effects Surveillance System.

Pediatr Blood Cancer. 2007;48(4):447–52.
82. Skinner R, Cotterill SJ, Stevens MC. Risk factors for nephrotoxicity after ifosfamide treatment in children: a UKCCSG Late Effects Group study. United Kingdom Children's Cancer Study Group. Br J Cancer. 2000;82(10):1636–45.
83. Cantrell JE, Jr., Phillips TM, Schein PS. Carcinoma-associated hemolytic-uremic syndrome: a complication of mitomycin C chemotherapy. J Clin Oncol. 1985;3(5):723–34.
84. Price TM, Murgo AJ, Keveney JJ, Miller-Hardy D, Kasprisin DO. Renal failure and hemolytic anemia associated with mitomycin C. A case report. Cancer. 1985;55(1):51–6.
85. Valavaara R, Nordman E. Renal complications of mitomycin C therapy with special reference to the total dose. Cancer. 1985;55(1):47–50.
86. Groff JA, Kozak M, Boehmer JP, Demko TM, Diamond JR. Endotheliopathy: a continuum of hemolytic uremic syndrome due to mitomycin therapy. Am J Kidney Dis. 1997;29(2):280–4.
87. Cattell V. Mitomycin-induced hemolytic uremic kidney. An experimental model in the rat. Am J Pathol. 1985;121(1):88–95.
88. Garibotto G, Acquarone N, Saffioti S, Deferrari G, Villaggio B, Ferrario F. Successful treatment of mitomycin C-associated hemolytic uremic syndrome by plasmapheresis. Nephron. 1989;51(3):409–12.
89. Poch E, Almirall J, Nicolas JM, Torras A, Revert L. Treatment of mitomycin-C-associated hemolytic uremic syndrome with plasmapheresis. Nephron. 1990;55(1):89–90.
90. Snyder HW, Jr., Mittelman A, Oral A, Messerschmidt GL, Henry DH, Korec S, et al. Treatment of cancer chemotherapy-associated thrombotic thrombocytopenic purpura/hemolytic uremic syndrome by protein A immunoadsorption of plasma. Cancer. 1993;71(5):1882–92.
91. von Baeyer H. Plasmapheresis in thrombotic microangiopathy-associated syndromes: review of outcome data derived from clinical trials and open studies. Ther Apher. 2002;6(4):320–8.
92. Shah G, Yamin H, Smith H. Mitomycin-C-Induced TTP/HUS Treated Successfully with Rituximab: Case Report and Review of the Literature. Case Rep Hematol. 2013;2013:130978.
93. Hong MJ, Lee HG, Hur M, Kim SY, Cho YH, Yoon SY. Slow, but complete, resolution of mitomycin-induced refractory thrombotic thrombocytopenic purpura after rituximab treatment. Korean J Hematol. 2011;46(1):45–8.
94. Widemann BC, Balis FM, Kempf-Bielack B, Bielack S, Pratt CB, Ferrari S, et al. High-dose methotrexate-induced nephrotoxicity in patients with osteosarcoma. Cancer. 2004;100(10):2222–32.
95. Balis FM. Pharmacokinetic drug interactions of commonly used anticancer drugs. Clin Pharmacokinet. 1986;11(3):223–35.
96. Howell SB, Carmody J. Changes in glomerular filtration rate associated with high-dose methotrexate therapy in adults. Cancer Treat Rep. 1977;61(7):1389–91.
97. Perazella MA. Onco-nephrology: renal toxicities of chemotherapeutic agents. Clin J Am Soc Nephrol. 2012;7(10):1713–21.
98. Urbschat A, Gauer S, Paulus P, Reissig M, Weipert C, Ramos-Lopez E, et al. Serum and urinary NGAL but not KIM-1 raises in human postrenal AKI. Eur J Clin Investig. 2014;44(7):652–9.
99. Yang F, Zhang L, Wu H, Zou H, Du Y. Clinical analysis of cause, treatment and prognosis in acute kidney injury patients. PloS ONE. 2014;9(2):e85214.
100. Ostermann M, Chang RW. Acute kidney injury in the intensive care unit according to RIFLE. Crit Care Med. 2007;35(8):1837–43; quiz 52.
101. Benoit DD, Vandewoude KH, Decruyenaere JM, Hoste EA, Colardyn FA. Outcome and early prognostic indicators in patients with a hematologic malignancy admitted to the intensive care unit for a life-threatening complication. Crit Care Med. 2003;31(1):104–12.
102. Benoit DD, Hoste EA, Depuydt PO, Offner FC, Lameire NH, Vandewoude KH, et al. Outcome in critically ill medical patients treated with renal replacement therapy for acute renal failure: comparison between patients with and those without haematological malignancies. Nephrol Dial Transplant. 2005;20(3):552–8.
103. Coca SG, Singanamala S, Parikh CR. Chronic kidney disease after acute kidney injury: a systematic review and meta-analysis. Kidney Int. 2012;81(5):442–8.
104. Hingorani S, Guthrie KA, Schoch G, Weiss NS, McDonald GB. Chronic kidney dis-

ease in long-term survivors of hematopoietic cell transplant. Bone Marrow Transplant. 2007;39(4):223–9.
105. Shimoi T, Ando M, Munakata W, Kobayashi T, Kakihana K, Ohashi K, et al. The significant impact of acute kidney injury on CKD in patients who survived over 10 years after myeloablative allogeneic SCT. Bone Marrow Transplant. 2013;48(1):80–4.
106. Yang L, Humphreys BD, Bonventre JV. Pathophysiology of acute kidney injury to chronic kidney disease: maladaptive repair. Contrib Nephrol. 2011;174:149–55.
107. Humphreys BD, Xu F, Sabbisetti V, Grgic I, Naini SM, Wang N, et al. Chronic epithelial kidney injury molecule-1 expression causes murine kidney fibrosis. J Clin Investig. 2013;123(9):4023–35.
108. Yang L, Besschetnova TY, Brooks CR, Shah JV, Bonventre JV. Epithelial cell cycle arrest in G2/M mediates kidney fibrosis after injury. Nat Med. 2010;16(5):535–43, 1p following 143.
109. Shlipak MG, Fried LF, Cushman M, Manolio TA, Peterson D, Stehman-Breen C, et al. Cardiovascular mortality risk in chronic kidney disease: comparison of traditional and novel risk factors. JAMA. 2005;293(14):1737–45.
110. James MT, Quan H, Tonelli M, Manns BJ, Faris P, Laupland KB, et al. CKD and risk of hospitalization and death with pneumonia. Am J Kidney Dis. 2009;54(1):24–32.
111. Cohen EP, Piering WF, Kabler-Babbitt C, Moulder JE. End-stage renal disease (ESKD)after bone marrow transplantation: poor survival compared to other causes of ESKD. Nephron. 1998;79(4):408–12.
112. Peterson BA, Collins AJ, Vogelzang NJ, Bloomfield CD. 5-Azacytidine and renal tubular dysfunction. Blood. 1981;57(1):182–5.
113. Kamal AH, Bull J, Stinson CS, Blue DL, Abernethy AP. Conformance with supportive care quality measures is associated with better quality of life in patients with cancer receiving palliative care. J Oncol Pract/Am Soc Clin Oncol. 2013;9(3):e73–6.
114. Kyle RA, Yee GC, Somerfield MR, Flynn PJ, Halabi S, Jagannath S, et al. American Society of Clinical Oncology 2007 clinical practice guideline update on the role of bisphosphonates in multiple myeloma. J Clin Oncol. 2007;25(17):2464–72.
115. Eremina V, Jefferson JA, Kowalewska J, Hochster H, Haas M, Weisstuch J, et al. VEGF inhibition and renal thrombotic microangiopathy. New Engl J Med. 2008;358(11):1129–36.
116. Izzedine H, Rixe O, Billemont B, Baumelou A, Deray G. Angiogenesis inhibitor therapies: focus on kidney toxicity and hypertension. Am J Kidney Dis. 2007;50(2):203–18.
117. Fakih M. Management of anti-EGFR-targeting monoclonal antibody-induced hypomagnesemia. Oncology. 2008;22(1):74–6.
118. Muallem S, Moe OW. When EGF is offside, magnesium is wasted. J Clin Investig. 2007;117(8):2086–9.
119. Meyer KB, Madias NE. Cisplatin nephrotoxicity. Miner Electrolyte Metab. 1994;20(4):201–13.
120. Cornelison TL, Reed E. Nephrotoxicity and hydration management for cisplatin, carboplatin, and ormaplatin. Gynecol Oncol. 1993;50(2):147–58.
121. Santoso JT, Lucci JA, 3rd, Coleman RL, Schafer I, Hannigan EV. Saline, mannitol, and furosemide hydration in acute cisplatin nephrotoxicity: a randomized trial. Cancer Chemother Pharmacol. 2003;52(1):13–8.
122. Asna N, Lewy H, Ashkenazi IE, Deutsch V, Peretz H, Inbar M, et al. Time dependent protection of amifostine from renal and hematopoietic cisplatin induced toxicity. Life Sci. 2005;76(16):1825–34.
123. Glezerman I, Kris MG, Miller V, Seshan S, Flombaum CD. Gemcitabine nephrotoxicity and hemolytic uremic syndrome: report of 29 cases from a single institution. Clin Nephrol. 2009;71(2):130–9.
124. Husband DJ, Watkin SW. Fatal hypokalaemia associated with ifosfamide/mesna chemotherapy. Lancet. 1988;1(8594):1116.
125. Colovic M, Jurisic V, Jankovic G, Jovanovic D, Nikolic LJ, Dimitrijevic J. Interferon alpha sensitisation induced fatal renal insufficiency in a patient with chronic myeloid leukaemia: case report and review of literature. J Clin Pathol. 2006;59(8):879–81.

126. Markowitz GS, Nasr SH, Stokes MB, D'Agati VD. Treatment with IFN-{alpha}, -{beta}, or -{gamma} is associated with collapsing focal segmental glomerulosclerosis. Clin J Am Soc Nephrol. 2010;5(4):607–15.
127. Guleria AS, Yang JC, Topalian SL, Weber JS, Parkinson DR, MacFarlane MP, et al. Renal dysfunction associated with the administration of high-dose interleukin-2 in 199 consecutive patients with metastatic melanoma or renal carcinoma. J Clin Oncol. 1994;12(12):2714–22.
128. Mercatello A, Hadj-Aissa A, Negrier S, Allaouchiche B, Coronel B, Tognet E, et al. Acute renal failure with preserved renal plasma flow induced by cancer immunotherapy. Kidney Int. 1991;40(2):309–14.
129. Abelson HT, Fosburg MT, Beardsley GP, Goorin AM, Gorka C, Link M, et al. Methotrexate-induced renal impairment: clinical studies and rescue from systemic toxicity with high-dose leucovorin and thymidine. J Clin Oncol. 1983;1(3):208–16.
130. Lesesne JB, Rothschild N, Erickson B, Korec S, Sisk R, Keller J, et al. Cancer-associated hemolytic-uremic syndrome: analysis of 85 cases from a national registry. J Clin Oncol. 1989;7(6):781–9.
131. Weiss RB. Streptozocin: a review of its pharmacology, efficacy, and toxicity. Cancer Treat Rep. 1982;66(3):427–38.
132. Kramer RA, McMenamin MG, Boyd MR. In vivo studies on the relationship between hepatic metabolism and the renal toxicity of 1-(2-chloroethyl)-3-(trans-4-methylcyclohexyl)-1-nitrosourea (MeCCNU). Toxicol Appl Pharmacol. 1986;85(2):221–30.

第2章／癌患者における慢性腎臓病（CKD）

Mala Sachdeva, Amit Lahoti, Anna Mathew

【略語】		
ACE	Angiotensin converting enzyme	アンジオテンシン変換酵素
AKI	Acute kidney injury	急性腎障害
ARB	Angiotensin II receptor blocker	アンジオテンシンII受容体拮抗薬
CIN	Contrast induced nephropathy	造影剤腎症
CKD	Chronic kidney disease	慢性腎臓病
ESA	Erythropoiesis-stimulating agent	赤血球造血刺激因子製剤
ESKD	End-stage kidney disease	末期腎臓病
FGF	Fibroblast growth factor	線維芽細胞増殖因子
GFR	Glomerular filtration rate	糸球体濾過量
HSCT	Hematopoietic stem cell transplantation	造血幹細胞移植
NG	Naso-gastric	経鼻胃管
NJ	Naso-jejunal	経鼻腸管
PEG	Percutaneous endoscopic gastrostomy	経皮内視鏡的胃瘻造設術
PTH	Parathyroid hormone	副甲状腺ホルモン
VEGF	Vascular endothelial growth factor	血管内皮増殖因子

M. Sachdeva (✉) · A. Mathew
Division of Kidney Diseases and Hypertension, North Shore University Hospital and Long Island Jewish Medical Center, Hofstra North Shore-LIJ School of Medicine, 100 Community Drive, 2nd Floor, Great Neck, NY 11021, USA
e-mail: msachdeva@nshs.edu

A. Mathew
e-mail: amathew13@nshs.edu

A. Lahoti
Section of Nephrology, Department of Emergency Medicine,
UT MD Anderson Cancer Center, Houston, TX, USA
e-mail: alahoti@mdanderson.org

© Springer Science+Business Media New York 2015
K. D. Jhaveri, A. K. Salahudeen (eds.), *Onconephrology*,
DOI 10.1007/978-1-4939-2659-6_2

慢性腎臓病(CKD)は，しばしば腎臓の構造的な異常を伴って糸球体濾過量(GFR)が緩徐かつ持続的に低下していくこと，と定義されている．腎臓の構造的な異常や機能低下を伴っているかどうかを基準に，CKDは表2.1のように分類されている．CKDと判定されるためには少なくとも3か月以上の機能低下や構造異常が認められなくてはならない[1,2]．構造的異常はアルブミン尿，尿沈渣の異常や画像診断によって，機能低下はGFRの測定によって判断される．

米国では，CKDおよび末期腎臓病(ESKD)の頻度が増加してきている[3]．CKDと関連する要素としては，高齢者，糖尿病，高血圧，心血管疾患の既往，体格指数(body mass index：BMI)高値などがあげられる[3〜5]．CKDの有病率の増加の原因の少なくとも一部は，こういったCKDのリスクファクターが増えてきていることであろう．

CKDと癌はさまざまな形でつながりがみられる．後述するように，癌の存在によって(しばしば間接的に)CKDやESKDの発症がみられるのみならず，CKDの存在自体が癌と関連していることもありうる．

癌患者におけるCKDの発症および有病率は今のところはっきりしていないが，そのリスクは高く，さらに増加しつつあることが明らかになってきている．CKD発症リスクの程度は，①腫瘍の性質は固形腫瘍であるか血液腫瘍であるか，②腎摘出術や造血幹細胞移植(HSCT)を受けたかどうか，③腎毒性のある化学療法を受けたかどうか，によって異なってくる．

表2.1 慢性腎臓病のステージ分類〔National Kidney Foundation, Kidney Disease Outcome Quality Initiative(K/DOQI). 骨代謝および慢性腎臓病に関するガイドライン. Am J Kid Dis. 2003;42:S1-201〕

ステージ	GFR (mL/分/1.73 m^2)	特徴
1	90以上	腎機能は正常であるが尿所見や構造異常を伴う
2	60〜89	腎機能軽度低下
3a	45〜59	腎機能中等度低下
3b	30〜44	
4	15〜29	腎機能高度低下
5	15未満あるいは透析中	腎機能の重度の低下あるいは末期腎障害

症例1 下記の患者はCKD発症のリスクが高いといえるであろうか．
a. 大腸腫瘍を治療している45歳の女性．
b. 最近，円柱腎症(cast nephropathy)を伴う多発性骨髄腫と診断された75歳の女性．
c. non-Hodgkinリンパ腫に対し血液幹細胞移植治療を受けたばかりの50歳の男性．
d. 上記全患者．

固形腫瘍と慢性腎臓病(CKD)

　成人 4,864 人の調査によると，頻度の高い 5 つの固形腫瘍(乳癌，大腸癌，肺癌，卵巣癌，前立腺癌)の患者では，クレアチニンクリアランスが 90 mL/分以下を示す割合が 57.4 %(Cockcroft-Gault 式で評価した場合)，52.9 %〔modification of diet in renal disease(MDRD)式で評価した場合〕であることが報告されている[6]．同様に，固形腫瘍に対して化学療法を受けている 1,218 人の成人に関する最近の検討では，64.0%の患者で GFR が 90 mL/分/1.73 m^2 以下に減少していた．腫瘍の種類によってその振るまいも治療方法も異なっているものの，腫瘍の種類を問わず腎機能障害のリスクは増加することがわかってきている[7]．これら 2 つの調査から血清クレアチニン値にのみ注目していると腎機能低下を見過ごしてしまいやすいことが示唆される．したがって，腎機能の評価にあたっては，年齢や性別，体重などを個別に考慮した方式で数値を算出しなくてはならない[6,7]．この 2 つの調査からはいずれも多発性骨髄腫や血液腫瘍の患者は除かれている．これらの患者も合わせて評価を行ったとしたら，CKD 発症頻度は間違いなく増加することであろう．

多発性骨髄腫と慢性腎臓病(CKD)

　多発性骨髄腫では，診断の時点で 20 〜 30%あるいはそれ以上の患者で腎機能の低下が認められる[8,9]．また，経過中のどこかで，ほぼ半数の患者が AKI か CKD を呈する．重度の高カルシウム血症や貧血，Bence Jones 蛋白尿がみられる場合などでは腎不全に至ることも稀ではない[9]．腎機能が回復するか否かは，血清クレアチニン値，高カルシウム血症の有無，蛋白尿の程度などに依存する[8]．腎不全を呈した場合の生命予後は，生存期間中央値 4 か月〜 1 年と報告されているように，腎機能低下を伴わないケースに比較して著しく不良である[8]．

造血幹細胞移植(HSCT)と慢性腎臓病(CKD)

　HSCT は種々の血液腫瘍に対してよく選択される治療である．HSCT 後の CKD は，16.6 〜 23%程度で認められ，稀なものではない[10〜12]．CKD の判定方法の違いによってはさらに高頻度であるとする報告もある．HSCT 患者での CKD のリスクファクターとしては，AKI，全身放射線照射，移植片対宿主病(graft versus host disease：GVHD)，長期間のカルシニューリン阻害薬投与があげられている[10]．

　症例 1 のフォローアップとディスカッション　　正解は d．上述のように，固形腫瘍，多発性骨髄腫，HSCT はすべて CKD 発症と関連がある．

慢性腎臓病（CKD）と悪性腫瘍の発生

症例2 71歳，女性．4年間の血液透析を受けている．下記の腫瘍のうちどれが最も発症リスクが高いであろうか．
 a. 肺癌．
 b. 乳癌．
 c. 腎癌．
 d. 大腸癌．

　ESKD患者では悪性腫瘍の発症リスクが高いということはこの30年以上のさまざまな検討によって示されている．また，軽度～中等度のCKDであっても悪性腫瘍のリスクが増加することもわかってきた．その理由としては，慢性的な尿路系感染症，免疫系の低下，細胞障害あるいは免疫抑制系薬物の使用歴，低栄養，DNA損傷治癒機序の低下などがあげられる．ほかにも，発癌につながる環境への曝露や，腎不全および後天性囊胞腎（acquired cystic kidney disease：ACKD）などもリスクファクターとなる[13,14]．

　ESKDで透析を受けている患者の発癌率は，一般集団と比較して高い．80万人以上の透析患者を平均2.5年フォローアップした後ろ向き研究の結果では標準的発症率は1.18であった．腎癌，膀胱癌，甲状腺癌，Kaposi肉腫などで最もリスクが高い．透析患者では下部尿路系の疾患頻度が高く，またウイルス感染に伴う癌（例えば，B型やC型肝炎ウイルス）に曝されるリスクも高い．腎細胞癌のリスクは透析期間が長いほど高くなり，ACKDが腎細胞癌の母体となっていることが示唆される．ほかにも，透析治療に関連した免疫系異常，長期間の鎮痛薬使用，過去の免疫抑制薬や細胞障害性化学療法などでの発癌性薬物の使用などが，発癌のリスクとなる．また，幹細胞移植後のESKDはほかの理由によるESKDと比べて死亡率が高い．透析を導入した後の癌のリスクは10%から80%に増加することが示されている[15,16]．

　米国，ヨーロッパ，オーストラリア，ニュージーランドの透析患者831,804人のコホート研究では，2.5年のフォローアップの期間に3%の患者で癌の発症が認められた[14]．35歳以下の若年患者での発症リスクはより高く[14]，また，腎臓，膀胱，甲状腺やほかの内分泌系臓器での発症が目立った[14]．B型あるいはC型肝炎ウイルス，エプスタイン-バー（Epstein-Barr：EB）ウイルス，ヒトパピローマウイルスなどへの曝露や活性化によっても，（上記とは違ったタイプの）腫瘍発症のリスクが高まっていると考えられる．膀胱癌と異なり，腎癌のリスクは透析経過が長くなるに従って増大している．これは透析に伴いACKDを呈するためであろう．血液透析と腹膜透析との間にも差がみられており，またヨーロッパや米国よりもオーストラリアやニュージーランドで発癌率は高くなっていた．ただし，これは発症報告の漏れなどに伴うバイアス（確認バイアス）が背景にある可能性が高い．もう1つ，米国，ヨーロッパおよびオーストラリアでの研究

においても，腎癌や膀胱癌が頻発すること，若年者や女性患者でそのリスクが比較的高いことなどが報告されている[13]．

透析患者28,855人を対象とした調査の結果では，腎癌，尿路癌，甲状腺癌などのESKD関連腫瘍の発症リスクはほぼ4倍であり，免疫不全に関連するほかの20の腫瘍においても，それほど目立つものではないが確かにリスクは高くなっていることが確認された[16]．すべての腫瘍において，50歳以下の患者でのリスクはより高いものであった[16]．

より高齢の集団におけるCKDと癌発症リスクの関連についても検討が行われている．例えば，オーストラリアの報告によると，CKDの男性患者で癌発症のリスクが高いことが報告されているが，そのリスクの増加は推定糸球体濾過量（estimated glomerular filtration rate：eGFR）が55 mL/分/1.73 m^2 以下から認められはじめ，eGFRが40 mL/分/1.73 m^2 以下で最もリスクが大きくなった．CKDの男性では肺および尿路系癌のリスクも高かった[17]．より最近の研究からは，eGFRが60 mL/分/1.73 m^2 以下であることだけでも，癌関連死の重大なリスクファクターとなるようである[18]．腎機能低下を伴う場合に，生命予後がどの程度さらに不良となるかどうかは癌によって異なっているが，特に乳癌や尿路系癌ではその影響が目立っている[18]．男性では，eGFRの10 mL/分/1.73 m^2 低下ごとに癌発症のリスクは29％増加していたが，そのほとんどは肺癌と尿路系癌であった．CKD患者の女性では発癌リスクが増加する傾向は認められず，その理由としては，職業上の曝露が少ないことなど，ほかの交絡因子が背景にある可能性が推定される[18]．

癌患者におけるCKDはまた，心血管イベントおよびそれ以外の原因による死亡の重大なリスクファクターである．Friedらの報告は腎機能低下を伴う癌患者で死亡率が増加していることに関する初期の報告の1つである[19]．Cardiovascular Health Studyの患者4,637人で，シスタチンC値が上位25％の群では下位25％と比較し，癌死亡率が79％も高かった．フランスでの4,684人の癌患者を対象とした観察研究のIRMA研究では，53％の患者で90 mL/分/1.73 m^2 以下，12％で60 mL/分/1.73 m^2 以下であったが[20]，CKDステージ3もしくはそれ以下の患者では27％死亡率が高かった．これらの患者の半分以上で，CKDのために抗癌薬治療の投与量調整が必要とされていたことが臨床的に影響を及ぼした可能性がある．韓国における8,223人を対象とした研究でも，CKDは癌患者の死亡率の独立した予測因子であり，多変量解析モデルにおいても重要な因子であった[21]．IffらはBlue Mountains Eye Studyにおいて4,077人の患者を調査しており，eGFRが10 mL/分/1.73 m^2 低下するごとに死亡率は18％増加する，と報告している[18]．乳癌および尿路系癌はCKD患者の死亡率増加の大きな要因となっていた．

123,717人の患者を中央値7年でフォローアップした，今までになされた最も大規模なコホート研究においても，CKD患者では正常腎機能患者に比して癌死亡率が20％高かった[22]．ベースラインでのCKDの存在は，肝臓・腎臓・尿路系の悪性腫瘍の増加と関連がみられた．低栄養，酸化ストレスの増大，炎症誘発性の状態，凝固促進状態などが癌リスクの増大の機序として考えられている．

尿蛋白自体もまた癌の発症に関連がある．顕性アルブミン尿も糖尿病も認めない

5,425人の患者を10年間フォローアップした研究では，アルブミン尿(尿アルブミン/尿クレアチニン比のlog値)が1標準偏差増加するごとに癌リスクが20%増加していた[23]．尿アルブミン/クレアチニン比が(4分位で)最も高い群では低い群と比較して，膀胱癌と肺癌のリスクはそれぞれ8.3倍，2.4倍であった．

> **症例2のフォローアップとディスカッション**　正解はc．透析患者はあらゆる悪性腫瘍発症のリスクが高くなっているが，最も高いのは尿路系癌である．特に腎臓および膀胱癌の頻度が高い．

癌患者での慢性腎臓病(CKD)スクリーニング

> **症例3**　70歳，白人女性．3年前に膜性腎症と診断され，直後に大腸癌と診断された．外科手術と術後のオキサリプラチンを中心とした大腸癌化学療法を行い，現在寛解中．ルーチンの血液検査で血清クレアチニン値が1.5 mg/dLであった．身長は160 cm　体重65 kg．3年前の尿検査では5 gの蛋白尿を認めていたが，その時の血清クレアチニン値は1.0 mg/dLであった．1年前は1.2 mg/dLでその時点では尿検査では蛋白尿も顕微鏡的血尿も認めなかった．以下のどれが正しいか？
> a．AKI．
> b．CKDステージ1．
> c．CKDステージ2．
> d．CKDステージ3．
> e．CKDステージ4．

一般集団において血液や尿検査でルーチンにCKDスクリーニングを行うことがコストに見合うかどうかには賛否両論がある．しかし，癌患者においては，是非とも血清クレアチニン測定やeGFRを行ってCKDの有無や程度を判定するようにすべきである．なぜなら，腎臓は薬物の排泄に極めて重要な役割を果たしており，腎機能を正しく推定することは化学療法を適切に行うために不可欠であるからである．

> **症例3のフォローアップとディスカッション**　正解はd．患者は少なくとも3か月前からはクレアチニンの増加があったと推察されるので，CKDと考えられる．既往の膜性腎症の関連が疑われる．シスプラチンは尿細管毒性があるが，オキサリプラチンによる腎毒性の報告はない[24]．Cockcroft-Gault式での評価ではクレアチニンクリアランスは35 mL/分と推定されるので，ステージ3と判定される．

表2.2　GFR の推定式

Cockcroft Gault（mL/分）	$\dfrac{(140-\text{年齢})\times\text{体重}}{72\times\text{SCr}}\times(0.85\text{ 女性})$
MDRD（mL/分/1.73 m²）	$185\times(\text{SCr})^{-1.154}\times(\text{年齢})^{-0.203}\times(0.742\text{ 女性})\times(1.210\text{ アフリカ系アメリカ人})$
Jelliffe（mL/分）	$\{[98-0.8\times(\text{年齢}-20)]\times[1-(0.01\times\text{性})]\times(\text{BSA}/1.73)\}/(\text{SCr}\times0.0113)$
体重（mL/分）	$\{[6{,}580-(38.8\times\text{年齢})]\times\text{BSA}\times[1-(0.168\times\text{性})]\}/\text{SCr}$

性：男性＝0，女性＝1
体重：kg
年齢：歳
BSA：体表面積（DuBois）
MDRD：modification of diet in renal disease
SCr：血清クレアチニン（mg/dL）

　また，前述のように，CKD は心血管疾患や ESKD への進展，さらには総死亡率増加の独立したリスクファクターであり[25〜28]，腎機能を評価しておくことは，すなわち高リスク患者を拾い上げることにもなる．

　GFR は放射線同位体を用いたレノグラムによって直接正確に測定評価することが可能であるが，検査は高価でありまた通常容易に行えるものではない．その代わりに，血清クレアチニン値，年齢，性別，体重や人種などの変数を用いたいくつかの式のうちの1つを用いて GFR を推定するのが腎機能評価の一般的な方法である（表 2.2）．

　Cockcroft-Gault 式は最もよく使用される．変形 Jelliffe 式を eGFR の目的で用いている癌研究もある．近年 MDRD 式がよく使用される傾向があるが，これは健常者の評価から派生した式のため，癌患者での使用は推奨されていない．癌患者においては，比較検討の結果により，今のところ Cockcroft-Gault 式の使用が推奨される[29]．GFR が 50 mL/分以上で患者が 70 歳以上である場合，あるいは BMI が 30 以上である場合，Wright 式が最もよい[24]（表 2.2 参照）［訳注：日本人については，日本腎臓学会の eGFR 式を用いることが妥当であると思われる］．

　微量アルブミン尿は尿中アルブミンの 1 日量 30〜300 mg と定義され，尿の定性検査のみでは検出できない．尿蛋白はアルブミンと Tamm-Horsfall 蛋白からなるが，ある種の血液学的な悪性腫瘍では免疫グロブリン軽鎖も尿中に排泄され，Bence Jones 蛋白と呼ばれる．この異常蛋白は尿定性検査では検出が不可能である．

　微量アルブミン尿測定は簡単な検査であるが，早期あるいは見過ごされている CKD の発見に非常に重要なツールである．微量アルブミン尿が検出される場合，GFR は典型的には正常であるか軽度の上昇，あるいはごく軽度の低下がみられる[30]．微量アルブミン尿は尿中アルブミンが 1 日 30〜300 mg と定義されており，300 mg を超えると顕性アルブミン尿とされる．微量アルブミン尿もしくは蛋白尿の検査方法としては　①尿中のアルブミン/クレアチニン比（albumin-to-creatinine ratio：ACR）測定，②尿中の蛋白/クレアチニン比（protein-to-creatinine ratio：PCR）測定，③尿蛋白試験紙の機器法

定性検査(自動測定)，④尿蛋白試験紙の目視法定性検査，などがある．いずれの場合も，早朝尿がサンプルとして適切であり，また繰り返して計測を行う必要がある[2]．

アルブミン尿はCKDを診断するために重要であるというだけでなく，長期予後にも重要な関連がある．アルブミン尿の存在は，たとえGFRの低下を伴っていないとしても，ESKDへの進行と関連し，さらに総死亡率および心血管死亡率の増加とも関連している[31]．

慢性腎臓病(CKD)合併癌患者のマネジメント

●薬物の投与量および多剤併用療法

腎機能低下は薬剤性腎障害のリスクファクターとなる．CKD患者では薬物動態が変化することがある．例えば，低アルブミン血症がみられることが多いため，蛋白結合に依存する薬物では通常に比して(遊離体の)濃度が高くなることがある．また，GFRの低下によって腎臓からの排泄が低下することもある[20]．

抗癌薬の半数程度は尿中に活性代謝体や未変化体のかたちで排泄される．クリアランスが低下している場合，こうした薬物に対しては，代謝産物が蓄積して毒性を呈するなど投与過剰にならないようにするため投与量の調整が必要である[6]．CKD患者では腎毒性がないか，あっても少ない薬物を選ぶことが望まれる．しかし，化学療法を受ける患者には多くの選択肢があるわけではない．薬物による腎毒性については常に十分にその性質を意識し，ガイドラインに従って注意深くモニターしながら使用していく必要がある．

もう1つ重要なことは薬物の相互作用である．抗癌薬とそれ以外の薬物との相互作用を避けるためにも注意深く薬物の投与内容を見直すことが重要である[7]．例えば，非ステロイド性抗炎症薬(anti-inflammatory drug：NSAID)やアンジオテンシン変換酵素(ACE)阻害薬は特に体液量が低下している患者では腎毒性を生じる可能性がある．

最後に，化学療法による腎機能低下から，一気に進行してESKDに至ることもありうるということも忘れてはならない[6]．この場合，速やかに腎臓専門医に紹介することが望ましい．そのうえで，腎代替療法の併用あるいは終末期ケアという選択肢についてタイミングを逃さずに患者に説明し，方針を決めていくことが望まれる．

●高血圧

症例4　55歳，白人女性．血清クレアチニン値1.5 mg/dL．最近，乳癌と診断され，外科的な評価が予定されている．喫煙者．2回の診察時の血圧はそれぞれ160/95と155/90 mmHgであった．尿中アルブミン/クレアチニン比は50 mg/gで，血清カリウムは5.2 mEq/Lであった．最初に行うべきことは何か？
　a．毎日の運動，高血圧を防ぐ食事方法(dietary approaches to stop hypertension：

DASH)食,禁煙などの生活習慣の改善.
 b. ACE 阻害薬投与開始.
 c. ACE 阻害薬およびサイアザイド系利尿薬の投与開始.
 d. a と b.
 e. a と c.

　高血圧は,悪性腫瘍と合併する疾患のなかでも最も頻度の高いものの1つである.もともと高血圧があるケースおよびある種の化学療法に伴う高血圧が大部分を占める[32〜34](表2.3参照).さらに,頸部や頭部への化学療法や手術に伴って高血圧が生じることもある.圧受容器反射の低下がその機序として考えられており,動揺性の高血圧や高血圧クリーゼをきたすこともある.高血圧のコントロールは長期的な合併症を予防し,CKD の進展を遅らすために非常に重要である[32].

表2.3 化学療法に伴う高血圧

薬　物	薬物のタイプ	高血圧の原因
タモキシフェン	エストロゲン受容体結合体	エストロゲン作用を介して
シクロスポリン	カルシニューリン阻害薬	内皮細胞障害,動脈性の血管収縮,レニン・アンジオテンシン系の活性化
デキサメタゾン プレドニゾロン	ステロイド	塩分,水分の貯留
ベバシズマブ	血管内皮増殖因子(VEGF)モノクローナル抗体	VEGF シグナル系を抑制し,一酸化窒素(NO)合成酵素の発現を抑制し,結果的に NO の産生を抑え,血管内皮におけるプロスタサイクリンの活性が低下する
ソラフェニブ,スニチニブ,パゾパニブ,アキシチニブ,レゴラフェニブ (以下,日本では未承認薬:vandetanib, cabozantinib)	低分子のチロシンキナーゼ阻害薬	上記と同様の VEGF 系の阻害作用
アフリベルセプト	遺伝子組換え体 VEGF 受容体への VEGF の結合と活性化を妨げる	上記と同様の VEGF 系の阻害作用

症例4のフォローアップとディスカッション 正解はe．生活習慣の改善指導とACE阻害薬およびサイアザイド系利尿薬の投与を開始する．最新の高血圧に対するJNC 8ガイドライン[32]では，CKD患者は年齢・性別を問わず血圧は140/90 mmHg以下にコントロールし，生活習慣改善指導は常に行われるべきとされている．使用薬物は個別に検討されなければならないが，特に微量アルブミン尿を伴っているケースではACE阻害薬やアンジオテンシンⅡ受容体拮抗薬(angiotensin Ⅱ receptor blocker：ARB)を第一選択薬として考えるべきである．本症例では，血圧および血清カリウム値コントロールの両方の観点からサイアザイド系利尿薬も使用すべきである．アフリカ系アメリカ人の場合は第一選択薬としてカルシウム拮抗薬またはサイアザイド系利尿薬がよいかもしれない．

　高血圧に対してはまず，体重減少や運動の推奨，DASH食，節酒などの生活習慣の改善を行うが，改善がみられない場合は薬物療法が必要となる．
　最新のJNC 8ガイドラインでは60歳以上で150/90 mmHg，そのほかの年代や糖尿病合併CKD，非糖尿病合併CKDの場合は140/90 mmHgが目標血圧値とされている[32]．降圧薬の選択にあたっては，患者の併存症や人種に基づき検討を行うことが必要とされている．すなわち非黒人では糖尿病患者を含め，サイアザイド系利尿薬，カルシウム拮抗薬，ACE阻害薬，ARBから初期治療を行う．黒人の場合は糖尿病患者を含め，初期治療にはサイアザイド系利尿薬またはカルシウム拮抗薬を使用すべきである．CKD合併の場合はACE阻害薬かARBから開始する必要がある．

●代謝性骨疾患

症例5 患者は最近肺の扁平上皮癌と診断された．以前から高血圧がありCKDステージ4(直近のeGFR値は25 mL/分/1.73 m^2)である．最近のCTスキャンでは遠隔転移はないが，病巣は両側肺に広がっている．意識を失っているところを発見されて病院に搬送された．血清カルシウム値は12 mg/dLであった．以下の検査所見で最も妥当なものはどれか．
a. 血清iPTH＜12 pg/mL(低値)，1,25-ビタミンD＞60 pg/mL(高値)，25-ビタミンD＜30 pg/mL(低値)．
b. 血清iPTH 35 pg/mL，1,25-ビタミンD＜20 pg/mL(低値)，25-ビタミンD＜30 pg/mL(低値)．
c. 血清iPTH＜12 pg/mL(低値)，1,25-ビタミンD＜20 pg/mL(低値)，25-ビタミンD＜30 pg/mL(低値)．
d. いずれでもない．

　CKD患者での電解質や骨の異常は，リン酸，ビタミンD，カルシウムや副甲状腺ホ

ルモン(PTH)および線維芽細胞増殖因子23(FGF23)などの複雑な相互関係が乱れることによって生じてくる．腎機能低下の初期では濾過量の低下に伴うリンの蓄積がみられてくる．

> **症例5のフォローアップとディスカッション**　正解はc．患者は腫瘍からのPTH関連ペプチド(PTH related peptide：PTHrP)の分泌によって生じる悪性腫瘍に伴う高カルシウム血症(humoral hypercalcemia of malignancy：HHM)をきたしていると考えられる．この場合，内因性のPTH分泌およびビタミンDの産生は抑制される．HHMは典型的には扁平上皮癌や腎癌，膀胱癌，乳癌，卵巣癌にみられるが，すべてのタイプの非転移性固形腫瘍で生じうる．Hodgkinおよびnon-Hodgkinリンパ腫でみられる高カルシウム血症は1,25-ビタミンDの増加が主たる機序として関与している．

リンの尿中排泄は，まずFGF23[*1]が高くなりPTHの分泌が(適切に)促進されることに伴って増加する．eGFRが30 mL/分/1.73 m^{2}を下回ると血清リン値が徐々に上昇を始める[35]．1,25-ジヒドロキシビタミンD［1,25(OH)$_2$D$_3$］の合成低下または活性化障害(通常腎臓で活性化される)によって，低カルシウム血症が生じ，PTH分泌が促進される．対応としては，まず食事のリンを減らすことが肝要であり，さらにリン吸着薬や活性型ビタミンDの投与も必要となる．徐々に，複雑に絡み合った機序によって二次性の副甲状腺機能亢進症を呈し[36]，骨代謝異常がみられるようになる．カルシウム受容体に結合するカルシミメティクス(カルシウム受容体作動薬)はPTH分泌抑制目的に投与される．三次性副甲状腺機能亢進症[*2]に対しては副甲状腺摘出術が必要となることもある．

腎性骨異栄養症はCKD患者における骨代謝のさまざまな異常を指す用語である[*3]．

[*1] 訳注：血清リン濃度が上昇すると骨(骨芽細胞)からFGF23が分泌され，腎臓の尿細管におけるリン再吸収が低下しリンの排泄が上昇する．①しかし腎機能が低下するとリン利尿ができず，リンは蓄積に転じ，②リンの蓄積は，骨のFGF23産生を増加させ，FGF23が腎臓に働いてリン排泄を促進させるはずであるが，腎障害により，リンの蓄積は是正されない．③リンの蓄積は低カルシウム血症を惹起する．④リンの蓄積は1α-水酸化酵素を抑制しビタミンD活性化障害を助長する．⑤加えてFGF23産生亢進も1α-水酸化酵素を抑制しビタミンD活性化障害を助長する．⑥さらに腎傷はビタミンD産生の場を失うことになるので慢性腎臓病(CKD)では3つの機序でビタミンD産生が低下する．⑦ビタミンDの活性化障害は腸管からのカルシウム吸収を抑制し，低カルシウム血症を惹起する．⑧リンの蓄積とビタミンDの活性化障害による低カルシウム血症はPTHの分泌を促進する．⑨PTHの上昇によって骨芽細胞，骨細胞，破骨細胞によるリモデリングバランスが変化し，骨から血液へカルシウムが動員される．これらの過程でFGF23の上昇は活性型ビタミンDの産生低下や血清リン濃度の上昇に先行することが明らかになっている．

[*2] 訳注：三次性副甲状腺機能亢進症では，自律的なPTH分泌過剰が血清カルシウム濃度にかかわらず引き起こされる．三次性副甲状腺機能亢進症は一般に，数年間経過する末期腎臓病の患者のように，二次性副甲状腺機能亢進症が長期間存在する患者に生じる．

病態としては，①二次性副甲状腺機能亢進に伴う高回転骨病変(囊胞性線維性骨炎)，②PTHの過剰な抑制による低回転骨(無形成骨症)，③低回転骨と骨石灰化の異常(骨軟化症)，④骨回転と骨石灰化異常(混合性の尿毒性骨異栄養症)，⑤β_2ミクログロブリンなどのアミロイド沈着があげられる[37].

"Osteoncology"という新しい分野には，骨合併症を伴う悪性腫瘍患者について臨床的に考慮すべき多くの問題点がある．この領域に含まれるテーマには骨転移，悪性腫瘍に伴う高カルシウム血症，化学療法の骨毒性，ビスホスホネートやデノスマブのような新しい抗RANKリガンド抗体などの薬物に関することがある．癌細胞は，骨吸収と骨形成とのバランスが崩れた微小環境を形成し，そこで溶骨性あるいは造骨性もしくは両者が混合した病変を形成する[38]．これはちょうど腎不全の患者でみられるのと同じ現象である．骨転移は最も頻繁にみられる悪性腫瘍の骨病変である．前立腺癌，乳癌，肺癌に次いで，腎癌，甲状腺癌，悪性黒色腫で骨転移の頻度が高い．骨転移が生じていても25％の患者では無症状であるが，残りの多くの患者は疼痛，病的骨折，骨髄抑制や脊髄圧迫などの種々の臨床症状を呈する．

ある種の転移性腫瘍に伴う骨病変や悪性腫瘍に伴う高カルシウム血症(HHM)に対しては，ビスホスホネートを投与する．ビスホスホネートは破骨細胞の活性を抑制することで骨吸収を減らし石灰化を促進する働きがある．

ビスホスホネートを転移性癌に使用する場合は，例えばゾレドロネートやパミドロン酸二ナトリウムなどを経静脈的に投与する．これらビスホスホネートは代謝されることなく糸球体で濾過されて排泄される．すなわち，CKDの患者ではビスホスホネートの排泄も低下し，骨や血中での濃度が増加してしまうため，投与量の減量が必要である．さらに腎毒性は投与量および投与速度・時間に依存することがわかっているため，間隔をあけ，かつ緩徐に投与することが望ましい[39]．血清クレアチニン値を継続して測定し，特に多発性骨髄腫やBence Jones蛋白尿がみられる場合は十分な補液を行うことが必須である．また，腎毒性のある薬物を同時に使用することは避けなくてはならない．血清クレアチニン値3 mg/dL以上，クレアチニンクリアランスが30 mL/分以下の場合における薬物動態についてはあまりわかっておらず，パミドロン酸二ナトリウムは高度の腎機能低下患者の骨転移治療に対しては推奨されるものではない［訳注：日本の添付文書では「慎重投与」となっている］．投与にあたっては，臨床的な有用性がリスクに勝るかどうかを検討したうえで判断する必要がある[40]．

ゾレドロネートもパミドロン酸二ナトリウムも腎毒性が報告されている．パミドロン酸二ナトリウムでは虚脱型の巣状分節性糸球体硬化症(focal segmental glomerulosclerosis：FSGS)や微小変化群などの糸球体疾患の報告がある[41,42]．ほかにも尿細管間質性腎炎や急性尿細管壊死の報告があり[43,44]，ゾレドロネートでも急性尿細管壊死の報告が

[*3] 訳注：主に骨病変に着目して，長らく腎性骨異栄養症(renal osteodystrophy)という用語が用いられていたが，現在では「慢性腎臓病に伴う骨ミネラル代謝異常(CKD-mineral and bone disorder：CKD-MBD)」という全身性疾患として扱われるようになっている．

ある[44,45].

デノスマブも癌の骨転移に対して使われている．これは RANKL〔receptor activator of nuclear factor(NF)-κB：NF-κB 活性化受容体のリガンド〕に対するモノクローナル抗体であり，破骨細胞の分化や活性化を抑制する．乳癌や前立腺癌など癌治療によって骨量が減少するおそれがある場合（例えば，アロマターゼ阻害薬やアンドロゲン除去療法など）に使用される[46,47]．デノスマブは腎排泄ではなく，腎機能に合わせた投与量調整は必要ない．しかし重度の CKD（eGFR＜30 mL/分/1.73 m^2）の患者では低カルシウム血症をきたしやすいため[*4] 慎重にモニターすることが必要である．

● 貧　血

> 症例 6　　重度の CKD（eGFR＜30 mL/分/1.73 m^2）と悪性腫瘍を合併した患者における症候性の貧血の治療は下記のいずれから開始すべきか？
> 　a. 赤血球輸血．
> 　b. 赤血球造血刺激因子製剤（erythropoiesis-stimulating agent：ESA）．
> 　c. 鉄の経静脈的投与．
> 　d. 上記のすべて．

　CKD における貧血は，腎臓でのエリスロポエチン産生低下および赤血球寿命の短縮によるものである[48]．CKD 患者の貧血は一般に，GFR が 60 mL/分/1.73 m^2 を下回ると出現し[49]，小球性あるいは正球性であるのが特徴的である．CKD 患者においても鉄欠乏性の貧血はよくみられるため，ルーチンとして鉄欠乏の有無を診断し適切に対処する．CKD 患者に対しての ESA の効果や有用性は広く研究され実用化されており，CKD 患者の慢性的な貧血の管理に欠かせない．貧血はまた癌患者にも頻発する合併症である．その原因は多彩であるが，腫瘍によるエリスロポエチン産生の抑制，骨髄抑制を伴う癌治療，失血，葉酸・ビタミン B$_{12}$・鉄などの不足があげられる．癌患者にも ESA は用いられるが，慢性的な治療の一環としてよりも急性の骨髄抑制のために投与されることが多い．

> 症例 6 のフォローアップとディスカッション　　症候性の貧血は，腎疾患によるものであろうと悪性腫瘍によるものであろうと，常に，まず，輸血することで治療する．いったん状態が安定し，ほかの治療が可能な原因（消化管出血，葉酸・ビタミン B$_{12}$・鉄欠乏など）を確認したら，ESA 投与を開始すべきか否かを決定するが，その際，貧血症状やさらなる輸血の必要性を減らすことができるというメリットと，血栓症の

[*4] 訳注：腎機能低下患者では腎臓でのカルシウム再吸収能および消化管でのカルシウム吸収機能が低下しているため低カルシウム血症が顕在化しやすい．

> リスクというデメリットを十分に検討しなければならない．本患者の貧血は，CKDによるエリスロポエチンの産生低下だけではなく，悪性腫瘍に伴った炎症や化学療法による骨髄抑制など複数の原因がある．ESA を開始する場合は，ヘモグロビン値の上限は 10 g/dL に常に維持すべきであり[*5]，血栓性疾患イベントに常に注意が必要である．正解は a．

　CKD および癌患者で ESA を使用することのリスクとメリットについては広く研究されている．CKD 患者への ESA 投与に対するヘモグロビンの反応についてはよくわかっているが，悪性腫瘍関連貧血に対する反応はやや緩徐かつ予想困難である傾向がある[50]．CKD 患者において，ESA は生活の質(quality of life：QOL)を改善し赤血球輸血の必要性を減らす[51〜53]．CKD 患者を ESA で治療する場合の最適な目標ヘモグロビン値をみつけるため，いくつかの大規模ランダム化比較試験が行われている[54〜57]．しかし，こうした研究の結果，ヘモグロビン値を正常範囲まで上げる場合には脳卒中や塞栓症，高血圧，心イベントなどの有害事象に注意が必要であることが示された．さらに，悪性腫瘍と CKD を合併した患者では，塞栓症に加え死亡率が増加することも報告された．原因として，癌細胞はエリスロポエチン受容体を有しており，ESA 投与によって細胞増殖が促進される可能性があるという仮説が考えられている[58]．癌患者においても，ESA はヘモグロビン値を増加させ輸血の必要性を減らすことが臨床研究で示されている[59]．しかし，ESA で治療された癌患者では生存率はむしろ不良で塞栓症のリスクが高くなっている，という近年の報告の結果を踏まえ[60,61]，CKD 関連の貧血と同様に，癌患者への ESA 投与について重大な懸念が示されてきた．

　CKD と癌患者の貧血管理に関する臨床的ガイドラインはすでに作成されている．2012 年の「KDIGO ガイドライン」では CKD 患者のヘモグロビン値が 10 g/dL 以下になるまで ESA を投与開始すべきではないとしている．また，悪性腫瘍を合併している場合，あるいは脳卒中の既往がある場合の ESA 使用については特別に注意を払わなくてはならない，としている．米国血液学会や臨床腫瘍学会が作成した癌患者の ESA 使用についてのガイドライン[62,63]では，低リスク骨髄異形成症候群(myelodysplastic syndrome：MDS)患者に対する繰り返しの輸血を避ける目的，および，まさに積極的な化学療法を行っている場合に限って投与することとし，それ以外の場合は避けるべきである，としている．化学療法に伴う貧血では，ヘモグロビン値が 10 g/dL を下回ったときに ESA 使用が推奨される．

　悪性腫瘍と CKD を合併した患者の貧血を診るときには，CKD によるものなのか(GFR が 60 mL/分/1.73 m² を下回った場合に疑わしい)，あるいは骨髄抑制を伴う化学

[*5] 訳注：日本透析医学会のガイドラインでは，保存期 CKD 患者での貧血管理目標は 11 g/dL 以上となっているが，本例の場合は担癌患者であり，ESA による腫瘍増殖のリスクを考慮すると，患者へのメリットを考慮しながら必要最小限の投与量とするのが妥当であると思われる．

療法によるものなのかを判定しなくてはならない．ESA を処方する前に，失血および鉄・ビタミン B_{12}・葉酸欠乏の有無の検索は必ず行うべきであり，そのうえで上述のような ESA のリスクとメリットについて，個々の症例について十分検討しなくてはならない．塞栓性疾患や脳卒中の既往がある患者を治癒目的で化学療法を行っているような場合には，特に注意が必要である．ESA の力を借りるという決断をした場合は，ヘモグロビン値を常に測定していく必要がある．ヘモグロビンの目標値は，ヘモグロビン値を正常化することではなく，輸血の必要性を最小限にすることを目指して決定されなくてはならない．貧血の原因の主体が CKD である場合に限って継続的な ESA 治療が適用となる．最近の文献でも CKD と悪性腫瘍患者に対しては，目標ヘモグロビンの上限を 10 g/dL として ESA 使用を開始すべきとの提案がなされている[64]．一方，化学療法による骨髄抑制に対しては，ESA 使用は短期間に限るように，とされている．

●画像検査および注意すべき事項

> **症例7**　糖尿病性腎症でクレアチニン 2.2 mg/dL の 45 歳女性が，息切れで入院して肺癌と診断された．担当の腫瘍医は造影剤を用いた全身の CT 撮影を希望しており，あなたに意見を求めてきた．リスクとメリットについての細かい議論は別として，あなたは下記のいずれを推奨すべきか？
> 　a．腎保護のための ACE 阻害薬投与．
> 　b．生理食塩液投与．
> 　c．透析．

進行した CKD を伴う癌患者においても，その経過中に一度のみならず，画像検査が必要となる．特に造影剤を用いた CT スキャンやガドリニウムを用いた MRI 検査が必要であるとされる．

> **症例7のフォローアップとディスカッション**　CKD 患者においては造影剤腎症（CIN）が課題となる．高齢，糖尿病，クレアチニン高値などが CIN の一般的なリスクファクターである．体液量を十分にしておくことが CIN 予防に重要である．この患者では生理食塩液の補液が最適である．透析が CIN を予防するというエビデンスはない．正解は b．

腎機能が低下した患者で造影剤を用いた検査が必要となる場合，生理食塩液を補液して体液量を増やしておくなど CIN の予防手段をとることが重要である[65]．ガドリニウム投与は腎性全身性線維症[*6(次頁)]（nephrogenic systemic fibrosis：NSF）という，慢性的に体を衰弱させる重大な疾患の原因となることがわかっている．したがって，eGFR が 30 mL/分/1.73 m^2 以下あるいは透析を受けている患者では，ガドリニウムの投与は

避けるべきである[66]．eGFRが30〜60 mL/分/1.73 m^{2}の患者でのガドリニウム投与の安全性についてはコンセンサスがまだ得られていない．検査を行う場合は，患者にリスクとメリットを十分に説明し話し合わなくてはならない．透析患者にガドリニウムを使用する場合は，直後から連続して血液透析を行うことが推奨される[67],*7．

● 栄　養

　悪性腫瘍患者全員が栄養障害の危険に曝されている．腫瘍の種類や程度によって体重減少の程度には差がみられるが，いずれにしても栄養障害は高率にみられる．11の異なる種類の腫瘍に罹患した3,047人の患者についての最近の研究では，体重減少のリスクが最も低いのは，予後が良好なnon-Hodgkinリンパ腫のサブタイプ，乳癌，急性非リンパ性白血病，肉腫であり(31〜41％)，予後不良なnon-Hodgkinリンパ腫，前立腺癌，大腸癌，肺癌では中等度のリスク(48〜61％)，膵癌と胃癌は最も高いリスク(83〜87％)を示した[68]．

　栄養障害は，エネルギー・蛋白やほかの栄養素のアンバランスと定義され，組織や体組成の変化のみならず，患者の予後にも悪影響を及ぼすものである．栄養障害は進行したCKD(ステージ4, 5)や癌患者では高頻度にみられる合併症である．炎症や異化亢進，食欲の低下などがこういった患者の栄養障害の原因となる．悪性腫瘍によっては，消化器系の機械的閉塞(頭頸部腫瘍，食道腫瘍，縦隔腫瘍，腸の腫瘍に伴う)，早期の満腹感(胃癌)，下痢(膵癌および胆道癌)なども原因となる．化学療法や放射線療法の影響で，口腔粘膜異常や下痢，悪心，嗅覚障害，味覚障害などのさまざまな副作用が生じ，食欲が低下しやすくなる．

　eGFRが30 mL/分/1.73 m^{2}以下のCKDは，栄養障害に関連する独立した因子である[70]．「腎疾患に伴う消耗性障害(kidney disease wasting)」という用語が腎疾患での体蛋白質の低下を表すために用いられるようになっている[71]．この「protein-energy wasting(PEW)」*8は①血清アルブミン，プレアルブミン，コレステロールの低値，②体重減少，③筋肉量減少(上腕中心部の筋肉周囲径で評価)などの所見で定義される．悪性腫瘍患者の体重減少は化学療法への反応性の低下と関連があり，さらに死亡率とも関連する[68]．体重減少は意図的な減量でない場合以外，5％であっても極めて重大な所見

---

*6 訳注：ガドリニウム造影剤の投与後数日から数か月，時に数年後に皮膚の腫脹や硬化，疼痛などによって発症する疾患であり，進行すると四肢関節の拘縮を生じて活動は著しく制限される．

*7 訳注：日本腎臓学会の『腎障害患者におけるガドリニウム造影剤使用に関するガイドライン』によると，長期透析が行われている終末期腎障害は原則としてガドリニウム造影剤を使用せず，ほかの検査法で代替すべき病態とされている．また，やむをえずガドリニウム造影剤を使用しなければならない場合には，腎性全身性線維症発症報告の多い種類のガドリニウム造影剤の使用を避けるのが賢明である，との記載もある．

*8 訳注：protein-energy wasting(PEW)：体蛋白や脂肪量が不足する状態を意味する用語．診断基準として，生化学検査，体重または脂肪量の減少，筋肉量の低下，エネルギーまたは蛋白質摂取不足，の4カテゴリーがあげられている．炎症，異化亢進，透析液からの栄養素の喪失，代謝性アシドーシス，内分泌的異常などが関連する．

であり，速やかに栄養障害のスクリーニングを行う必要がある．外来通院中の癌患者に対してはシンプルなステップからなるスクリーニング方法があり，栄養士へ依頼すべきかどうかを評価できる[72]．

いったん栄養障害と診断された場合は，体重，血清アルブミン値，プレアルブミン値，コレステロール値などを患者の栄養状態のモニタリングに使用できる[73]．アルブミンは負の急性反応性物質であり低栄養に加えて急性炎症のときにも低値になるため，継続した測定が重要である．治療を行わないでいた場合，蛋白異化亢進のため脂肪組織や筋肉が減少する悪液質(cachexia)という不可逆的な衰弱状況に陥る．したがって，栄養障害のある，あるいはそのリスクのある患者は，速やかに適切な栄養評価とサポートを受けられるように専門家へ紹介すべきである．経口もしくは経管〔経鼻胃管(naso-gastric：NG)，経鼻腸管(naso-jejunal：NJ)あるいは経皮内視鏡的胃瘻造設術(PEG)〕などの経腸的栄養が望ましい．腸管が悪性腫瘍によって障害されている場合は，経静脈的な栄養療法も検討する．CKD患者では良好な栄養状態を得るためには，最低でも30～35 kcal/kg/日のカロリー摂取が必要である．一方，高蛋白食は種々の機序によって腎臓の濾過亢進をきたしCKDを悪化させるため，eGFRが60 mL/分/1.73 m^{2}以下の患者では蛋白摂取量はおおよそ0.8 g/kg程度に制限することが推奨されている．このような蛋白制限を行っている患者に対しては，低蛋白による栄養障害がなく十分なカロリーが摂取されているか否かなど栄養の専門家によって慎重にモニターすべきである．

栄養療法に加え，メゲストロール酢酸エステルやメドロキシプロゲステロン酢酸エステルなどの食欲促進作用のあるプロゲステロン製剤も使われている．これらの薬物は癌患者に対し広く使われてはいるが[74]，腎排泄性が高いため，腎疾患患者にはあまり使用されておらず，データも十分ではない．10人の低アルブミン血症を伴う栄養障害のある透析患者に対して通常量の半量(400 mg/日)のメゲストロール酢酸エステルを投与した報告では，大きな副作用はなく，4か月後に体脂肪量や血清アルブミン値が改善した[75]と報告されている．コルチコステロイドも食欲不振に用いられるが，通常は緩和ケアの一環として投与される．腎疾患合併患者への投与時には，塩分・水分の体内貯留，高血圧，肺水腫などの合併症を避けるように十分注意が必要である．

腎代替療法

継続的な腎代替療法を行うかどうかは，関係する医療関係者すべてと患者の間で十分に議論をしたうえで決断しなければならない．特に癌患者では，治療の最終的なゴールが腎臓専門医と腫瘍医の間で完全に一致していることが必須であり，全員でコンセンサスを得ることが特に，極めて，重要となる．腎代替療法を開始すると決定した場合の透析の種類は患者の希望にそって決めていく．そのためには，適切な患者教育が必須である．腎移植は，悪性腫瘍患者もしくは既往のある患者に対しては基本的には適用とならない．

ESKD患者には，尿毒症の所見を早期に見極め，適切なタイミングで腎代替療法の準

備を行っていく．一般に eGFR が 30 mL/分/1.73 m^2 以下になったら，ブラッドアクセス（血管アクセス）の準備を余裕をもって行うためにも，早めに腎臓専門医へ紹介することが必要である．尿毒症の所見や症状を油断なくチェックしていく．腎代替療法が適用となるのは，体液過剰とそれに伴う制御不能の高血圧，治療困難な代謝性アシドーシス，高カリウム血症，心外膜炎や胸膜炎，尿毒性脳症，重大な栄養障害，悪心・嘔吐などといった尿毒症状の持続，などの場合である[2]．尿毒症のほかの症状としては認知機能の低下，抑うつ，皮膚瘙痒症，レストレスレッグ症候群などである．透析導入のタイミングはこれらの臨床所見と eGFR に基づいて決定する[2]．

　ESKD の癌患者の治療を行うにあたっては，腎代替療法がその特定の患者個人に対してメリットがあるか否か，十分考えなくてはならない．保存的手段も選択肢として医療側から提案すべきである．患者が腎代替療法を選ばなかった場合，終末期を迎えるにあたってのサポートをしっかりと行う必要がある[2]．ESKD そのものが，生命予後不良，高い死亡率や種々の重い症状という負荷と関連しており[76]，末期腎臓病患者において予後の不良や生活の質（QOL）のさらなる低下が予想される場合には，緩和ケアも十分に妥当な選択肢として考えるべきであろう．緩和ケアのゴールは症状や痛みからの解放であり，患者・家族両者にとっての QOL を改善することである[72,73]．余命が（数週間や数か月と）短いと予想されるような場合，ホスピスケアも選択肢に入る[77]．医師および医療関係者はこれらのゴールについても患者とあらかじめ話をしておくことが必要である．癌と腎障害患者における緩和ケアについては第 17 章を設けて述べることとする．

引用文献

1. Coresh J, Selvin E, Stevens LA, Manzi J, Kusek JW, Eggers P, Van Lente F, Levey AS. Prevalence of chronic kidney disease in the United States. JAMA. 2007;298(17):2038–47.
2. KDIGO.org [Internet]. KDIGO clinical practice guidelines for evaluation and management of chronic kidney disease 2012. Accessed Jan 2015. http://www.kdigo.org/clinical_practice_guidelines/pdf/CKD/KDIGO_2012_CKD_GL.pdf.
3. Coresh J, Byrd-Holt D, Astor BC, et al. Chronic kidney disease awareness, prevalence, and trends among US adults, 1999 to 2000. J Am Soc Nephrol. 2005;16(1):180–8.
4. Gregg EW, Cheng YJ, Cadwell BL, et al. Secular trends in cardiovascular disease risk factors according to body mass index in US adults. JAMA. 2005;293(15):1868–74.
5. Mokdad AH, Ford ES, Bowman BA, et al. Prevalence of obesity, diabetes, and obesity-related health risk factors. JAMA. 2003;289(1):76–9.
6. Launay-Vacher V, Oudard S, Janus N, et al. Prevalence of renal insufficiency in cancer patients and implications for anticancer drug management. Cancer. 2007;110(6):1376–84.
7. Janus N, Launay-vacher V, Byloos E, et al. Cancer and renal insufficiency results of the BIRMA study. Br J Cancer. 2010;103:1815–21.
8. Blade J, Fernandez-Llama P, Bosch F, Montoliu J. Renal failure in multiple myeloma. Arch Intern Med. 1998;158:1889–93.
9. Knudsen LM, Hippe E, Hjortg M, Holmberg E, Westin J. Renal function in newly diagnosed multiple myeloma-a demographic study of 1353 patients. The Nordic Myeloma Study Group. Eur J Haematol. 1994;53(4):207–12.
10. Ellis MJ, Parkih CR, Inrug JK, Kambay M, Patel UD. Chronic Kidney disease after hematopoietic cell transplantation: a systematic review. Am J Transplant. 2008;8:2378–90.
11. Hingorani S, Guthrie KA, Schoch G, Weiss NS, McDonald GB. Chronic kidney disease in long-term survivors of hematopoietic cell transplant. Bone Marrow Transplant. 2007;39:223–9.
12. Baker KS, Armenian S, Bhatia S. Long- term consequences of hematopoietic stem cell

transplantation: current state of the science. Biol Blood Marrow Transplant. 2010;16:90–6.
13. Stewart JH, Buccianti G, Agodoa L, Gellert R, McCredie MR, Lowenfels AB, Disney AP, Wolfe RA, Boyle P, Maisonneuve P. Cancers of the kidney and urinary tract in patients on dialysis for end-stage renal disease: analysis of data from the United States, Europe, and Australia and New Zealand. J Am Soc Nephrol. 2003;14(1):197.
14. Maisonneuve P, Agodoa L, Gellert R, Stewart JH, Buccianti G, Lowenfels AB, Wolfe RA, Jones E, Disney AP, Briggs D, McCredie M, Boyle P. Cancer in patients on dialysis for end-stage renal disease: an international collaborative study. Lancet. 1999;354(9173):93–9.
15. Stengel B. Chronic kidney disease and cancer: a troubling connection. J Nephrol. 2010;23(3):253–62.
16. Stewart JH, Vajdic CM, van Leeuwen MT, Amin J, Webster AC, Chapman JR, McDonald SP, Grulich AE, McCredie MR. The pattern of excess cancer in dialysis and transplantation. Nephrol Dial Transplant. 2009;24(10):3225–31.
17. Wong G, Hayen A, Chapman JR, Webster AC, Wang JJ, Mitchell P, Craig JC. Association of CKD and cancer risk in older people. J Am Soc Nephrol. 2009;20:1341–50.
18. Iff S, Craig JC, Turner R, Wang JJ, Mitchell P, Wong G. Reduced estimated GFR and cancer mortality. AJKD. 2014;63:23–30.
19. Fried LF, Katz R, Sarnak MJ, Shlipak MG, Chaves PH, Jenny NS, Stehman-Breen C, Gillen D, Bleyer AJ, Hirsch C, Siscovick D, Newman AB. Kidney function as a predictor of noncardiovascular mortality. J Am Soc Nephrol: JASN. 2005;16(12):3728–35.
20. Launay-Vacher V. Epidemiology of chronic kidney disease in cancer patients: lessons from the IRMA study group. Semin Nephrol. 2010;30(6):548–56.
21. Na SY, Sung JY, Chang JH, Kim S, Lee HH, Park YH, Chung W, Oh KH, Jung JY. Chronic kidney disease in cancer patients: an independent predictor of cancer-specific mortality. Am J Nephrol. 2011;33(2):121–30.
22. Weng PH, Hung KY, Huang HL, Chen JH, Sung PK, Huang KC. Cancer-specific mortality in chronic kidney disease: longitudinal follow-up of a large cohort. Clin J Am Soc Nephrol: CJASN. 2011;6(5):1121–8.
23. Jorgensen L, Heuch I, Jenssen T, Jacobsen BK. Association of albuminuria and cancer incidence. J Am Soc Nephrol: JASN. 2008;19(5):992–8.
24. Dobyan DC, Levi J, Jacobs C, Kosek J, Weiner MW. Mechanism of cis-platinum nephrotoxicity: morphologic observations. J Pharmacol Exp Ther. 1980;213(3):551.
25. Sarnak MJ, Levey AS, Schoolwerth AC, Coresh J, Culleton B, Hamm LL, et al. Kidney disease as a risk factor for development of cardiovascular disease: a statement from the American heart association councils on kidney in cardiovascular disease, high blood pressure research, clinical cardiology, and epidemiology and prevention. Circulation. 2003;108(17):2154–69.
26. Foley RN, Murray AM, Li S, Herzog CA, McBean AM, Eggers PW, et al. Chronic kidney disease and the risk for cardiovascular disease, renal replacement, and death in the United States medicare population, 1998 to 1999. J Am Soc Nephrol. 2005;16(2):489–95.
27. Fried LF, Shlipak MG, Crump C, Bleyer AJ, Gottdiener JS, Kronmal RA, Kuller LH, Newman AB. Renal insufficiency as a predictor of cardiovascular outcomes and mortality in elderly individuals. J Am Coll Cardiol. 2003;41:1364–72.
28. Mann JF, Gerstein HC, Pogue J, Bosch J, Yusuf S. Renal insufficiency as a predictor of cardiovascular outcomes and the impact of ramipril: the HOPE randomized trial. Ann Intern Med. 2001;134:629–36.
29. Ainsworth NL, Marshall A, Hatcher H, Whitehead L, Whitfield GA, Earl HM. Evaluation of glomerular filtration rate estimation by Cockcroft-Gault, Jelliffe, Wright and Modification of Diet in Renal Disease (MDRD) formulae in oncology patients. Ann Oncol. 2012;23(7):1845–53.
30. Jong PE, Curhan GC. Screening, monitoring, and treatment of albuminuria: public health perspectives. J Am Soc Nephrol. 2006;17:2120–26.
31. Gerstein HC, Mann JF, Yi Q, Zinman B, Dinneen SF, Hoogwerf B, et al. Albuminuria and risk of cardiovascular events, death, and heart failure in diabetic and nondiabetic individuals. JAMA. 2001;286(4):421–6.

32. James PA, Oparil S, Carter BL, Cushman WC, Dennison-Himmelfarb C, Handler J. Evidence-based guideline for the management of high blood pressure in adults: report from the panel members appointed to the eighth joint national committee (JNC 8). JAMA. 2014;31:507–20. doi:10.1001/jama.2013.284427. [Epub ahead of print]
33. Maitland ML, Bakris GL, Black HR, Chen HX, Durand J-B, Elliott WJ, et al. Initial assessment, surveillance, and management of blood pressure in patients receiving vascular endothelial growth factor signaling pathway inhibitors. J Natl Cancer Inst. 2010;102(9):596–604.
34. Yeh ET, Tong AT, Lenihan DJ, Yusuf SW, Swafford J, Champion C, Durand JB, Gibbs H, Zafarmand AA, Ewer MS. Cardiovascular complications of cancer therapy: diagnosis, pathogenesis, and management. Circulation. 2004;109(25):3122–31.
35. Gutiérrez O, Mannstadt M, Isakova T, Rauh-Hain JA, Tamez H, Shah A, et al. Fibroblast growth factor 23 and mortality among patients undergoing hemodialysis. N Engl J Med. 2008;359:584–59.
36. Llach F. Secondary hyperparathyroidism in renal failure: the trade-off hypothesis revisited. Am J Kidney Dis. 1995;25(5):663.
37. KDIGO clinical practice guideline for the diagnosis, evaluation, prevention, and treatment of chronic kidney disease-mineral and bone disorder (CKD-MBD). Kidney Int Suppl. 2009;(113):1–130.
38. Ibrahim T, Mercatali L, Amadori D. Bone and cancer: the osteoncology. Clin Cases Miner Bone Metab. 2013;10(2):121–3.
39. Perazella MA, Markowitz GS. Bisphosphonate nephrotoxicity. Kidney Int. 2008;74:1385–93.
40. Food and Drug Administration: Pamidronate Disodium 2012. http://www.accessdata.fda.gov/drugsatfda_docs/label/2009/021113s008lbl.pdf. Accessed Jan 2015.
41. Barri YM, Munshi NC, Sukumalchantra S, et al. Podocyte injury associated glomerulopathies induced by pamidronate. Kidney Int. 2004;65:634–41.
42. Desikan R, Veksler Y, Raza S, et al. Nephrotic proteinuria associated with high-dose pamidronate in multiple myeloma. Brit J Haematol. 2002;119:496–9.
43. Smetana S, Michlin A, Rosenman E, et al. Pamidronate-induced nephrotoxic tubular necrosis—a case report. Clin Nephrol. 2004;61:63–7.
44. Buysschaert M, Cosyns JP, Barreto L, et al. Pamidronate-induced tubulointerstitial nephritis with Fanconi syndrome in a patient with primary hyperparathyroidism. Nephrol Dial Transplant. 2003;18:826–9.
45. Markowitz GS, Fine PL, Stack JI, et al. Toxic acute tubular necrosis following treatment with zoledronate. Kidney Int. 2003;64:281–9.
46. Fizazi K, Carducci M, Smith M, Damião R, Brown J, Karsh L. Denosumab versus zoledronic acid for treatment of bone metastases in men with castration-resistant prostate cancer: a randomized, double-blind study. Lancet. 2011;377(9768):813–22.
47. Stopeck AT, Lipton A, Body JJ, Steger GG, Tonkin K, de Boer RH. Denosumab compared with zoledronic acid for the treatment of bone metastases in patients with advanced breast cancer: a randomized, double-blind study. J Clin Oncol. 2010;28(35):5132–9.
48. Eschbach JW. Erythropoietin 1991—an overview. Am J Kidney Dis. 1991;18(4 Suppl 1):3–9.
49. Hsu CY, McCulloch CE, Curhan G. Epidemiology of anemia associated with chronic renal insufficiency among adults in the United States: results from the Third National Health and Nutrition Examination Survey. J Am Soc Nephrol. 2002;13(2):504–10.
50. Locatelli F, Gascon P. Is nephrology more at ease than oncology with erythropoiesis-stimulating agents? Treatment guidelines and an update on benefits and risks. Oncologist. 2009;14(Suppl 1):57–62.
51. Canadian Erythropoietin Study Group. Association between recombinant human erythropoietin and quality of life and exercise capacity of patients receiving haemodialysis. BMJ. 1990;300:573–8.
52. Revicki DA, Brown RE, Feeny DH, Henry D, Teehan BP, Rudnick MR. Health-related quality of life associated with recombinant human erythropoietin therapy for predialysis chronic renal disease patients. Am J Kidney Dis. 1995;25(4):548–54.
53. Jones M, Ibels L, Schenkel B, Zagari M. Impact of epoetin alfa on clinical end points in patients

with chronic renal failure: a meta-analysis. Kidney Int. 2004;65(3):757–67.
54. Pfeffer MA, Burdmann EA, Chen CY, Cooper ME, de Zeeuw D, Eckardt KU. A trial of darbepoetin alfa in type 2 diabetes and chronic kidney disease. N Engl J Med. 2009;361(21):2019–32.
55. Drüeke TB, Locatelli F, Clyne N, et al. Normalization of hemoglobin level in patients with chronic kidney disease and anemia. N Engl J Med. 2006;355:2071–84.
56. Singh AK, Szczech L, Tang KL et al. Correction of anemia with epoetin alfa in chronic kidney disease. N Engl J Med. 2006;355:2085–98.
57. Besarab A, Bolton WK, Browne JK, Egrie JC, Nissenson AR, Okamoto DM, Schwab SJ, Goodkin DA. The effects of normal as compared with low hematocrit values in patients with cardiac disease who are receiving hemodialysis and epoetin. N Engl J Med. 1998;339(9):584–90.
58. Henke M, Mattern D, PepeMet al. Do erythropoietin receptors on cancer cells explain unexpected clinical findings? J Clin Oncol. 2006;24:4708–13.
59. Tonia T, Mettler A, Robert N, Schwarzer G, Seidenfeld J, Weingart O et al. Erythropoietin or darbepoetin for patients with cancer. Cochrane Database Syst Rev. 2012;12:CD003407.
60. Bennett CL, Silver SM, Djulbegovic B, Samaras AT, Blau CA, Gleason KJ, et al. Venous thromboembolism and mortality associated with recombinant erythropoietin and darbepoetin administration for the treatment of cancer-associated anemia. JAMA. 2008;299(8):914–24.
61. Tonelli M, Hemmelgarn B, Reiman T, Manns B, Reaume MN, Lloyd A et al. Benefits and harms of erythropoiesis-stimulating agents for anemia related to cancer: a meta-analysis. CMAJ. 2009;180(11):E62–71.
62. Rizzo JD, Brouwers M, Hurley P, Seidenfeld J, Arcasoy MO, Spivak JL, et al. American Society of Hematology/American Society of Clinical Oncology clinical practice guideline update on the use of epoetin and darbepoetin in adult patients with cancer. Blood. 2010;116(20):4045–59.
63. Rizzo JD, Brouwers M, Hurley P, Seidenfeld J, Arcasoy MO, Spivak JL, Bennett CL, Bohlius J, Evanchuk D, Goode MJ, Jakubowski AA, Regan DH, Somerfield MR. American Society of Clinical Oncology/American Society of Hematology clinical practice guideline update on the use of epoetin and darbepoetin in adult patients with cancer. Am Soc Clin Oncol, Am Soc Hematol J Clin Oncol. 2010;28(33):4996–5010.
64. Hazzan A, Shah H, Hong S, Sakhiya V, Wanchoo R, Fishbane S. Treatment with erythropoiesis-stimulating agents in chronic kidney disease patients with cancer. Kidney Int. 2014;86:34–9. doi:10.1038/ki.2013.528. [Epub ahead of print]
65. Weisbord SD, Palevsky PM. Prevention of contrast-induced nephropathy with volume expansion. Clin J Am Soc Nephrol. 2008;3(1):273–80.
66. Galan A, Cowper SE, Bucala R. Nephrogenic systemic fibrosis. Curr Opin Rheumatol. 2006;18(6):614–7.
67. Okada S, Katagiri K, Kumazaki T, Yokoyama H. Safety of gadolinium contrast agent in hemodialysis patients. Acta Radiol. 2001;42(3):339.
68. Dewys WD, Begg C, Lavin PT, Band PR, Bennett JM, Bertino JR, et al. Am J Med. 1980;69(4):491–7.
69. Muscaritoli M, Anker SD, Argilés J, Aversa Z, Bauer JM, Biolo G, Boirie Y, Bosaeus I, Cederholm T, Costelli P, Fearon KC, Laviano A, Maggio M, Rossi Fanelli F, Schneider SM, Schols A, Sieber CC. Consensus definition of sarcopenia, cachexia and pre-cachexia: joint document elaborated by Special Interest Groups (SIG) "cachexia-anorexia in chronic wasting diseases" and "nutrition in geriatrics". Clin Nutr. 2010;29(2):154–9.
70. Garg AX, Blake PG, Clark WF, Clase CM, Haynes RB, Moist LM. Association between renal insufficiency and malnutrition in older adults: results from the NHANES III. Kidney Int. 2001;60(5):1867.
71. Fouque D, Kalantar-Zadeh K, Kopple J, Cano N, Chauveau P, Cuppari L, Franch H, Guarnieri G, Ikizler TA, Kaysen G, Lindholm B, Massy Z, Mitch W, Pineda E, Stenvinkel P, Trevio-Becerra A, Trevinho-Becerra A, Wanner C. A proposed nomenclature and diagnostic criteria for protein-energy wasting in acute and chronic kidney disease. Kidney Int. 2008;73(4):391.
72. Isenring E, Cross G, Daniels L, Kellett E, Koczwara B. Validity of the malnutrition screening tool as an effective predictor of nutritional risk in oncology outpatients receiving chemotherapy.

Support Care Cancer. 2006;14:1152–6.
73. Clinical practice guidelines for nutrition in chronic renal failure. K/DOQI, National Kidney Foundation. Am J Kidney Dis. 2000;35(6 Suppl 2):1–40.
74. Maltoni M, Nanni O, Scarpi E, Rossi D, Serra P, Amadori D. Review High-dose progestins for the treatment of cancer anorexia-cachexia syndrome: a systematic review of randomized clinical trials. D Ann Oncol. 2001;12(3):289–300.
75. Rammohan M, Kalantar-Zadeh K, Liang A, Ghossein C. Megestrol acetate in a moderate dose for the treatment of malnutrition-inflammation complex in maintenance dialysis patients. J Ren Nutr. 2005;15(3):345–55.
76. Lichodziejewska-Niemierko M, Rutkowski B. Palliative care in nephrology. J Nephrol. 2008;21(Suppl 13):153–7.
77. Tamura MJ, Meier DE. Five policies to promote palliative care for patients with ESRD. Clin J Am Soc Nephrol. 2013;8:1783–90.

第3章／固形腫瘍や血液学的悪性腫瘍でみられる糸球体疾患

Hitesh H. Shah

【略語】		
AAA	AA amyloidosis	AAアミロイドーシス
ACEI	Angiotensin converting enzyme inhibitor	アンジオテンシン変換酵素阻害薬
ANCA	Antineutrophil cytoplasmic antibody	抗好中球細胞質抗体
ARB	Angiotensin II receptor blocker	アンジオテンシンII受容体拮抗薬
CreGN	Crescentic glomerulonephritis	半月体形成性糸球体腎炎
CLL	Chronic lymphocytic leukemia	慢性リンパ球性白血病
CML	Chronic myelogenous leukemia	慢性骨髄性白血病
CT	Computed tomography	コンピュータ断層撮影
ET	Essential thrombocythemia	本態性血小板症
FGN	Fibrillary glomerulonephritis	細線維性糸球体腎炎
FSGS	Focal segmental glomerulosclerosis	巣状分節性糸球体硬化症
HIV	Human immunodeficiency virus	ヒト免疫不全ウイルス
HPS	Hemophagocytic syndrome	血球貪食症候群
HSP	Henoch-Schönlein purpura	Henoch-Schönlein 紫斑病
IgAN	Immunoglobulin A nephropathy	免疫グロブリンA(IgA)腎症
ITG	Immunotactoid glomerulopathy	イムノタクトイド糸球体症
KDIGO	Kidney Disease : Improving Global Outcomes	腎臓病予防対策国際機構
MCD	Minimal change disease	微小変化群

H. H. Shah (✉)
Division of Kidney Diseases and Hypertension, North Shore University Hospital and Long Island Jewish Medical Center, Hofstra North Shore LIJ School of Medicine, 100 Community Drive, 2nd Floor, Great Neck, NY 11021, USA
Tel.: 516-465-3010
e-mail: hshah2@nshs.edu

© Springer Science+Business Media New York 2015
K. D. Jhaveri, A. K. Salahudeen (eds.), *Onconephrology*,
DOI 10.1007/978-1-4939-2659-6_3

MGUS	Monoclonal gammopathy of undetermined significance	意義不明の単クローン性ガンマグロブリン血症
MN	Membranous nephropathy	膜性腎症
MPGN	Membranoproliferative glomerulonephritis	膜性増殖性糸球体腎炎
MPN	Myeloproliferative neoplasm	骨髄増殖性腫瘍
PET	Positron emission tomography	ポジトロン断層撮影
PLA2R	Podocyte transmembrane glycoprotein M-type phospholipase A_2 receptor	(糸球体)上皮細胞(足細胞)の膜貫通型糖蛋白であるMタイプホスホリパーゼA_2受容体
PMF	Primary myelofibrosis	原発性骨髄線維症
PV	Polycythemia vera	真性多血症(真性赤血球増加症)
TMA	Thrombotic microangiopathy	血栓性微小血管症

　1922年，Gallowayらによって Hodgkin 病とアルブミン尿の関連が報告されて以来[1]，いくつかのタイプの固形腫瘍や血液学的悪性腫瘍で，さまざまな糸球体病変や疾患との関連が示されてきた．その発症機序はまだ完全には明らかにされていない．しかし，これら腫瘍に関連する糸球体疾患は，腫瘍自体やその浸潤によるものではなく，腫瘍細胞が産生する異常産物のために生じるもののようである．癌関連の糸球体疾患の治療は，原発性の糸球体疾患の治療とは異なる．癌自体の治療が癌関連の腎病変の改善につながることが示されてきている．つまり，これらの腫瘍に関連する糸球体疾患の治療は第一に背景にある癌の治療である．本章では固形腫瘍および血液学的悪性腫瘍でみられる糸球体疾患について解説する．形質細胞疾患に伴う糸球体疾患については第13章に記載することとする．

膜性腎症(MN)

●固形腫瘍に関連するMN

　症例1　70歳，白人男性．ネフローゼレベルの蛋白尿の精査のために紹介された．1か月前から徐々に下肢の両側浮腫の悪化を認めている．糖尿病，高血圧，肝炎，輸血の既往はない．3か月で約14 kgの意図しない体重減少がみられた一方で，発熱，悪寒，息切れ，大量の血尿，関節痛，皮疹などはなかった．非ステロイド性抗炎症薬(non-steroidal anti-inflammatory drug：NSAID)や漢方薬を含めて薬物の使用もなかった．薬物の静脈投与も行われていない．最近禁煙したが，過去45年間，1日1箱の喫煙を行っていた．
　身体診察では，血圧は120/80 mmHgと正常．下肢の圧痕浮腫は3+であるが，ほかには特に異常所見は認めなかった．血清クレアチニン値は0.9 mg/dL，血清アルブ

ミン値 2.8 g/dL, 総コレステロールは 290 mg/dL, LDL コレステロールは 197 mg/dL であった. 肝機能や血算は正常. 24 時間蓄尿で 8.5 g の蛋白尿を認めた. 二次性のネフローゼ症候群の原因を検索したところ, 補体値は正常, HBV 抗原, HCV 抗体, 抗核抗体, クリオグロブリンやヒト免疫不全ウイルス(HIV)はいずれも陰性であった. 血清・尿の免疫泳動検査で単クローン性の免疫グロブリンは検出されなかった. エコー検査上腎臓のサイズは正常範囲であった. 患者はまず浮腫のコントロールのためにフロセミド投与を開始された.

1. この時点で, 次に何を行うべきか？
   a. 腎生検.
   b. アンジオテンシン変換酵素阻害薬(ACEI)かアンジオテンシンⅡ受容体拮抗薬(ARB)およびスタチン投与を開始する.
   c. (可能ならば)足細胞膜貫通型糖蛋白である M タイプホスホリパーゼ A_2 受容体(抗 PLA2R：抗ホスホリパーゼ A_2 受容体)自己抗体を測定する.
   d. 経口ステロイドの経験的投与を開始する.

超音波ガイド下腎生検の結果, 膜性腎症(MN)の所見であった(図 3.1).

2. 次に何を行うべきか？
   a. ACEI か ARB およびスタチン投与を開始もしくは継続する.
   b. (可能ならば)抗 PLA2R 自己抗体を測定する.
   c. ステロイドと細胞障害性薬物を組み合わせた治療を開始する.
   d. 年齢・性別に対応したルーチンの癌のスクリーニングを行う.
   e. 低線量の胸部 CT 検査を行う.
   f. 腎生検結果について病理医に相談する.

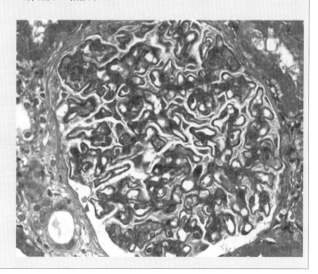

図 3.1 膜性腎症(MN) (×600. トリクローム染色). 好フクシン性の上皮下のデポジットを認める(出典：Jhaveri KD, Shah HH, Calderon K, Campenot ES, Radhakrishnan J. Glomerular diseases seen with cancer and chemotherapy：a narrative review. Kidney Int. 2013;84(1):34-44)
［カラー☞ p.375 参照］

MNは，固形腫瘍患者で最もよく報告される糸球体病変である[2,3]．MN患者での悪性腫瘍の真の罹患率は不明であるが，2006年のLefaucheurらの報告では，腎生検でMNと診断された240の症例のうち10%で悪性腫瘍が確認されている[4]．本報告では，腎生検時点ですでに癌の徴候があったのは，悪性腫瘍との関連が判明した患者のうち半分にすぎなかったが[4]，ほとんどの症例ではMNの診断1年以内に悪性腫瘍がみつかっている．ほかの報告では，MNと診断された患者の癌有病率には1～22%までの幅がみられた．Zechらは60歳以上の高齢者のMNでの癌合併率は22%だったと報告している[5]．

固形腫瘍のうちMNとの関連が最もよくみられるのは呼吸器系(肺と気管支)と胃癌である(表3.1)．腎細胞癌，前立腺癌，胸腺腫がこれに続く．乳癌や，直腸結腸癌・膵癌・食道癌や肝癌などのほかの消化器系癌でもMNの報告がある．肉腫，精巣上皮腫，耳下腺リンパ腫，副腎神経節細胞腫，脊髄神経鞘腫，頸動脈小体腫瘍などではMNの合併は極めて稀である．

原発性MNと固形腫瘍と関連した二次性MNとを区別するために，何か有用な臨床所見，検査所見，腎生検所見はあるだろうか？ 臨床的には，特にネフローゼ症候群をきたしている場合など，原発性MNと固形腫瘍と関連した二次性MNを区別することは難しい．しかし，癌がすでに見つかっているケースで蛋白尿やネフローゼ症候群がみられる場合，二次性糸球体疾患がある可能性が高い．同様に，癌の診断から12か月以内に蛋白尿やネフローゼ症候群がみられた場合も，二次性糸球体疾患の疑いが高い．Lefaucheurらは240人の腎生検でMNと診断された症例をもとに，原発性MNと癌に関連したMNを鑑別しうる因子を2つ報告している[4]．2つの因子とは，65歳以上であること，喫煙歴が20 Pack-years[*1]以上であることであり，高齢患者や喫煙歴が長いMN患者では癌を考慮すべきとしている．しかしBeckは，論文のなかでMNと癌が偶然に合併する可能性についても検討し，特に高齢者でMNと癌の合併がみられるのは，高齢者ではどちらの疾患も起こりやすいためであろうと述べている[6]．

2009年，Beckらは，成人の原発性MN症例の多くで糸球体上皮細胞(足細胞)の膜貫通型糖蛋白であるM型ホスホリパーゼA_2受容体(PLA2R)に対する自己抗体が出現することを発見した[7]．この自己抗体は二次性MNでは認められなかった．しかし，Qinらの研究では，10人の固形腫瘍合併MN患者のうち3人で，抗PLA2R自己抗体の上昇を認めた[8]．興味深いことに，この3人の抗PLA2R自己抗体高値の癌合併MN患者の腎生検では，原発性MNに典型的な免疫グロブリンG4(immunoglobulin G4：IgG4)の糸球体への中等度の沈着が認められた．一方，残りの7人の腫瘍合併MN患者ではIgG4の糸球体への沈着は全く認められなかった[8]．この抗PLA2R自己抗体高値の3人の患者では，臨床上も癌切除治療後も蛋白尿が持続もしくは再燃しており，その病変は実は原発性MNであった可能性が示唆される[8]．最近，Hoxhaらは原発性MNの糸球体でPLA2Rが強く染まる一方，腫瘍関連のMNではそのような所見がみられないと報告している[9]．原発性MNでIgG4サブクラスの沈着が主体となっているのと違い，癌

[*1] 訳注：Pack-years(喫煙指数) = (1日の喫煙本数/20本)×喫煙年数．

表3.1 固形腫瘍や血液悪性腫瘍と関連がある糸球体疾患（転載：Jhaveri KD, Shah HH, Calderon K, Campenot ES, Radhakrishnan J. Glomerular diseases seen with cancer and chemotherapy: a narrative review. Kidney Int. 2013;84(1):34-44）

悪性腫瘍	関連する腎疾患（報告例）
肺癌（小細胞，非小細胞，扁平上皮，気管支原性癌含む）	MN, MCD, MPGN, IgAN, FSGS, CGN, HSP, TMA
腎細胞癌	AAA, CGN, IgAN, MCD, FSGS, MPGN, HSP
胃癌	MN, MPGN, CGN, HSP, TMA
大腸癌	MN, MCD, CGN
前立腺癌	MN, CGN, HSP
膀胱癌	MCD
膵癌	MN, MCD, IgAN
乳癌	MN, FSGS, MPGN, HSP, TMA
食道癌	MPGN, FSGS
消化器系間質癌	AAA
脾肉腫	AAA
頭頸部癌	MN, IgAN
Wilms 腫瘍	MN, MPGN
奇形腫	MN
卵巣癌	MN, MCD
子宮頸癌	MN
子宮体癌	MN
舌癌	IgAN
中皮腫	MCD
黒色腫	MN, MPGN
皮膚癌（基底細胞，扁平上皮癌）	MN
褐色細胞腫	MN
胸腺腫	MCD, FSGS, CGN, MPGN
Hodgkin 病	MCD, MN, MPGN, IgAN, FSGS, CGN, AAA, Anti-GBM disease, HSP
non-Hodgkin リンパ腫	MN, MCD, MPGN, IgAN, FSGS, HSP
慢性リンパ性白血病	MPGN, MN, MCD, FSGS, CGN
急性骨髄性白血病	MN, FSGS
慢性骨髄性白血病	FSGS, MN, MCD, MPGN
MGUS	MPGN
T 細胞性白血病	FSGS

AAA：AA アミロイドーシス，CrGN：半月体形成性糸球体腎炎，FSGS：巣状分節性糸球体硬化症，GBM：glomerular basement membrane（糸球体基底膜），GI：gastrointestinal（消化管），HSP：Henoch-Schönlein 紫斑病，IgAN：免疫グロブリン A（IgA）腎症，MCD：微小変化群，MGUS：意義不明の単クローン性ガンマグロブリン血症，MN：膜性腎症，MPGN：膜性増殖性糸球体腎炎，TMA：血栓性微小血管症．

表3.2 原発性と固形腫瘍に関連したMNとの臨床的・病理学的比較(転載：Jhaveri KD, Shah HH, Patel C, Kadiyala A, Stokes B, Radhakrishnan J. Glomerular diseases associated with cancer, chemotherapy and hematopoietic stem cell transplantation. Adv Chronic Kidney Dis. 2014;21(1):48-55, Elsevierの許可を得る)

臨床病理的パラメータ	原発性MN	固形腫瘍に伴うMN
病歴上の手がかり	1) 若年 2) 喫煙歴なし	1) 65歳以上 2) 喫煙指数20以上の喫煙歴
血清学的検査	血中に抗PLA2R自己抗体が存在	抗PLA2R自己抗体は存在しない
腎生検での組織所見	1) IgG4中心の糸球体沈着 2) 糸球体でのPLA2Rの染まり 3) 糸球体あたりの炎症細胞8個以下	1) IgG1, IgG2中心の糸球体沈着 2) PLA2R染色は陰性 3) 糸球体あたり8個以上の炎症細胞の存在

IgG：免疫グロブリンG，MN：膜性腎症，PLA2R：M型ホスホリパーゼA_2受容体．

関連のMN患者ではIgG1やIgG2サブクラスの沈着が増加していることがOhaniらによって示されている[10]．これらの知見を踏まえると，抗PLA2R抗体の存在や糸球体へのIgG4の優位な沈着を伴うPLA2R染色増強所見は，（たとえそれが担癌患者であっても）原発性MNであることを示唆すると考えられる．ほかに腎生検所見での炎症細胞の増加(1つの糸球体あたり8個以上)所見は原発性MNよりも癌関連MNを示唆する所見であると，Lefaucheurらによって報告されている[4]．しかし，この見解についてはまだ検証が必要である．

表3.2に，原発性および腫瘍関連MNの臨床病理学的な違いをまとめた．

これらの検査や病理所見は癌関連MNの可能性を示唆するものにはなるが，癌の診断がまだなされていないMN症例の背景にある悪性腫瘍を疑うための高精度な指標としてはまだ確立されていない．腎臓病予防対策国際機構(KDIGO)の糸球体腎炎のワーキンググループは，高齢のMN患者の背景にある(あるいは隠れた)悪性腫瘍を，最もコストパフォーマンスよくスクリーニングする方法を確立するためにさらなる研究が必要であると述べている[11]．そうした情報を活用できるようになるまでは，ほかの既知の二次性MNの原因を除外した後，年齢・性別に合ったルーチンの悪性腫瘍スクリーニング[便潜血検査，大腸内視鏡検査，マンモグラフィ，前立腺特異抗原(prostate specific antigen：PSA)検査など]を行うことが妥当であろう．肺癌のリスクが高い場合(喫煙者など)では低線量の肺CT検査も考慮するべきであろう．腎生検から少なくとも5年間は癌発症のリスクが高いということにも十分注意が必要である[12]．これほど長期間にわたって高リスクの時期が続く理由として，悪性腫瘍の成長が緩徐であること，MNの治療に細胞毒性のある免疫抑制薬を用いること，もしくはサーベイランスがしっかりなされるために発見されやすくなるなどの原因が考えられる[12]．したがって，腎生検直後の初期スクリーニングで癌が発見できなかった場合も，引き続き慎重なフォローアップおよび評価が必要である．固形腫瘍とMNとの関連の機序として下記のようなものが想定されている[6]．

a) 上皮下に局在する癌関連抗原や，癌関連抗原と同一もしくは類似した足細胞上の

抗原に対して，抗体が産生され，局所(*in situ*)で免疫複合体が形成される．
b) 癌抗原が免疫複合体を形成し，循環中に糸球体毛細血管に捉えられ沈着する．
c) 癌ウイルス感染などの外的要因や免疫系の乱れによって悪性腫瘍とMNの両方が発症する[6]．

症例1のフォローアップとディスカッション　抗PLA2R抗体測定検査は実用化されていない．病理医に依頼し腎の病理所見を確認した．患者は65歳以上であり濃厚な喫煙歴もあるため，二次性の，特に癌に関連したMNが強く疑われる．患者はまた，(意図的ではない)高度の体重減少を数か月にわたって認めている．興味深いことに，病理医に依頼して行った糸球体のPLA2R染色は陰性であり，ここからも二次性MNが示唆された．年齢と性別に応じた癌のスクリーニングと胸部の低線量CT検査を施行．CTで右上葉に小結節を認め，生検で小細胞癌と診断された．肺の部分切除術と術後の化学療法を行った．化学療法終了後からの3か月後のフォローアップ検査において，ネフローゼ症候群は臨床所見および検査所見共に寛解していることが判明した．血清クレアチニン値は正常(0.9 mg/dL)で，24時間蓄尿検査の尿蛋白は0.3 gであった．

●血液腫瘍関連の膜性腎症(MN)

血液腫瘍もMNと関連する[13,14]．慢性リンパ球性白血病(CLL)はMNよりも膜性増殖性糸球体腎炎(MPGN)との関連がはるかに強いとの報告もあるが[13]，MalloukらによるCLLとネフローゼ症候群との合併患者の検討での頻度は，MPGNで34%，MNで17%であった[14]．電子顕微鏡検査で原線維(fibrillary)沈着がある場合，血液腫瘍が背景にあることが示唆される[13]．Hodgkin病およびnon-Hodgkinリンパ腫の両者についてもMNとの関連が報告されている[14]．

微小変化群(MCD)

●固形腫瘍と関連した微小変化群(MCD)

MCDに最もよく関連してみられる固形腫瘍は肺癌，結腸直腸癌，腎細胞癌，胸腺腫である(表3.1)．膵癌，乳癌，膀胱癌，卵巣癌，食道癌はMCDと関連してみられることはほとんどない[2]．

●血液腫瘍と関連した微小変化群(MCD)

症例2　21歳，ヒスパニック系男性．特記すべき既往なし．10日前からの下腿浮腫の悪化と8 kgの体重増加で救急受診した．HIV感染や肝炎，輸血歴はない．最近

の感染や渡航歴なし．発熱，悪寒，息切れ，肉眼的血尿，関節痛，皮疹もみられない．症例報告では，主訴以外に特に異常所見はなかった．腎疾患の家族歴はあり，経静脈的薬物もしくは耽溺性のある脱法薬物の使用歴はない．非ステロイド性抗炎症薬（NSAID）や漢方薬の使用もない．

　身体診察では，血圧は126/78 mmHgと正常で，下肢の圧痕浮腫は3+であった．鎖骨上窩に2×2 cmの硬いリンパ節を触知した以外，特記すべき所見はみられなかった．血清クレアチニン値は0.8 mg/dL，血清アルブミン値は1.8 g/dL，総コレステロール，LDLコレステロール，中性脂肪はそれぞれ390 mg/dL，267 mg/dL，402 mg/dLであった．肝機能と血算は正常．尿検査では血尿5～10/HPF（強拡大視野）と蛋白尿3+を認めた．入院時の24時間蓄尿で1日蛋白尿は12.5 gであった．患者は浮腫のコントロールのためフロセミド投与を開始された．二次性ネフローゼ症候群についてチェックしたところ，補体値は正常，B型肝炎ウイルス（hepatitis B virus：HBV），C型肝炎ウイルス（hepatitis C virus：HCV），抗核抗体は陰性であり，血清尿の電気泳動でも単クローン性免疫グロブリン（Ig）の増殖は認められなかった．エコー検査での腎サイズは正常範囲．腎生検が行われ，MCDと診断された．

次に何を行うべきか？
a. ACEIまたはARBとスタチン製剤の開始．
b. 高用量ステロイド治療の開始．
c. リンパ節生検．

　Hodgkin病およびnon-Hodgkinリンパ腫，あるいは慢性白血病のような血液腫瘍にはMCDとの関連が知られている．古典的にはリンパ系の悪性腫瘍のなかでは特にHodgkin病との関連がいわれていたが，実際にネフローゼ症候群をきたす頻度は低く，0.5～1%程度である[15]．

　通常，腫瘍の診断時にはすでにMCDが顕在化していることが多いが，ある報告では，21人中8人（38.1%）の患者でHodgkin病の診断よりも数か月前にMCDと診断されていた[15]．残りの13人ではMCDの診断はHodgkin病の診断と同時（4例）か，それよりも後（9例）でなされていた．この報告ではHodgkin病とMCD合併例の2/3（66.7%）以上で全身症状（発熱，体重減少，寝汗）がみられ，90%で炎症所見（CRPや血沈，フィブリノーゲンで評価）がみられた[15]．Hodgkin病患者では2/3以上（71.4%）で結節性硬化が主な病理像であった[15]．

　Hodgkinリンパ腫に合併したMCDでは，しばしばステロイドやシクロスポリン治療に対する抵抗性が高い[15]．したがって，MCD治療の反応が不良な場合には，背景にリンパ腫がないか否かを速やかに検索すべきである．上述の報告では，Hodgkin病とMCDが同時に診断されたケースでは，化学療法によってネフローゼ症候群はほぼ完全寛解している[15]．ネフローゼ症候群は血液腫瘍と同時に再燃するが，化学療法に対する癌の良好な反応性は維持される．MCDは，癌の再発時に初めて出現することもあるた

め，Hodgkin 病患者をフォローアップしているときには蛋白尿の評価を続ける必要がある．

症例2のフォローアップとディスカッション　右鎖骨上窩のリンパ節の生検結果は Hodgkin 病の結節硬化型病変であった．胸部・腹部・骨盤の CT やポジトロン断層撮影(PET)スキャン，骨髄検査を含む全身検索によって Hodgkin 病のステージ 2A と診断された．

初診からほぼ4週間後，アドリアマイシン，ブレオマイシン，ビンブラスチン，ダカルバジンの化学療法第一クールが開始された．化学療法開始前の 24 時間蓄尿での蛋白尿は 12 g であった．患者の化学療法に対する忍容性は十分であり，経口フロセミドの服用も継続した．化学療法開始2週間後には下肢の浮腫は著明に改善した．6週間後には浮腫はさらに改善し，鎖骨上窩のリンパ節腫大もほぼ消失し，利尿薬投与も中止できた．6か月後のフォローアップでのスポット尿蛋白量はクレアチニン比で 0.3 g であった．血清アルブミンは 4 g/dL まで増加し，血清クレアチニン値は正常を維持していた．

●胸腺腫に関連した糸球体疾患

胸腺腫に関連する最も頻度の高い糸球体疾患は MCD である[16]．Karras らは胸腺腫関連の腎症の 21 症例を検討しているが，その多くはネフローゼ症候群を呈し，50％は腎不全に至った．彼らはさらに文献上報告されていた21症例についても追加検討を行っているが[16]，その多くは MCD で続いて膜性腎症(MN)であった．ほかの組織型としては巣状分節性糸球体硬化症(FSGS)，半月体形成性糸球体腎炎(CrGN)，およびループス腎炎がみられた[16]．興味深いことに，この検討における胸腺腫関連 MN と胸腺腫関連 MCD とは，全く違う臨床像を示していた．ほとんどの場合，MCD は胸腺腫の治療が成功した後に発見・診断されているのに対し，MN は新規発症あるいは再発性の胸腺腫症例で発見・診断されていた[16]．MN 症例では，悪性腫瘍の治療によって速やかにネフローゼ症候群も改善する一方，MCD 症例の多くは高用量のステロイド治療が必要とされ，その反応はさまざまであった[16]．

巣状分節性糸球体硬化症(FSGS)

●固形腫瘍と関連した FSGS

固形腫瘍と関連した FSGS はごく稀である．FSGS に合併する腫瘍で最も報告が多いのは腎細胞癌と胸腺腫であり，そのほかに肺癌・乳癌・食道癌との関連の報告もある[2]．

● **血液学的悪性腫瘍と FSGS**

FSGS と Hodgkin 病の関連が知られているが，頻度は微小変化群（MCD）よりもはるかに低い[14]．Mallouk らは Hodgkin 病に関連した FSGS を 1 症例報告し，さらに過去に報告された 6 つの症例を再検討しているが[14]，7 症例全例で Hodgkin 病の化学療法に良好に反応し，蛋白尿や腎機能は著しく改善していた[14]．

稀ではあるが，悪性腫瘍に伴う血球貪食症候群（HPS）と関連した糸球体病変によってネフローゼ症候群を呈することもある．Thaunat らの報告によると，HPS 患者 11 人でネフローゼ症候群が確認されており[17]，11 症例中 6 症例は リンパ腫（Hodgkin 病 1 例，T 細胞性 4 例，B 細胞性 1 例）が HPS の原因であった．この 6 症例は全例で AKI も呈していたので，腎生検が行われており，うち 4 症例が糸球体虚脱病変（HIV は陰性），2 症例が MCD であった．興味深いことにこの 6 症例中 5 症例はアフリカ系の黒人であり，4 症例がリンパ腫もしくは重度の HPS のために死亡している[17]．

FSGS 類似の糸球体障害は慢性骨髄性白血病（CML），真性多血症（PV），本態性血小板症（ET），原発性骨髄線維症（PMF）などの骨髄増殖性腫瘍（MPN）に関連してみられることがある．Au らは 138 人の MPN 患者を対象とした後ろ向き研究で，5 人（3.6％）に FSGS とびまん性のメサンギウム硬化の腎生検所見を認めたと報告している[18]．これらの患者では蛋白尿を認め，2 例では CKD への進行がみられた．Said らは蛋白尿と腎不全へ進行した MPN 患者 11 例（PMF 8 例，CML 1 例，PV 1 例，ET 1 例）を報告した[19]．この報告によると，MPN 関連の糸球体障害はネフローゼレベルの蛋白尿と CKD という臨床像をとりやすく，蛋白尿は腎生検よりも少し前（平均 2 年）から認められていた．腎生検では，11 例全例でメサンギウム硬化と細胞増殖を認め，8 例で分節性硬化像，8 例で血栓性微小血管症（TMA）所見，4 例で造血細胞の毛細血管への浸潤がみられた[19]．この MPN 関連腎症は悪性腫瘍経過中の後期に合併して発症しており，多くの症例で進行性で予後不良であった[19]．MPN 患者では血清および尿中の血小板由来増殖因子（platelet-derived growth factor：PDGF）が上昇しているが，この PDGF の上昇によって糸球体硬化，メサンギウムの増殖および線維化が生じることが示されている[20,21]．基礎疾患の治療によって FSGS 病変が部分寛解した症例の報告もある[18,22,23]．

膜性増殖性糸球体腎炎（MPGN）

● **固形腫瘍と関連した MPGN**

肺癌，腎癌，胃癌など[2]種々の固形腫瘍において MPGN との関連が記載されている．黒色腫，乳癌，胸腺腫ではほとんどみられない[2]．

● 血液腫瘍と MPGN

> **症例3**　62歳，白人男性．長年の高血圧があり，最近慢性リンパ性白血病（CLL）と診断された．蛋白尿と血清クレアチニン値の上昇がみられ，腫瘍担当医から紹介されて受診した．糖尿病，肝炎，輸血の既往はない．最近の感染症や渡航歴なし．症例報告のなかで，重要な所見として過去4か月に出現した両側下肢の間欠的な浮腫があげられた．発熱，悪寒，息切れ，肉眼的血尿，関節痛や皮疹はなし．高血圧に対しアムロジピンを服用していたが，NSAIDや漢方薬を含むほかの薬物の使用はなかった．経静脈的薬物もしくは耽溺性のある脱法薬物の使用歴はない．
> 　診察上，血圧は 160/94 mmHg と高く，軽度の下腿浮腫がみられたが，ほかには特に目立つ所見はなかった．当初，血清クレアチニンは 1.5 mg/dL，血清アルブミンは 3.5 g/dL であった．血算や肝機能，脂質プロファイルは正常であった．尿所見は尿中赤血球 10～20/HPF（強拡大視野），蛋白尿 2+ であり，24時間蓄尿での尿蛋白は 1.8 g であった．二次性蛋白尿の精査上，C3 と C4 の低下がみられた．HBV，HCV，抗核抗体，クリオグロブリン，HIV は陰性．血清および尿の免疫泳動検査で単クローン性免疫グロブリン（Ig）は検出されなかった．超音波検査では腎臓のサイズは正常範囲であった．腎生検が施行された．
> 　下記のどの診断が最も疑われるか？
> 　　a．MN．
> 　　b．MPGN．
> 　　c．FSGS．
> 　　d．急性間質性腎炎．

　MPGN は CLL 患者で最もよくみられる糸球体障害パターンである[2]．MCD を呈する Hodgkin 病とは違い，CLL や有毛細胞白血病（hairy cell leukemia），non-Hodgkin リンパ腫などの B 細胞系腫瘍による糸球体障害は，膜性腎症（MN）と MPGN のかたちをとることが多い[24]．

　Da'as らはリンパ球性の白血病や non-Hodgkin リンパ腫の5症例の腎生検所見について報告している[24]が，2例で MPGN 所見が，3例で MN，びまん性増殖性糸球体腎炎，浸潤所見がみられた．さらに彼らは CLL に合併した糸球体疾患患者の過去の報告 42 例を文献的に検討している[24]が，この 42 例のうち 36 例でネフローゼレベルの蛋白尿を認め，糸球体所見は MPGN が最も多く，MN がこれに次いで多かった[24]．

　Moulin らは CLL（11 例）関連，もしくは高分化型リンパ球性リンパ腫（2例）関連の 13 例の腎病変について検討を行っている[13]．13 例のうち9例でネフローゼ症候群を呈し，4人はネフローゼレベルには達しないが蛋白尿を認めた．腎生検上は 8 症例で MPGN パターンがみられ，残りは MN，FSGS，メサンギウム領域拡大，進行性硬化，半月体形成性糸球体腎炎（CrGN）パターンであった[13]．この 13 例のうち 10 例で化学療法が行

われ，そのうち7例は経口のchlorambucil（クロラムブシル）[*2]中心の化学療法であった．ネフローゼ症候群を呈しかつ化学療法を受けた症例は7例あったが，そのうち6症例でネフローゼ症候群は完全寛解し，1例で部分寛解が得られた．7例共に腎機能も改善した[13]．

腎生検によるMPGN所見は，未診断のリンパ形質細胞性悪性腫瘍が隠れている，あるいは今後発症する可能性を疑うべき所見といえるかもしれない．SethiらはMPGNと単クローン性ガンマグロブリン血症との関連が疑われる，と述べている[25]．骨髄生検が施行された単クローン性ガンマグロブリン血症と肝炎のないMPGNを合併した患者28例を解析したところ，16例は意義不明の単クローン性ガンマグロブリン血症（MGUS）と診断された．残りの12例は，CLLが2例，リンパ形質細胞性リンパ腫が1例，低悪性度のB細胞リンパ腫が3例，多発性骨髄腫が6例であった．その後MGUSの16例のうち2例が多発性骨髄腫へ，1例がCLLに進行した[25]．単クローン性蛋白の存在とMPGN発症との関連についてはまだ何もわかっていない．これらの臨床知見から関連が疑われるが，さらなる確証が必要である．

症例3のフォローアップとディスカッション　腎生検所見はMPGNに一致していた（図3.2）．患者はCLLの化学療法を受け，6か月後の随時尿では蛋白クレアチニン比は0.2まで下がって正常化した．血清アルブミンは4.1 g/dLまで上昇し，血清クレアチニン値は1.0 mg/dLまで改善した．

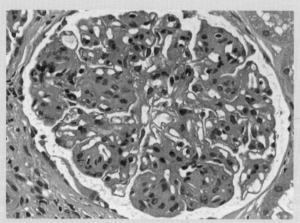

図3.2　膜性増殖性糸球体腎炎（×600，H&E染色）．糸球体の分葉化やメサンギウムの増殖，内皮細胞の増殖など，膜性増殖性の所見を示している（出典：Jhaveri KD, Shah HH, Calderon K, Campenot ES, Radhakrishnan J. Glomerular diseases seen with cancer and chemotherapy: a narrative review. Kidney Int. 2013;84(1):34-44）
［カラー☞ p.375 参照］

[*2] 訳注：わが国では未発売．

免疫グロブリン A 腎症（IgA 腎症）

　Mustonen らにより，IgA 腎症と呼吸器系や頬粘膜，鼻咽頭などの固形腫瘍との関連が，1984 年に初めて報告された[26]．基礎にある腫瘍の治療により IgA 腎症も改善することが示されている[26]．その後の報告は，腎細胞癌と IgA 腎症との合併例が最も多い[27]．皮膚 T 細胞性リンパ腫でも 1 例報告がある[28]．

Henoch-Schönlein 紫斑病（HSP）

　稀であるが，固形腫瘍（肺，前立腺，乳房，腎臓，胃，小腸）および血液腫瘍（多発性骨髄腫，Hodgkin 病，non-Hodgkin リンパ腫，骨髄増殖性疾患）と成人 HSP が関連することがある[29,30]．本報告では，患者の多く（55％）は，癌診断時もしくは転移がみつかった時点から 1 か月以内に HSP を呈していた[30]．高齢，男性であることなどが，癌に関連した HSP を発症するリスクファクターであるとされている[30]．

半月体形成性糸球体腎炎（CreGN）

　CreGN は腎細胞癌や胃癌，肺癌などの固形腫瘍と関連がある[3]．抗好中球細胞質抗体（ANCA）発見以前の 1984 年に，Biava らは pauci-immune 型 CreGN と悪性腫瘍との関連について記載している[31]．この報告ではステロイドやシクロホスファミドを用いた標準治療を行うことで部分的もしくは完全寛解が得られている[31]．腫瘍を取り除くことだけで血管炎の治療が可能であるか否かについてはまだはっきりとしたことはわかっていない．抗好中球細胞質抗体（ANCA）関連血管炎患者の発癌リスクは一般人口に比して高いが，血管炎治療に対して免疫抑制薬を使用すること自体がその原因となっている場合も含まれる可能性がある[32]．抗糸球体基底膜抗体関連疾患は Hodgkin 病でもみられる[33]．

血栓性微小血管症（TMA）

　TMA はムチン産生性の胃癌，肺癌，乳癌などの患者で報告されている[34]．腫瘍に関連した TMA は，ほかの理由による TMA に比して血漿交換治療への反応が不良である．腫瘍関連 TMA では ADAMTS13（多重化した von Willebrand 因子を切断する特異的切断酵素）の活性があまり低下していないことが理由かもしれないと考えられている[35]．臨床的には，TMA に対する血漿交換治療の反応が不良である場合，TMA の原因として悪性腫瘍を積極的に疑って検索することが重要である可能性がある．癌関連の TMA はそれ以外の原因による TMA と比べて予後は不良である[34]．微細な腫瘍塞栓症や骨髄への浸潤などを伴う転移病変があることが一因であろう．

細線維性糸球体腎炎(FGN)とイムノタクトイド糸球体症(ITG)

FGN と ITG は，細線維や微小管の糸球体沈着という特徴を有する稀な疾患である．ITG は FGN の 1/10 程度の頻度でみられる[36,37]．これらの稀な糸球体疾患は，原発性としても，あるいは悪性腫瘍を含むほかの疾患を背景として発症することもある[36,37]．もともと特発性疾患と考えられていたが，最近の研究では FGN の 66 症例のうち 15 例 (23%)で悪性腫瘍がみられた．そのうちの 6 例は多発性骨髄腫であった．残りの 9 例は非血液系腫瘍であり，甲状腺癌や肝細胞癌，乳癌，子宮癌，前立腺癌，大腸癌，腎細胞癌，黒色腫であった[37]．糸球体の線維性沈着部に腫瘍抗原は検出されず，FGN と腫瘍との病理学的な関係は不明なままである[37]．ITG は CLL などのリンパ増殖性疾患との関連が指摘されている[36]．したがって，腎生検によってこれらの稀な糸球体病変が得られた場合，背景に悪性腫瘍がある可能性を疑う必要があるといえよう．

まとめ

固形腫瘍，血液腫瘍のいずれの腫瘍にも，糸球体疾患との関連がみられる．しかし，癌に関連した糸球体疾患の発症機序はほとんどわかっていない．この悪性腫瘍に関連する糸球体疾患についての知識と適切なアプローチは，腎臓医および腫瘍専門医の両者にとっても重要である．癌関連糸球体疾患の認識がない場合，不必要な治療を行ってしまう可能性もある．癌関連糸球体疾患の治療は，その原因，すなわち背景にある癌の治療である．癌関連糸球体疾患の発症機序解明のために，さらなる研究が必要である．

引用文献

1. Galloway J. Remarks on Hodgkin's disease. Br Med J. 1922;2(3234):1201–8.
2. Ronco PM. Paraneoplastic glomerulonephritis: new insights into an old entity. Kidney Int. 1999;56(1):355–77.
3. Bacchetta J, Juillard L, Cochat P, Droz JP. Paraneoplastic glomerular diseases and malignancies. Crit Rev Oncol Hematol. 2009;70(1):39–58.
4. Lefaucheur C, Stengel B, Nochy D, et al. Membranous nephropathy and cancer: epidemiologic evidence and determinants of high-risk cancer association. Kidney Int. 2006;70(8):1510–7.
5. Zech P, Colon S, Pointet P, et al. The nephrotic syndrome in adults aged over 60: etiology, evolution and treatment of 76 cases. Clin Nephrol. 1982;17:232–6.
6. Beck LH Jr. Membranous nephropathy and malignancy. Semin Nephrol. 2010;30(6):635–44.
7. Beck LH Jr, Bonegio RG, Lambeau G, et al. M-type phospholipase A2 receptor as target antigen in idiopathic membranous nephropathy. N Engl J Med. 2009;361(1):11–21.
8. Qin W, Beck LH Jr, Zeng C, et al. Anti phospholipase A2 receptor antibody in membranous nephropathy. J Am Soc Nephrol. 2011;22(6):1137–43.
9. Hoxha E, Kneißler U, Stege G, et al. Enhanced expression of the M-type phospholipase A2 receptor in glomeruli correlates with serum receptor antibodies in primary membranous nephropathy. Kidney Int. 2012;82(7):797–804.
10. Ohtani H, Wakui H, Komatsuda A, et al. Distribution of glomerular IgG subclass deposits in malignancy-associated membranous nephropathy. Nephrol Dial Transplant. 2004;19(3):574–9.
11. KDIGO clinical practice guidelines for glomerulonephritis. Kidney Int Suppl. 2012;2:186–97.

12. Bjorneklett R, Vikse BE, Svarstad E, et al. Long-term risk of cancer in membranous nephropathy patients. Am J Kidney Dis. 2007;50(3):396–403.
13. Moulin B, Ronco PM, Mougenot B, et al. Glomerulonephritis in chronic lymphocytic leukemia and related B-cell lymphomas. Kidney Int. 1992;42(1):127–35.
14. Mallouk A, Pham PT, Pham PC. Concurrent FSGS and Hodgkin's lymphoma: case report and literature review on the link between nephrotic glomerulopathies and hematological malignancies. Clin Exp Nephrol. 2006;10(4):284–9.
15. Audard V, Larousserie F, Grimbert P, et al. Minimal change nephrotic syndrome and classical Hodgkin's lymphoma: report of 21 cases and review of the literature. Kidney Int. 2006;69(12):2251–60.
16. Karras A, de Montpreville V, Fakhouri F, et al. Renal and thymic pathology in thymoma-associated nephropathy: report of 21 cases and review of the literature. Nephrol Dial Transplant. 2005;20(6):1075–82.
17. Thaunat O, Delahousse M, Fakhouri F, et al. Nephrotic syndrome associated with hemophagocytic syndrome. Kidney Int. 2006;69(10):1892–8.
18. Au WY, Chan KW, Lui SL, et al. Focal segmental glomerulosclerosis and mesangial sclerosis associated with myeloproliferative disorders. Am J Kidney Dis. 1999;34(5):889–93.
19. Said S, Leung N, Sethi S, et al. Myeloproliferative neoplasms cause glomerulopathy. Kidney Int. 2011;80(7):753–9.
20. Gersuk GM, Carmel R, Pattengale PK. Platelet-derived growth factor concentrations in platelet- poor plasma and urine from patients with myeloproliferative disorders. Blood. 1989;74(7):2330–4.
21. Floege J, Eitner F, Alpers CE. A new look at platelet-derived growth factor in renal disease. J Am Soc Nephrol. 2008;19(1):12–23.
22. Kosch M, August C, Hausberg M, et al. Focal sclerosis with tip lesions secondary to polycythaemia vera. Nephrol Dial Transplant. 2000;15(10):1710–1.
23. Okuyama S, Hamai K, Fujishima M, et al. Focal segmental glomerulosclerosis associated with polycythemia vera: report of a case and review of the literature. Clin Nephrol. 2007;68(6):412–5.
24. Da'as N, Pollack A, Cohen Y, et al. Kidney involvement and renal manifestations in non-Hodgkin's lymphoma and lymphocytic leukemia: a retrospective study in 700 patients. Eur J Haematol. 2001;67(3):158–64.
25. Sethi S, Zand L, Leung N, et al. Membranoproliferative glomerulonephritis secondary to monoclonal gammopathy. Clin J Am Soc Nephrol. 2010;5(5):770–82.
26. Mustonen J, Pasternack A, Helin H. IgA mesangial nephropathy in neoplastic diseases. Contrib Nephrol. 1984;40(3):283–91.
27. Magyarlaki T, Kiss B, Buzogany I, et al. Renal cell carcinoma and paraneoplastic IgA nephropathy. Nephron. 1999;82(2):127–30.
28. Bajel A, Yin Lin M, Hill PA, et al. IgA nephropathy associated with cutaneous T cell lymphoma. Leuk Lymphoma. 2009;50(12):2083–5.
29. Pertuiset E, Liote F, Launay-Russ E, et al. Adult Henoch–Schonlein purpura associated with malignancy. Semin Arthritis Rheum. 2000;29(6):360–7.
30. Zurada JM, Ward KM, Grossman ME. Henoch-Schonlein purpura associated with malignancy in adults. J Am Acad Dermatol. 2006;55(Suppl 5):S65–70.
31. Biava CG, Gonwa TA, Naughton JL, et al. Crescentic glomerulonephritis associated with nonrenal malignancies. Am J Nephrol. 1984;4:208–14.
32. Pankhurst T, Savage CO, Gordon C, et al. Malignancy is increased in ANCA-associated vasculitis. Rheumatology (Oxford). 2004;43:1532–5.
33. Ma KW, Golbus SM, Kaufman R, et al. Glomerulonephritis associated with Hodgkin's disease and herpes zoster. Arch Pathol Lab Med. 1978;102:527–9.
34. Werner TL, Agarwal N, Carney HM, Rodgers GM. Management of cancer-associated thrombotic microangiopathy: what is the right approach? Am J Hematol. 2007;82(4):295–8.
35. Francis KK, Kalyanam N, Terrell DR, et al. Disseminated malignancy misdiagnosed as thrombotic thrombocytopenic purpura: a report of 10 patients and a systematic review of published

cases. Oncologist. 2007;12(1):11–9.
36. Rosenstock JL, Markowitz GS, Valeri AM, et al. Fibrillary and immunotactoid glomerulonephritis: distinct entities with different clinical and pathologic features. Kidney Int. 2003;63(4):1450–61.
37. Nasr SH, Valeri AM, Cornell LD, et al. Fibrillary glomerulonephritis: a report of 66 cases from a single institution. Clin J Am Soc Nephrol. 2011;6(4):775–84.

第4章／化学療法に使用される薬物の腎毒性

Aziz K. Valika, Anushree Shirali

【略語】		
ADH	Antidiuretic hormone	抗利尿ホルモン
ADT	Androgen deprivation therapy	アンドロゲン除去療法
AIN	Acute interstitial nephritis	急性間質性腎炎
AKI	Acute kidney injury	急性腎障害
ALK	Anaplastic lymphoma kinase	未分化リンパ腫キナーゼ
ATN	Acute tubular necrosis	急性尿細管壊死
CKD	Chronic kidney disease	慢性腎臓病
CNS	Central nervous system	中枢神経系
DI	Diabetes insipidus	尿崩症
DHFR	Dihydrofolate reductase	ジヒドロ葉酸還元酵素
EGF	Epidermal growth factor	上皮増殖因子
FS	Fanconi syndrome	Fanconi症候群
FSGS	Focal segmental glomerulosclerosis	巣状分節性糸球体硬化症
GFR	Glomerular filtration rate	糸球体濾過量
INF	Interferon	インターフェロン
MCD	Minimal change disease	微小変化群
MHC	Major histocompatibility complex	主要組織適合遺伝子複合体
MPGN	Membranoproliferative glomerulonephritis	膜性増殖性糸球体腎炎
mTOR	Mammalian target of rapamycin	哺乳類ラパマイシン標的蛋白質
MTX	Methotrexate	メトトレキサート
NS	Nephrotic syndrome	ネフローゼ症候群
OCT	Organic cation transporters	有機カチオントランスポータ
RNR	Ribonucleotide reductase	リボヌクレオチド還元酵素

A. Shirali (✉) · A. K. Valika
Section of Nephrology, Yale University School of Medicine,
P.O. Box 208029, New Haven, CT 06520-8029, USA
e-mail: anushree.shirali@yale.edu

© Springer Science+Business Media New York 2015
K. D. Jhaveri, A. K. Salahudeen (eds.), *Onconephrology*,
DOI 10.1007/978-1-4939-2659-6_4

RSWS	Renal salt wasting syndrome	腎性塩類喪失症候群
RTA	Renal tubular acidosis	尿細管性アシドーシス
RTEC	Renal tubular epithelial cells	尿細管上皮細胞
SIADH	Syndrome of inappropriate antidiuretic hormone	抗利尿ホルモン不適合分泌症候群
TMA	Thrombotic microangiopathy	血栓性微小血管症
TNF	Tumor necrosis factor	腫瘍壊死因子
TRPM	Transient receptor potential melastatin	一過性受容器電位チャネルメラスタチン
VEGF	Vascular endothelial growth factor	血管内皮増殖因子

　癌患者の生存を目的として使用される化学療法の薬物は，腎臓への毒性を含め身体へのさまざまな毒性も併せ持っている．腎毒性は主に急性腎障害（AKI）のかたちをとり，化学療法の予定どおりの施行や治療継続を難しくするばかりか，腎障害に伴うさまざまな症状を引き起こし，深刻な余病の発症や死亡につながることもある．したがって，腎毒性を避ける手段や，腎障害を早期に発見し腎毒性が生じてしまった場合の適切な治療法を確立することが，化学療法による腎毒性で患者が受ける不利益をなるべく減らすために極めて重要である．本章では化学療法に関連した腎毒性のリスクファクターに焦点をあて，しばしば経験する臨床像について述べる．

化学療法用薬による腎毒性のリスクファクター

　化学療法による腎毒性の危険性は，腎臓の状態・薬物の性質・患者背景に依存している（図4.1）．例えば，脱水など1つの要因だけでも腎障害が引き起こされることもあるが，通常は複数のリスクファクターが重なったときに腎毒性がその姿を現してくる．腎臓は，心拍出量の25％の血流が流れ，また，多くの薬物が通過するため，もともと高濃度の薬物による毒性が生じやすい．特に腎臓の尿細管上皮細胞（RTEC）は，尿細管周囲毛細血管の血流や限外濾過の影響で高濃度の薬物に曝されやすくなっている[1]．薬物は有機カチオントランスポータ（organic cation transporter：OCT）および有機アニオントランスポータ（organic anion transporter：OAT）を介してRTECへ取り込まれ，引き続いて尿細管頂側膜から尿細管腔へ分泌される[1]．糸球体で濾過されて尿中に排泄された薬物は，管腔側でのエンドサイトーシスもしくはピノサイトーシス（飲作用）によってRTECに取り込まれる[1]．これらの薬物輸送経路のため，RTECは高濃度の腎毒性薬物に曝されやすい．Henle係蹄に存在するRTECはトランスポータの代謝活性が高く（酸素需要が高く），周辺の微細環境の低酸素傾向を生じているため，腎毒性薬物による障害を特に受けやすい．RTECの代謝上の役割としてほかに，チトクロムP-450などの酵素によって薬物を変化させるというものがある．しかしこの酵素経路によって，有害な代謝産物や活性酸素種が産生され，これらが腎構成細胞を障害することがあ

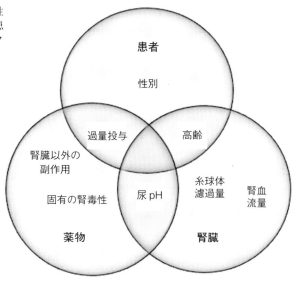

図 4.1 化学療法による急性腎障害(AKI)のリスクは，患者・薬物・腎臓固有のリスクファクターと関連している．

る．ある特定の薬物が腎毒性を発現するにあたっては，腎臓の微小環境が影響している場合がある．例えばメトトレキサート(MTX)の腎障害がその例である．後述するように，MTXや代謝産物の結晶の沈着が尿細管を障害することがこの尿細管障害の本質であるが[2]，酸性環境がMTXの結晶化には欠かせない．尿pHは酸性であり，特に蛋白質を多く摂取した場合にはより酸性に傾く．したがって，尿のアルカリ化を行わない限り，MTXと代謝産物は析出・結晶化して腎障害を引き起こす．

腎臓や薬物固有のリスクファクターに加えて患者個人の状況も，化学療法の薬物がどのように腎臓に影響を与えるかを考えるのにあたって極めて重要である．例えば，薬物過剰に伴うリスクは，総体液量が比較的少なく薬物濃度が上昇しやすい高齢者や女性患者で高くなる．さらに，このような患者では筋肉量が少なく内因性のクレアチニン量が低いため，筋肉量が減少してクレアチニンが低下しているのを，糸球体濾過量(GFR)が正常あるいは保持されていると誤解する危険性もある．これらの患者では，推定式ではなく直接測定したクレアチニンクリアランスに基づいた投与量の決定が薬物の過剰投与を避けるための1つの方法である．それが難しい場合は，Cockcroft-Gault式以外の推定式を使用するほうがまだ正確性が高いようである．種々の推定式の正確性の検証についてはまだまだデータが足りないが，ある後ろ向き研究では，Cockcroft-Gault式よりもWright式〔スタンダードとして^{51}Crでラベルしたエチレンジアミン四酢酸(ethylenediamine tetraacetic acid：EDTA)を用いる〕のほうが正確なGFR算出に優れていることが示されている[3]．

癌患者でみられる併存症もまた腎毒性に影響を及ぼす．例えば，肝硬変やうっ血性心不全では，有効循環血漿量が低下し機能的に腎前性腎障害を起こしやすい状態となっている．化学療法でみられる嘔吐や下痢などのように，腎臓と関係のない副作用によって

も，同じく腎前性腎不全をきたしやすい状態となって，腎障害が起こりやすくなる．加えて，特に腎障害が起こりやすい癌種もある．例えば，胆道系が障害された腫瘍の患者では閉塞性黄疸をきたしやすいが，そのために腎臓の低灌流と胆汁酸塩による尿細管障害が生じる．白血病やリンパ腫などの造血幹細胞系腫瘍では，腎実質への細胞浸潤や腫瘍崩壊症候群によって直接的・間接的に腎障害を起こす．最後に，多発性骨髄腫のようなパラプロテイン血症は，アミロイドーシス，軽鎖や重鎖の沈着，円柱腎症などの多彩な腎障害を引き起こす．これらの癌患者では，腎毒性を有する薬物投与のリスクはさらに大きなものになる．

化学療法による腎毒性の臨床的・病理的分類

　化学療法に用いる薬物による腎障害も，腎前性・腎実質性・腎後性という伝統的な区分を用いて分類ができないわけではないが，ほとんどの薬物はネフロンのさまざまな場所(図4.2)を障害することによって腎実質性腎障害を起こす．ただし，いくつかの重要な例外は認められる．例えば，インターロイキン2(interleukin-2：IL-2)は毛細血管漏出症候群に関連するが，これは血管内脱水を引き起こし腎前性の高窒素血症の原因となる．化学療法による腎後性腎障害は稀であるが，シクロホスファミドで，出血性膀胱炎の血栓による尿路閉塞が腎後性障害を引き起こしたという症例報告はある[3]．以下，臨床上よく経験する腎実質性腎障害について，症例に基づきながら，特に急性尿細管壊死(ATN)，尿細管異常症(tubulopathy)，血管障害，糸球体障害および急性間質性腎炎(acute interstitial nephritis：AIN)，結晶腎症に注目して述べる(図4.2，表4.1)．

●急性尿細管壊死(ATN)

症例1　66歳，男性．高血圧既往と慢性腎臓病(CKD)があり，クレアチニン値は1.5 mg/dLであった．ステージⅣの非小細胞肺癌と診断され，シスプラチン，ベバシズマブ，ペメトレキセドからなる化学療法を開始した．胃潰瘍のため，ベバシズマブは1クールで中止．シスプラチンとペメトレキセドはさらに7クール継続された．最後の治療時に下記のようにデータ異常が認められた．クレアチニン 2.2 mg/dL，血液尿素窒素 37 mg/dL，重炭酸塩 20 mEq/L，カリウム 4.5 mEq/L．尿検査では蛋白尿はなく，尿沈渣では顆粒円柱と尿細管上皮細胞(RTEC)を認めた．尿中ナトリウムは35 mEq/L．腎超音波検査では水腎症は認めなかった．下記のどれが正しいか？
a. 生理食塩液に加えてフロセミドとマンニトールを投与することでシスプラチン治療でのAKIリスクを減らすことが可能．
b. 管腔側のOCT-2チャネルが，シスプラチンやイホスファミドによる尿細管障害の一因である．
c. シスプラチンの代わりにオキサリプラチンやカルボプラチンを使用してもAKIのリスクは減らせない．

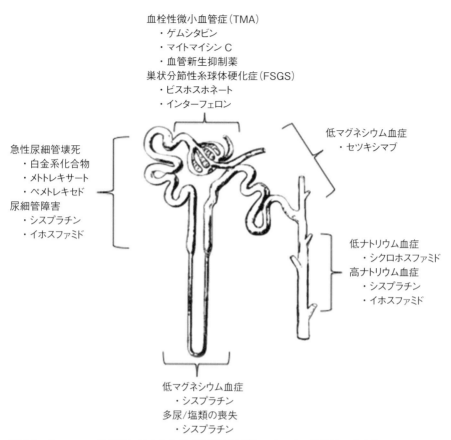

図4.2　ネフロンの各部位に対する化学療法関連腎毒性はそれぞれ特徴的な臨床像を示す．

> d．ペメトレキセドのみが AKI の原因と考えられる．

　前述のように，悪性腫瘍の治療で用いられる薬物のなかには，尿細管細胞を直接傷害し（図4.2），細胞死や ATN を起こしてしまうものがある．いくつかの化学療法薬では ATN を起こすことが確認されている（表4.1）．薬物によって，あるいは障害の期間や重症度によっては，腎機能は十分に回復せず CKD に至ってしまうこともある．ATN は臨床的にはクレアチニン値の上昇すなわち GFR の低下で示される．尿細管のナトリウム再吸収も障害されるため，尿中ナトリウム高値あるいは FeNa 2％以上の所見は，腎前性障害と ATN の鑑別診断に役立つ．尿沈渣では RTEC，顆粒円柱もしくは上皮円柱を認めることがある．重症の場合，乏尿性 AKI を呈することもあり，この場合は腎代替療法が必要となる．

表 4.1 化学療法薬に関連した腎毒性の臨床像

急性尿細管壊死(ATN)	尿細管障害	腎血管	急性間質性腎炎
白金化合物	Fanconi 症候群	**血行動態による急性腎不全(AKI)(毛細血管漏出)**	イピリムマブ トレメリムマブ
イホスファミド	イホスファミド	インターロイキン 2	ソラフェニブ
ペメトレキセド	シスプラチン	デニロイキンジフチトックス	スニチニブ
イマチニブ	アザシチジン	**血栓性微小血管症(TMA)**	
mithramycin	イマチニブ	血管新生抑制薬物〔血管内皮増殖因子(VEGF)とチロシンキナーゼ阻害薬〕	
ペントスタチン	ペメトレキセド	ゲムシタビン	
ゾレドロネート	diaziquone	シスプラチン	
diaziquone	**腎性塩類喪失(RSW)**	マイトマイシン C	
	シスプラチン	インターフェロン(IFN)	
	アザシチジン		
	マグネシウム喪失		
	セツキシマブ		
	パニツムマブ		
	シスプラチン		
	ADH 不適合分泌症候群(SIADH)		
	シクロホスファミド		
	ビンクリスチン		
	腎性尿崩症		
	シスプラチン		
	イホスファミド		
	ペメトレキセド		
慢性腎臓病(CKD)	ネフローゼ症候群	尿路および結晶腎症	腎前性
ニトロソウレア イホスファミド	微小変化群(MCD)	メトトレキサート	インターロイキン 2
	インターフェロン α, β, γ	シクロホスファミド	(毛細血管漏出症候群)
	巣状分節性糸球体硬化症(FSGS)	(出血性膀胱炎)	
	インターフェロン α, β, γ		
	パミドロネート, ゾレドロネート(稀)		

シスプラチン

　ATNを引き起こす多くの薬物のなかでも，シスプラチンの腎毒性は最もよく知られ，かつ最も研究されている．シスプラチンは最も古くかつ頻用される白金製剤[4]であり，その腎障害は化学療法による腎毒性の典型例ともいえる．シスプラチンの毒性は用量依存性であり，投薬を受けた1/3の患者でATNを引き起こすこと[4]が知られている．主な障害部位は近位尿細管である．シスプラチンがほぼ腎排泄性であることも，ほかの臓器に比較してシスプラチンの蓄積しやすい原因となっている．近位尿細管は有機カチオントランスポータ(OCT)-2を介して[訳注：側底膜側すなわち循環血液中から]シスプラチンを積極的に取り込む[5]ため，近位尿細管でのシスプラチン濃度は血中濃度の5倍にも達する[6]．このようにシスプラチンとその代謝産物は近位尿細管へ蓄積するため，特に近位尿細管に毒性を示すと思われる[7]．シスプラチンの近位尿細管への障害は臨床的にはAKIのかたちをとることが一般的であるが，後述するように，アシドーシスや電解質異常を伴う単独の近位尿細管障害を呈することもある．

　シスプラチンによる腎毒性発症の機序としては，酸化ストレスの増大，炎症メディエータの増加，アポトーシスの誘導などのいくつかの経路が知られている[8]．シスプラチンのクロールイオンが水酸化され水酸化ラジカルを放出するのを最初のステップ[4]として，種々の活性酸素種の産生が増加，フリーラジカルによって細胞構造が障害され，アポトーシスが誘導される[6]．シスプラチンによって炎症惹起作用のある腫瘍壊死因子α(TNFα)の腎臓での発現も増加する．TNFαは有糸分裂活性化蛋白キナーゼ(mitogen-activated protein kinase：MAPK)やp53と共に，アポトーシスを誘導し腎障害を導き[4]，サイトカイン，ケモカイン，活性酸素種の産生がさらに亢進する[6]．アポトーシスはミトコンドリア障害や酸化ストレスによるカスパーゼの活性化によっても誘導される．シスプラチンはカスパーゼ1に直接作用するが，カスパーゼ1はアポトーシスの最終共通経路となるカスパーゼ3を活性化する[8],*1．さらに，シスプラチンは腎血管系への障害を介して腎血流を低下させ，結果として直接的に近位尿細管の虚血や低酸素を誘導する．

　ほかの白金製剤の腎毒性のリスクはシスプラチンよりも抑えられているようである．

*1 訳注：シスプラチンによる尿細管上皮細胞障害

in vitro の研究ではカルボプラチンとオキサリプラチンは OCT-2 との結合性はなく，いずれも薬物の骨格構造にクロールイオンをもたない[5,9,10]．しかし，これらの新しい白金製剤であっても，積算投与量が多くなった場合やリスクファクターをもつ患者らにおいては相応の ATN のリスクがみられる[11,12]．

シスプラチンによる腎障害の管理にあたっては，何より予防に主眼をおく必要がある．等張食塩液を用いて体液量を増やしておくことが標準的な治療法である．いったん ATN が生じてしまった場合は，それ以上の薬物の使用を避けることが重要であり，腎毒性の可能性があるほかの薬物の使用も厳密に避けなくてはならない．予防的手段として利尿薬を用いて尿量を増やすことも行われてきたが，生理食塩液，生理食塩液＋フロセミド，生理食塩液＋マンニトールの腎保護効果を比較する目的に Santoso らによって行われたランダム化比較試験は，マンニトール群で AKI の発症がむしろ増加する傾向がみられたため早期に中断された[13]．その時点ではフロセミド併用群と生理食塩液単独群とには有意な差は認められなかった[13]．ほかに，フリーラジカルによる障害防止目的で，グルタチオンアナログの amifostine（国内未発売）やチオ硫酸ナトリウムが用いられる．しかし，これらの薬物は，有用性についての厳密な臨床データに欠けること，重大な副作用やコストの問題，さらに何よりシスプラチンの抗腫瘍効果を減弱させてしまうのではないかという懸念により，現在，実際の臨床ではほとんど用いられていない．ほかにも動物実験で研究されている薬物は複数あるが，臨床応用はされていない（求核性の硫酸チオール，ニューロトロフィン，ホスホン酸，メラノコルチン，フリーラジカルスカベンジャーなど）[15]．シメチジンなどの化学物質は OCT-2 によるシスプラチンの取り込みと競合するため，近位尿細管細胞内の濃度上昇を抑え，結果的にシスプラチン腎障害の治療効果が期待されるが，今のところその機序に注目した臨床研究は行われていない．

イホスファミド

シスプラチンと同様に，イホスファミドとその代謝産物は近位尿細管細胞に直接毒性を及ぼすことが知られている．本薬物はいくつかの固形臓器腫瘍や，リンパ腫および肉腫に対してよく選択されるアルキル化薬である．治療時の腎毒性は 30％もの高率にみられるが[16]，シスプラチンとは異なり AKI を起こすことは稀で，通常，Fanconi 症候群（FS）や，近位尿細管性アシドーシス（2 型 RTA）を起こす[17]．

イホスファミドはシクロホスファミドをもとに合成された薬物である（図 4.2）が，その「親薬物」のシクロホスファミドとは異なる．その代謝産物であるクロロアセトアルデヒドにも腎毒性がみられる．イホスファミドを代謝するチトクロム P-450 酵素の発現が腎臓において高いことが，イホスファミドやその代謝産物によって腎臓がより傷害を受けやすい理由かもしれない[18]．また，シスプラチン同様，イホスファミドは尿細管管腔側のトランスポータ OCT-2 によって尿細管細胞へ取り込まれる性質をもっており（シクロホスファミドではこの取り込みは起こらない），この点がイホスファミドの腎毒性発症予防の治療標的薬となりうることが示唆される[19]．ただし，AKI のリスクはシス

プラチンと比較して少ない．累積の投与量が $60 \sim 80 \, \mathrm{g/m^2}$ を超えてきたところで腎毒性のリスクが増大してくるが，少量投与でも腎障害が生じることはある．先にシスプラチンを使用していると腎障害のリスクが独立して高まる[20]．メスナは通常，出血性膀胱炎の予防に使用されるが，AKI 予防効果はない[16]．イホスファミドの毒性の機序については十分には解明されていないが，腎機能や CKD 発症に対する長期的影響については後述する．

ペメトレキセド

ペメトレキセドはメトトレキサート（MTX）に構造的に類似した葉酸拮抗薬である．分裂を繰り返す癌細胞の細胞分裂時に DNA・RNA の合成は必須であるが，ペメトレキセドはプリン・ピリミジン代謝にかかわる酵素を抑制し DNA や RNA の合成を阻害する．ペメトレキセドは悪性中皮腫や非小細胞肺癌などの悪性腫瘍に頻用される．尿細管腔側のα葉酸受容体トランスポータおよび基底膜側の還元型葉酸輸送体の両方によって近位尿細管細胞に取り込まれた後，ポリグルタミル化を受ける（図 4.3）[15]．尿細管細胞内の薬物濃度が上昇することによって葉酸代謝はさらに強く抑制され，結果的に尿細管細胞が障害を受けると考えられている．つまり，ペメトレキセドの毒性と治療効果はいずれもその葉酸拮抗作用に強く関連している．

ペメトレキセド投与では急性尿細管壊死（ATN）による AKI[21] に加え，腎性尿崩症（DI）や尿細管性アシドーシス（RTA）の発症も報告されている[22]．腎毒性の可能性がある化学療法薬を以前使用したことのある患者や，糖尿病・高血圧などの CKD のリスクファクターをもつ患者では腎障害のリスクがさらに高くなる．腎生検例では，刷子縁の

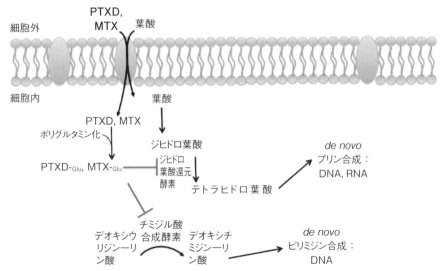

図 4.3 メトトレキサート（MTX）とペメトレキセド（PTXD）の，プリンとピリミジン de novo 代謝にかかわる酵素に対する作用．

消失，尿細管萎縮，間質の炎症などが認められる[21]．

クリゾチニブ

　化学療法薬の研究が進むに従って，新しい薬物が次々に臨床応用されるようになっている．これらの新規薬物のなかにも ATN に類似したパターンで AKI を起こすことが報告されているものがあるが，その毒性の正確な機序はわかっていないことが多い．クリゾチニブは未分化リンパ腫キナーゼ(ALK[*2])を含む複数の経路でのチロシンキナーゼ阻害作用をもち，ALK 陽性の非小細胞肺癌の転移例へ使用されるようになっている．本薬物は米国食品医薬品局(Food and Drug Administration：FDA)が迅速に承認した関係もありその副作用については十分に解明されていないが，2011 年の発売以来 AKI や腎不全発症例の報告も散見される[23〜26]．クリゾチニブを平均 16 か月投与された 38 人の患者では，治療開始 12 週間の間に推定 GFR(estimated GFR)は 23.9％低下したと報告されている．薬物を中止すると大多数の患者で腎機能は回復した[25]．クリゾチニブ関連 AKI に対して腎生検が施行された 1 例では ATN の所見が主体であったが[24]，その機序は不明である．ATN に加え，ネフローゼをきたさないレベルの非アルブミン性蛋白尿も報告されている[24]．

カルフィルゾミブ[*3]

　多発性骨髄腫の治療においても薬剤性の腎障害が報告されている．多発性骨髄腫での腎疾患は稀ではないため，薬物の直接的な作用を証明することは難しい．しかし，再発性もしくは難治性多発性骨髄腫に対して承認された新世代の選択的プロテアソーム阻害薬であるカルフィルゾミブでは，AKI 発症の報告がある．Jhaveri らは IgGκ 型の多発性骨髄腫の治療でカルフィルゾミブとステロイドを使用した際，最後の治療から 9 日後に発熱と AKI を呈し，薬物の中止を含む保存的な治療によって回復したという症例を報告した[27]．多発性骨髄腫に対するカルフィルゾミブの第Ⅱ相試験でも，急性腎不全および慢性腎不全が報告され(それぞれ 5％と 3.8％)，一部の症例では薬物の中止，休薬，減量などの対応がなされた[28]．腎不全の機序は不明であるが，N-アセチルシステインに予防効果があるという報告もあり，少なくとも一部は腎前性要因あるいは血管収縮作用が AKI の原因となっていることが推定される[29]．

[*2] 訳注：ALK は最初，t(2;5)(p23;q25)染色体転座をもつ未分化大細胞リンパ腫(anaplastic large cell lymphoma：ALCL)で同定された．この転座は 2 番染色体にある ALK 遺伝子と 5 番染色体にあるヌクレオホスミン(NPM)と呼ばれる遺伝子からなる融合遺伝子(NPM-ALK)を形成する．その結果 ALK が持続的にリン酸化されることがこのリンパ腫の発症にかかわるものと理解されてきた．その後，肺癌の新しい原因遺伝子として 2 番染色体短腕(2p)内の逆位の結果生じる EML4(echinoderm microtubule-associated protein like protein 4)と ALK の融合遺伝子(EML4-ALK)が同定された．肺癌症例の約 10％にこの EML4-ALK 融合遺伝子が見出される．

[*3] 訳注：再発または難治性の多発性骨髄腫の治療薬として，わが国でも 2016 年 7 月に承認された．

哺乳類ラパマイシン標的蛋白(mTOR)阻害薬

mTOR 阻害薬の副作用としての蛋白尿はよく知られている．さらに最近，mTOR 阻害薬によって ATN が生じることも明らかになった．リンパ腫や転移性腫瘍に対して使用されていた 4 例で腎生検によって ATN が確認されたが[30]，そのうち 2 例では薬物の中止によって腎機能は速やかに改善，残りの 2 例で腎不全は持続し，うち 1 例は腎生検上明らかな巣状分節性糸球体硬化症(FSGS)の変化を伴っていた．mTOR 活性は腎臓で虚血性障害後に上昇しており，細胞増殖や修復に関与していると考えられる[*4]．mTOR complex(複合体)1(mTORC1)は一部 mTOR キナーゼによって形成される蛋白の複合体であり，オートファジー経路の上流を抑制する作用をもっている[30]．したがって，尿細管細胞が障害を受けた際にオートファジーが誘導されやすくなることが，この種の薬物での腎障害の 1 つの機序である可能性がある[30]．臓器移植後の mTOR 阻害薬使用で AKI が生じるという報告はみられない．これは抗癌薬として使用時は移植後免疫抑制治療時よりも相当に高用量が使用されるためであろう[30]．

クロファラビン

クロファラビンはプリンヌクレオシドアナログ代謝拮抗薬で，DNA 合成およびリボヌクレオチド還元酵素(RNR)阻害により抗腫瘍作用を示す．小児の再発性急性リンパ性白血病に常用されてきたが，さらに成人の再発性もしくは難治性の急性骨髄性白血病でもよく使用されるようになっている．クロファラビン投与直後に深刻な腎障害がみられた 2 症例が報告されている．1 例は 4 g の蛋白尿を認め，もう 1 例では無尿となり透析が必要となった[31,32]．腎生検は施行されておらず腎障害を引き起こす機序は不明であるが，RNR 阻害作用が足細胞(ポドサイト)障害に関与している可能性が考えられている[31]．

アンドロゲン除去療法(ADT)

最新の疫学調査により，前立腺癌に対するアンドロゲン除去療法(ADT)は AKI のリスクの増大と関連があることがわかってきた．10,000 人以上の前立腺癌患者およびマッチングさせた対照群を 10 年にわたりフォローアップした調査によると，AKI での入院

[*4] 訳注：mTOR は 2 種類の複合体(mTORC1 と mTORC2)として存在する．mTORC1 と mTORC2 はそれぞれ異なる蛋白質と複合体を形成し，それぞれ異なる多彩な機能を有する．mTORC1 は例えば蛋白質翻訳を抑制する 4E-BP をリン酸化し抑制，リボソームの生合成を促進する S6K をリン酸化・活性化するなど，さまざまな標的蛋白質のリン酸化によって細胞の増殖や物質代謝を制御する．また，細胞内小器官の消化・再利用に重要なオートファジーを抑制する作用や，低酸素誘導因子 1(hypoxia inducible factor 1：HIF-1)を活性化して解糖系を亢進する作用，脂質合成を亢進する作用などもある．このように，mTORC1 は栄養素の供給状況や増殖刺激や細胞内のエネルギーの状況などに対するセンサーとして作用し，細胞内の物質代謝やエネルギー産生を調節する中心的な役割を担っている．すなわち，mTORC1 の(異常な)活性化は癌細胞の発生，増殖，転移を促進する方向で働く．一方，mTORC2 は細胞骨格やシグナル伝達の制御などに関与している．

の補正オッズ比は2.68にも上ぼり,そのリスクは単剤投与よりも複数の薬物投与の場合で高かった[33].ADTは依然として進行した前立腺癌の治療の本流であるため,このデータの臨床的な意味については,十分に検証し,解明する必要がある.本研究のような多数の患者に基づく疫学調査を行っていくことにより,現在頻用されている化学療法薬がたとえわずかでも腎毒性をもっているか否かを今後明らかにすることができるであろう.

> **症例1のフォローアップとディスカッション** 症例1ではシスプラチンとペメトレキセドのいずれもAKIの原因薬物の可能性がある.患者はCKDが背景にありAKIを生じやすい状況であった.体液量を増やすことはシスプラチンによる障害防止には重要であるが,フロセミドやマンニトールが有効であるという証拠はなく,マンニトールはむしろ状況によっては有害になる可能性がある.シスプラチンに次いで開発されたカルボプラチンやオキサリプラチンはシスプラチンよりも腎毒性が少ない.正解はb.OCT-2チャネルはシスプラチンとイホスファミドのいずれも近位尿細管内に取り込む作用をもっており,これらの薬物による傷害の発症に密接に関与している.

● 尿細管障害と電解質異常

> **症例2** 47歳,男性.噛みタバコの使用歴がある.外科的には切除不可能な口腔内の扁平上皮癌と診断され,ドセタキセル,シスプラチン,5-フルオロウラシル(5-fluorouracil:5-FU)による治療を受けたが,画像検査で病気の進行が認められ,セツキシマブ単独投与療法が開始された.2か月の治療後,患者は疲労感,脱力感,頭部の浮動感,筋肉が「ひきつる」感じを訴えている.血液検査所見はナトリウム129 mEq/L,カリウム3.1 mEq/L,クロール101 mEq/L,重炭酸塩18 mEq/L,血液尿素窒素34 mg/dL,クレアチニン0.9 mg/dL,グルコース88 mg/dL,カルシウム7.7 mg/dL,マグネシウム0.9 mg/dL,尿のpHは5.5であった.以下のうち誤っているのはどれか.
> a. 以前使用したシスプラチンによって抗利尿ホルモン(ADH)分泌が促進し,集合管での水の再吸収が増加して低ナトリウム血症を起こしている可能性が疑われる.
> b. セツキシマブと以前使用したシスプラチンによって低マグネシウム血症の説明が可能である.
> c. 尿中のグルコース,リン,マグネシウムを調べるべきである.
> d. 低カルシウム血症は低マグネシウム血症と関連している可能性がある.

化学療法に用いられる薬物のなかには,腎臓の細胞への直接的な障害を(上述したように)起こすものもあるが,ネフロン各部位に特徴的に出現している受容体やチャネル

に作用することによって腎臓での水や電解質の処理に影響を及ぼすものもある．そのため，腎毒性が電解質や酸塩基異常というかたちで現れることがある．この場合，AKIが生じることもあるがGFRに影響がないこともある．GFRへの影響の有無によらず深刻な問題が生じることもあるので，これらの腎毒性について正しく認識することが重要である．

近位尿細管

近位尿細管への障害により，グルコース，リン酸，重炭酸塩，アミノ酸を含む重要な電解質や化学物質の再吸収が阻害されることがある．臨床的にはFanconi症候群(FS)と呼ばれ，高血糖を伴わない尿糖，リン酸の喪失，重炭酸塩の喪失による尿細管性アシドーシス(RTA)を特徴とする．これらの異常の一部だけを認める不完全あるいは部分的なFSもある．

イホスファミドはFSに関連する薬物として最もよく知られている．小児例では多く記載されているが，成人についての報告例は少ない[34]．治療中止後もイホスファミドによる尿細管機能異常は数年にわたって持続し持続的なリン酸尿を伴う部分的なFSを呈することが，小児の悪性腫瘍生存例で報告されている[20]．成人では骨軟化症の発症例が報告されており[35]，小児では成長や骨の発育に問題が生じることがある[20]．FS発症例でのイホスファミドの投与量はさまざまであり，必ずしもAKIやCKDを起こすほどの濃度でなくても認められる．また，発症の時期も投与直後から数か月後まで種々ある．シスプラチンも近位尿細管への毒性があり，やはりFSと関連がある[36]が，(ATNほど)一般的ではない．イマチニブも部分的な近位尿細管障害を引き起こし，高リン尿症による低リン血症を発症すると報告されている[37]．これらの異常は見逃すことが多いため，尿細管毒性のある薬物を使用する場合にはモニターすることが重要である．

Henle係蹄

Henle係蹄はナトリウム再吸収の主要な部位であり，障害されると塩類の喪失や脱水が生じる(図4.2，表4.1参照)．シスプラチンはATNやFSのみならず，腎性塩類喪失症候群(RSWS)を起こすことが報告されている[38]．患者は起立性低血圧や多尿を伴う深刻な脱水をきたし，検査所見としては，尿中へのナトリウム排泄の増加と共に低浸透圧性低ナトリウム血症を呈する．これらの血清・尿の指数から，RSWSは抗利尿ホルモン不適合分泌症候群(SIADH)と誤解されることがあるが，RSWSでは脱水であるにもかかわらずナトリウムバランスが負になることで鑑別が可能である．シスプラチンによる塩類喪失の頻度は，10%高いとする報告があるが[39]，1%未満としているものもある[40]．前者の報告では，多くの患者でシスプラチン中止後も塩類喪失が数か月も持続し，重症で改善しなかった例もあった[39]．ただし，その頻度は多くなく，今のところその機序は十分には解明されていない．近位尿細管障害によってナトリウムの遠位尿細管への到達量は増加しうるが，FS患者では，遠位尿細管でのナトリウムの再吸収量が増える(ことでナトリウムの維持が可能となる場合もある)．したがって，RSWSの原因として，

髄質のナトリウム濃度勾配(シスプラチン毒性によって障害されると報告されている[38])を形成するために欠かせないナトリウム再吸収部位であるHenle係蹄の異常が想定されることになる．Henle係蹄の傍細胞経路[*5]でマグネシウムが再吸収されること，およびシスプラチンによって低マグネシウム血症が生じる[41]ことからも，Henle係蹄もシスプラチンによって障害されていることがうかがわれる(図4.2)．

集合管

集合管は，ナトリウム，カリウム，水の処理に加えマグネシウムの恒常性を維持する働きも担っている[*6]．マグネシウムの濃度の維持は，主に集合管細胞の管腔側に存在する一過性受容器電位チャネルメラスタチンサブタイプ6(transient receptor potential melastatin subtype 6：TRPM6)の働きによる．TRPM6によるマグネシウムの再吸収は上皮増殖因子(EGF)受容体シグナル系で制御されている．EGFが血管壁側の細胞表面でEGF受容体と結合すると，細胞内シグナル系を介して最終的にTRPM6チャネルが管腔側の膜表面に誘導され，結果的にマグネシウムの再吸収が促進される(図4.4)[42]．セツキシマブやパニツムマブなど，新しいタイプの化学療法薬である抗EGF受容体モノクローナル抗体を使用した患者では，この作用に直接的に拮抗するため腎臓でのマグネシウム漏出が多くみられる．

セツキシマブとパニツムマブは頭頸部や乳腺，肺などの上皮系の種々の悪性腫瘍に対して頻用されているが，転移性あるいは手術が困難な結腸直腸癌に対して最もよく用いられている．セツキシマブは腫瘍組織および正常組織の両方において，上皮細胞のEGF受容体に(EGFと)競合的に結合する．受容体と結合することにより，その活性化を抑制し，最終的にTRPM6受容体の発現が減少，マグネシウムが尿中に漏出する(図4.4)．同じくEGF受容体を介した経路を抑制するチロシンキナーゼ阻害薬(例えば，エルロチニブ)では通常の投与量では低マグネシウム血症を発症することはない[43]．

ランダム化比較試験のメタ解析で，セツキシマブによる重大な低マグネシウム血症(血清マグネシウム0.9 mg/dL以下)のオッズ比は5.3であった[44]．最近行われたほかのメタ解析でもパニツムマブが低マグネシウム血症を発症する相対危険度は対照薬物と比較して12.55であった[45]．臨床試験結果からは，抗EGF受容体治療時の低マグネシウム血症の総出現率は10〜36％とバラツキがあった[46,47]．これらの薬物はマグネシウム輸送チャネルに直接的な作用があり，血中マグネシウム濃度低下を伴う尿中マグネシウム喪失がみられるのは珍しいことではない[43]．セツキシマブ投与期間，高齢，ベースラインのマグネシウムが高値であることなどは，低マグネシウム血症発症のリスクとな

[*5] 訳注：糸球体で濾過されたマグネシウムのうち，20％が近位尿細管，70％がHenleの太い上行脚，5％が遠位尿細管から再吸収され，約5％が尿中に排泄される．Henleの太い上行脚では，Na^+/K^+-ATPaseなどによって形成される電気化学勾配をもとに，細胞間のタイトジャンクションに発現するクローディン16(CLDN-16)を介して再吸収される(傍細胞経路)．

[*6] 訳注：遠位尿細管から再吸収されるマグネシウムは5％程度であるが，体内のマグネシウム濃度を微調整するために重要な役割を果たす，と考えられている．

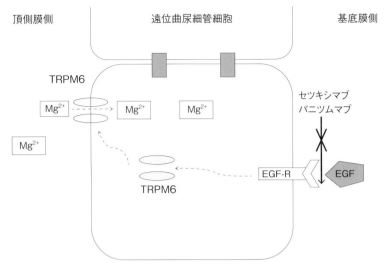

図4.4 セツキシマブなど上皮増殖因子受容体(EGF-R)(拮抗薬)は TRPM6(一過性受容器電位チャネルメラスタチン6)を介した遠位尿細管でのマグネシウム再吸収を抑制する.

る[15]. 低マグネシウム血症は腫瘍治療効果が良好であることを示唆する所見ともいえなくもない[48,49]が, その関連はまだ厳密には示されていない. 治療の主体は積極的なマグネシウム補充である. 消化器系の副作用や患者の耐容性の問題から経口治療のみでは不十分なことが多く, その場合(煩雑であり, また時にはコントロールが不適切になることもあるものの)経静脈的なマグネシウム投与が必要となる. 幸い, シスプラチンでみられた再吸収障害とは異なり, セツキシマブによるマグネシウム喪失は一過性であり, 通常薬物中止後4〜6週間で改善が得られる[46].

水の処理もまた集合管によって厳密に制御されており, ここでの再吸収と分泌とのバランスが崩れるとナトリウム濃度異常が生じるが, このプロセスに影響を与える化学療法薬もある. 正常状態ではバソプレシンが水再吸収をつかさどる主要なホルモンである. バソプレシンはバソプレシン受容体2(vasopressin receptor 2:VR2)と結合しG蛋白共役型シグナル伝達系を活性化し, 最終的にアクアポリンチャネルを集合管の管腔壁側に移行・発現させる. このチャネルは活性化状態では水を自由に通過させるため, 濃度勾配に従って水は尿細管内腔から尿細管上皮細胞内へ, さらには体循環へと移動する. 一方, 尿はバソプレシンの発現の量に応じた程度までの濃縮を受ける.

癌患者はしばしば疼痛や悪心・嘔吐を示すが, これらの症状は浸透圧に依存しないかたちでバソプレシン分泌を促進するため, 水の再吸収を低下させて低ナトリウム血症を導く可能性がある. シクロホスファミドとビンクリスチンはリンパ腫や白血病でよく使用される薬物であるが, バソプレシンの分泌および効果を増強する性質があり, 水の再吸収をさらに増加させる[17]. シクロホスファミドによる SIADH は高用量の静脈投与で起こるといわれてきたが, ごく少量の(静脈)投与でも SIADH が惹起された例が報告さ

れているだけでなく，1回の経口投与だけで低ナトリウム血症をきたしたと（ほかの原因を除外したうえで）判定される症例も報告されている[50]．

反対に，イホスファミドとシスプラチンはバソプレシンのVR2活性化に干渉する性質があり，集合管における水の再吸収と尿の濃縮が抑制されるため，腎性尿崩症を起こすことがある．臨床的には多尿・多飲を呈し，尿検査では比重と浸透圧の低値を認める．血中ナトリウムの濃度は通常正常かやや高い程度であるが，水分摂取が困難な場合は著明な高ナトリウム血症となる．幸い，腎性尿崩症は通常，薬物を中止して数日から数週間のうちには改善する[51]．薬剤性尿崩症は比較的稀な疾患ではあるが，イホスファミドによる報告例が多く，また小児への使用時のほうが多い．また，イホスファミド誘発性のFSに伴って起こることも多い[52]．

症例2のフォローアップとディスカッション　複数の病態が考えられる．著明な低マグネシウム血症があり，また，副甲状腺ホルモン(parathyroid hormone：PTH)分泌および反応性の低下による症候性の低カルシウム血症が発症していると考えられる．アニオンギャップの増加を伴わない代謝性アシドーシスおよび低カリウム血症は，近位型尿細管性アシドーシス(RTA)によるものと考えられる．さらに低ナトリウム血症も認められる．セツキシマブ投与によるマグネシウム漏出ですべての症状を説明できると考えられるが，シスプラチンによる低マグネシウム血症が持続しているという可能性もある．マグネシウム排泄分画が高値であれば腎臓での漏出の確認になる．近位型RTAは，以前のシスプラチンによってFanconi症候群(FS)を生じるような近位尿細管障害が生じているからであろう．これの確認のため，尿中のグルコースとリン酸の測定を行うべきである．低ナトリウム血症は体液量減少による二次性のものである可能性があるが，シスプラチンによって生じた可能性もある．どちらの場合でも高浸透圧尿を示すが，シスプラチンによる塩類喪失（不適切な塩類喪失）では尿中のナトリウムおよび尿量のいずれも多くなっているという所見が鑑別に役立つ．シスプラチンがADHを刺激して低ナトリウム血症を引き起こすことは知られていない．誤っているのはa．

●腎血管および内皮細胞障害

症例3　53歳，女性．蛋白尿のため紹介受診．生来健康であったが，最近定期健診で局所切除可能な大腸癌と診断され左半結腸切除術を受けた．術後化学療法は不要とされた．しかし，フォローアップの画像検査で肝臓に径4cmの新規病変が単発していることが指摘され，転移巣であることが確認された．この病変が切除可能となることを目指して，オキサリプラチン，5-FU，ロイコボリン，ベバシズマブの投与が開始され，現在5コース目の投与中である．定期的な尿定性試験で尿蛋白3+で

あることが判明した．血圧は148/98 mmHg，1+ 程度の下肢の腫脹を認めた．血液検査では化学療法前のベースライン値が1.0 mg/dLだったクレアチニン値が1.2 mg/dLへ上昇していた．そのほか特に症状はなく全身状態も良好である．以下のなかで正しい記述を1つ選べ．

   a. この患者の血圧上昇は不良な予後と関連しており，化学療法を中止すべきである．
   b. この患者の蛋白尿はオキサリプラチンによる腎障害の影響を表している可能性が高い．
   c. 溶血を除外するために血算と共に，ハプトグロビン，乳酸脱水素酵素(LDH)，網状赤血球数をチェックすべきである．
   d. 現行の治療を中止し，急いで血漿交換を導入すべきである．

　癌細胞の成長・増殖能は，その細胞がいかに高いレベルの血管新生を誘導できるかという点に依存している．この点に注目して血管内皮増殖因子(VEGF)経路を標的とした新しいクラスの薬物が開発された[53]．悪性新生物自身への血流供給の構築を阻害するというのは合理的なテーマであり，VEGFシグナルをさまざまな段階で阻害する多数の薬物が開発された．しかし，こういった薬物を用いて血管新生を抑制しようとすると，しばしば高血圧が認められ，時にAKIを伴う血栓性微小血管症(TMA)が発症することがわかった．これはおそらくこの薬物の腎血管系への影響によるものと考えられる．本薬物の作用機序と，腎臓への副作用の想定される原因については別の章で改めて詳述するが，ここでも簡単にVEGF阻害薬に共通する臨床的毒性について述べておく．

　この種の薬物で最もよくみられる毒性は高血圧の新規発症もしくは悪化である．ベバシズマブあるいはチロシンキナーゼ阻害薬ソラフェニブの使用例の19～24％で高血圧が発症することが2つの系統的レビューで報告されている[54,55]．しかし，より新しい治療法による高血圧の出現率は87％にものぼっている[56]．出現のタイミングは薬物の種類および患者背景で変わってくるようであるが，ソラフェニブ投与中の患者で持続的な血圧モニタリングを行ったコホート研究では，93％の患者で1週間以内に平均動脈圧が上昇し，治療初日に平均血圧の上昇がみられたという[57]．抗VEGF治療による高血圧は時に，薬物を中止しなくてはならないほどに深刻になることもある．可逆性後頭葉白質脳症症候群の報告例もある[58]．

　これら血管新生抑制治療を受けている患者では，高血圧に加えて蛋白尿や微小血管性溶血性貧血，血小板減少，腎不全などがみられることがある[59,60]．これらはTMAの特徴的所見である．腎生検を必要とするほどの腎不全に至ることはあまり多くなく，正確な発症率ははっきりしないが，本疾患の早期マーカーである蛋白尿はベバシズマブを投与された患者の5～13％で認められ，2.2％では3.5 g/日以上と大量の蛋白尿を認めた．マウスの実験では抗VEGF抗体の全身投与によって蛋白尿は2～3倍に増加するが，その腎生検所見はTMAを示唆するものであった[60]．同じ研究で，VEGF発現を足細胞

で特異的に阻害した場合も TMA がみられており，局所で産生される VEGF が腎血管内皮細胞の維持に極めて重要であることがわかる[60]．この機序を考慮すると，血管新生抑制治療を受けている患者で蛋白尿が新規出現もしくは悪化した場合，それは TMA を反映している可能性が高いといえる．同様に，血管新生抑制治療を受けた多数の症例の腎生検で，TMA の所見が認められている[59,60,62]．

ゲムシタビンは DNA 合成を抑制し癌細胞増殖をとめる効果のあるヌクレオシドアナログで，さまざまな固形臓器腫瘍に対して投与される．上述の血管新生抑制薬と同様に，本薬物も腎臓での TMA に伴う AKI との関連が指摘されている．発症率は 0.5% 程度と抗 VEGF 療法による TMA よりは低い[63]が，溶血や血小板減少，蛋白尿と AKI など，類似した全身症状を示すことがある[64]．さらにゲムシタビンによる TMA では，網状皮斑[65]や末端壊死[66]などの重大な皮膚症状も認められる．治療開始から TMA の発症までの平均期間は 7.6 か月であり，高血圧と蛋白尿もよくみられる[67]．

原因となる薬物を問わず化学療法による TMA に対する治療法は現在のところ同一で重度かつ進行性の腎障害に対しては原因薬物の投与を中止して支持療法を行う．高血圧は理論的には血管内皮障害や機能異常を引き起こす[68]ため，積極的に治療すべきである．アンジオテンシン変換酵素（angiotensin converting enzyme：ACE）阻害薬（類似した病態の強皮症腎で有用である）の有効性についての研究はまだ行われていない．ステロイド，新鮮凍結血漿輸血，血漿交換などが行われているが，Izzedine らの行った小規模の非ランダム化試験では，一部の患者で透析が必要となるなどアウトカムはさまざまであり，上記の治療方法のいずれも有効性を確認できなかった[69]．

抗 VEGF 製剤，ゲムシタビンのいずれも，ほかの病理所見との関連も報告されている．ゲムシタビンが膜性増殖性糸球体腎炎（MPGN）を惹起することが報告され[70]，また血管新生を抑制する薬物では巣状分節性糸球体硬化症（FSGS），急性間質性腎炎（AIN），MPGN などが報告されている[53,58,60]．

> **症例 3 のフォローアップとディスカッション**　本患者では蛋白尿と高血圧の原因として最も疑わしいのはベバシズマブを用いた治療である．全身性の血栓性微小血管症（TMA）を除外するための検索が必要であり，正解は c．全身所見を欠いている場合も，腎臓の血管系に限局した TMA によって蛋白尿と高血圧が起こっていることもある．しかし本例での腎障害は軽度であるので，注意深くモニターしながら慎重に経過を観察し，何か悪化の兆しがあれば治療を継続するか中止かを検討するのがよい．本患者の高血圧は予後とは関連がなく，また前述のように血漿交換の有効性は示されていない．

● 糸球体疾患

TMA がしばしば血管内皮細胞の障害による蛋白尿を生じるのに対し，糸球体の基底

膜を構成・補強する細胞や構造が特異的に障害されることでも蛋白尿が生じることがある．障害が重度の場合はネフローゼ症候群(NS)を発症することもある(表4.1)．例えば，パミドロネートなど経静脈投与用のビスホスホネート製剤をはじめとして，さまざまな薬物が二次性ネフローゼ症候群の原因として報告されている．癌治療の分野ではインターフェロン(IFN)治療との関連が最もよくみられる．

IFN は白血球や線維芽細胞，T 細胞や NK 細胞などによって，外来病原体や腫瘍細胞に反応して分泌される糖蛋白であり，自然免疫や免疫系の細胞間のシグナル伝達に重要な役割を果たしている．IFN-α と IFN-β は(ウイルスに感染した細胞から分泌された場合は)周辺の細胞でのウイルスの複製や蛋白合成を抑制し，IFN-γ はマクロファージの活性化，主要組織適合抗原複合体(MHC)の発現亢進などの作用を有する[71]．IFN-α は B 型肝炎と C 型肝炎の治療に広く使用されているが，そのほか有毛細胞白血病や Kaposi 肉腫などの腫瘍の化学療法や膀胱癌(局所注入にて)治療に使用される．IFN-β は多発性硬化症の治療に頻用される．両薬物共にネフローゼ症候群をきたすことが示されている[71]．その機序はまだ十分には判明していないが，IFN の継続使用により足細胞が直接的・間接的に障害を受けるようである．内因性の α/β 受容体(これも足細胞に存在する)と結合することによって IFN は細胞増殖を直接的に抑制し，代謝を変化させる．またマクロファージの酸化能を高め，MHC クラス II 抗原の発現を増加させる作用もある．間接的にもさまざまな適応免疫反応を活性化し，マクロファージの活性が高まる[71]．興味深いことに，こうしたマクロファージの反応は血球貪食症候群でも認められるが，これは虚脱型の巣状分節性糸球体硬化症(FSGS)との関連が知られている[72]．ヒト免疫不全ウイルス(human immunodeficiency virus：HIV)やパルボウイルス B10 感染，全身性エリテマトーデス(systemic lupus erythematosus：SLE)などの二次性 FSGS を引き起こす疾患でも IFN は高値を示す．IFN は微小変化群(MCD)や FSGS で血管透過性の増加への関与が疑われるさまざまなサイトカインの合成を促進する作用もあると考えられている[71]．

IFN 治療に伴い MCD や古典的 FSGS，虚脱型 FSGS が発症したという報告がある．IFN 治療と糸球体毒性のタイミングは患者によって大きく異なり(数日〜数年まで)，蛋白尿の程度もさまざまである．現在得られているエビデンスは限られているが，MCD はほとんどの患者で寛解し，長期予後は良好である[71]が，FSGS ではどちらのタイプでも，IFN 治療を中断しても不完全な改善しか得られないか，全く改善がみられない[71,73]．虚脱型 FSGS が古典的 FSGS よりもさらに予後が不良である．ステロイド治療がしばしば行われるが，FSGS の寛解には結びつかないようである．MCD については，ステロイドによる改善の報告はあるが，もともとステロイド投与による寛解率が高いことを考慮すると，ステロイド追加が有用であるか否かははっきりしない[71,73]．このように，臨床症状やアウトカムはさまざまであるが，IFN 治療時にネフローゼ症候群の発症を認めた際には，速やかに IFN 治療を中断すべきである．

● 間質性腎炎

急性間質性腎炎(AIN)の病理学的特徴は間質への炎症細胞浸潤である．AIN の原因として薬物は代表的であるが，化学療法薬ではあまり一般的ではない．最近，細胞傷害性 T リンパ球抗原 4 (cytotoxic T-lymphocyte antigen-4：CTLA-4)に対するモノクローナル抗体が，T 細胞の抗癌作用に対する免疫モデュレータ(調節因子)[*7]としてその作用を発揮させる効果を有することを応用し，黒色腫やある種の悪性腫瘍の治療に用いられている．このタイプの薬物では，皮膚反応や甲状腺炎，肝炎，腸炎など，さまざまな臓器で炎症反応が生じると報告されている[74]．これらの副作用は，薬物特異性の抗原への免疫反応というより，薬物の直接作用によって T 細胞が自身の抗原に対する寛容性を失う(ことで過剰な免疫反応が起こる)ためであると考えられる[75]．腎生検で AIN と診断されたある例で，CD8 陽性 T 細胞などの炎症細胞の強い浸潤を間質に認めたが，糸球体の病変は全く伴っていなかった[75]．下垂体炎の症例では，脳下垂体機能低下症のさまざまな徴候のなかでも特に中枢性尿崩症の発症が多数報告されている[76]．いずれの臓器が障害された場合でも多くの場合，ステロイドを投与することで，抗癌作用を明らかに減弱することなく，副作用を軽減することができるようである[75,77]．

比較的稀であるが，スニチニブやソラフェニブなどのチロシンキナーゼ型の血管内皮増殖因子(VEGF)阻害薬もまた AIN の原因になることが報告されている．その機序は不明であるが，おそらく AKI 後の腎機能回復に重要な働きをもつ何らかの増殖因子を阻害することが原因だと考えられる[78]．

● 結晶腎症

症例 4　22 歳，女性．転移を伴う左大腿骨の骨肉腫に対しメトトレキサート(MTX)の治療を受けた．前後に 75 mEq/L の炭酸水素ナトリウム($NaHCO_3$)を含む 1/2 生理食塩液の補液を受け，24 時間後からロイコボリン併用療法を開始された．入院 4 日後から悪心・嘔吐と上腹部痛を訴えた．血清 MTX 濃度は 41 μmol/L，尿量は最終 24 時間で 250 mL まで減少していた．検査所見は下記のとおりであった．ナトリウム 136 mEq/L，カリウム 5.9 mEq/L，クロール 102 mEq/L，重炭酸塩 16 mEq/L，血液尿素窒素 43 mg/dL，クレアチニン 1.9 mg/dL(治療前は 1.0 mg/dL)．

以下のどれが正しいか．
a. MTX は関節リウマチや乾癬などに対して少量使用される場合に，(高用量よりも)AKI を発症しやすい．
b. ロイコボリンおよび glucarpidase は MTX による腎障害患者での血清 MTX 濃度を低下するように働く．

[*7] 訳注：生体には，過剰な免疫応答への抑制機構が備わっているが，抑制を解除して免疫を全体に著しく賦活化する効果．

c. 血液透析1回の施行でMTXの濃度を十分持続的に下げることが通常は可能である．
　d. 尿のアルカリ化をすすめれば，MTXと代謝産物の尿中溶解度を高めることができる．

　腎実質の尿細管から尿道に至るまでの尿路内において，ある種の薬物やその代謝産物が析出して結晶状の粒子を形成することがある．この尿細管腔内に沈着した結晶により，時に結晶腎症や結晶誘発性AKIが生じる．沈着と障害の程度は尿のpHやもともとの腎機能，体液の状況など，患者のさまざまな状況によって異なってくる[79]．癌治療ではMTXの投与時にしばしばこのタイプの障害を経験する．
　MTXは，急性リンパ球性白血病やリンパ腫から骨肉腫や乳癌などの固形腫瘍に至るさまざまな悪性腫瘍に対して頻用される代謝拮抗薬である．関節リウマチや乾癬，時にSLEなどの自己免疫疾患の治療にも用いられている．そのため，1日投与量は20 mg/m^2（関節リウマチや乾癬に対して）から1,000～33,000 mg/m^{2}の高濃度の静注まで幅広い[2]．こうした高用量の静脈投与は癌に対して行われるが，結晶誘発性AKIの原因となりうることが知られている．
　MTXはジヒドロ葉酸還元酵素（dihydrofolate reductase：DHFR）の活性を，その葉酸結合部位に結合することで競合的に阻害する（図4.3）．DHFRはジヒドロ葉酸をプリンとピリミジン塩基の合成に極めて重要な働きをするテトラヒドロ葉酸へ変換する酵素である[*8]．したがって，MTXの使用によりRNAとDNA合成が阻害され，腫瘍細胞に特徴的な細胞の急速な分裂が抑制される．高用量使用時は，経静脈投与が行われる．ロイコボリン（フォリン酸．DHFRに依存せずにジヒドロ葉酸を活性型のテトラヒドロ葉酸へ変換する）をMTX使用24～36時間後に投与することで，腫瘍への細胞毒性を最大限維持しつつ正常細胞への傷害を予防することが可能である[17,79]．
　MTXによるAKI発症の機序はまだ完全には解明されていない．今のところ酸化ラジカル作用やアデノシンデアミナーゼ（adenosine deaminase：ADA）の活性低下[*9]によって尿細管が直接的に傷害されることが一因と考えられているが[80]，主な機序は遠位尿細管での結晶沈着のようである（図4.5）．MTXとその主な代謝産物の7-OH MTXと2,4-diamino-N10-methylpteoroic acid（DAMPA）は糸球体で濾過され近位尿細管で分泌される[15]．この2つの主要な代謝産物はMTXと比較して6～10倍溶解度が低い[81]．骨肉腫の患者の調査によると，副作用予防にロイコボリンを併用しながら，前述

[*8] 訳注：活性型葉酸（テトラヒドロ葉酸）は，炭素が1個移動する反応に関する補酵素であり，ホルミル基（-CHO），メチレン基（>CH$_2$），メチル基（-CH$_3$）など1つの炭素原子を含む断片を分子から受け取り，それをアミノ酸や核酸合成の中間体へ渡す役割を担うなど，アミノ酸および核酸の代謝に極めて重要な働きをもっている．
[*9] 訳注：アデノシンは抗炎症・免疫抑制作用を有する．関節リウマチ患者では関節液・滑膜細胞のADAが高活性となっており，内因性のアデノシン濃度が低下している．MTXはADAの阻害作用を介して抗炎症作用を現す．

図4.5 メトトレキサート(MTX)と 7-ヒドロキシメトトレキサート(7-OH-MTX)は糸球体を自由に通過する．可溶性の形で存在する(○●)が，特に遠位尿細管の微小環境下では結晶化を起こしやすい(◇◆)

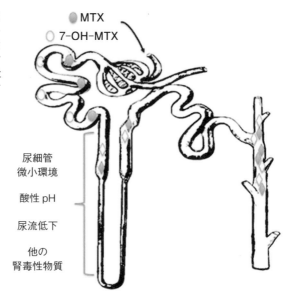

したような大用量で MTX を投与した場合，1.8％に AKI の発症が認められた[82]．また，これらの AKI 患者の死亡率は4.4％であった[82]．MTX は90％が腎臓で排泄される腎排泄性の薬物であるため，AKI が重症化して遷延した場合は排泄が著しく阻害され血中濃度が上昇する．このため，ロイコボリンによる副作用予防効果は減弱し，骨髄抑制，神経毒性，肝炎，粘膜傷害などの全身性の副作用のリスクが高まる．

　MTX の毒性や AKI 発症を予防するためには，積極的に体液量を増やして尿量を十分に維持することが有用である．これによって薬物が排泄されやすくなり，尿細管への析出を減らすことができる．MTX の結晶化は酸性環境下で生じるため，尿の pH を上げるためにアルカリ性の補液が使われる．pH を6.0から7.0にするだけで MTX とその代謝産物の溶解度は 5〜8 倍も増加する[2]．

　ロイコボリンは前述のように全身性の毒性を予防するために使用されるが，血清の MTX 濃度を下げることはできない．AKI が長期化した場合には血液透析が行われ，なかでもハイパフォーマンス膜を用いた血液透析は最も効率よく MTX の濃度を下げる手段とみなされていた[83,84]．しかし，MTX の大部分は細胞内に存在するため，透析終了後に血中濃度はすぐにリバウンドし，持続透析もしくは複数回の透析が必要となることが多い．カルボキシペプチダーゼ G2(glucarpidase)は，MTX を毒性のないかたちまで代謝する作用を有する比較的新しい遺伝子組換え酵素である．MTX の血中濃度が上昇し腎毒性を示した100人の患者の後ろ向き調査では，glucarpidase は15分以内に MTX 濃度を98％も低下させることができ[85]，ほとんどの症例では追加投与の必要もなかった．臨床的には，glucarpidase によって MTX が代謝されて生じる代謝産物が，現在実用化されている MTX 測定法で交差反応を示すため，投与後の血中濃度の解釈には問題がある．また，ロイコボリンも glucarpidase によって代謝を受けるため，

glucarpidase 投与 2 時間以内のロイコボリン投与は避ける必要がある．現時点では，ランダム化比較試験で従来の MTX 除去方法と比較されているわけではなく，さらに安定供給が問題となる可能性がある．このように glucarpidase にはさまざまな問題点はあるが，リバウンドがみられないことも考えると，ハイパフォーマンス膜での血液透析よりも glucarpidase のほうが究極的には優れているといえるかもしれない．

症例 4 のフォローアップとディスカッション　　正解は d．投与から数日経過しているのに血中濃度が高く保たれ，さらに重大な腎機能障害を伴って乏尿を示していることから，本患者の腎不全は MTX の毒性によると考えられる．このような現象は高用量の経静脈投与時にみられることが多い．乏尿性の腎不全の際には実際には困難であるが，尿が酸性になっている場合，アルカリ製剤を補液することで尿中の MTX やその代謝産物の溶解度を上げることができる．血液透析が必要となることもあるが，1 回だけでは不十分である．ロイコボリンには MTX の血中濃度を下げる作用はない．もしコストが許容範囲内で，入手が可能な状況であれば，MTX の負荷を速やかに減らす作用を有する glucarpidase は血液透析の代替手段として考慮できるかもしれない．

●慢性腎臓病（CKD）

　AKI を引き起こすすべての薬物は同時に，不可逆的な障害と長期的な CKD のリスクも併せ持っている．しかし，AKI をほとんど発症しないにもかかわらず長期的な腎機能不全のリスクをもつ薬物も存在することは注目に値する．
　ニトロソウレアは血液脳関門を通過するアルキル化薬の一種であり，中枢神経系悪性腫瘍に用いられてきたが，ほかの癌に対しても頻用されるようになっている．本薬物は，数か月から数年にわたる潜行性・緩徐進行性の CKD を投与量依存性に起こすことがわかっている．腎生検では尿細管の萎縮，間質の線維化，糸球体硬化などが特徴的な所見である[86]．ストレプトゾシンは N-ニトロソ化された代謝産物により AKI を起こすが，この代謝産物はカルムスチンやロムスチンではみられない[87]．また，最近カルムスチンとエトポシドを用いた骨髄移植患者で AKI が発症した症例が報告された[88]．しかし，ニトロソウレアによる腎障害の病理像では慢性の瘢痕化や線維化所見がより一般的であり，セムスチン[*10]やストレプトゾシンのほうがカルムスチンやロムスチンと比較し，長期的な CKD の発症のリスクは高いようである[89]．この潜行性の腎障害の原因はよくわかっていない．
　前に議論したように，イホスファミドは尿細管障害および AKI との関連がみられるが，これに加えて長期的な腎機能障害の原因となることもわかってきた．イホスファミ

[*10] 訳注：セムスチンはロムスチンと似た化合物であるが，発癌性のため現在使用されていない．

ド治療を受けた成人患者をフォローアップしたコホート研究によると，5年間で22 mL/分のGFR低下がみられたと報告されている[90]．小児癌の生存者たちを中央値で21年フォローアップした調査では，イホスファミド投与を受けた患者はほかの化学療法薬で治療を受けた患者と比較し，長期間にわたるGFRの低下傾向を認めた（この調査ではシスプラチンでも一定のCKD発症リスクを認めた）[91]．イホスファミドによる尿細管障害ではリン酸尿やそのほかの電解質異常が発生し，それに加えて慢性的なCKD変化がみられる．このため，小児では成長の問題を，高齢者では骨軟化症を招くことがある．

まとめ

化学療法は悪性疾患の患者にとって延命・救命効果のある治療である．しかし，高濃度の薬物は高い抗腫瘍作用を有すると同時に，腎臓を含む健常組織に対して毒性を有している．AKIやCKDから，尿蛋白単独や電解質異常まで，さまざまなパターンの腎毒性が生じることがある．化学療法による腎毒性を早期に認識し，投与量を適正化すること，有効血漿量を回復させること，腎毒性のある薬物の同時投与やイベントを避けることなどが，腎臓への障害を予防あるいは軽減し，患者の予後を改善するために必須といえる．

引用文献

1. Lee W, Kim RB. Transporters and renal drug elimination. Annu Rev Pharmacol Toxicol. 2004;44:137–66.
2. Widemann BC, Adamson PC. Understanding and managing methotrexate nephrotoxicity. Oncologist. 2006;11(6):694–703.
3. T.M. Wong, W. Yeo, L.W. Chan, T.S.K. Mok. Hemorrhagic pyelitis, ureteritis and cystitis secondary to cyclophosphamide: case report and review of the literature. Gynecol Oncol. 2000;76(2):223–225.
4. Arany I, Safirstein RL. Cisplatin nephrotoxicity. Semin Nephrol. 2003;23(5):460–4.
5. Ciarimboli G, et al. Cisplatin nephrotoxicity is critically mediated via the human organic cation transporter 2. Am J Pathol. 2005;167(6):1477–84.
6. Kuhlmann MK, Burkhardt G, Kohler H. Insights into potential cellular mechanisms of cisplatin nephrotoxicity and their clinical application. Nephrol Dial Transplant. 1997;12(12):2478–80.
7. Safirstein R, et al. Cisplatin nephrotoxicity: insights into mechanism. Int J Androl. 1987;10(1):325–46.
8. Yao X, et al. Cisplatin nephrotoxicity: a review. Am J Med Sci. 2007;334(2):115–24.
9. Ludwig T, et al. Nephrotoxicity of platinum complexes is related to basolateral organic cation transport. Kidney Int. 2004;66(1):196–202.
10. Raymond E, et al. Oxaliplatin: a review of preclinical and clinical studies. Ann Oncol. 1998;9(10):1053–71.
11. Filewod NL, Lipman ML. Severe acute tubular necrosis observed subsequent to oxaliplatin administration. Clin Kidney J. 2014;7(1):68–70.
12. Tarrass F, Benmensour M, Bayla A. End-stage renal disease following carboplatin chemotherapy for a nasopharyngeal carcinoma. Ren Fail. 2007;29(8):1049–51.
13. Santoso JT, et al. Saline, mannitol, and furosemide hydration in acute cisplatin nephrotoxicity: a randomized trial. Cancer Chemother Pharmacol. 2003;52(1):13–8.
14. Ali BH, Al Moundhri MS. Agents ameliorating or augmenting the nephrotoxicity of cisplatin and other platinum compounds: a review of some recent research. Food Chem Toxicol.

2006;44(8):1173–83.
15. Perazella MA. Onco-nephrology: renal toxicities of chemotherapeutic agents. Clin J Am Soc Nephrol. 2012;7(10):1713–21.
16. Skinner R, et al. Ifosfamide, mesna, and nephrotoxicity in children. J Clin Oncol. 1993;11(1):173–90.
17. Perazella MA, Moeckel GW. Nephrotoxicity from chemotherapeutic agents: clinical manifestations, pathobiology, and prevention/therapy. Semin Nephrol. 2010;30(6):570–81.
18. Aleksa K, et al. Cytochrome P450 3A and 2B6 in the developing kidney: implications for ifosfamide nephrotoxicity. Pediatr Nephrol. 2005;20(7):872–85.
19. Perazella MA. Renal vulnerability to drug toxicity. Clin J Am Soc Nephrol. 2009;4(7):1275–83.
20. Skinner R. Nephrotoxicity–what do we know and what don't we know? J Pediatr Hematol Oncol. 2011;33(2):128–34.
21. Glezerman IG, et al. Kidney tubular toxicity of maintenance pemetrexed therapy. Am J Kidney Dis. 2011;58(5):817–20.
22. Vootukuru V, Liew YP, Nally Jr. JV. Pemetrexed-induced acute renal failure, nephrogenic diabetes insipidus, and renal tubular acidosis in a patient with non-small cell lung cancer. Med Oncol. 2006;23(3):419–22.
23. Martorell MP, et al. Crizotinib and renal insufficiency: a case report and review of the literature. Lung Cancer. 2014;84(3):310–3.
24. Gastaud L, et al. Acute kidney injury following crizotinib administration for non-small-cell lung carcinoma. Lung Cancer. 2013;82(2):362–4.
25. Brosnan EM, et al. Drug-induced reduction in estimated glomerular filtration rate in patients with ALK-positive non-small cell lung cancer treated with the ALK inhibitor crizotinib. Cancer. 2014;120(5):664–74.
26. Martorell MP, et al. Crizotinib and renal insufficiency: a case report and review of the literature. Lung Cancer. 2014;84(3):310–3.
27. Jhaveri KD, et al. Carfilzomib-related acute kidney injury. Clin Adv Hematol Oncol. 2013;11(9):604–5.
28. Siegel DS, et al. A phase 2 study of single-agent carfilzomib (PX-171–003-A1) in patients with relapsed and refractory multiple myeloma. Blood. 2012;120(14):2817–25.
29. Wanchoo R, et al. Carfilzomib-related acute kidney injury may be prevented by N-acetyl-L-cysteine. J Oncol Pharm Pract. 2014 (Epub ahead of print).
30. Izzedine H, et al. Acute tubular necrosis associated with mTOR inhibitor therapy: a real entity biopsy-proven. Ann Oncol. 2013;24(9):2421–5.
31. Jhaveri KD, et al. Clofarabine-induced kidney toxicity. J Oncol Pharm Pract. 2013;20(4):305–308.
32. Kintzel PE, Visser JA, Campbell AD. Clofarabine-associated acute kidney injury and proteinuria. Pharmacotherapy. 2011;31(9):923.
33. Lapi F, et al. Androgen deprivation therapy and risk of acute kidney injury in patients with prostate cancer. JAMA. 2013;310(3):289–96.
34. Haque SK, Ariceta G, Batlle D. Proximal renal tubular acidosis: a not so rare disorder of multiple etiologies. Nephrol Dial Transplant. 2012;27(12):4273–87.
35. Church DN, et al. Osteomalacia as a late metabolic complication of Ifosfamide chemotherapy in young adults: illustrative cases and review of the literature. Sarcoma. 2007;2007:91586.
36. Cachat F, Nenadov-Beck M, Guignard JP. Occurrence of an acute Fanconi syndrome following cisplatin chemotherapy. Med Pediatr Oncol. 1998;31(1):40–1.
37. Francois H, et al. Partial fanconi syndrome induced by imatinib therapy: a novel cause of urinary phosphate loss. Am J Kidney Dis. 2008;51(2):298–301.
38. Hamdi T, et al. Cisplatin-induced renal salt wasting syndrome. South Med J. 2010;103(8):793–9.
39. Hutchison FN, et al. Renal salt wasting in patients treated with cisplatin. Ann Intern Med. 1988;108(1):21–5.
40. Vassal G, et al. Hyponatremia and renal sodium wasting in patients receiving cisplatinum. Pediatr Hematol Oncol. 1987;4(4):337–44.

41. Lajer H, Daugaard G. Cisplatin and hypomagnesemia. Cancer Treat Rev. 1999;25(1):47–58.
42. Groenestege WM. et al, Impaired basolateral sorting of pro-EGF causes isolated recessive renal hypomagnesemia. J Clin Invest. 2007;117(8):2260–7.
43. Costa A, et al. Hypomagnesaemia and targeted anti-epidermal growth factor receptor (EGFR) agents. Target Oncol. 2011;6(4):227–33.
44. Cao Y, et al. Meta-analysis of incidence and risk of hypomagnesemia with cetuximab for advanced cancer. Chemotherapy. 2010;56(6):459–65.
45. Petrelli F, et al. Risk of anti-EGFR monoclonal antibody-related hypomagnesemia: systematic review and pooled analysis of randomized studies. Expert Opin Drug Saf. 2012;11(Suppl 1):S9–19.
46. Fakih M. Management of anti-EGFR-targeting monoclonal antibody-induced hypomagnesemia. Oncology (Williston Park). 2008;22(1):74–6.
47. Tejpar S, et al. Magnesium wasting associated with epidermal-growth-factor receptor-targeting antibodies in colorectal cancer: a prospective study. Lancet Oncol. 2007;8(5):387–94.
48. Vincenzi B, et al. Early magnesium reduction in advanced colorectal cancer patients treated with cetuximab plus irinotecan as predictive factor of efficacy and outcome. Clin Cancer Res. 2008;14(13):4219–24.
49. Vincenzi B, et al. Early magnesium modifications as a surrogate marker of efficacy of cetuximab-based anticancer treatment in KRAS wild-type advanced colorectal cancer patients. Ann Oncol. 2011;22(5):1141–6.
50. Gilbar PJ, et al. Syndrome of inappropriate antidiuretic hormone secretion induced by a single dose of oral cyclophosphamide. Ann Pharmacother. 2012;46(9):e23.
51. Garofeanu CG, et al. Causes of reversible nephrogenic diabetes insipidus: a systematic review. Am J Kidney Dis. 2005;45(4):626–37.
52. Rossi R, et al. Concentrating capacity in ifosfamide-induced severe renal dysfunction. Ren Fail. 1995;17(5):551–7.
53. Gurevich F, Perazella MA. Renal effects of anti-angiogenesis therapy: update for the internist. Am J Med. 2009;122(4):322–8.
54. Zhu X, et al. Risks of proteinuria and hypertension with bevacizumab, an antibody against vascular endothelial growth factor: systematic review and meta-analysis. Am J Kidney Dis. 2007;49(2):186–93.
55. Wu S, et al. Incidence and risk of hypertension with sorafenib in patients with cancer: a systematic review and meta-analysis. Lancet Oncol. 2008;9(2):117–23.
56. Robinson ES, et al. Rapid development of hypertension and proteinuria with cediranib, an oral vascular endothelial growth factor receptor inhibitor. Clin J Am Soc Nephrol. 2010;5(3):477–83.
57. Maitland ML, et al. Ambulatory monitoring detects sorafenib-induced blood pressure elevations on the first day of treatment. Clin Cancer Res. 2009;15(19):6250–7.
58. Izzedine H, et al. Angiogenesis inhibitor therapies: focus on kidney toxicity and hypertension. Am J Kidney Dis. 2007;50(2):203–18.
59. Bollee G, et al. Thrombotic microangiopathy secondary to VEGF pathway inhibition by sunitinib. Nephrol Dial Transplant. 2009;24(2):682–5.
60. Eremina V, et al. VEGF inhibition and renal thrombotic microangiopathy. N Engl J Med. 2008;358(11):1129–36.
61. Wu S, et al. Bevacizumab increases risk for severe proteinuria in cancer patients. J Am Soc Nephrol. 2010;21(8):1381–9.
62. Frangie C, et al. Renal thrombotic microangiopathy caused by anti-VEGF-antibody treatment for metastatic renal-cell carcinoma. Lancet Oncol. 2007;8(2):177–8.
63. Humphreys BD, et al. Gemcitabine-associated thrombotic microangiopathy. Cancer. 2004;100(12):2664–70.
64. Glezerman I, et al. Gemcitabine nephrotoxicity and hemolytic uremic syndrome: report of 29 cases from a single institution. Clin Nephrol. 2009;71(2):130–9.
65. Zemstov A, Omueti-AK, Zemstov R, Yang M. Livedo Reticularis as initial clinical manifestation of gemcitabine induced hemolytic uremic syndrome. J Dermatol. 2012;39(5):487–9.
66. Venat-Bouvet L, et al. Thrombotic microangiopathy and digital necrosis: two unrecognized

toxicities of gemcitabine. Anticancer Drugs. 2003;14(10):829–32.
67. Izzedine H, et al. Gemcitabine-induced thrombotic microangiopathy: a systematic review. Nephrol Dial Transplant. 2006;21(11):3038–45.
68. de Jesus-Gonzalez N, et al. Management of antiangiogenic therapy-induced hypertension. Hypertension. 2012;60(3):607–15.
69. Izzedine H, et al. Thrombotic microangiopathy related to anti-VEGF agents: intensive versus conservative treatment? Ann Oncol. 2011;22(2):487–90.
70. Fracasso PM, et al. Membranoproliferative glomerulonephritis following gemcitabine and vinorelbine chemotherapy for peritoneal mesothelioma. J Natl Cancer Inst. 1999;91(20):1779–80.
71. Markowitz GS, et al. Treatment with IFN-{alpha}, -{beta}, or -{gamma} is associated with collapsing focal segmental glomerulosclerosis. Clin J Am Soc Nephrol. 2010;5(4):607–15.
72. Thaunat O, et al. Nephrotic syndrome associated with hemophagocytic syndrome. Kidney Int. 2006;69(10):1892–8.
73. Colovic M, et al. Interferon alpha sensitisation induced fatal renal insufficiency in a patient with chronic myeloid leukaemia: case report and review of literature. J Clin Pathol. 2006;59(8):879–81.
74. Di Giacomo AM, Biagioli M, Maio M. The emerging toxicity profiles of anti-CTLA-4 antibodies across clinical indications. Semin Oncol. 2010;37(5):499–507.
75. Jolly EC, Clatworthy MR, Lawrence C, Nathan PD, Farrington K. Anti-CTLA-4 (CD152) monoclonal antibody-induced autoimmune interstitial nephritis. NDT. 2009;2(4):300–302.
76. Dillard T, et al. Anti-CTLA-4 antibody therapy associated autoimmune hypophysitis: serious immune related adverse events across a spectrum of cancer subtypes. Pituitary. 2010;13(1):29–38.
77. Weber J. Review: anti-CTLA-4 antibody ipilimumab: case studies of clinical response and immune-related adverse events. Oncologist. 2007;12(7):864–72.
78. Winn SK, et al. Biopsy-proven acute interstitial nephritis associated with the tyrosine kinase inhibitor sunitinib: a class effect? Nephrol Dial Transplant. 2009;24(2):673–5.
79. Perazella MA. Crystal-induced acute renal failure. Am J Med. 1999;106(4):459–65.
80. Pinheiro FV, et al. Decrease of adenosine deaminase activity and increase of the lipid peroxidation after acute methotrexate treatment in young rats: protective effects of grape seed extract. Cell Biochem Funct. 2010;28(1):89–94.
81. Shirali AC, Perazella MA. Tubulointerstitial injury associated with chemotherapeutic agents. Adv Chronic Kidney Dis. 2014;21(1):56–63.
82. Widemann BC, et al. High-dose methotrexate-induced nephrotoxicity in patients with osteosarcoma. Cancer. 2004;100(10):2222–32.
83. Saland JM, et al. Effective removal of methotrexate by high-flux hemodialysis. Pediatr Nephrol. 2002;17(10):825–9.
84. Wall SM, et al. Effective clearance of methotrexate using high-flux hemodialysis membranes. Am J Kidney Dis. 1996;28(6):846–54.
85. Widemann BC, et al. Glucarpidase, leucovorin, and thymidine for high-dose methotrexate-induced renal dysfunction: clinical and pharmacologic factors affecting outcome. J Clin Oncol. 2010;28(25):3979–86.
86. Schacht RG, et al. Nephrotoxicity of nitrosoureas. Cancer. 1981;48(6):1328–34.
87. Oliverio VT. Toxicology and pharmacology of the nitrosoureas. Cancer Chemother Rep 3. 1973;4(3):13–20.
88. Li J, Khot A, Burbury K. Acute kidney injury requiring dialysis following carmustine and etoposide during autologous stem cell transplantation. Chemotherapy. 2012;58(5):349–51.
89. Sahni V, Choudhury D, Ahmed Z. Chemotherapy-associated renal dysfunction. Nat Rev Nephrol. 2009;5(8):450–62.
90. Farry JK, Flombaum CD, Latcha S. Long term renal toxicity of ifosfamide in adult patients–5 year data. Eur J Cancer. 2012;48(9):1326–31.
91. Mulder RL, et al. Glomerular function time trends in long-term survivors of childhood cancer: a longitudinal study. Cancer Epidemiol Biomarkers Prev. 2013;22(10):1736–46.

第 5 章／生物学的癌治療と腎臓

Benjamin D. Humphreys

【略語】		
ABPM	Ambulatory blood pressure monitor	24 時間自由行動下血圧測定
AKI	Acute kidney injury	急性腎障害
CKD	Chronic kidney disease	慢性腎臓病
CML	Chronic myelogenous leukemia	慢性骨髄性白血病
EC	Endothelial cells	血管内皮細胞
EGFR	Epidermal growth factor receptor	上皮増殖因子受容体
eNOS	Endothelial nitric oxide synthase	内皮型一酸化窒素合成酵素
ET	Endothelin	エンドセリン
GFR	Glomerular filtration rate	糸球体濾過量
GIST	Gastrointestinal stromal tumor	消化管間質腫瘍
NO	Nitric oxide	一酸化窒素
TKI	Tyrosine kinase inhibitors	チロシンキナーゼ阻害薬
TMA	Thrombotic microangiopathy	血栓性微小血管症
VEGF	Vascular endothelial growth factor	血管内皮増殖因子
VEGFR	Vascular endothelial growth factor receptor	血管内皮増殖因子受容体

B. D. Humphreys (✉)
Department of Medicine, Brigham and Women's Hospital, Harvard Institutes of Medicine Rm 550, 4 Blackfan Circle, Boston, MA 02115, USA
e-mail: bhumphreys@partners.org

© Springer Science+Business Media New York 2015
K. D. Jhaveri, A. K. Salahudeen (eds.), *Onconephrology*,
DOI 10.1007/978-1-4939-2659-6_5

癌の分子標的治療の発想は，1971年にDr. Judah Folkmanが提唱した「腫瘍の発育と転移は血管新生に依存している」という仮説までさかのぼることができる[1]．これは増殖中の新生物中の腫瘍細胞が，拡散性のある何らかの増殖因子を介して血管内皮細胞(EC)と連携して血管の新生を導き，それによって腫瘍の増殖がさらに加速する，という仮説である．血管新生を促進する生物学的シグナル経路を抑制することが血管新生抑制戦略の主な目標であり，固形腫瘍の治療においてこのタイプの薬物の使用が急速に広まってきている．

分子標的治療は今や一連の新たなシグナル伝達カスケードをカバーするようになった．例えば上皮増殖因子受容体(EGFR)経路(の阻害薬)や，イマチニブのような複数の分子を標的とするチロシンキナーゼ阻害薬(TKI)が例としてあげられる．それぞれ，ある特定のシグナル経路に依存して生存・増殖する特定の癌を標的とした薬物である．これらの薬物は特異的かつ極めて強力であるが，その毒性についても広く認識されるようになっている．分子標的治療薬の毒性は，典型的には，本来臓器の正常な恒常性を保つために働いているシグナル伝達経路を非腫瘍組織においても抑制してしまうために生じる．例えば，EGFRは腎臓においてマグネシウムの調節を制御しており，EGFR阻害薬の副作用として低マグネシウム血症がみられる．

腎臓専門医は，これら分子標的治療に関連する毒性の所見，予防法，治療法を十分に知っておく必要がある[2,3]．リスクファクターには，患者の年齢，他の腎毒性物質へ曝露，慢性腎臓病(CKD)の合併，脱水などがある．腎臓への毒性はしばしば蓄積的であり，高用量あるいは長期間の治療によって腎障害のリスクは増加していく．急性腎障害(AKI)は早期に発見すれば一般的には回復することが多いのに対し，化学療法によって半永久的なCKDに陥ることは決して稀なことではない．CKDがある場合，癌の積極的治療を目指しても治療や臨床試験などの適応から外れてしまうことにもなるため，腎障害を速やかに発見し治療することは極めて重要である．本章では血管新生抑制治療やEGFR阻害薬，他の複数の分子を標的とするTKIの腎毒性について述べる．米国食品医薬品局(Food and Drug Administration：FDA)で認可された生物学的治療と関連する腎毒性についてのまとめを表5.1に示す．

表5.1　FDAに認可された生物学的治療法とその腎毒性

クラス	薬物	腎臓への毒性
血管新生抑制療法	ベバシズマブ，スニチニブ，ソラフェニブ，パゾパニブ，エベロリムス	高血圧，蛋白尿，血栓性微小血管症(TMA)，急性腎障害(AKI)
上皮増殖因子受容体(EGFR)阻害薬	セツキシマブ，エルロチニブ，ゲフィニチブ，ラパチニブ，パニツムマブ	低マグネシウム血症，低カリウム血症
多機能性チロシンキナーゼ阻害薬	イマチニブ，ダサチニブ，ポナチニブ，ボスチニブ	AKI，慢性腎臓病(CKD)，蛋白尿，TMA

症例1　58歳，女性．高血圧の評価と管理のために紹介された．3年前に転移性の卵巣癌と診断され，外科的腫瘍減量術の後パクリタキセルとカルボプラチンの投与を受けた．病気の進行のため，4か月前からベバシズマブの単独投与を開始された．10年来の高血圧があり，アテノロール 100 mg/日を服用していた．ベバシズマブ開始後 175/105 mmHg と高血圧が悪化し，リシノプリル 10 mg/日の追加治療を開始したが，依然として血圧は高い（160/95 mmHg）．

疲れやすいという訴えはあるが，頭痛や視覚異常，足のむくみなどはなく，ベバシズマブ治療は問題なく継続できている．診察上は高血圧（158/97 mmHg）が目立つが，眼底所見は正常で浮腫は認めなかった．検査所見では，血清クレアチニン 1.0 mg/dL，ヘモグロビン 13.8 g/dL，血小板 337,000/dL であった．ハプトグロビンは正常範囲内で分裂赤血球は認められなかった．尿蛋白は試験紙法で 1+，沈渣所見には特に異常を認めなかった．尿蛋白は定量で 0.6 g/g クレアチニンであった．

ベバシズマブやほかの抗血管内皮増殖因子（VEGF）治療によって高血圧が生じる機序はどれか（正解は1つとは限らない）．
a. VEGF 阻害によりレニンの産生が増加する．
b. 血管内皮増殖因子受容体（VEGFR）2 のシグナルは内皮型一酸化窒素合成酵素（eNOS）に作用して一酸化窒素（NO）産生を高める働きを有するが，（抗 VEGF 療法によって）この VEGFR2 のチロシンキナーゼ活性が抑制され，結果的に血管拡張性の NO の産生が低下するため．
c. 毛細血管の密度低下．
d. エンドセリン 1（ET-1）による高血圧．

血管新生抑制療法

血管新生抑制療法は，VEGF 分子およびその受容体と下流のシグナル経路を標的とした治療法である．FDA が認可した血管新生抑制薬には，①VEGF に結合し抑制する[*1]作用を有する遺伝子組換えヒトモノクローナル抗体のベバシズマブ，および②スニチニブ，ソラフェニブ，アキシチニブ，パゾパニブなど，VEGFR の細胞内のキナーゼ活性を抑制する小分子のチロシンキナーゼ阻害薬（TKI）がある[5]．TKI は VEGFR2 に完全に特異的というわけではなく，例えば血小板由来増殖因子（platelet derived growth factor：PDGF）受容体や c-KIT などのほかのチロシンキナーゼ型受容体にも抑制的に作用する．これらの薬物はさまざまの固形腫瘍に対して使用され，多くのレジメンによる臨床試験が進行中である．血管新生抑制療法は，例えば転移性の腎細胞癌（新規に診断される癌の 2.5% を占める）に対しては第一選択の治療法となっている．これら

[*1] 訳注：ベバシズマブは VEGF-A に結合し，VEGF-A が受容体（VEGFR1，VEGFR2，ニューロピリン 1）に結合するのを阻害する．

の薬物の使用が増え，多くの強力なレジメンが作成されている現在，VEGF阻害薬の毒性の診断や管理方法についての理解が臨床的にますます重要となってきている．

血管新生抑制療法によって生じる高血圧

高血圧は血管新生抑制療法で非常によくみられる副作用である．FDA承認の血管新生抑制療法を受けている患者の19〜24%で高血圧が生じるが[6,7]，より新しい薬物では80%の患者で高血圧が認められたという報告がある[8]．病的レベルではないものも含めれば，この類の薬物を使用している患者ではほぼ全例で血圧の上昇傾向がみられる．作用の強いTKIでの血圧上昇は急激で，数日内に認められることがある．一方，ベバシズマブのような生物学的治療薬での血圧上昇は比較的緩徐で，症例1でみられたように数週間〜数か月で生じてくる．ソラフェニブの研究では，投与を開始した54人の患者のうち，24時間自由行動下血圧測定（ABPM）検査によると，6日目までに93%で血圧の上昇が確認されたが，ほとんどの患者で投与開始24時間以内に上昇が始まっていた[9,10]．治療を中止すると通常，血圧は低下する．筆者らは，強力な低分子型のVEGF標的治療薬であるcediranib[*2]を用いた女性患者67%で治療開始3日以内と非常に早期に血圧が上昇することを報告した．高血圧は調査の終了時には87%で認められた[8]．

VEGFがVEGFR2（受容体）に結合すると，VEGFR2の内因性チロシンキナーゼが活性化され，結果的にeNOSによる血管拡張物質NOの産生が増加する[11]．このため，VEGFシグナルの抑制はNOの生物学的利用率（バイオアベイラビリティ）を減弱させ，血管収縮が生じる．VEGFシグナルの阻害により，ヒトにおいて尿中の亜硝酸/硝酸の分泌量や，血清のNO代謝産物濃度が低下することが確認されている[12,13]．ただし，NOの生物学的利用率を反映する血流依存性血管拡張反応に差は認められなかった[13]．抗VEGFR2抗体の治療を受けたマウスでは血圧上昇と腎臓でのeNOSおよびnNOS（neuronal NOS：神経型NOS）の低下が認められた[14]．一方，スニチニブによる高血圧のブタモデルでは，高血圧の発生とNOの生物学的利用率の間に関連は認められなかった[15]．このように文献上にやや食い違いはあるものの，多くのデータは，血管新生抑制療法による高血圧の発生機序の1つとして血管抵抗の増加がかかわっていることを示唆している．

もう1つ，強力な血管収縮因子であるET-1も，血管新生抑制療法による高血圧に関与する因子として重要である．スニチニブはげっ歯類およびヒトにおいて血中のET-1レベルを上昇させる[16]．ET-1レベルは，TKIであるレゴラフェニブの投与直後に上昇し，中止によって速やかに正常化する[17]．ブタモデルを用いた実験により，血管新生抑制療法による血圧上昇をエンドセリン（ET）受容体拮抗薬で予防できる可能性が示された[15,18]．血管新生抑制療法で血管内皮の全般的な機能異常が生じ，これに伴ってET-1

[*2] 訳注：3種類すべてのVEGF受容体（VEGFR1, 2, 3）のチロシンキナーゼに対する強力な経口阻害薬．未承認薬．

分泌が増加するが[19]，この機序も高血圧の発症に関与していると考えられる．

血管新生抑制療法による高血圧にかかわる3つ目の因子は毛細血管密度の低下である．これについては，エビデンスの強さでは劣るものの，関与を示唆するデータが報告されている．VEGF阻害薬で治療されたげっ歯類は，治療開始21日で気管の毛細血管ネットワークが30％退縮していたが，血管新生抑制療法の中止によって回復がみられた[20]．ベバシズマブもしくはTKI治療を受けた患者では，10～20％程度の毛細血管密度の減少が確認された[21,22]．しかし，末梢血管抵抗を5％上昇させるためには毛細血管床の量を40％も減量することが必要であり，実際の毛細血管の減少はそのレベルに達していなかった[16,23]．毛細血管の退縮が血管新生抑制療法による高血圧にどの程度関与しているのか判定するには，まだ研究が必要である．

ほかに高血圧発症に関与している可能性のある機序として，FacemireらはⅠ利尿曲線のシフトによる体液過剰の関与を報告している[14]．マクロファージ由来のVEGF-Cはリンパ管新生や細胞外の体液の緩衝作用を制御しており，抗VEGF治療によってこれらの働きも阻害される可能性がある[24]．この経路や，プロスタグランジンや活性酸素種などの別の要素がどの程度かかわっているかは不明である[25]．図5.1にこれらの経路を示した．

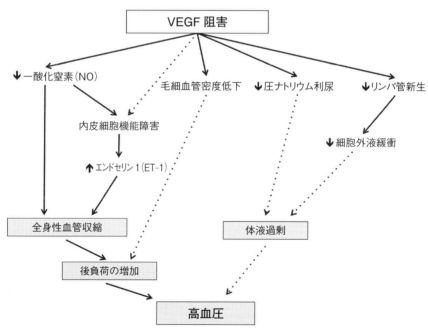

図5.1　血管内皮増殖因子(VEGF)阻害による高血圧発症の複数の機序．VEGFシグナルの抑制は一酸化窒素(NO)産生を抑制し，エンドセリン1(ET-1)の分泌を促進，毛細血管の密度の低下も導く．これらのすべての効果により，後負荷が増加し，結果的に血圧が上昇する．さらに，VEGFシグナルの抑制によって圧ナトリウム利尿曲線がシフトし，リンパ管新生も抑制されるが，このいずれも体液量の増加を介して高血圧発症に関与する．

症例1のフォローアップとディスカッション　　正解はb, c, d. 血管内皮増殖因子受容体2(VEGFR2)のシグナルは内皮型一酸化窒素合成酵素(eNOS)に作用して一酸化窒素(NO)産生を高める働きを有するが，抗VEGF療法によってこのVEGFR2のチロシンキナーゼ活性が抑制され，結果的に血管拡張性のNOの産生が低下する．毛細血管の密度の低下，エンドセリン1(ET-1)の影響も重要な機序である．レニンはこれらの薬物関連において重要な要素ではない．

症例2　　78歳，腎細胞癌の女性．蛋白尿で紹介された．高血圧をヒドロクロロチアジドで，糖尿病をメトホルミンで治療されている．11か月前にスニチニブ投与開始時には蛋白尿は認めていなかった．5か月前から足首のむくみが出現し，24時間の蓄尿検査で7.2gの蛋白尿を認めた．ヒドロクロロチアジドが増量された．先月から浮腫が悪化したため，紹介されてきた．

　足首のひどい浮腫を訴えている．血圧152/93 mmHg, 両側の圧痕浮腫2+を認める．血清クレアチニンは1.4 mg/dL, 蛋白尿はクレアチニン比で10.9 g/gクレアチニンであったが，尿定性検査では血尿1+, 蛋白尿3+であった．蛋白尿の原因として以下のいずれが最も疑われるか？
　a. 微小変化群．
　b. 膜性腎症．
　c. 過剰濾過に関連した巣状分節性糸球体硬化症．
　d. 血栓性微小血管症(TMA).

血管新生抑制療法後の蛋白尿

　血管新生抑制療法後の蛋白尿は，腎性血栓性微小血管症(TMA)の結果として出現するのが最も一般的である．

症例2のフォローアップとディスカッション　　血管新生抑制療法後の蛋白尿は多くの場合，腎性TMAの結果としてみられる．臨床所見としては高血圧，微小血管症性溶血，腎不全，ネフローゼレベルに近い蛋白尿や顕微鏡学的血尿などが特徴的である．補体値は典型的には正常である．ハプトグロビンはやや低下することがあり，腎臓に限局した微小血管症性溶血を反映して破砕赤血球が末梢血に出現することがある．腎生検では，血管内皮腫大が最も目立ち，基底膜の二重化を伴う肥厚所見は血管内皮障害を示す．正解はdである．

　ベバシズマブで治療された1,850人の患者の調査で，ベバシズマブによる蛋白尿出現

が疑われる例は約5〜10％であり，そのリスクは用量依存性であった(低用量のベバシズマブでの相対危険度は1.4, 95％信頼区間1.1〜1.7. 高用量での相対危険度は2.2, 95％信頼区間1.6〜2.9)[6]. 蛋白尿は腎性TMAを反映していると考えられ，さらに大きなメタ解析(12,268人)では，ベバシズマブ投与に関連した蛋白尿は13.3％(95％信頼区間 7.7〜22.1％)で認められた．1日3.5 g以上の高度の蛋白尿の発生率は2.2％(95％信頼区間 1.2〜4.3％)，ネフローゼ症候群の発症率は0.8％(95％信頼区間 0.4〜1.8％)で，相対危険度は7.78(95％信頼区間 1.80〜33.62, p=0.006)であった.

血管新生抑制療法開始後に蛋白尿がみられた患者の腎臓の病理組織学的検査では，血管内皮腫大や局所的な足突起の消失，基底膜の二重化やメサンギウム融解など糸球体基底膜障害を示す所見がみられる．重症例ではフィブリンの沈着，赤血球の捕獲像も認められる．これらは腎性TMAに特徴的な所見である．

これらの所見から，本症候群の病態生理に足細胞でのVEGF発現がかかわっていることと，足細胞と血管内皮細胞の間にクロストークがあることが示唆される[27]. Ereminaらは，足細胞由来のVEGFが糸球体濾過バリアを維持する機序について研究を行った．この研究では，足細胞特異的にVEGFの発現を欠損させたコンディショナルノックアウトマウスを作成し，腎性TMAの発症には足細胞由来のVEGFの消失が十分条件であることを証明した[28]. すなわち，血管新生抑制療法は，足細胞由来のVEGFが近接する糸球体内皮細胞に作用するのをブロックし，結果として糸球体濾過バリアを崩壊させて蛋白尿を引き起こすと同時に，血栓形成を促進する作用を発揮する[29]. 多くの報告で，腎性TMAは血管新生抑制療法を受けた患者に生じる糸球体障害のなかで最もよくみられる所見であると記載されている[28,30〜33]. ただし，免疫複合体を伴う糸球体腎炎[31,34,35]やアレルギー性間質性腎炎[36〜38]など，他の所見の報告もみられる．

症例3 セツキシマブ治療で低マグネシウム血症を呈している患者の評価を依頼された．患者は転移性大腸癌の59歳，男性で，FOLFOX療法を受けていたが，進行が認められたため，週1回のセツキシマブの静注治療へと変更された．投与開始時の腎機能や電解質はすべて正常範囲であった．4週間後，患者は全身疲労感と筋力の低下を訴えた．検査にてカリウム 3.2 mEq/L，マグネシウム 0.9 mg/dLであった．マグネシウム排泄分画(fractional excretion of magnesium：FE_{Mg})検査で，血中のマグネシウムが低値であるにもかかわらず尿中排泄が多くみられていることを確認した．マグネシウム濃度を1.2 mg/dL以上に保つことを目指し，経静脈的補充のうえ，マグネシウム製剤の経口投与を開始したが，大量に服用しているにもかかわらず，セツキシマブ投与下では血清マグネシウムレベルの回復はみられない．

セツキシマブ投与による低マグネシウム血症発症のリスクファクターは次のどれか？
    a. 治療期間．
    b. 人種(アフリカ系アメリカ人)．

c. 高齢.
　　d. 慢性腎臓病(CKD).

上皮増殖因子受容体(EGFR)阻害に関連した毒性

　EGFR の阻害によって低マグネシウム血症と二次性低カリウム血症が起こることが知られている．EGFR に対する抑制型のモノクローナル抗体として，セツキシマブとパニツムマブがあり，小分子の EGFR 阻害薬としてゲフィニチブとエルロチニブがある．これらの薬物での治療時にみられる低マグネシウム血症の頻度は全体として 17％であった．抗 EGFR 治療を受けていない患者と比較した低マグネシウム血症の相対危険度はセツキシマブで 3.87，パニツムマブで 12.55 であった[39]．腎臓におけるマグネシウムの処理は正常な EGFR シグナル経路に依存しているため，低マグネシウム血症の出現は EGFR が in vivo で適切に阻害されていることを反映した抗癌作用の有効性の指標として考えることも可能である．実際，早期に低マグネシウム血症が出現することは癌の反応が良好であることを示すバイオマーカーとなっており，KRAS 野生型の結腸直腸癌患者に関する研究で，治療開始 28 日以内にマグネシウムの 50％以上の低下がみられた患者群で，治療に対する腫瘍の反応がよく(55.8％ vs. 16.7％，$p<0.0001$)かつ生存期間も長い(11.0 か月 vs. 8.1 か月，$p=0.002$)ことが示されている[40]．

　EGFR が腎臓のマグネシウムの処理を行う機序はすでに同定されている．遠位曲尿細管でマグネシウムが再吸収される．これは上皮増殖因子(EGF)が尿細管の基底膜側に存在する受容体の EGFR と結合し[2]，そのシグナルによって一過性受容器電位チャネルメラスタチンサブタイプ 6 (transient receptor potential melastatin subtype 6：TRPM6) が管腔側膜に誘導されることによって可能となる．抗 EGFR 抗体は EGF の EGFR への結合を阻害し，その結果 TRPM6 の細胞膜への移動を減らし，腎臓におけるマグネシウム喪失と低マグネシウム血症を導く．興味深いことに，この作用は，小分子受容体阻害薬よりも抗 EGFR 抗体でより顕著である．

症例 3 のフォローアップとディスカッション　　抗 EGFR 阻害薬による低マグネシウム血症発症の主要なリスクファクターは治療期間であるが，高齢であることもリスクを高める[42]．正解は a と c．

　血中マグネシウム濃度は 2〜4 週間ごとに測定し，特に高齢患者では十分に注意する．中等度〜高度の低マグネシウム血症に対する補充療法はなかなか困難である．酸化マグネシウムなどの内服薬は下痢(マグネシウムの喪失をむしろ悪化させる)の副作用のため使用が限られる．経静脈的な補充では投与時間の制限があるうえ，補充後 3〜4 日で元のレベルまで低下してしまうという問題がある[43]．重症例では週 2 回の経静脈補充が必

要となることがある．低マグネシウム血症は抗EGFR治療の中断によって回復するが，それには通常4～6週間を要する．

ほかのチロシンキナーゼ阻害薬(TKI)と腎毒性

　TKIは慢性骨髄性白血病(CML)や消化管間質腫瘍(GIST)の治療に革命をもたらした．2001年に初めて認可されたイマチニブはc-Ablキナーゼ(CMLとGISTの両者で活性化されている)を抑制する作用をもつ分子標的治療のプロトタイプ的な薬物であった．現在では，ダサチニブ，ニロチニブ，ボスチニブ，ポナチニブなどの第二世代のTKIが開発されている［訳注：2016年9月現在，わが国ではポナチニブのみ保険適用外］．これらの薬物は，効果が強く，それぞれ異なった様式でのチロシンキナーゼ阻害作用を有している．これらの薬物は安全に長期使用が可能とされているが，最新のデータではやはり腎毒性との関連が示唆されている．

　最近の2つの報告によると，イマチニブの長期使用によってAKIとCKD両方のリスクが高まるようである．Marcolinoらはイマチニブの長期投与(中央値4.5年：四分位範囲3.2～6.1年)を受けた105人のCML患者について解析を行い，期間中に7％の患者でAKI(クレアチニン値0.3 mg/dL以上もしくは50％以上の上昇)の，さらには16％の患者で新たにCKD(eGFR 60 mL/分/1.73 m^2 未満で定義)の発症がみられたと報告している．この研究は規模が小さく，AKIやCKDのリスクファクターについて言及していないが，イマチニブの治療によってGFRが低下しうると結論づけている[44]．Yilmazらは，イマチニブ，ダサチニブ，ニロチニブのいずれかを使用した475人の調査で，治療開始時にはCKDを呈していなかった442人の患者のうち11％で，中央値50か月のフォローアップ期間中に新たにCKDを発症したと報告している[45]．この2つの調査はそれまで意識されていなかったTKIの毒性を示すものである．その機序はまだ解明されていないが，TKIの適応がますます広がっている状況を考えると，さらに調査を進めていくことが間違いなく必要である．

　TKIの使用では，蛋白尿を含めた腎障害の報告例もある．臨床治験の第Ⅰ相試験において，ダサチニブ使用患者の18％で蛋白尿が報告された[46]．ダサチニブの使用により，ネフローゼレベルの蛋白尿と腎生検での血栓性微小血管症(TMA)様の障害パターンを示した症例も報告された[47]．ダサチニブではAKIの発症例も報告されている[48,49]．新たなTKIの臨床応用は進められており，これらの新しくかつ有効性の高い治療が併せもつ腎臓に対するリスクを正しく把握することが重要となる．

　癌に対する分子標的治療の応用が広がるにつれ，この治療に伴う腎毒性のリストもさらに膨らむことが予想される．腎臓専門医には，癌治療のアウトカムを最高のものとするために，その毒性を認識し適切に対応していく能力が求められる．

引用文献

1. Folkman J. Tumor angiogenesis: therapeutic implications. N Engl J Med. 1971;285:1182–6.
2. Perazella MA. Onco-nephrology: renal toxicities of chemotherapeutic agents. Clin J Am Soc Nephrol. 2012;7:1713–21.
3. Sahni V, Choudhury D, Ahmed Z. Chemotherapy-associated renal dysfunction. Nat Rev Nephrol. 2009;5:450–62.
4. Ferrara N, Hillan KJ, Gerber HP, Novotny W. Discovery and development of bevacizumab, an anti-VEGF antibody for treating cancer. Nat Rev Drug Discov. 2004;3:391–400.
5. Gotink KJ, Verheul HM. Anti-angiogenic tyrosine kinase inhibitors: what is their mechanism of action? Angiogenesis. 2010;13:1–14.
6. Zhu X, Wu S, Dahut WL, Parikh CR. Risks of proteinuria and hypertension with bevacizumab, an antibody against vascular endothelial growth factor: systematic review and meta-analysis. Am J Kidney Dis. 2007;49:186–93.
7. Wu S, Chen JJ, Kudelka A, Lu J, Zhu X. Incidence and risk of hypertension with sorafenib in patients with cancer: a systematic review and meta-analysis. Lancet Oncol. 2008;9:117–23.
8. Robinson E, Matulonis UA, Ivy P, Berlin ST, Tyburski K, Penson RT, Humphreys BD. Rapid development of hypertension and proteinuria with cediranib, an oral vascular endothelial growth factor inhibitor. Clin J Am Soc Nephrol. 2010;5:477–83. (Epub ahead of print)
9. Maitland ML, Kasza KE, Karrison T, Moshier K, Sit L, Black HR, Undevia SD, Stadler WM, Elliott WJ, Ratain MJ. Ambulatory monitoring detects sorafenib-induced blood pressure elevations on the first day of treatment. Clin Cancer Res. 2009;15:6250–7.
10. Patel TV, Morgan JA, Demetri GD, George S, Maki RG, Quigley M, Humphreys BD. A preeclampsia-like syndrome characterized by reversible hypertension and proteinuria induced by the multitargeted kinase inhibitors sunitinib and sorafenib. J Natl Cancer Inst. 2008;100:282–4.
11. Hood JD, Meininger CJ, Ziche M, Granger HJ. VEGF upregulates ecNOS message, protein, and NO production in human endothelial cells. Am J Physiol. 1998;274:H1054–8.
12. Robinson ES, Khankin EV, Choueiri TK, Dhawan MS, Rogers MJ, Karumanchi SA, Humphreys BD. Suppression of the nitric oxide pathway in metastatic renal cell carcinoma patients receiving vascular endothelial growth factor-signaling inhibitors. Hypertension. 2010;56:1131–6.
13. Mayer EL, Dallabrida SM, Rupnick MA, Redline WM, Hannagan K, Ismail NS, Burstein HJ, Beckman JA. Contrary effects of the receptor tyrosine kinase inhibitor vandetanib on constitutive and flow-stimulated nitric oxide elaboration in humans. Hypertension. 2011;58:85–92.
14. Facemire CS, Nixon AB, Griffiths R, Hurwitz H, Coffman TM. Vascular endothelial growth factor receptor 2 controls blood pressure by regulating nitric oxide synthase expression. Hypertension. 2009;54:652–8.
15. Kappers MH, de Beer VJ, Zhou Z, Danser AH, Sleijfer S, Duncker DJ, van den Meiracker AH, Merkus D. Sunitinib-induced systemic vasoconstriction in swine is endothelin mediated and does not involve nitric oxide or oxidative stress. Hypertension. 2012;59:151–7.
16. Kappers MH, van Esch JH, Sluiter W, Sleijfer S, Danser AH, van den Meiracker AH. Hypertension induced by the tyrosine kinase inhibitor sunitinib is associated with increased circulating endothelin-1 levels. Hypertension. 2010;56:675–81.
17. de Jesus-Gonzalez N, Robinson ES, Penchev RR, von Mehren M, Heinrich MC, Tap W, Demetri GD, George S, Humphreys BD. Regorafenib induces rapid and reversible changes in plasma nitric oxide and endothelin-1. Am J Hypertens. 2012;25:1118–23. (in press)
18. Kappers MH, Smedts FM, Horn T, van Esch JH, Sleijfer S, Leijten F, Wesseling S, Strevens H, Jan Danser AH, van den Meiracker AH. The vascular endothelial growth factor receptor inhibitor sunitinib causes a preeclampsia-like syndrome with activation of the endothelin system. Hypertension. 2011;58:295–302.
19. Bohm F, Pernow J. The importance of endothelin-1 for vascular dysfunction in cardiovascular disease. Cardiovasc Res. 2007;76:8–18.
20. Baffert F, Le T, Sennino B, Thurston G, Kuo CJ, Hu-Lowe D, McDonald DM. Cellular changes

in normal blood capillaries undergoing regression after inhibition of VEGF signaling. Am J Physiol Heart Circ Physiol. 2006;290:H547–59.
21. Mourad JJ, des Guetz G, Debbabi H, Levy BI. Blood pressure rise following angiogenesis inhibition by bevacizumab. A crucial role for microcirculation. Ann Oncol: Off J Eur Soc Med Oncol/ESMO. 2008;19:927–34.
22. Steeghs N, Gelderblom H, Roodt JO, Christensen O, Rajagopalan P, Hovens M, Putter H, Rabelink TJ, de Koning E. Hypertension and rarefaction during treatment with telatinib, a small molecule angiogenesis inhibitor. Clin Cancer Res. 2008;14:3470–6.
23. Greene AS, Tonellato PJ, Lui J, Lombard JH, Cowley AW, Jr. Microvascular rarefaction and tissue vascular resistance in hypertension. Am J Physiol. 1989;256:H126–31.
24. Machnik A, Neuhofer W, Jantsch J, Dahlmann A, Tammela T, Machura K, Park JK, Beck FX, Muller DN, Derer W, Goss J, Ziomber A, Dietsch P, Wagner H, van Rooijen N, Kurtz A, Hilgers KF, Alitalo K, Eckardt KU, Luft FC, Kerjaschki D, Titze J. Macrophages regulate salt-dependent volume and blood pressure by a vascular endothelial growth factor-C-dependent buffering mechanism. Nat Med. 2009;15:545–52.
25. Robinson ES, Khankin EV, Karumanchi SA, Humphreys BD. Hypertension induced by vascular endothelial growth factor signaling pathway inhibition: mechanisms and potential use as a biomarker. Semin Nephrol. 2010;30:591–601.
26. Wu S, Kim C, Baer L, Zhu X. Bevacizumab increases risk for severe proteinuria in cancer patients. J Am Soc Nephrol. 2010;21:1381–9.
27. Eremina V, Sood M, Haigh J, Nagy A, Lajoie G, Ferrara N, Gerber HP, Kikkawa Y, Miner JH, Quaggin SE. Glomerular-specific alterations of VEGF-A expression lead to distinct congenital and acquired renal diseases. J Clin Invest. 2003;111:707–16.
28. Eremina V, Jefferson JA, Kowalewska J, Hochster H, Haas M, Weisstuch J, Richardson C, Kopp JB, Kabir MG, Backx PH, Gerber HP, Ferrara N, Barisoni L, Alpers CE, Quaggin SE. VEGF inhibition and renal thrombotic microangiopathy. N Engl J Med. 2008;358:1129–36.
29. Eremina V, Quaggin SE. Biology of anti-angiogenic therapy-induced thrombotic microangiopathy. Semin Nephrol. 2010;30:582–90.
30. Izzedine H, Brocheriou I, Deray G, Rixe O. Thrombotic microangiopathy and anti-VEGF agents. Nephrol Dial Transplant. 2007;22:1481–2.
31. Roncone D, Satoskar A, Nadasdy T, Monk JP, Rovin BH. Proteinuria in a patient receiving anti-VEGF therapy for metastatic renal cell carcinoma. Nat Clin Pract Nephrol. 2007;3:287–93.
32. Frangie C, Lefaucheur C, Medioni J, Jacquot C, Hill GS, Nochy D. Renal thrombotic microangiopathy caused by anti-VEGF-antibody treatment for metastatic renal-cell carcinoma. Lancet Oncol. 2007;8:177–8.
33. Bollee G, Patey N, Cazajous G, Robert C, Goujon JM, Fakhouri F, Bruneval P, Noel LH, Knebelmann B. Thrombotic microangiopathy secondary to VEGF pathway inhibition by sunitinib. Nephrol Dial Transplant. 2009;24:682–5.
34. George BA, Zhou XJ, Toto R. Nephrotic syndrome after bevacizumab: case report and literature review. Am J Kidney Dis. 2007;49:e23–9.
35. Johnson DH, Fehrenbacher L, Novotny WF, Herbst RS, Nemunaitis JJ, Jablons DM, Langer CJ, DeVore RF, 3rd, Gaudreault J, Damico LA, Holmgren E, Kabbinavar F. Randomized phase II trial comparing bevacizumab plus carboplatin and paclitaxel with carboplatin and paclitaxel alone in previously untreated locally advanced or metastatic non-small-cell lung cancer. J Clin Oncol. 2004;22:2184–91.
36. Khurana A. Allergic interstitial nephritis possibly related to sunitinib use. Am J Geriatr Pharmacother. 2007;5:341–4.
37. Winn SK, Ellis S, Savage P, Sampson S, Marsh JE. Biopsy-proven acute interstitial nephritis associated with the tyrosine kinase inhibitor sunitinib: a class effect? Nephrol Dial Transplant. 2009;24:673–5.
38. Jhaveri KD, Flombaum CD, Kroog G, Glezerman IG. Nephrotoxicities associated with the use of tyrosine kinase inhibitors: a single-center experience and review of the literature. Nephron Clin Pract. 2011;117:c312–9.
39. Petrelli F, Borgonovo K, Cabiddu M, Ghilardi M, Barni S. Risk of anti-EGFR monoclonal

antibody-related hypomagnesemia: systematic review and pooled analysis of randomized studies. Expert Opin Drug Saf. 2012;11(Suppl 1):9–19.
40. Vincenzi B, Galluzzo S, Santini D, Rocci L, Loupakis F, Correale P, Addeo R, Zoccoli A, Napolitano A, Graziano F, Ruzzo A, Falcone A, Francini G, Dicuonzo G, Tonini G. Early magnesium modifications as a surrogate marker of efficacy of cetuximab-based anticancer treatment in KRAS wild-type advanced colorectal cancer patients. Ann Oncol: Off J Eur Soc Med Oncol/ESMO. 2011;22:1141–6.
41. Dimke H, van der Wijst J, Alexander TR, Meijer IM, Mulder GM, van Goor H, Tejpar S, Hoenderop JG, Bindels RJ. Effects of the EGFR inhibitor erlotinib on magnesium handling. J Am Soc Nephrol. 2010;21:1309–16.
42. Tejpar S, Piessevaux H, Claes K, Piront P, Hoenderop JG, Verslype C, Van Cutsem E. Magnesium wasting associated with epidermal-growth-factor receptor-targeting antibodies in colorectal cancer: a prospective study. Lancet Oncol. 2007;8:387–94.
43. Izzedine H, Bahleda R, Khayat D, Massard C, Magne N, Spano JP, Soria JC. Electrolyte disorders related to EGFR-targeting drugs. Crit Rev Oncol/Hematol. 2010;73:213–9.
44. Marcolino MS, Boersma E, Clementino NC, Macedo AV, Marx-Neto AD, Silva MH, van Gelder T, Akkerhuis KM, Ribeiro AL. Imatinib treatment duration is related to decreased estimated glomerular filtration rate in chronic myeloid leukemia patients. Ann Oncol: Off J Eur Soc Med Oncol/ESMO. 2011;22:2073–9.
45. Yilmaz M, Kantarjian HM, Quintas-Cardama A, O'Brien S, Burger JA, Ferrajoli A, Borthakur G, Ravandi F, Pierce S, Jabbour E, Cortes JE. Estimated glomerular filtration rate changes in patients (Pts) with chronic myeloid leukemia (CML) treated with tyrosine kinase inhibitors (TKI). American Society of Hematology Annual Meeting. New Orleans, LA, 2013.
46. Demetri GD, Lo Russo P, MacPherson IR, Wang D, Morgan JA, Brunton VG, Paliwal P, Agrawal S, Voi M, Evans TR. Phase I dose-escalation and pharmacokinetic study of dasatinib in patients with advanced solid tumors. Clin Cancer Res. 2009;15:6232–40.
47. Wallace E, Lyndon W, Chumley P, Jaimes EA, Fatima H. Dasatinib-induced nephrotic-range proteinuria. Am J Kidney Dis. 2013;61:1026–31.
48. Ozkurt S, Temiz G, Acikalin MF, Soydan M. Acute renal failure under dasatinib therapy. Ren Fail. 2010;32:147–9.
49. Holstein SA, Stokes JB, Hohl RJ. Renal failure and recovery associated with second-generation Bcr-Abl kinase inhibitors in imatinib-resistant chronic myelogenous leukemia. Leuk Res. 2009;33:344–7.

第6章／腎不全患者に対する合理的な化学療法薬投与方法

Ali J. Olyaei, Edgar V. Lerma, Sascha A. Tuchman, Matthew A. Sparks

【略語】		
ABW	Adjusted body weight	補正体重
ATP	Adenosine tri-phosphate	アデノシン三リン酸
AUC	Area under curve	血中濃度−時間曲線下面積
CKD	Chronic kidney disease	慢性腎臓病
CKD-EPI	Chronic kidney disease epidemiology collaboration	
CPY	Cytochrome P-450 class	チトクロム P-450 クラス
CrCL	Creatinine clearance	クレアチニンクリアランス
CT	Computed tomography	コンピュータ断層撮影
ESKD	End-stage kidney disease	末期腎臓病
GFR	Glomerular filtration rate	糸球体濾過量
GI	Gastro intestinal	消化管

A. J. Olyaei (✉)
Medicine/Pharmacy Practice, OSU/OHSU, 3181 SW Sam Jackson Park road,
Portland, OR 97239, USA
e-mail: olyaeia@ohsu.edu

E. V. Lerma
Section of Nephrology, University of Illinois at Chicago College of Medicine—Advocate
Christ Medical Center, 4400 W 95th St. Oak Lawn, IL, USA
e-mail: nephron0@gmail.com

S. A. Tuchman
Division of Hematological Malignancies and Cellular Therapy, Duke Cancer Institute,
DUMC 3961, Durham, NC 27710, USA
e-mail: sat6@duke.edu

M. A. Sparks
Division of Nephrology, Department of Medicine, Duke University and Durham VA Medical
Centers, Box 103015 DUMC, Durham, NC 27710, USA
e-mail: matthew.sparks@duke.edu

© Springer Science+Business Media New York 2015
K. D. Jhaveri, A. K. Salahudeen (eds.), *Onconephrology,*
DOI 10.1007/978-1-4939-2659-6_6

HD	Hemodialysis	血液透析
IBW	Ideal body weight	理想体重
MDRD	Modified diet in renal disease	
MW	Molecular weight	分子量
PD	Peritoneal dialysis	腹膜透析
PET	Positron emission tomography	ポジトロン断層撮影
PPI	Proton pump inhibitor	プロトンポンプ阻害薬
Vd	Volume of distribution	分布容積

　化学療法薬の有する潜在的な抗癌作用を十分に発揮させるためには，薬物を安全かつ効果的に投与することが不可欠である．しかし，例えば慢性腎臓病〔CKD．ステージ1～エンドステージの末期腎臓病(ESKD)に至るまでさまざまなレベルの〕患者では，腎機能が低下している患者ならではの非常に難しい問題が生じる．悪性腫瘍患者に対して効果的に薬物を投与していくには，生理学的な状態に影響を受けることを意識する必要がある．例えば，化学療法の投与時に体液量が減少している場合，深刻な結果を招くことがある．背景にある腎疾患の性質，癌と診断された際にすでにCKDがあったとすればその程度，または以前使用された化学療法薬によるCKD発症などによって，薬物の除去/代謝のプロセスが変わってくる．さらに，このような患者集団はしばしば複数の薬物を投与されており，したがって多くの薬物相互作用によって副作用が生じうるため，問題はさらに複雑化する．悪性腫瘍とCKDを有する患者の治療の際は，薬物濃度が毒性レベルに達し，不安定な患者の病状をさらに悪化させるようなことがないよう，特別な注意が必要となる．腎機能を推定したうえで投与量を調整することが，副作用を低減しつつ悪性腫瘍の治療を成功させるための重要な予防策となる[1,2]．

　腫瘍疾患の治療を成功させるために最も重要なことは，薬物を適量投与することである．薬物の体内での分布が変化すると，多くの場合その薬効にも影響が生じる．適切な治療域濃度を確保するためには，用量・薬物投与ルート・生物学的利用能(バイオアベイラビリティ)，さらに，代謝と排泄の程度および速度などに注意する必要がある．癌専門医と腎専門医は，これらのバランスをとるという大きな課題に直面するため，薬力学(pharmacodynamics)および薬物動態学(pharmacokinetics)について深く理解している必要がある．薬力学とは，身体に対する薬物の作用を研究するものである[3,4]．薬物は，細胞膜上の受容体，酵素複合体，細胞内蛋白，または核酸などさまざまな部位に作用を発揮する．そのため，薬効の持続時間はその作用部位やそのほかの機序に応じ，わずか数分～数時間あるいは数日間まで開きがある[5]．一方，薬物動態学は，時間経過に伴う体内での薬物の分布に関する研究である[4]．つまり，化学療法薬がどのように吸収され，分布し，最終的に体内から排泄されるかを示すのが薬物動態である．CKDと悪性腫瘍を合併した患者では，まず主に肝臓で代謝されて排泄される．そこで酵素によって除去・不活性化される化学療法薬の選択を試みるべきである．それが不可能なた

めに，腎排泄主体の薬物をやむをえず選択する場合は，患者のクレアチニンクリアランスに基づいた，適切な投与量の設定が必要である．また，処方医師は，腎毒性を有するほかの薬物を同時に使用することを極力避けるようにしなくてはならない[6]．

本章では，まずCKD患者の化学療法に関する薬物管理について，3つの症例から考えてみたい．次に薬物吸収，薬物分布，代謝，腎クリアランス，および用量調節に関して詳細に述べたい．

症例1　70歳，男性．インフリキシマブ治療でCrohn病寛解中．数か月にわたる全身の筋力の衰えを主訴に近医を受診した．貧血，腎機能低下〔血清クレアチニン 2.2 mg/dL，Cockcroft-Gault式クレアチニンクリアランス(CrCl)約28 mL/分〕を認め，さらに血清蛋白電気泳動にて免疫グロブリンG(immunoglobulin G：IgG)λの単クローン性免疫グロブリン血症を認めた．骨髄穿刺と生検で80%の異型形質細胞を認めた．アミロイド沈着は陰性であった．この間に，急速に高カルシウム血症(12.5 mg/dL)および腎機能低下が進行したため入院し，尿毒症と高カリウム血症に対する血液透析，ならびに高カルシウム血症のためのパミドロン酸二ナトリウム投与を行った．骨髄腫による円柱腎症と高カルシウム血症による腎障害が主な病態と考えられた．

免疫調節薬であるレナリドミド水和物を用いた治療が検討されたが，レナリドミド水和物が腎排泄であるため，週2回の皮下ボルテゾミブ＋週1回の経口シクロホスファミド＋デキサメタゾンという化学療法(骨髄腫に対して非常に有用であり，かつ腎機能低下時に薬物の調整が不要なレジメンである)を開始した．患者は完全寛解し(すなわち，血清中および尿中の単クローン性ガンマグロブリンの完全な消退，および骨髄中の形質細胞5%以下)，約6か月後に透析を離脱した．クレアチニンクリアランスは正常に戻った(94 mL/分，Cockcroft-Gault式による)．

患者は，この病気の治療にあたりレナリドミド水和物について読んだことを思い出した．あなたならこの患者にどのように説明するか？
  a．レナリドミド水和物は，この病気の治療に効果がない．
  b．レナリドミド水和物は，この病気の治療にボルテゾミブよりも効果的でない．
  c．レナリドミド水和物で腎機能が改善する患者もいる．
  d．レナリドミド水和物は，腎機能低下患者には絶対禁忌である．

症例1のフォローアップとディスカッション　本症例では，一般的な化学療法薬の投与にあたって腎機能の低下をどのように考慮に入れるべきか，さらにパラプロテインによる腎障害が想定される症例で抗癌治療を早急に始めることの重要性について述べられている．これらの疾患では腎機能が回復する可能性があるため，薬物の投与量調整が非常に重要である[7]．過去10年間で，米国食品医薬品局(Food and Drug Administration：FDA)は多発性骨髄腫の治療に新たにボルテゾミブ(プロテア

ソーム阻害薬），レナリドミド水和物およびサリドマイド（いずれも免疫調節薬），およびドキソルビシン（リポソーム製剤）の4薬物を承認している．このような状況で，再発・難治性の多発性骨髄腫の標準治療法について議論がなされている．再発・難治性例へのサルベージ療法を選ぶにあたっては，治療に伴うリスクと想定される副作用を主要な判断材料として，症例それぞれの状況に基づいて行うべきであると専門家も述べている．デキサメタゾンと併用してレナリドミド水和物を投与する方法は，再発・難治性の多発性骨髄腫に対して効果が高く，かつ忍容性が良好である．またこの組合わせは，中等度または重度の腎機能障害をもつ患者でも有効かつ忍容性が良好である（しかし骨髄抑制の増強はある）[8,9]．しかしレナリドミド水和物が主に腎排泄性であるため，腎機能が低下した患者では血中濃度と半減期が有意に増加する．そのため，毒性や副作用のリスクを回避しつつ治療の有効性を維持する方法として，開始用量を減量させることが推奨されている．レナリドミド水和物治療後にむしろ腎機能が改善したという報告も見受けられる[9,10]．

新規の多発性骨髄腫の患者に対する Revlimid®（レナリドミド水和物）＋デキサメタゾン（RD），シクロホスファミド＋レナリドミド水和物＋デキサメタゾン（CRD），シクロホスファミド＋ボルテゾミブ＋デキサメタゾン（CyBorD）の3つの治療法を比較した研究[11]で，CyBorD が最も反応が良好で深刻な毒性が少ないが，RD や CRD と比較して神経障害が多く認められるという結果であった．最新の治療法で治療された患者の80％は4年間生存しているということも重要である．正解は c．

症例2　62歳，女性．咳の精査で施行された胸部 X 線で肺腫瘍を発見された．胸部単純 CT 検査で肺門部のリンパ節腫脹と3 cm の浸潤性腫瘤が認められた．また，気管支鏡検査にて低分化扁平上皮癌（非小細胞肺癌）と判断された．ポジトロン断層撮影（PET）/CT では切除可能と判定され，外科的切除術を受けた．病期はステージ ⅡB で，再発のリスクが高いため，シスプラチン中心の術後補助化学療法（アジュバント療法）を受けることが標準的であり有用と考えられた．しかし，患者は，長くコントロール不良であった2型糖尿病と高血圧のため，ベースラインのクレアチニンクリアランスは 32 mL/分（Cockcroft-Gault 式）と低下していた．

この患者にはどのような術後補助化学療法を採用すべきか？
a. 全用量のシスプラチン．
b. 50％に減量したシスプラチン．
c. 全用量のオキサリプラチン．
d. 50％に減量したカルボプラチン．

症例2のフォローアップとディスカッション　シスプラチンの腎毒性はよく知られているため，代替療法としてカルボプラチン＋パクリタキセルの投与が行われた．カルボプラチンは腎毒性が少ないが，非小細胞肺癌治療の有効性においてシスプラチンよりも少し劣る[12]．30～45 mL/分のクレアチニンクリアランスと推定されることから，投与量を50％減らすことが推奨される．現在オキサリプラチンは，非小細胞肺癌に対する第一選択の治療薬としては推奨されていない[13]．患者は重大な副作用もなく腎機能も安定した状態で化学療法を受けたが，残念ながら1年後に再発し，脳転移に関連した頭蓋内出血で死亡した．

　シスプラチン主体の治療をしておけば治癒したか否かについて述べることは不可能であるが，本症例からは，腎機能低下患者への化学療法を選択する際に，薬物動態，腎毒性，および期待される治療効果などのバランスをとることの複雑さに注目しておきたい．本症例のように化学療法による治癒の可能性がある場合は，特に難しい問題となる．正解はd．

症例3　29歳，男性．右膝が腫脹している．痛みなどの症状は伴っておらず，当初過度の運動のためと考えられたが，精密検査の結果，高グレードの滑膜肉腫と診断され，イホスファミドによる化学療法を開始した．反応は良好であったが，治療開始数か月後，クレアチニンが1.2から2.1 mg/dLと増加，イホスファミドによる腎障害と判断されて投与中止となった．しかし，腎機能はさらに悪化し，血液透析が必要となった．腎機能は徐々に改善し，数週間後に血液透析から離脱した．腎機能はクレアチニン2.2 mg/dL（Cockcroft-Gault式クレアチニンクリアランス31 mL/分）まで回復したため，改めてイホスファミドの投与を目指し，腫瘍（癌専門）医はあなたと協力して治療を行いたいと希望している．

　腎機能を考慮した次の段階の肉腫治療について，以下のいずれが正しいか？
　　a．化学療法施行前に積極的な経静脈的補液を行うべきである．
　　b．血液透析から離脱しており，イホスファミドを通常量使用可能である．
　　c．腎機能に応じて調整すればイホスファミドの再開は可能である．
　　d．低用量シスプラチンとイホスファミドを併用投与可能である．

症例3のフォローアップとディスカッション　イホスファミドは胚細胞腫瘍と肉腫の治療に使用されるアルキル化薬である．シクロホスファミドと構造的に類似しており，イホスファミドの代謝物のアクロレインは，特に膀胱に対し毒性を有し，出血性膀胱炎を引き起こす．代謝物であるクロロアセトアルデヒドは，尿細管，特に近位尿細管に直接的に毒性を及ぼすことが知られている（近位尿細管性アシドーシス，Fanconi症候群や腎性尿崩症の原因となる）．同様にイホスファミドは腎臓での

チトクロム P-450(CYP)酵素の発現を増加させ,さらに毒性の代謝産物産生が増強されるといわれている[14]. 合成スルフヒドリル化合物であるメスナは,(代謝産物のアクロレインの蓄積を防止し)膀胱毒性を軽減する効果があるとされているため,イホスファミドまたはシクロホスファミドと同時に投与されているが,本当に腎保護効果があるか否かは実ははっきりしていない. 興味深いことに,動物モデルを用いた実験により,N-アセチルシステインがイホスファミドの腎毒性に対する保護的役割を果たす可能性が指摘されている[15]. 積極的な経静脈的輸液は,最近まで透析を行っていて体液量負荷もしくは体液貯留の可能性が疑われることから,最適な選択肢ではない可能性がある. 片側の腎臓を摘出した小児の研究では[16],イホスファミドの腎毒性発生率が有意に増加しているが,これはすでに片腎のため排泄能低下があるからであろう. イホスファミドのクレアチニンクリアランスに基づく調整投与量は表 6.1 を参照のこと.

CKD 患者における抗腫瘍薬投与量
クレアチニンクリアランス 46〜60：20%減量
クレアチニンクリアランス 30〜45：25%減量
クレアチニンクリアランス 10〜29：30%減量
透析：データなし

現時点では,イホスファミドの透析におけるクリアランスにまで言及した薬物動態学的データは非常に少ない. Latcha ら[17]は,維持血液透析中の転移性肉腫患者にイホスファミドを増量しつつ使用したところ,X 線所見でみられた異常の改善が得られ,反応が良好であったとする 3 症例を報告している. これらの症例では体液過剰を避けつつ膀胱毒性を極力軽減するように調整したプロトコールで補液が行われていた. イホスファミドへのシスプラチンの添加は,腎毒性をさらに増悪させる可能性があり,推奨されない[18]. 正解は c.

慢性腎臓病(CKD)合併悪性腫瘍患者での薬物管理

●薬物の吸収

内服薬の場合,薬物の生物学的利用能(バイオアベイラビリティ)は消化管での吸収に依存する. 内服薬の吸収にかかわる重要な要素としては,消化管通過時間,胃内容排泄時間,胃酸分泌,腸内細菌,消化管の酵素(例えば,CYP34A),および胃の消化酵素の活性などがある[19]. 薬物の吸収は通常,濃度の高いところ(消化管粘膜側)から低いところ(血漿中)へと濃度勾配に従って拡散することで成立する. 能動輸送を介して濃度勾配に逆らって吸収されることもある. 消化管内の環境は多くの薬物の体内への吸収に直接影響を及ぼす[20]. 例えば,炭酸カルシウム,酢酸カルシウムなど,CKD 患者に一般的に投与されるカルシウム含有リン吸着薬は多くの化学療法薬を含めた薬物のバイオアベ

表 6.1 慢性腎臓病（CKD）での抗腫瘍薬 [47〜55]．一部の薬物の腎毒性の詳細については別章にも記載

薬物 （　）内商品名	CrCl 46〜60 mL/分	CrCl 30〜45 mL/分	CrCl 10〜29 mL/分	透析中	腎毒性の特徴とコメント
三酸化二ヒ素	調整不要	調整不要	高濃度となる可能性があり，毒性をモニターして必要であれば減量	データなし	ATNの症例報告あり
ブレオマイシン（ブレオ）	調整不要	40〜50 mL/分で30％減量 30〜40 mL/分で40％減量	20〜30 mL/分で45％減量 10〜20 mL/分で55％減量	CRRT：25％減量	
カペシタビン（ゼローダ）	減量不要	25％減量	禁忌 50〜80％減量して使用した報告あり [2,3]	禁忌 50〜80％減量して使用した報告あり [2]	腎毒性の報告なし
カルボプラチン（パラプラチン）	調整不要	50％減量	50％減量	HD：50％減量 CAPD：75％減量 CRRT：200 mg/m^2	しばしば低マグネシウム血症のかたちをとる（可逆性の尿細管障害）．以前シスプラチン投与を受けた患者で頻発
カルフィルゾミブ（カイプロリス）	1コース目：毎回 15 mg/m^2 に減量 2コース目：20 mg/m^2 3コース目以降：27 mg/m^2			1コース目：毎回 15 mg/m^2 に減量 2コース目：20 mg/m^2 3コース目以降：27 mg/m^2 を透析後投与	血清クレアチニン，BUNの上昇（腎前性）．骨髄腫やベースラインの腎機能が障害されていたケース（報告例として，腎前性，腫瘍崩壊症候群，TMA）でAKIの報告あり
カルムスチン（ギリアデル）	データ不十分	データ不十分	投与を避けるべき	投与を避けるべき	尿毒症，血清クレアチニン上昇，腎不全などが投与中や少なくとも6コース1年間の長期投与後にみられたという報告あり．累積投与量 1.5 g 以上で腎サイズの縮小，膜性腎症，尿細管萎縮，腎硬化症などが報告されている [11〜12]．投与後の低血圧による間接的な腎障害あり

（略語は p.114 も参照）　　（つづく）

表6.1 つづき

薬物 （ ）内商品名	CrCl 46〜60 mL/分	CrCl 30〜45 mL/分	CrCl 10〜29 mL/分	透析中	腎毒性の特徴とコメント
セツキシマブ（アービタックス）	調整不要	調整不要	調整不要	調整不要	低マグネシウム血症（尿細管障害）
chlorambucil (Leukeran)[15]	調整不要	調整不要	調整不要	調整不要	腎毒性報告なし
シスプラチン	25%減量	50%減量	50%減量あるいは他剤検討	HD：50%減量の上HD後投与 CAPD：50%減量 CRRT：25%減量	すでに何らかの腎障害がある場合には使用すべきでない．腎不全，尿細管性アシドーシス，低マグネシウム血症（尿細管間質障害）．大量の補液，強制利尿，保護剤（amifostine）で予防する
クラドリビン（ロイスタチン）	調整不要	25%減量	25%減量	CAPD：50%減量	腎不全に関するデータはごくわずかしかないため注意して使用すること
クロファラビン（エボルトラ）	50%減量	50%減量	データ不十分	データ不十分	蛋白尿や蛋白尿を伴い急激に進行する急性腎不全のかたちをとることあり
クリゾチニブ（ザーコリ）	調整不要	調整不要	250 mg/日を投与	データなし	尿細管障害の報告あり
シクロホスファミド（エンドキサン）	調整不要	調整不要	調整不要	CrCl<10 mL/分だが透析を受けていない場合：25%減量 HD：50%減量し透析後投与 CAPD：25%減量 CRRT：調整不要	低ナトリウム血症（SIADHや悪心・嘔吐のため）や出血性膀胱炎．低ナトリウム血症予防には適切な補液やメスナ投与．出血性膀胱炎予防には適切な補液と午前中の投与（夜間に膀胱内に貯留しないように）
高用量シタラビン（1〜3 g/m^2）（キロサイド）	40%減量	50%減量	ほかの薬物検討 100〜200 mg/m^2/日をCIV	データなし	高用量（1〜3 g/m^2）あるいは500 mg/m^{2}以上のときにのみ調整必要
ダカルバジン（ダカルバジン）	データ不十分	データ不十分	データ不十分	データ不十分 100 mg静注×5日4週ごとの投与で治療成功の報告あり	軽度から中等度の後遺症のない尿毒症

表 6.1 つづき

薬物 (　)内商品名	CrCl 46～60 mL/分	CrCl 30～45 mL/分	CrCl 10～29 mL/分	透析中	腎毒性の特徴とコメント
ダウノルビシン(ダウノマイシン)	調整不要	調整不要	調整不要	調整不要	主に胆汁排泄．ただしFDAは血清クレアチニン3以上で50%減量を推奨
エピルビシン(ファモルビシン)	調整不要	調整不要	調整不要	調整不要	主に胆汁排泄．ただしFDAは血清クレアチニン5以上で50%減量を推奨
エリブリン(ハラヴェン)	$1.1\,mg/m^2$ に減量	$1.1\,mg/m^2$ に減量	データなし	データなし	
エルロチニブ(タルセバ)	データ不十分	データ不十分 注意：治療によりCrCl 30以下となった場合は中止			腎障害や腎不全は肝障害後(肝腎症候群)や重度の脱水後にみられる
エトポシド(ラステッド/ベプシド)	15%減量	20%減量	25%減量	HD：50%減量(HDで除去されない) PD：50%減量(PDで除去されない) CRRT：25%減量	
フルダラビン(フルダラ)	$20\,mg/m^2$ に減量	$20\,mg/m^2$ に減量	投与を避ける	HD：HD後投与 CAPD：50%減量 CRRT：25%減量	投与量の50%程度が尿中から排泄される
ゲフィチニブ(イレッサ)	調整不要	調整不要	調整不要 慎重投与	調整不要 慎重投与	腎毒性報告なし 注意：腎排泄4%未満
ゲムシタビン(ジェムザール)	調整不要	調整不要	調整不要	調整不要	腎障害はTMAのかたちをとることが多い
ヒドロキシウレア(ハイドレア)	50%減量 7.5 mg/kg 毎日			50%減量 7.5 mg/kg 毎日，透析後投与	一過性の尿細管障害：尿酸，BUN，クレアチニン上昇
イブルチニブ(イムブルビカ)	調整不要 MCL：560 mg 毎日経口投与		データ不十分	データ不十分	クレアチニン値上限の1.5～3倍の上昇 注意：腎排泄1%未満
イホスファミド(イホマイド)	20%減量	25%減量	30%減量	データなし	腎障害はFanconi症候群，尿細管アシドーシス，腎性尿崩症，出血性膀胱炎として表れることが多い．腎毒性予防のため適切な補液，メスナ使用，電解質モニタリングを行う

(略語はp.114も参照) 　(つづく)

表 6.1 つづき

薬物（　）内商品名	CrCl 46〜60 mL/分	CrCl 30〜45 mL/分	CrCl 10〜29 mL/分	透析中	腎毒性の特徴とコメント
イマチニブ（グリベック）	調整不要	CrCl 40〜59 mL/分：最大投与量 600 mg を推奨する	CrCl 20〜39 mL/分 50％減量から開始し有害事象が生じなければ増量．最大投与量 400 mg を推奨する	CrCl＜20 mL/分では慎重投与．100 mg 投与できる患者あり	投与された薬物の 18％が尿中から排泄される
インターフェロン	調整不要	調整不要	調整不要	調整不要	腎障害は蛋白尿（微小変化群，急性尿細管壊死）として表れることが多い
IL-2（イムネース/セロイク）	調整不要	調整不要	調整不要	調整不要	毛細管漏出症候群のため，腎臓の低灌流による腎前性腎不全のかたちをとることあり．予防のため体液量と血行動態に注意し，ほかの腎毒性薬物を避けること
イリノテカン（カンプト/トポテシン）	調整不要	調整不要	調整不要	HD：50〜125 mg/m^2 に減量	腎障害では慎重投与 尿中への排泄はごくわずかであるが，ESKD 患者で毒性の報告あり
レナリドミド（レプラミド）	MCL：10 mg 毎日 MDS：5 mg 毎日 MM：10 mg 毎日		MCL：15 mg 48 時間ごと MDS：2.5 mg 毎日 MM：15 mg/48 時間ごと	MCL：5 mg 血液透析後 MDS：2.5 mg 血液透析後 MM：5 mg 血液透析後	多発性骨髄腫患者ではしばしば腎不全を合併し，CrCl の低下に伴い T$_{1/2}$ や AUS が増加する
lomustine	25％減量	30％減量	投与を避ける	投与を避ける	腎毒性は緩徐に進行し，不可逆性の慢性間質性腎炎のかたちをとることが多い．長期投与時にみられる．最初に血清クレアチニンが上昇し，次いで近位尿細管障害（蛋白尿，尿細管アシドーシス）がみられる．投与中止後も数か月〜数年持続することがある
メルファラン（アルケラン）	15％減量	25％減量	30％減量	データ不十分	SIADH のかたちをとることが多い．適切な補液を継続すること

表6.1 つづき

薬物 (　)内商品名	CrCl 46〜60 mL/分	CrCl 30〜45 mL/分	CrCl 10〜29 mL/分	透析中	腎毒性の特徴とコメント
メトトレキサート(メソトレキセート)	35%減量	50%減量	避ける	CRRT：50%減量	非乏尿性腎不全のかたちをとることが多い(尿細管内のメトトレキサート沈着による)．積極的な生理食塩液の補液，尿のアルカリ化，強制利尿(3L/日)で腎毒性を回避すること
マイトマイシンC(マイトマイシン)	データ不十分	データ不十分	CrCl<10 mL/分，25%減量	CAPD：25%減量	腎毒性は微小血管症の病変を伴いHUSのかたちをとることが多い(4〜6%の患者でみられる)．少なくとも6か月以上の治療後に出現し，積算用量との関連あり
オキサリプラチン(エルプラット)	調整不要	調整不要	65〜85 mg/m²に減量	データ不十分	ATNがみられるが稀．前世代の白金製剤(シスプラチン，カルボプラチン)と比較すると問題は少ない
パクリタキセル(タキソール)	調整不要[14)] 135あるいは175 mg/m²				軽度〜中等度の血清クレアチニン上昇が起こることがある(特にKaposi肉腫の患者) 注意：腎排泄12%未満[29)]
パニツムマブ(ベクチビックス)	調整不要	調整不要	調整不要	調整不要	低マグネシウム血症(尿細管障害)のかたちをとることが多い 電解質のモニタリングとマグネシウム補充
ペメトレキシド(アリムタ)	調整不要	データ不十分 投与を避ける	データ不十分 投与を避ける	データ不十分 投与を避ける	腎毒性は稀だが，ATN，尿細管アシドーシス，尿崩症のかたちをとることあり
ペントスタチン(コホリン)	30%減量	40%減量	ほかの薬物を検討する	データ不十分	
リツキシマブ(リツキサン)	調整不要	調整不要	調整不要	調整不要	血中腫瘍細胞が多い(25,000/mm³以上)場合や腫瘍容積が大きい場合，腫瘍崩壊症候群のリスクが高い．高リスク患者では予防が必須
ソラフェニブ(ネクサバール)	400 mgBID(1日2回)に減量	200 mgBIDに減量	データ不十分	HD：1日200 mgに減量	腎障害は蛋白尿，ネフローゼ症候群(腎性のTMA)のかたちをとることが多い

(略語は p.114 も参照)　(つづく)

表 6.1　つづき

薬物（　）内商品名	CrCl 46〜60 mL/分	CrCl 30〜45 mL/分	CrCl 10〜29 mL/分	透析中	腎毒性の特徴とコメント
ストレプトゾシン（ザノサー）	調整不要	25%減量	CrCl 10mL/分以下で50%減量	データ不十分	緩徐進行性で不可逆的な慢性間質性腎炎が長期投与例でみられる．血清クレアチニンの上昇で始まり，蛋白尿（65〜75%）を伴う近位尿細管障害が続く．薬物中止後数年間持続することあり
スニチニブ（スーテント）	調整不要	調整不要	調整不要	調整不要	時に蛋白尿，ネフローゼ症候群（腎性のTMA）が出現
テモゾロミド（テモダール）	データ不十分　薬物動態はCrCl 36〜130 mL/分の間で同等	データ不十分	データ不十分	データ不十分	腎毒性報告なし
ノギテカン（ハイカムチン）	20%減量	25%減量	30%減量	データ不十分	
バンデタニブ（カプレルサ）	初期投与量　1日200 mgに減量			データ不十分	腎毒性は稀．ただし血清クレアチニン上昇や蛋白尿として発症する
ベムラフェニブ（ゼルボラフ）	調整不要　960 mgを12時間ごとに経口投与　注意：クリアランスは正常腎機能患者と同様		データ不十分	データ不十分	ATNなどの腎障害に関する症例の報告あり
ビンカアルカロイド	調整不要	調整不要	調整不要	調整不要	SIADHに伴う低ナトリウム血症．投与中は適切な補液を行うこと

AKI：急性腎障害，ATN：急性尿細管壊死，AUC：血中濃度-時間曲線下面積，BID：1日2回，BUN：血中尿素窒素，CAPD：連続携行式腹膜透析，CIV：持続点滴，CRRT：持続的腎代替療法，EKSD：末期腎障害，FDA：米国食品医薬品局，HD：血液透析，HUS：溶血性尿毒症候群，IL-2：インターロイキン 2，IV：静脈注射，MCL：マントル細胞リンパ腫，MDS：骨髄異形成症候群，MM：多発性骨髄腫，SIADH：抗利尿ホルモン不適合分泌症候群，TMA：血栓性微小血管症

イラビリティを変化させ，結果的に臨床薬物動態パラメータである最大血中薬物濃度，血中濃度-時間曲線下面積（AUC），最大濃度に達するまでの時間，および半減期などを変化させる可能性がある［訳注：主にカルシウム製剤の制酸作用のため］．癌細胞の細胞周期の特定のポイントに作用することで細胞毒性を発揮する薬物の場合，AUCは最大薬物濃度よりも重要である．一方，最大薬物濃度が重要なタイプの薬物もある．したがって，何らかの原因で，薬物の吸収から始まる薬物動態が変化すると，これらの薬物の細胞毒性に変化が及ぶ可能性がある．経口化学療法薬のなかには，弱酸または弱塩基

性の薬物があり，その吸収は胃腸の内容物のpHによって影響を受ける．中等度〜重度のCKD患者の多くは，プロトンポンプ阻害薬(PPI)またはH$_2$受容体拮抗薬も服用しており，胃腸の内容物のpHが高いため，ある種の薬物の吸収は減少し効果が減弱することがある(例えば，エルロチニブ)[21]．非イオン化(脂溶性が高い)薬物はイオン化された薬物よりもはるかに速やかに吸収されるため，一般に酸性薬物は消化管の上部領域(そこでは酸性薬物は基本的に非イオン化物のかたちで存在する)で吸収されやすい[22]．例えば，エストラムスチン(前立腺癌治療に使用される微小管重合阻害薬)は消化管内で多くの陽イオン(例えば，Ca^{2+}，Mg^{2+}，Al^{3+}，Fe^{2+}など)と結合し，吸収されにくい複合体を形成するため，ある種の食品(例えば，ミルク)または薬物(例えば，制酸薬，Mg^{2+}，Al^{3+}，Ca^{2+}塩，またはFe^{2+}配合薬)により，吸収が著しく阻害される[23]．関連して興味深いことに，(経口的に)PPIを投与されている患者に経静脈的にメトトレキサートを投与した場合，メトトレキサートの腎臓からの排泄が遅延することが報告されているが，その原因はまだよくわかっていない．少なくとも，PPIによって胃内がアルカリに傾くためではなさそうである[24]．

化学療法薬には，経口摂取および吸収後に初回通過効果を受けて初めて薬剤活性を発揮するものがある(例えば，アザチオプリンや6-メルカプトプリン)[25]．初回通過効果とは，薬物が消化管を経て肝臓に運ばれ，薬物の一部あるいは全体が酵素による代謝を受け，体内における治療効果が変化することを指す(上述のように薬物を活性化する場合，あるいはむしろ薬物を不活性化する場合もある)．つまるところ，経口投与の薬物用量は，その薬物の初回通過効果の程度に強く影響されるといえる[25]．初回通過効果にかかわる変化はどんなものであっても，化学療法薬が体に与える影響の程度や曝露の時間に重要な影響を与える可能性がある．

●薬物分布

薬物動態3項目[*1]の2番目は「薬物の分布」である．薬物がどのように分布して排出・排泄されるかによって，薬物の選び方や投与量も変わってくる．また，重篤な副作用や薬物相互作用を招く原因となることもある．分布容積(Vd)は，化学療法薬がどのように体全体に分布するかを示したものである．分布の仕方は3つの主要な変数，つまり組織固有の膜透過性，薬物の血漿蛋白結合率，組織での貯蔵能力によって決定される[26]．

基底膜(例えば，胃腸の毛細血管壁や血液脳関門など)の透過性は，特定の薬物が通過して標的部位に到達することができるかどうかを決定する因子となる．脂溶性の薬物は全薬物の75%に上るが，受動拡散によって膜を通過して血液内に移行しやすい．一方，水溶性薬物は，膜を通過するためには輸送チャネルを必要とする．チャネルを経由し，アデノシン三リン酸(ATP)を使用した能動輸送または(エネルギーを用いない)促進拡

[*1] 訳注：一般には薬物体内動態は，吸収(absorption)，分布(distribution)，代謝(metabolism)，排泄(excretion)の4つの段階から構成されると考えられている．これらの英語の頭文字をとり，まとめてADMEと呼ぶことも多い．本書では代謝と排泄を合わせて消失(elimination)と扱っているようである．

散によって運ばれる*2.

　薬物の蛋白結合は，薬物分布を左右するもう1つの重要な要因である．血液中の化学物質に結合する蛋白質には，アルブミン，グロブリン，リポ蛋白などがある[27,28]．CKD患者，特にネフローゼ症候群（低アルブミン血症を示す）患者では，蛋白に結合する薬物の割合は大きく異なってくる．蛋白結合率は薬物の生理的効果に必ずしも影響しないが，遊離型（蛋白と結合していないもの）で存在する薬物の分画に大きく影響する．蛋白結合率が高い化学療法薬の場合，低アルブミン血症のもとでは多くが非結合型の状態で体循環に存在することとなり，有害な事象を導く可能性がある．また，胸水や腹水（いわゆるサードスペースの体液）があると，薬物の半減期が大きく変化する可能性がある．さらに，サードスペースに体液貯留があると，特に分布容積が小さい薬物では薬物の組織透過性が変わる可能性がある（分布容積が大きな薬物ではほとんど変わらない）．結果，血漿半減期が延長し，予期しない毒性が生じることがある．メトトレキサートはサードスペースの体液中に留まる薬物の代表であり，投与前に穿刺排液を行わないと体内に長期間貯留し深刻な毒性をきたすことがある[29]．

　貯蔵能力（storage capacity）は，薬物の作用部位における薬物濃度上限（最大濃度）を示す用語である．作用部位に到達して効果を発揮するのが速やかな薬物ほどよりよい治療効果が得られるものであるが，逆に薬物が心臓，肝臓，または腎臓などのほかの組織に蓄積する場合には，副作用が発生する可能性がある[30]．

　複数の薬物が同じ蛋白結合部位に競合して結合する場合など，薬物相互作用も薬物の分布に影響を及ぼすことがある．親和性（affinity）とは特定の化学物質の受容体部位への結合の強さを示す用語であり，高い親和性を有するとは特定の受容体部位に強く結合することを表す．高い親和性を有する薬物はより低い親和性を有する薬物と置き換わって結合するため，同じ投与量であると高い親和性のある薬物のほうが低い親和性の薬物よりも強い効果を示す．

●薬物代謝

　ほとんどの薬物は，代謝を受けてより親水性の高い構造に変化した後に排泄される．肝臓は薬物代謝に関与する主要な器官であるが，腎臓，肺，消化管なども薬物代謝に影響を与えることがある[19,31]．一般に，肝臓での薬物代謝には第Ⅰ相および第Ⅱ相の2つの相がある．

　第Ⅰ相代謝は主にCYP酵素で構成される．CYPおよびほかの酵素を用いた第Ⅰ相の反応で，薬物はより極性をもつ排泄されやすい形に変えられる．この第Ⅰ相の反応にはCYPによる加水分解反応を介した酸化あるいは還元反応が含まれる．CYPは主に肝細胞に存在するが，ほかにも多くの細胞に発現し，CYPのサブファミリーであるCYP1,

---

*2 訳注：一般的に，脂溶性の薬物は組織に移行しやすく，その分血中濃度は低くなるので，分布容積は大きい．水溶性の薬物や，蛋白結合率の高い薬物は細胞外液に多く分布しやすく，組織移行性は低い．そのため血中濃度は高くなるので，分布容積は小さくなる．

CYP2およびCYP3によって薬物の90％が代謝される[32]．CYPの発現は遺伝子多型によって規定されているため，ほぼ完全にCYPのみの代謝を受ける薬物では，個人のCYP遺伝子型によって代謝の程度が大きく変わってくることとなる．さらに，ほかの薬物や化学物質がCYPの活性を変化させて，薬物代謝が阻害あるいは増強されることもある[33]．つまり，CYP活性が阻害または増強されると，薬物の濃度や活性が大きく変化する可能性がある[34]．また，代謝阻害によって化学療法薬の代謝が遅延すると薬物が体内に蓄積し，最終的には毒性の発現や重篤な有害事象に至ることがある．逆に，CYP阻害により，不活性型のプロドラッグが薬効をもつ活性型に活性化されるというステップが障害されることもある[32]．重要な例として，コデインやより強力なコデイン誘導体がある．これらは癌患者における疼痛管理のために使用されるが，体内で鎮痛作用を発揮するためにCYPの代謝を受けることが必要な薬物である．また，CYPが誘導されることも，時間経過とともに薬物の投与調節の必要性を生じさせる重要な要素である．例えば，リファンピンはバイオアベイラビリティのよい薬物であるが，自身が代謝を受けるCYPの発現を誘導する作用をもつため，結果的にクリアランスが増加，血中濃度は低下していく．このように，CYPの阻害薬および誘導薬はいずれも複数の薬物の代謝作用に影響を与え，それぞれ十分な治療効果が得られない，あるいは有害な毒性が出現する，という結果を引き起こすことがある．シクロホスファミドはCYPによって4-ヒドロキシ-シクロホスファミドに代謝されるが，これは最終的にホスホラミドマスタードという毒素になる．ある種の真菌感染症でフルコナゾールやイトラコナゾールを服用している患者では，CYP活性が抑制され，さまざまな毒性代謝物に曝されやすくなるため，化学療法薬やほかの薬物の投与量の調整が必要となる[35]．

第Ⅱ相代謝は，第Ⅰ相の代謝を受けた後にもまだ体外に排泄することができない薬物，すなわち第Ⅰ相代謝の代謝産物が対象である．肝臓中で蛋白に結合（抱合）されて大きな分子を形成するため，ネフロンの尿細管からの再吸収は阻害される[36]．抱合後はほとんどの場合に薬物活性は失われるが，代謝産物が活性を有する物質の場合，蓄積すると毒性を示すこともある．

最後に，薬物は腎臓と肝臓の両方からの排泄を受ける．水溶性に変化された薬物や薬物代謝産物は尿中に排泄される（腎排泄）．肝排泄は，グルクロン酸抱合を受けたかたちの薬物が胆汁に組み込まれ，その後糞便中に排泄されるという形をとる．一方，グルクロン酸を外す酵素が小腸に存在するが，これにより（フリーになった）薬物が再吸収され，結果としてクリアランスが遅延することもある[36,37]．

血漿中の薬物濃度を測定する薬物モニタリングを行っていけば，今まで述べたような極めて複雑な薬物動態（特に，状態の悪い患者や通常の薬物動態に変調をきたしていと想定される患者ではさらに複雑である）のために極端な逸脱を引き起こすことを避けることができるかもしれない．しかし，残念ながら信頼性の高い測定法のある薬物はほとんど存在しない．さらに，測定法が存在する場合でも，血漿中濃度が臨床上重要なエンドポイントである有効性や毒性にどのように影響するかについて情報が乏しい．治療域が狭かったり，あるいは薬物動態学的な変動が重要と考えられる薬物に対しては，毒性

を回避し，よりよい薬効を得るために可能な限り薬物濃度を測定すべきである(表6.1)．

●腎クリアランス

薬物は代謝，排泄および体内からの除去という過程を経て消失していく．薬物の大部分は腎排泄というかたちで消失する．シスプラチンやカルボプラチンなど未変化体のかたちで腎臓から排泄されるものもあるが，多くの薬物は活性型あるいは毒性のあるかたちまで代謝を受けてから排泄される．腎臓からの排泄は下記の3つの機序が協調して行われる．すなわち①糸球体濾過：代謝産物が血中から腎臓の糸球体へ受動拡散する，②尿細管分泌：近位尿細管などのネフロン部位から尿中へ能動的に分泌される，③尿細管再吸収：ネフロンで脂溶性薬物が受動的に再吸収される，の3つである．

化学療法を受けているCKD患者ではまず薬物排泄を考え，定期的に腎機能をモニタリングすることがなによりも重要かつ決定的なステップである．CKDと悪性腫瘍を合併した患者では，薬物の投与量を慎重に調整することが必要となることが多い．一定の制限はあるものの，蓄尿での24時間クレアチニンクリアランス検査から計算した糸球体濾過量(GFR)またはさまざまな方法で算定された推算(estimated：e)GFRが一般に腎機能の指標として受け入れられている[38]．①リスクファクターを有する癌患者の腎障害の早期発見，②CKDの進行の評価，③腎機能の現在のレベルが維持されるかどうかの予想，④用量調節の必要性の有無，⑤腎代替療法の必要性の有無，などについてこれらの2つの指標のいずれかを用いることで判断することができる．

GFR測定のゴールデンスタンダードは，静脈内に多糖類イヌリンを注入して直接測定する方法である[39]．イヌリンは尿細管で分泌も再吸収もされないため，イヌリンクリアランスは最良のGFRの指標となる．しかし，測定には時間と手間を要し，費用もかかる．臨床現場で正確なGFR測定が必要な場合は，24時間蓄尿検体を用いた

　　クレアチニンクリアランス(CrCl)
　　　＝尿Cr濃度(mg/dL)
　　　　×尿量(mL)/血清Cr濃度(mg/dL)×時間(分)

を代用することが多い．クレアチニンは骨格筋の代謝産物であるが，糸球体から自由に濾過され，さらに尿細管からも分泌される．24時間蓄尿検査はGFRを16％過大評価[40]してしまう*3 うえに，時間がかかり誤差も生じやすいといった限界がある．

こうした24時間蓄尿検査の問題点を踏まえ，最近では血清クレアチニン値をもとにしたeGFRやシスタチンCなどほかの代謝物を用いたeGFRを用いることが一般的になっている．Cockcroft-Gault式は，血清クレアチニン，年齢，性別，および体重からクレアチニンクリアランスを算出するものである[41]．この式では①クレアチニンクリアランスを過大評価する傾向がある，②浮腫がある場合や肥満者では，クレアチニンクリ

---

*3 訳注：イヌリンは蛋白と全く結合せず，完全に糸球体濾過され，尿細管で全く再吸収も分泌もされない．一方，クレアチニンは産生速度が一定で，蛋白と結合せず完全に糸球体濾過されて尿細管で再吸収されないが，わずかに尿細管分泌されるため，クレアチニンクリアランスはイヌリンクリアランス(＝GFR)よりも約20％高めの値になる．

アランスが過大評価されるため実際の体重の代わりに理想体重もしくは調整体重を用いる必要がある[*4]という問題がある．クレアチニン値は，尿細管分泌，筋肉量，および食事などの要因によっても影響を受けるため，一般的に筋肉量が低下している高齢者で問題が生じやすい[42),*5]．

Cockcroft-Gault 式

$$\mathrm{CrCl(mL/分)} = \frac{(140-年齢) \times 体重(kg)}{血清クレアチニン \times 72} \times 0.85 (女性の場合)$$

理想体重(IBW)が実際の体重(ABW)を上回らない限り IBW を使用する．

調整体重：ABW が IBW の 130% を超える場合，調整体重を使用する．

調整体重 = 〔(ABW − IBW) × 0.4[4)]〕+ IBW

IBW(男性) = 50 + 2.3 × 〔身長(1インチ[*6]) − 60〕

IBW(女性) = 45.5 + 2.3 × 〔身長(1インチ) − 60〕

第2の方法として，後述のように患者の背景(年齢，性別，人種)を考慮し，血清クレアチニン，尿素窒素，およびアルブミンの濃度を用いる MDRD (modification of diet in renal disease)の eGFR 式がある．MDRD 法は腎機能障害のスクリーニングには有用であるが，多くの薬物の推奨投与量は eGFR でなくクレアチニンクリアランスをもとに記載されており，薬物を調整するための腎機能評価には Cockcroft-Gault 式が好まれている[43),*7]．

肥満の場合は下記のように変更する必要がある[44)]．

$$肥満男性 = \frac{(137-年齢) \times 〔0.285 \times 体重(kg) + 12.1 \times 身長(cm)^2〕}{51 \times 血清クレアチニン}$$

$$肥満女性 = \frac{(146-年齢) \times 〔0.287 \times 体重(kg) + 9.74 \times 身長(cm)^2〕}{60 \times 血清クレアチニン}$$

[*4] 訳注：Cockcroft-Gault 式では身長が考慮されておらず，肥満患者で体重が2倍になれば腎機能も2倍に推算されてしまうため．

[*5] 訳注：筋肉量が少ないと血清クレアチニン値が低くなり腎機能を過大評価してしまう．この場合，蓄尿クレアチニンクリアランス測定あるいはシスタチン C を測定し eGFRcys によって判断することが好ましい．実測クレアチニンクリアランス×0.715 を GFR として評価することもある．

[*6] 訳注：1 インチ = 2.54 cm．

[*7] 訳注：わが国では血清クレアチニン値は正確な酵素法によって測定されるが，欧米では血清クレアチニン値は 0.2 mg/dL 高めに測定される Jaffe 法(血清に含まれるビルビン酸，アスコルビン酸などにも反応．尿の測定値には影響が及ばない)によって測定されている．欧米のデータに沿った形で Cockcroft-Gault 式を用いて薬物投与量を検討する場合は，血清クレアチニンに 0.2 を加えた値を代入して求めることが推奨されている．また，蓄尿による実測血清クレアチニンクリアランス = GFR の 1.2～1.3 倍であるが，これは(尿中クレアチニン濃度×尿量)/(血清クレアチニン濃度×1.2～1.3 倍．Jaffe 法の場合)になるため，欧米で行われた治験に基づく添付文書上の腎機能表記クレアチニンクリアランスは数値上，ほぼ GFR と一致すると考えてよい．

Modification of diet in renal disease（MDRD）修正 eGFR 推定式

eGFR（MDRD）＝175×血清クレアチニン－1.154×年齢－0.203×（女性の場合 0.742）
×（アフリカ系アメリカ人の場合 1.21）[*8]

最後に，CKD epidemiology collaboration（CKD-EPI）式も腎機能評価のためのもう 1 つの有効な式であるが，薬物の投与量決定に関する有用性はまだはっきり示されていない[45]．

eGFR（CKD-EPI）式

CKD-EPI＝141×min（血清クレアチニン/κ，1）α
×max（血清クレアチニン/κ，1）－1.209×0.993 年齢
×1.018（男性の場合）×1.159（アフリカ系アメリカ人の場合）
κ：女性で 0.7，男性で 0.9
α：女性で－0.329，男性で－0.411
min：血清クレアチニン/κ と 1 で小さいほう
max：血清クレアチニン/κ と 1 で大きいほう

　薬物の投与推奨量は，腎機能を Cockcroft-Gault 式で算出したクレアチニンクリアランスをもとに評価した薬物動態学的研究に基づいて設定されていることが多い．近年，腎機能の評価に加えて CKD を層別化・分類するために MDRD 式が最もよく使われているが，これらの式を特に体重と年齢が極端に外れた患者に使用する際には医療従事者は極めて慎重でなくてはならない．毒性を防止して有効性を最大にするために，狭い治療指数内で処方をする必要があるときには Cockcroft-Gault 式のような古典的な腎機能の推定法のほうがむしろ望ましい可能性がある[46]．別表のデータは Cockcroft-Gault 式を用いたクレアチニンクリアランスに基づいており，CKD の存在下での用量調節を考えるにはよい出発点となる．

● 腎機能障害時の投与量調節

　CKD と癌合併患者の治療にかかわる医療従事者は，腎機能障害によって影響を受ける抗腫瘍薬の投与にあたってはクレアチニンクリアランスに基づいて用量を調整しなくてはならない．**表 6.1** に最も一般的に使用される抗腫瘍薬の投与調整の基本について記載した．しかし，実際の臨床では，この**表 6.1** の内容よりも患者個人の特定の事情や医療従事者の臨床判断が優先されるべきこともある．腎機能が急激に変化する場合（尿量と血清クレアチニンの変化がみられる），血清クレアチニンは AKI の早期発見指標とし

[*8] 訳注：日本人には補正係数 0.808 を用いることを推奨する意見もある．
　わが国で使われている下記の eGFR 式（18 歳以上）は，MDRD を日本人向けに作り直したものである．
　　eGFR（mL/分/1.73 m^2）＝194×クレアチニン－1.154×年齢－0.287×0.739（女性のみ）
　次頁の［訳注］を参照のこと．

ては鋭敏でないので，血清クレアチニンを用いる Cockcroft-Gault 式やそのほかの eGFR 式は信頼性が低い．またクレアチニンクリアランスの測定は時に大幅に患者の腎機能を過大評価することがありうるので，そうした場合には，医療従事者は**臨床的に判断する必要がある**．癌患者で AKI が発症し，薬物の代謝・排泄過程が変わってしまう場合，投薬管理は極めて難しい問題となる．薬物の毒性を回避し，好ましい治療効果を最大限に得るには，状況に応じた用量の調整が極めて重要である．

●腎代替療法施行中の末期腎臓病（ESKD）患者に対する投与方法

透析中の薬物の除去に影響を与える要因には，①透析の方式および頻度，②薬物の分子量（MW），③蛋白結合度，④薬物の水溶性の程度（溶解度・化学的性質），⑤透析液組成と血流量，などがある．基本的には腹膜透析（PD）での薬物除去率は非常に少ない（約 10% が PD によって除去される）反面，血液透析（HD）では，薬物の除去量がかなり多くなる（約 30～50%）．子宮頸癌の PD 中の患者は，PD アクセスからの化学療法薬投与が推奨される数少ない例である．薬物の除去については，蛋白結合度が高くて透析液交換時に蛋白を失う PD のほうが，HD よりも向いている．また，70% を超える蛋白結合率を有する薬物や，分布容積が大きく血漿濃度が低い薬物（2 L/kg 以上）では，HD ではあまり除去されない．

通常，小さな分子量の薬物は，HD 中に拡散によって効果的に除去される．しかし，HD 中の薬物除去の主体は，薬物濃度の高い血漿と薬物濃度の低い透析液との間に形成される濃度勾配を介して受動的になされるものである．したがって，HD 中の薬物除去は，膜の表面積，孔径，および透析液の組成，血液流量に依存する．

これとは対照的に，大きな分子量の薬物では，対流力によって除去されるため，除去効率は不良である．大きな分子の薬物が HD 中に除去される場合，細胞内および細胞外液との間で平衡に達するのに時間がかかるため，透析後の大幅なリバウンドがみられることもある．残念ながら，抗腫瘍薬の HD や PD での除去については，情報が極めて少ない．したがって，推奨投与方法は，主に分子量，分布容積，および薬物の蛋白結合能などの情報に基づいて設定されることが多い．

［訳注］
・訳注 1　腎機能障害時の薬物計画に用いるべき腎機能指標
　もともと腎機能に応じた用量調節試験は，Cockcroft-Gault 式に基づくクレアチニンクリアランス（CrCl）を用いることが多かったが，血清クレアチニン（Cr）測定法による差がなく，糸球体濾過量（GFR）をより正確に推定する各種の推算式が開発されるようになってきた．ただし，それらの計算式の多くは，健常者や慢性腎臓病患者を対象に作成され，癌患者を対象としたものではない．
　わが国でも腎機能障害のスクリーニングを目的に日本人独自の推定 GFR（eGFR）式が作成され，臨床的に広く使われるようになっている．
　日本腎臓学会による『がん薬物療法時の腎障害診療ガイドライン 2016』では「抗がん薬投

与における用量調節のための腎機能評価に eGFR は推奨されるか？」という課題があげられ，下記のことが推奨されているが，そのグレードは〔行うことを弱く推奨する（提案する）〕にとどまっている．つまり本式もやはり癌患者の腎機能評価や用量調節に用いるには注意が必要である．訳注 2 も参照のこと．

推奨（日本腎臓学会による『がん薬物療法時の腎障害診療ガイドライン 2016』より）

1. 抗がん薬投与量を調整するための腎機能評価には，患者が年齢・性別に応じた標準的な体格であれば，すなわち栄養不良，極端なるい痩あるいは極端な肥満がなければ eGFR を用いることを推奨する．
2. 栄養不良，極端なるい痩など筋肉量が標準値よりも著しく異なると考えられる患者では，eGFR は GFR を正確に反映しないことがある．そのような場合には，血清 Cr 値からの eGFR ではなく，蓄尿による GFR 測定など他の方法を併用することを推奨する．
3. 体格にかかわらず固定用量が定められている薬物については，1.73 m^2 あたりの体表面積補正をしない CrCl ないし eGFR（mL/分）に応じた用量調整を行う．
4. 体格に応じ，体表面積あたりで用量が定められている薬剤では，体表面積補正（1.73 m^2 あたり）を行った Ccr あるいは eGFR（mL/分/1.73 m^2）を用いることが合理的である．
5. Cockcroft-Gault 式による CrCl（mL/分）は Jaffe 法で測定された血清 Cr 値を用いて計算されたものである．わが国で一般的な，酵素法で測定された Cr 値を用いる際には，実測 Cr 値に 0.2 を加える．

なお，本ガイドラインでも記載されているように，3.項の「体表面積補正をしない」という意味は，GFR の単位を 1.73 m^2 あたりに補正するのではなく，個々人の実測 GFR で表すということである．推算式で計算された数値は，すでに 1.73 m^2 あたりの体表面積に補正されているので，「体表面積補正をしない」数値を計算するには，本人の体表面積を求めたうえで以下のように計算する．

$$\text{体表面積補正をしない GFR（mL/分）} = \text{eGFR（mL/分/1.73 m}^2\text{）} \times \frac{\text{本人の体表面積（m}^2\text{）}}{1.73}$$

・訳注 2 　各種腎機能指標についてわが国での状況を含めて下記にまとめる．

	精　度
イヌリンクリアランス（実測 GFR）	・最も正確であるが非実用的．
蓄尿クレアチニンクリアランス（実測 CrCl）	・実際の GFR より 1.2 倍程度高い． ・0.715 倍して GFR として評価することあり． ・蓄尿の精度が重要． ・正確に評価されていれば**薬物投与計画に使用可能**．
eGFR（推定式）（体表面積補正あり）（mL/分/1.73 m^2）	・体格を考慮していないため平均的な体格以外では不正確． ・CKD スクリーニングのための値であり，薬物投与量検討には用いない．
eGFR（推定式）による**体表面積補正をしない** eGFR	・比較的正確性が高く，**薬物投与計画に使用可能**． ・ただし痩せた高齢者では過大評価しやすい．

Cockcroft-Gault 式によるクレアチニンクリアランス（推定 CrCl）	・血清 Cr 値が低いと過大評価しやすいが、eGFR よりも過大評価の程度は少ない。 ・肥満患者では理想体重を用いる必要がある。 ・上記の注意を踏まえたうえ、薬物投与計画に使用可能。
血清シスタチン C を用いた体表面積補正をしない eGFR	・軽症早期から中等度腎障害で Cr よりも早く上昇する。 ・痩せた高齢者でも正確に腎機能を反映する。 ・薬物投与計画に使用可能。 ・わが国では保険適用上 3 か月に 1 回しか測定できない。

引用文献

1. Berns JS, Rosner MH. Onco-nephrology: what the nephrologist needs to know about cancer and the kidney. Clin J Am Soc Nephrol. 2012 Oct;7(10):1691.
2. Perazella MA. Onco-nephrology: renal toxicities of chemotherapeutic agents. Clin J Am Soc Nephrol. 2012 Oct;7(10):1713–21.
3. Darby RA, Callaghan R, McMahon RM. P-glycoprotein inhibition: the past, the present and the future. Curr Drug Metab. 2011 Oct;12(8):722–31.
4. Bach DM, Straseski JA, Clarke W. Therapeutic drug monitoring in cancer chemotherapy. Bioanalysis. 2010 May;2(5):863–79.
5. Deenen MJ, Cats A, Beijnen JH, Schellens JH. Part 2: pharmacogenetic variability in drug transport and phase I anticancer drug metabolism. Oncologist. 2011;16(6):820–34.
6. Tam-McDevitt J. Polypharmacy, aging, and cancer. Oncology (Williston Park). 2008 Aug;22(9):1052–5, discussion.
7. Dimopoulos MA, Roussou M, Gkotzamanidou M, Nikitas N, Psimenou E, Mparmparoussi D, et al. The role of novel agents on the reversibility of renal impairment in newly diagnosed symptomatic patients with multiple myeloma. Leukemia. 2013 Feb;27(2):423–9.
8. Dimopoulos M, Alegre A, Stadtmauer EA, Goldschmidt H, Zonder JA, de Castro CM, Masliak Z, Reece D, Olesnyckyj M, Yu Z, Weber DM. The efficacy and safety of lenalidomide plus dexamethasone in relapsed and/or refractory multiple myeloma patients with impaired renal function. Cancer. 2010;116(16):3807–14.
9. Klein U, Neben K, Hielscher T, Heiss C, Ho AD, Goldschmidt H. Lenalidomide in combination with dexamethasone: effective regimen in patients with relapsed or refractory multiple myeloma complicated by renal impairment. Ann Hematol. 2011;90(4):429–39.
10. Oehrlein K, Langer C, Sturm I, Pönisch W, Hahn-Ast C, Kuhn S, Weisel KC. Successful treatment of patients with multiple myeloma and impaired renal function with lenalidomide: results of 4 German centers. Clin Lymphoma Myeloma Leuk. 2012;12(3):191–6.
11. Khan ML, Reeder CB, Kumar SK, Lacy MQ, Reece DE, Dispenzieri A, Gertz MA, Greipp P, Hayman S, Zeldenhurst S, Dingli D, Lust J, Russell S, Laumann KM, Mikhael JR, Leif Bergsagel P, Fonseca R, Vincent Rajkumar S, Keith Stewart A. A comparison of lenalidomide/dexamethasone versus cyclophosphamide/lenalidomide/dexamethasone versus cyclophosphamide/bortezomib/dexamethasone in newly diagnosed multiple myeloma. Br J Haematol. 2012;156(3):326–33.
12. Ardizzoni A, Boni L, Tiseo M, Fossella FV, Schiller JH, Paesmans M, et al. Cisplatin- versus carboplatin-based chemotherapy in first-line treatment of advanced non-small-cell lung cancer: an individual patient data meta-analysis. J Natl Cancer Inst. 2007 Jun 6;99(11):847–57.
13. Atmaca A, Al-Batran SE, Werner D, Pauligk C, Güner T, Koepke A, Bernhard H, Wenzel T, Banat AG, Brueck P, Caca K, Prasnikar N, Kullmann F, Günther Derigs H, Koenigsmann

M, Dingeldein G, Neuhaus T, Jäger E. A randomised multicentre phase II study with cisplatin/docetaxel vs oxaliplatin/docetaxel as first-line therapy in patients with advanced or metastatic non-small cell lung cancer. Br J Cancer. 2013;108(2):265–70.
14. Aleksa K, Matsell D, Krausz K, Gelboin H, Ito S, Koren G. Cytochrome P450 3A and 2B6 in the developing kidney: implications for ifosfamide nephrotoxicity. Pediatr Nephrol. 2005;20(7):872–85.
15. Chen N, Aleksa K, Woodland C, Rieder M, Koren G. N-Acetylcysteine prevents ifosfamide-induced nephrotoxicity in rats. Br J Pharmacol. 2008;(7):1364–72.
16. Rossi R, Gödde A, Kleinebrand A, Riepenhausen M, Boos J, Ritter J, Jürgens H.Unilateral nephrectomy and cisplatin as risk factors of ifosfamide-induced nephrotoxicity: analysis of 120 patients. J Clin Oncol. 1994;12(1):159–65.
17. Latcha S, Maki RG, Schwartz GK, Flombaum CD. Ifosfamide may be safely used in patients with end stage renal disease on hemodialysis. Sarcoma. 2009;2009:575629.
18. Lee BS, Lee JH, Kang HG, Hahn H, Lee JH, Shin HY, Ha IS, Cheong HI, Ahn HS, Choi Y. Ifosfamide nephrotoxicity in pediatric cancer patients. Pediatr Nephrol. 2001;16(10):796–9.
19. Deenen MJ, Cats A, Beijnen JH, Schellens JH. Part 3: pharmacogenetic variability in phase II anticancer drug metabolism. Oncologist. 2011;16(7):992–1005.
20. Cantu TG, Ellerbeck EF, Yun SW, Castine SD, Kornhauser DM. Drug prescribing for patients with changing renal function. Am J Hosp Pharm. 1992 Dec;49(12):2944–8.
21. Thomas-Schoemann A, Blanchet B, Bardin C, Noe G, Boudou-Rouquette P, Vidal M, et al. Drug interactions with solid tumour-targeted therapies. Crit Rev Oncol Hematol. 2014 Jan;89(1):179–96.
22. Paxton JW. The effect of food on the bioavailability and kinetics of the anticancer drug amsacrine and a new analogue, N-5-dimethyl-9-[(2-methoxy-4-methylsulphonylamino) phenylamino]-4 acridinecarboxamide in rabbits. J Pharm Pharmacol. 1986 Nov;38(11):837–40.
23. Thanki K, Gangwal RP, Sangamwar AT, Jain S. Oral delivery of anticancer drugs: challenges and opportunities. J Control Release. 2013 Aug 28;170(1):15–40.
24. Santucci R, Leveque D, Lescoute A, Kemmel V, Herbrecht R. Delayed elimination of methotrexate associated with co-administration of proton pump inhibitors. Anticancer Res. 2010;30(9):3807–10.
25. Singh BN, Malhotra BK. Effects of food on the clinical pharmacokinetics of anticancer agents: underlying mechanisms and implications for oral chemotherapy. Clin Pharmacokinet. 2004;43(15):1127–56.
26. Olyaei AJ, Bennett WM. Drug dosing in the elderly patients with chronic kidney disease. Clin Geriatr Med. 2009;25(3):459–527.
27. Verbeeck RK, Musuamba FT. Pharmacokinetics and dosage adjustment in patients with renal dysfunction. Eur J Clin Pharmacol. 2009;65(8):757–73.
28. Meijers BK, Bammens B, Verbeke K, Evenepoel P. A review of albumin binding in CKD. Am J Kidney Dis. 2008;51(5):839–50.
29. Li J, Gwilt P. The effect of malignant effusions on methotrexate disposition. Cancer Chemother Pharmacol. 2002;50(5):373–82.
30. Danesi R, Fogli S, Gennari A, Conte P, Del TM. Pharmacokinetic-pharmacodynamic relationships of the anthracycline anticancer drugs. Clin Pharmacokinet. 2002;41(6):431–44.
31. Deenen MJ, Cats A, Beijnen JH, Schellens JH. Part 4: pharmacogenetic variability in anticancer pharmacodynamic drug effects. Oncologist. 2011;16(7):1006–20.
32. Altar CA, Hornberger J, Shewade A, Cruz V, Garrison J, Mrazek D. Clinical validity of cytochrome P450 metabolism and serotonin gene variants in psychiatric pharmacotherapy. Int Rev Psychiatry. 2013 Oct;25(5):509–33.
33. Bushardt RL, Massey EB, Simpson TW, Ariail JC, Simpson KN. Polypharmacy: misleading, but manageable. Clin Interv Aging. 2008;3(2):383–9.
34. Sosa-Macias M, Llerena A. Cytochrome P450 genetic polymorphisms of Mexican indigenous populations. Drug Metabol Drug Interact. 2013;19:1–16.
35. Marr KA, Leisenring W, Crippa F, Slattery JT, Corey L, Boeckh M, et al. Cyclophosphamide metabolism is affected by azole antifungals. Blood. 2004;103(4):1557–9.

36. Philips BJ, Lane K, Dixon J, Macphee I. The effects of acute renal failure on drug metabolism. Expert Opin Drug Metab Toxicol. 2014;10(1):11–23.
37. Yeung CK, Shen DD, Thummel KE, Himmelfarb J. Effects of chronic kidney disease and uremia on hepatic drug metabolism and transport. Kidney Int. 2014;85(3):522–8
38. Odden MC, Shlipak MG, Tager IB. Serum creatinine and functional limitation in elderly persons. J Gerontol A Biol Sci Med Sci. 2009;64(3):370–6.
39. Pai MP. Estimating the glomerular filtration rate in obese adult patients for drug dosing. Adv Chronic Kidney Dis. 2010;17(5):e53–e62.
40. Shemesh O, Golbetz H, Kriss JP, Myers BD. Limitations of creatinine as a filtration marker in glomerulopathic patients. Kidney Int. 1985;28(5):830–8.
41. Cockcroft DW, Gault MH. Prediction of creatinine clearance from serum creatinine. Nephron. 1976;16(1):31–41.
42. Puzantian HV, Townsend RR. Understanding kidney function assessment: the basics and advances. J Am Assoc Nurse Pract. 2013;25(7):334–41.
43. Levey AS, Bosch JP, Lewis JB, Greene T, Rogers N, Roth D. A more accurate method to estimate glomerular filtration rate from serum creatinine: a new prediction equation. Modification of Diet in Renal Disease Study Group. Ann Intern Med. 1999;130(6):461–70.
44. Salazar DE, Corcoran GB. Predicting creatinine clearance and renal drug clearance in obese patients from estimated fat-free body mass. Am J Med. 1988;84(6):1053–60.
45. Stevens LA, Schmid CH, Greene T, Zhang YL, Beck GJ, Froissart M, et al. Comparative performance of the CKD Epidemiology Collaboration (CKD-EPI) and the Modification of Diet in Renal Disease (MDRD) Study equations for estimating GFR levels above 60 mL/min/1.73 m2. Am J Kidney Dis. 2010;56(3):486–95.
46. Hudson JQ, Nyman HA. Use of estimated glomerular filtration rate for drug dosing in the chronic kidney disease patient. Curr Opin Nephrol Hypertens. 2011;20(5):482–91.
47. Aronoff GR, Bennett WM, Berns JS, Brier ME, Kasbekar N, Mueller BA, Pasko DA, Smoyer WE, 5th ed. Philadelphia, PA: American College of Physicians. 2007;1–265.
48. Lexi-Comp [Internet database]. Husdon, OH: Lexi-Comp, Inc. Updated periodically. UpTodate. http://micromedex.com/. Accessed: 24. Dec. 2013.
49. Micromedex® Healthcare Series [Internet database]. Greenwood Village, Colo: Thomson Reuters (Healthcare) Inc. Updated periodically. http://www.uptodate.com/. Accessed: 24. Jun. 2013.
50. Anticancer drug renal toxicity and elimination. dosing guidelines for altered renal function. Kintzel PE, Dorr RT. Cancer Treat Rev. 1995; 21(1):33–64.
51. Johnson CA. Drugs in Dialysis. Verona, WI: CKD Insights, LLC;2010:1–55.
52. Janus N, Thariat J, Boulanger H, Deray G, Launay-Vacher V. Proposal for dosage adjustment and timing of chemotherapy in hemodialyzed patients. Ann Oncol. 2010;21(7):1395–403.
53. Tomita M, Aoki Y, Tanaka K. Effect of haemodialysis on the pharmacokinetics of antineoplastic drugs. Clin Pharmacokinet. 2004;43(8):515–27.
54. DynaMed [Internet database]. Toxicities of chemotherapeutic agents. Ipswich, MA: EBSCO Publishing. http://www.ebscohost.com/dynamed. Accessed: 24. Dec. 2013.
55. AHFS drug information [internet database]. Bethesda (MD): American Society of Health Systems Pharmacists. Updated periodically. http://www.ahfsdruginformation.com. Accessed: 24. Dec. 2013

第7章／癌患者の電解質異常

Sheron Latcha

【略語】		
ADH	Antidiuretic hormone	抗利尿ホルモン
ATN	Acute tubular necrosis	急性尿細管壊死
AVN	Avascular necrosis	無血管性壊死
BP	Bisphosphonates	ビスホスホネート
CaSR	Calcium sensing receptor	カルシウム感知受容体
CrCl	Creatinine clearance	クレアチニンクリアランス
CRRT	Continuous renal replacement therapy	持続的腎代替療法
EGFR	Epithelial growth factor receptor	上皮増殖因子受容体
FSGS	Focal segmental glomerulosclerosis	巣状分節性糸球体硬化症
HM	Hypercalcemia of malignancy	悪性腫瘍に伴う高カルシウム血症
HPT	Hyperparathyroidism	副甲状腺機能亢進症
IHD	Intermittent hemodialysis	間欠性血液透析
IL	Interleukin	インターロイキン
MM	Multiple myeloma	多発性骨髄腫
MCD	Minimal change disease	微小変化群
M-CSF	Macrophage colony stimulating factor	マクロファージコロニー刺激因子
OB	Osteoblast	骨芽細胞
OC	Osteoclast	破骨細胞
OPG	Osteoprotegerin	オステオプロテゲリン
PTH-rP	Parathyroid hormone-related protein	副甲状腺ホルモン関連蛋白
RANK	Receptor activator of nuclear factor kappa B	核内因子κB活性化受容体
RANK-L	Receptor activator of nuclear factor kappa B ligand	核内因子κB活性化受容体リガンド

S. Latcha (✉)
Department of Medicine, Memorial Sloan Kettering Cancer Center,
1275 York Avenue, Suite 1204b, New York, NY 10065, USA
e-mail: latchas@mskcc.org

© Springer Science+Business Media New York 2015
K. D. Jhaveri, A. K. Salahudeen (eds.), *Onconephrology*,
DOI 10.1007/978-1-4939-2659-6_7

SIADH	Syndrome of inappropriate antidiuretic hormone	抗利尿ホルモン不適合分泌症候群
SCLC	Small cell lung cancer	小細胞肺癌
TBW	Total body water	体内総水分量
TLS	Tumor lysis syndrome	腫瘍崩壊症候群
TNF-α	Tumor necrosis factor-α	腫瘍壊死因子α
VEGF	Vascular endothelial growth factor	血管内皮増殖因子

　悪性腫瘍患者では化学療法薬，腫瘍随伴症候群，あるいは患者自身の要因によって体液や電解質の異常がみられる．この異常には，一般集団でみられるのと比較して重要かつ明確な特徴がある．低ナトリウム血症は悪性腫瘍患者で高頻度にみられるが，ほとんどの場合，悪性腫瘍自体か，あるいは治療のために使用された化学療法薬が原因である．同様に，シスプラチン，イホスファミド，およびセツキシマブなどの化学療法薬による低マグネシウム血症も，癌患者に特有のものである．もう1つの重要な腫瘍関連電解質異常として，悪性腫瘍に伴う高カルシウム血症についても，本章で解説する．さらに，悪性血液腫瘍に関連してみられるさまざまな「偽性」電解質異常があり，これらについて血液専門医，癌専門医および腎臓専門医は精通していなくてはならない．本章では，癌患者の代表的な電解質異常の頻度について述べると共に，それら癌特有の，あるいは化学療法に関連した病因についても掘り下げたい．

　悪性腫瘍に伴う高カルシウム血症（HM）は癌患者の最大30%で認められ，生命にかか

症例1　38歳，女性．転移性乳癌（骨，肝臓）患者．定期外来受診時，頻脈，低血圧，錯乱状態を認める．熱はなく，神経巣症状も認めない．検査所見では血清クレアチニン（Cr）2.6 mg/dL，血清カルシウム（Ca）14.6 mg/dLであった．彼女は3週間前に同様の症状で入院していた．その際は，25-OHと1,25-OHビタミンD濃度は正常，副甲状腺ホルモン（parathyroid hormone：PTH）は低値，副甲状腺ホルモン関連蛋白質（PTH-rP）は高値であった．入院して，0.9％生理食塩液，カルシトニン，およびゾレドロン酸水和物の静脈内投与を受けた．前回入院時にも同様の治療を受けていた．血清CaとCrは正常化し，意識も完全に改善し，3日後に退院した．7日後のフォローアップ受診時，血清Cr値1.7 mg/dL，血清Caは12.5 mg/dLであった．本症例に対する最良の管理法は次のどれか？
　a. 生理食塩液補液．
　b. 利尿薬．
　c. ビスホスホネート．
　d. カルシトニン．
　e. デノスマブ．

わる電解質異常のなかでは最も頻度が高く[1]，診断後の予後は不良である．ビスホスホネートが登場する以前には，本症診断後の平均寿命は約30日[2]であったが，ビスホスホネート登場以降は，約60日まで延長した[3]．HMの原因となる骨転移はどのような進行癌でも起こりうるが，肺，乳房，腎臓の悪性腫瘍，多発性骨髄腫(MM)で報告例が多い．剖検例の検討では，これらの癌では死亡時に最大75％の症例で骨転移を認めたと報告されている．骨は，前立腺癌で最も頻度の高い転移部位であり，前立腺進行癌患者の最大90％に認められる．逆に，頭頸部腫瘍，リンパ腫，膵臓や肝臓，大腸の悪性腫瘍では骨転移は稀である[4,5]．

腫瘍によって骨転移の頻度が違うのには，さまざまな理由がある．骨転移が成立するには骨髄間質と腫瘍の相互作用が極めて重要であり，また赤色骨髄への正常で十分な血流による，さまざまな接着因子や血管新生因子の供給が不可欠である．血管内皮増殖因子(VEGF)のような接着・血管新生因子によって，腫瘍細胞の骨髄間質細胞や骨基質への接着と，血液の供給が確立される．副甲状腺ホルモン関連蛋白(PTH-rP)，さまざまなインターロイキン(IL)，およびマクロファージコロニー刺激因子(M-CSF)などの腫瘍性サイトカインが，局所の骨吸収を促進させる[6]．骨はそれ自体，さまざまな不活性状態の増殖因子の貯蔵庫であり，これらの増殖因子は骨吸収に伴い活性化・放出され，さらに腫瘍を増殖させる[7〜9]．

HMの病態を理解するために，正常な骨の恒常性について簡単に振り返ってみよう．正常な骨リモデリングにかかわるのは主に3種類の細胞，すなわち骨髄間質細胞，骨芽細胞，および破骨細胞と，3種類の蛋白，すなわち核内因子κB活性化受容体[RANK]，核内因子κB活性化受容体リガンド[RANK-L]，およびオステオプロテゲリン[OPG]である(図7.1参照)．破骨細胞は，骨髄前駆細胞に由来し，骨吸収を促進する．RANKは，DNA転写制御にかかわる蛋白複合体であり，破骨細胞を含むほとんどすべての細胞種に発現し，RANK-Lによって活性化される．RANK-Lは腫瘍壊死因子(TNF)スーパーファミリーに属し，主に骨髄間質細胞と骨芽細胞で産生される破骨細胞形成に必須のサイトカインである[*1]．(骨芽細胞の)RANK-Lが破骨細胞前駆細胞上の受容体RANKに結合すると，破骨細胞の形成・増殖・活性化が促進され，その結果，骨吸収が亢進する．RANK-Lの活性はRANK-Lの可溶性デコイ(「おとり」)受容体OPG[*2]によって阻害さ

[*1] 訳注：NF-κBはp50/p105(NF-κBl)，p52/p100(NF-κB2)，p65(RelA)，c-Rel，RelBの5つの転写因子の総称で，ホモまたはヘテロダイマーを形成し通常は抑制分子と結合して細胞内にとどまっている．炎症性シグナル経路の刺激などにより抑制分子が分解するなどの機序で遊離したNF-κBが核内に移動，特異的DNA配列を認識・結合し標的遺伝子の発現を調節する．NF-κB経路は自然免疫，獲得免疫，炎症，抗アポトーシス，リンパ球の成熟，細胞接着，骨形成などに関連する多数の遺伝子の調節を担っている．このシグナル経路を媒介する受容体リガンドは多彩であり，RANK/RANK-L系はその1つである．RANK-LはT細胞に発現する樹状細胞の活性化蛋白として免疫学においてもともと同定されていたサイトカインであり，本文で記載されている破骨細胞の分化誘導作用だけではなく免疫系にもさまざまな作用を持っている．

[*2] 訳注：骨芽細胞系細胞から分泌されるオステオプロテゲリン(OPG)はRANK-LとRANKとの結合を阻害して破骨細胞の分化を強く阻害する．

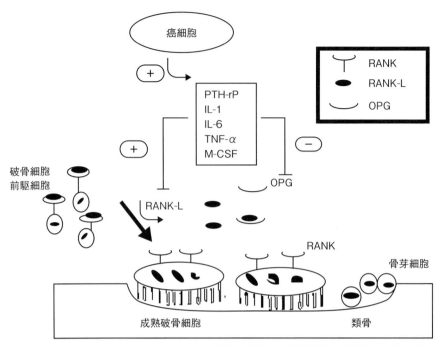

図7.1　正常な骨のリモデリングには，主に3種類の細胞（骨髄間質細胞，骨芽細胞，破骨細胞）と3つの蛋白〔核内因子κB活性化受容体（RANK），核内因子κB活性化受容体リガンド（RANK-L），およびオステオプロテゲリン（OPG）〕がかかわっている．破骨細胞は骨髄前駆細胞から分化し骨吸収を促進させる．RANKはDNAの転写を制御する蛋白複合体でありRANK-Lによって活性化される．RANK-Lは，腫瘍壊死因子（TNF）スーパーファミリーに属し，主に骨髄間質細胞や骨芽細胞で産生される破骨細胞形成に必須のサイトカインである．RANK-Lが破骨細胞前駆細胞上のRANKと結合すると，破骨細胞の形成・増殖・活性化が促進され，その結果骨吸収が亢進する．RANK-Lの活性は，RANK-Lの可溶性デコイ（「おとり」）受容体であるOPGによって阻害される．腫瘍環境下で認められる活性化T細胞や多数の炎症性サイトカイン〔IL-1β，IL-6，TNF-α，マクロファージコロニー刺激因子（M-CSF）〕はRANK-Lによる骨吸収を促進し，RANK/RANK-L/OPGのバランスを乱す．

れる．骨の恒常性は，こうした骨吸収（RANK-LとRANKの結合）と骨保護（RANK-LとOPGの結合）との間の相互関係のバランスの上に成立している．腫瘍環境下で認められる活性化T細胞と，IL-1β，IL-6，TNF-αなど多数の炎症性サイトカインは，RANK-Lによる骨吸収を促進し，RANK/RANK-L/OPGのバランスを乱す[10]．

　骨転移は主に，造骨性と溶骨性に分類される．実際には，転移性骨病変のほとんどは破骨細胞，骨芽細胞両方の活性と関連し，両者の調節異常を伴う．例えば，乳癌の骨転移はほとんどが主に破骨細胞による骨破壊性病変であるが，溶骨に反応した二次性の骨芽細胞性骨形成も認められる[11]．同様に，転移性前立腺癌の骨病変は造骨性病変が優勢であるが，その病変部位では骨吸収の増加も認められる[12]．唯一，多発性骨髄腫は純粋な溶骨性病変を起こす可能性があり，実際重度の溶骨性病変を有する多発性骨髄腫患者

のほぼ半数の骨シンチグラフィでは異常が認められない[13],*3．RANK-Lと破骨細胞形成の強力な誘導因子であるマクロファージ炎症性蛋白1α（macrophage inflammatory protein 1α：MIP-1α）が，これら多発性骨髄腫患者の骨破壊の主要媒介因子と考えられる[14～16],*4．

　悪性腫瘍環境下では，多くの液性因子が骨吸収を促進させるということが示されつつあるが，なかでもPTH-rPは圧倒的多数の症例の主因となっている．HM症例の実に最大88％においてPTH-rP産生が原因である，との報告がある．また，骨転移を有する乳癌患者の92％でPTH-rPが検出されている[17]．局所骨溶解およびビタミンD産生の両者が，HM症例の残り12％の原因であった[18]．ビタミンD産生がHMの原因となるのは，ほぼリンパ腫か多発性骨髄腫症例である．

　PTH-rPは，副甲状腺ホルモン（PTH）ファミリーの蛋白であり，乳腺の発生，授乳，軟骨内骨形成，膵島機能などに関与する*5．PTHとPTH-rPはアミノ末端のアミノ酸配列が類似しているが，免疫学的に区別が可能であり，PTHとPTH-rP測定に交差反応性はない．PTHと同様に，PTH-rPは破骨細胞活性を促進し，Henle係蹄と遠位尿細管でのカルシウム吸収を増加させ，1,25(OH)$_2$ビタミンD産生を増加させる．興味深いことに，原発性副甲状腺機能亢進症（HPT）患者では癌の発症率が高く，癌患者では原発性HPTの発症率が高い．癌患者の原発性HPTは予後良好の可能性を示唆しており，また特異的な治療を必要とするので，癌患者ではPTHおよびPTH-rPの両方を測定することが推奨される[19,20]．

　高カルシウム血症は精神神経，心臓，消化管，腎臓系に影響を与える．腎臓に関連した立場からみると，関連する臨床症状には，悪心，傾眠傾向，急性腎障害（acute kidney injury：AKI），多尿，口渇などがある．多尿の原因は，血清カルシウム濃度の上昇によりカルシウム感知受容体（CaSR）が活性化され，次いでHenle係蹄中のNaCl輸送が減少して，結果的に腎臓内の対向流増幅系に基づく腎濃縮力が低下するためである．さらにCaSRの活性化は，集合管での抗利尿ホルモン（ADH）に対する反応性を低下させる[21]．結果としてもたらされる多尿が，細胞外液量の減少を引き起こし，口渇を生じさせる．これらの患者は，高カルシウム血症による悪心・嘔吐，傾眠傾向のために十分に水分を摂取することができないことが多い．高カルシウム血症は腎血管収縮作用を及ぼし，細胞外液量の減少と相まってAKIの引き金となることもある．

---

*3 訳注：骨シンチグラフィ製剤は（骨芽細胞そのものではなく），骨芽細胞の働きで造骨反応が進む部位に取り込まれる．

*4 訳注：MIP-1αおよび1βは骨髄腫細胞から分泌され，骨髄腫細胞の間質細胞への接着や間質細胞のRANK-L発現を誘導する（結果的に骨吸収を促進）．骨髄腫ではさらにWnt阻害因子やおよび骨組織から動員されるTGF-βなどによる骨形成の抑制も相まって，進行性の骨破壊がもたらされると考えられている．

*5 訳注：PTH-rPはアミノ末端の13残基中6個がPTHと同一である．PTH-rPは内分泌腺，血管，膀胱平滑筋，子宮平滑筋，乳腺，表皮，中枢神経系などに広く分布する．生理作用は完全には解明されていないが，カルシウム輸送（腎・乳腺），平滑筋弛緩，細胞増殖分化，妊娠の成立と胎児の発育に関与することがわかっている．欠損モデル動物の胎児は致死的である．

高カルシウム血症の主要な治療目標は，①尿中へのカルシウム排泄を増加させ，②破骨細胞の骨吸収を抑制することである．このため，浮腫がない場合は，100～150 mL/時の尿量を確保すべく等張の生理食塩液による積極的な体液補充が推奨される．これらの患者の多くは重大な脱水を呈しているため，血管内容量の回復のために等張生理食塩液数リットル(L)が必要となることもある．十分量の補液施行後は，フロセミドを用いて尿中へのカルシウム排泄を促進させることが可能である．体液量が回復する前は，患者の血行動態をさらに悪化させる可能性があるため，フロセミドを使用すべきではない．カルシトニン製剤には投与後4～6時間以内にカルシウムを最大1～2 mg/dL(0.3～0.5 mmol/L)低下させる効果があり，投与を考慮する[22,23]．カルシトニンは，骨吸収と破骨細胞の成熟を抑制し，尿中へのカルシウム排泄を増加させる．しかし残念ながら，反復投与すると受容体の減少による急速な耐性が生じ，48時間後には効果が失われる[24]．体液過剰や無尿のHM患者には低カルシウム透析液(2.5 mEq/L)を用いた透析が必要になることもある．

　1990年代に溶骨性骨転移の治療に対して米国食品医薬品局(Food and Drug Administration：FDA)の承認を受けて以来，HM管理の基軸はビスホスホネート製剤である．現在，HMに対してはパミドロン酸二ナトリウムおよびゾレドロン酸がFDAにより承認されている(わが国ではアレンドロン酸ナトリウムも承認されている)．イバンドロン酸ナトリウムも使用可能であるが，FDAによるHMに対する適用はない．ビスホスホネートは細胞内および細胞外両方の機序を介して破骨細胞機能を抑制する．ビスホスホネート分子は，骨表面の，特に骨吸収が活発な領域でハイドロキシアパタイト結晶結合部位に接着する天然のピロリン酸分子に構造的に類似している．ビスホスホネート製剤の分子は，破骨細胞の骨表面への接着，波状縁[*6]の形成，および継続的な骨吸収のために必要な蛋白合成を抑制して，破骨細胞の活性を低下させる[25～27]．破骨細胞内では，ビスホスホネート製剤はメバロン酸経路のファルネシル二リン酸合成酵素を阻害する結果[*7]，破骨細胞のアポトーシスを誘導することにより，破骨細胞前駆細胞の分化と動員を抑制する[28]．ビスホスホネート製剤の効果発現には2～4日要するため，悪性腫瘍に伴う高カルシウム血症(HM)の診断時に直ちに投与することが推奨される．その最大効果が明らかになるのは投与4～7日後である[1]．

　ファルネシル二リン酸合成酵素経路は近位尿細管の細胞株にも存在しており，このことがビスホスホネート製剤投与後の発症が報告されている急性尿細管壊死(ATN)やFanconi症候群の理由の一部かもしれない．この薬物による腎臓への副作用としてほかによく知られているのは，虚脱型の巣状分節性糸球体硬化症(FSGS)や微小変化群など

[*6] 訳注：破骨細胞は骨に接着すると波状縁と呼ばれるひだ(襞)状の細胞膜構造を形成し，そこで骨表面に酸やプロテアーゼを分泌して骨基質を溶解する．
[*7] 訳注：骨表面に沈着したビスホスホネート製剤は，骨吸収部位の局所的なpH低下に伴って遊離し破骨細胞内に取り込まれる．破骨細胞内ではファルネシル二リン酸合成酵素阻害作用によって細胞骨格の構成や細胞内情報伝達などの機能を阻害し，骨吸収の場である波状縁が消失すると考えられている．

の腎症である．虚脱型の FSGS は主にパミドロン酸二ナトリウムの使用で報告されており，ほとんどの症例で透析が必要となる末期腎不全（end-stage renal disease：ESRD）にまで進行する[29]．ビスホスホネート製剤投与後に，破骨細胞による骨代謝回転の過度な抑制のため，顎骨や強い咬合力のかかる骨の無血管性壊死（AVN）が報告されている．虚脱型 FSGS も AVN のいずれも，推奨用量を超えて投与した場合に多くの報告があり，現在ビスホスホネート製剤は 3 週間ごとよりも頻回に投与すべきでない，と勧告されている．上述のように，パミドロン酸二ナトリウムではネフローゼ症候群や虚脱型 FSGS の発症が知られているが，慢性腎臓病を有する患者に対しては，適量を使用するように注意すれば，比較的安全なようである[30]．ゾレドロン酸のほうが尿細管毒性出現頻度は高い[29]．

最新の投薬ガイドラインでは，クレアチニンクリアランス（CrCl）が 30 mL/分未満でパミドロン酸二ナトリウムは通常用量の 90 mg を 4～6 時間かけて投与するとされている．ゾレドロン酸は CrCl が 30 mL/分未満の患者には禁忌である．CrCl が 30～60 mL/分ではゾレドロン酸は減量が推奨されているが，パミドロン酸二ナトリウムでは減量不要とされている．今までのところ，イバンドロン酸ナトリウム静注による腎毒性の報告はないが[31]，前述のように FDA からは HM 治療の承認を受けていない．

ビスホスホネート製剤治療後，60～90％の患者では 1～3 週間にわたってカルシウム値を正常に維持することができる．しかし，ビスホスホネート製剤治療に抵抗性の HM 患者の管理は，ビスホスホネート製剤を推奨量以上に投与したときに起こりうる重篤な臨床的事態を考えると，難しい課題である．ビスホスホネート製剤投与後 3 週間以内に再び高カルシウム血症を呈するようなビスホスホネート製剤治療抵抗性の HM では，骨吸収が不適切に亢進している可能性がある[32～34]．また，PTH-rP が腎臓でのカルシウム再吸収を促進することも，ビスホスホネート製剤治療後早期に高カルシウム血症が再燃する理由の 1 つと考えられる[35]．

ビスホスホネート製剤治療抵抗性 HM の管理に関する新たな治療戦略の研究が続けられてきたが，最も有望な薬物は，RANK-L に対する完全ヒト型モノクローナル抗体であるデノスマブである．尿および血清 N-テロペプチド値は，デノスマブ投与 1 日以内に減少し始め，この効果は最大 64 日間持続する．なお，パミドロン酸二ナトリウムでは尿および血清 N-テロペプチドは 3 日以内に減少し始め，効果持続時間は 28 日間である[36]．デノスマブの推奨用量は 120 mg 皮下注 4 週間ごとである．この薬物は固形腫瘍の骨転移による骨関連事象への投与が米国食品医薬品局（FDA）に承認されているが，HM 治療に対してはまだ承認されていない（現在は承認済み[*8]）．腎毒性は知られていないが，顎骨壊死例は報告されており[37]，重度の低カルシウム血症を引き起こす可能性もある[38]．ビスホスホネート製剤静注治療に抵抗性の HM 患者の治療に関する臨床治験（NCT00896454）が行われている．ほかに，シナカルセトも副甲状腺癌や HM の治療に

[*8] 訳注：もともと固形癌の骨転移による骨関連事象の予防に承認されていたが，2014 年にビスホスホネート製剤に反応しない癌に伴う高カルシウム血症に対して追加承認された．

使用される．この薬物は腫瘍細胞のカルシウム感知受容体(CaSR)に結合して，PTH 合成を抑制し，結果的に血清カルシウムを低下させる[39]．シナカルセト塩酸塩は HM 治療薬としての FDA の承認は受けていない［訳注：わが国でも HM 治療に対しては保険適用外である］．

症例 1 のフォローアップとディスカッション　　生理食塩液補液を静注で開始した．24 時間かけていったん十分に補液した後，尿中へのカルシウム排泄を促進するためにフロセミドを投与した．これによって高カルシウム血症は速やかに補正される．本症例はビスホスホネート製剤治療に抵抗性の HM である．ビスホスホネート製剤は 2 週間以内に投与されており，現時点では再投与は勧められない．患者は骨転移があるため，骨関連事象の減少を目的とした 4 週間ごとのデノスマブ 120 mg 皮下投与の適応である．デノスマブはビスホスホネート製剤抵抗性の HM に対してまだ FDA の承認を受けていないことに注意[*9]．

低ナトリウム血症

症例 2　　25 歳，男性で，非セミノーマ胚細胞性腫瘍に対するシスプラチンとイホスファミドの初回化学療法を 5 日前に終えた．悪心・嘔吐と意識レベル低下のために救急治療室に搬送された．受診時のバイタルサインは血圧 90/54 mmHg，心拍数 140 拍/分であった．名前の呼びかけには反応したが，質問に適切に答えることはできなかった．最初の検査所見では，血清ナトリウム 109 mEq/L，クレアチニン 3 mg/dL（ベースライン時は 1.0 mg/dL），血清浸透圧 235 mOsm，尿浸透圧 650 mOsm で，尿中ナトリウム 174 mEq/L であった．甲状腺刺激ホルモン(TSH)値は正常，血清コルチゾール値はわずかに上昇していた．診察の時点で，0.9％生理食塩液 2 L の補液がなされていた．血圧は 95/50 mmHg，心拍数 120 拍/分，血清ナトリウムは 109 mEq/L で変化はなかった．この患者の低ナトリウム血症の原因は何か？
　a．抗利尿ホルモン不適合分泌症候群(SIADH)．
　b．消化管からの喪失に伴う体液減少性低ナトリウム血症．
　c．シスプラチンに関連する腎性塩類喪失性症候群．
　d．副腎クリーゼ．

　低ナトリウム血症は，入院癌患者に最大 46％もの高率で認められる．腫瘍の種類にかかわらず，低ナトリウム血症患者は正常血清ナトリウム濃度の患者に比べて予後不良である[40〜46]．しかし報告される発症率は，対象とする癌の種類と低ナトリウム血症の

[*9] 訳注：再度述べておくが，現在は FDA の承認を受けている．

定義に用いられるカットオフ値によって影響され，大きなバラツキがある．低ナトリウム血症は，肺小細胞癌（SCLC）で最も頻繁に報告されている[47]．SIADH は癌患者における低ナトリウム血症の最も一般的な原因であり，SCLC 患者ではほかの悪性腫瘍と比べて頻度が高い[48,49]．ADH は，腫瘍，化学療法薬，疼痛・嘔吐，およびこうした患者によく使われるほかの薬物により，異所性に産生されることがある．癌患者においてSIADH は低ナトリウム血症の原因として一般的であるが，嘔吐，下痢，塩類喪失性腎症などによる体液減少に起因した体液量減少性低ナトリウム血症のリスクも高い．

　血清ナトリウムの異常を診るときに心に留めておくべき 2 つの重要なポイントは，①血清ナトリウム異常は本質的に血清浸透圧の異常であること，②血清ナトリウム濃度が「mEq/L」で示されることからもわかるように，血清ナトリウム異常は，血中の塩分と水分の相対的濃度の異常であること，である．したがって，体液量減少性低ナトリウム血症患者は体内総ナトリウム量と比較して体内総水分量（TBW）の過剰がある，ということになる．

　①のポイントについて詳しく述べよう．「血清ナトリウム異常は血清浸透圧異常として扱える」というのは，血清浸透圧＝2 Na＋グルコース/18＋BUN/2.8 であることから，正常血糖患者では血清ナトリウムは基本的に血清浸透圧に等しい，といえるからである．血清浸透圧は通常，280〜290 mOsm/L，個人での変動幅 1〜2％以内に厳密に維持される．前視床下部に存在する浸透圧受容体が血清浸透圧を感知しており，血清浸透圧が上昇した場合生理的条件下では，〈血清浸透圧の上昇→下垂体後葉からの抗利尿ホルモン（ADH）分泌→ADH は腎集合管の血管側（基底膜側）V2 受容体に特異的に結合→アクアポリン 2 チャネルが尿細管腔側（刷子縁膜側）へ移動→尿細管腔側細胞膜の透過性が亢進し，自由水の吸収促進〉という流れで，結果として血清浸透圧は正常範囲まで低下する．ADH はまた，血清浸透圧高値時に口渇刺激作用を示す．血清浸透圧が高い患者における ADH 分泌の最終的な効果は自由水保持量を増やすことである．そのほかにADH 分泌を生理的に刺激するものとして，7〜9％以上の血漿量の減少があげられる[50,51]．これら 2 つのシステムは共存しており，重要なことに血清浸透圧上昇や血漿量の有意な減少なしでは ADH は分泌されない．したがって，SIADH の診断には，体液量が正常であることと，血清浸透圧が低値であることが必要である(p.137 の脚注＊10 参照)．

　低ナトリウム血症を評価するためのアルゴリズムを図 7.2 に示す．最初のステップは血清浸透圧を測定することである．癌患者では子宮鏡や経尿道的前立腺切除などに際して高浸透圧性低ナトリウム血症が発症することがある．これらの治療の際には，体腔内で手術野を確保するためにグリシンを含む非電導性の灌流液が大量に使用される．この大量の灌流液によって体腔内には高い圧力が生じ，グリシンのような浸透圧活性物質が静脈循環内に移行することとなる．細胞外の浸透圧活性物質は，細胞膜内外の浸透圧勾配を均一にするため水を細胞内から細胞外へ移動させる．その結果，血清ナトリウム値は希釈されて低下する．これと同じ機序で，免疫グロブリン製剤がマルトースやショ糖溶解液で静注投与される場合，高血糖時，マンニトール使用時などに，低ナトリウム血症が生じることがある．

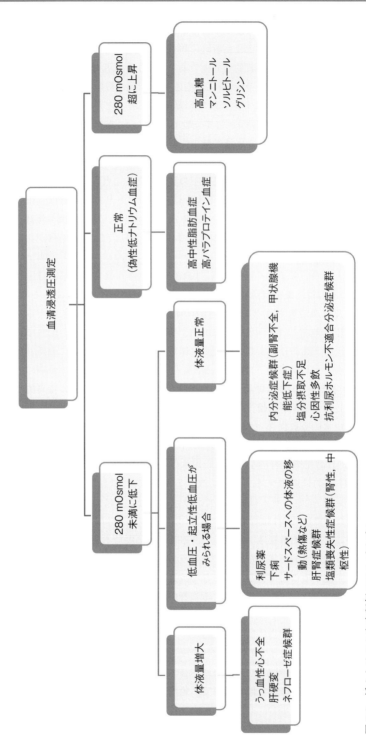

図7.2 低ナトリウム血症評価のアルゴリズム

低ナトリウム患者の血清浸透圧が正常であるとすると，それは偽性低ナトリウム血症を意味する．名称が示すように，これらの患者では，実際の血清浸透圧とナトリウム値は正常である．しかし，循環血漿中に脂質や異常蛋白が過剰に存在すると，血清中の水相(脂質や蛋白を除いた部分)の割合が低下し，(脂質・蛋白の非水成分を含めてナトリウム濃度を測定するため)見かけ上血清ナトリウム濃度が低く測定される．もっと新しいイオン電極測定法では，この問題は生じない．この偽性低ナトリウム血症は治療を必要としないため，正しく診断することが重要である．

　高浸透圧性低ナトリウム血症と偽性低ナトリウム血症以外の患者は，低浸透圧低ナトリウム血症に分類される．この患者では浸透圧が低いため浸透圧によるADH放出は起こらず，血漿量の有意な減少が，ADH放出の唯一の生理的刺激である．したがってこのような患者では，体液状態の評価と尿浸透圧および尿中ナトリウム濃度の測定が，病因の特定および適切な治療のために有用である．

　癌患者の体液量評価は困難な場合がある．リンパ系を圧迫している骨盤内腫瘍が原因の場合，深部静脈血栓症や下大静脈(inferior vena cava：IVC)の圧迫による場合，あるいは悪性腫瘍自体による毛細血管漏出症候群の場合など，たとえ浮腫があったとしても実際には血管内脱水が生じている可能性がある．肝腎症候群の原因となる肝転移を有する患者でも，著しい腹水や浮腫を呈するにもかかわらず内臓循環の血管拡張に伴う有意な血管内脱水を伴う場合がある．癌患者では，疼痛，不安，不快感による頻脈がみられるため，安静時頻脈を体液量不足と間違えやすい．可能であれば立位血圧を測定する

---

*[10] 訳注：バゾプレシン分泌過剰症(SIADH)の診断と治療の手引き(平成22年度改訂版)
　Ⅰ．主症候
　　1. 脱水の所見を認めない．
　　2. 倦怠感，食欲低下，意識障害などの低ナトリウム血症の症状を呈することがある．
　Ⅱ．検査所見
　　1. 低ナトリウム血症：血清ナトリウム濃度は135 mEq/Lを下回る．
　　2. 血漿バゾプレシン値：血清ナトリウム濃度が135 mEq/L未満で，血漿バゾプレシン濃度が測定感度以上である．
　　3. 低浸透圧血症：血漿浸透圧は280 mOsm/kgを下回る．
　　4. 高張尿：尿浸透圧は300 mOsm/kgを上回る．
　　5. ナトリウム利尿の持続：尿中ナトリウム濃度は20 mEq/L以上である．
　　6. 腎機能正常：血清クレアチニンは1.2 mg/dL以下である．
　　7. 副腎皮質機能正常：早朝空腹時の血清コルチゾールは6 μg/dL以上である．
　Ⅲ．参考所見
　　1. 原疾患の診断が確定していることが診断上の参考となる．
　　2. 血漿レニン活性は5 ng/mL/時間以下であることが多い．
　　3. 血清尿酸値は5 mg/dL以下であることが多い．
　　4. 水分摂取を制限すると脱水が進行することなく低ナトリウム血症が改善する．
[診断基準]確実例：Ⅰの1およびⅡの1～7を満たすもの．
[鑑別診断]低ナトリウム血症をきたす次のものを除外する．
　1. 細胞外液量の過剰な低ナトリウム血症：心不全，肝硬変の腹水貯留時，ネフローゼ症候群
　2. ナトリウム漏出が著明な低ナトリウム血症：腎性ナトリウム喪失，下痢，嘔吐
(厚生労働科学研究費補助金　難治性疾患克服研究事業　間脳下垂体機能障害に関する調査研究班　平成22年度　総括・分担研究報告書)

ことが，これらの患者の体液量評価には有用である．

　低ナトリウム血症はすべて，基本的には，「体内総水分量(TBW)が塩分よりも相対的に過剰」という塩分と水分の相対的な濃度の異常であるため，患者の体液量の状態を知ることは電解質異常の原因を明らかにするために有用である．体液量過剰患者では，塩分の総量と TBW は両方増加している．体液量減少患者では，両方とも減っているが，ナトリウムよりも TBW が相対的には多い．体液量正常の患者では，TBW もナトリウムもほぼ正常量であり浮腫もみられないが，比較すると塩分よりも TBW がごくわずかながら多い．

　前述したように，抗利尿ホルモン不適合分泌症候群(SIADH)の診断には，血清浸透圧が低値で，血漿量が正常範囲であることが必要である．肺小細胞癌(SCLC)患者では，腫瘍自体から不適切に ADH が分泌される．ほかにも癌患者では，疼痛，悪心，化学療法などにより，ADH が不適切に分泌される．化学療法薬は，中枢性の ADH 分泌を変化させたり，ADH の尿細管への作用に影響を与えたりする．ビンクリスチンとビンブラスチンは，視床下部-下垂体系に直接的な毒性を及ぼし，浸透圧による正常な ADH 分泌調節を妨げる[52,53]．シスプラチンとシクロホスファミドはいずれも ADH 分泌を刺激し，シクロホスファミドは腎臓における ADH の効果を増強する．三環系抗うつ薬，セロトニン再取り込み阻害薬，モノアミン酸化酵素阻害薬やオピオイドは，ADH 分泌を刺激する．非ステロイド性抗炎症薬は尿細管における ADH 効果を増強する[53]．また肺や脳への転移のほか，くも膜下出血，肺炎，人工呼吸など，中枢神経系および肺の疾患でも SIADH がみられる[51]．

　体液量減少性低ナトリウム血症患者では，病歴と投薬リストの検証から脱水の原因を明らかにすることができる場合が多い．下痢，利尿薬，または高血糖による体液喪失の判定は容易である．癌患者で特に注意すべき体液量減少性低ナトリウム血症として塩類喪失性腎症があげられる．シスプラチンとイホスファミドは直接尿細管細胞を傷害し，腎臓でのナトリウム再吸収を障害する[54,55]．転移性中枢神経系疾患，手術，外傷による中枢性塩類喪失も知られている．腎性または中枢性塩類喪失による低ナトリウム血症は，尿浸透圧および尿中ナトリウムが血清の値に比較して相対的に高く，SIADH と鑑別が困難な場合がある*11．重要なことは，腎性あるいは中枢性塩類喪失患者は，塩類

---

*11 訳注：中枢性塩類喪失(cerebral salt wasting：CSW)の病態は，脳からの脳性ナトリウム利尿ポリペプチド(brain natriuretic peptide：BNP)産生亢進とナトリウム喪失亢進と考えられている．交感神経障害の関与も疑われている．CSW は一過性で通常 2 週間程度で改善する．両者の違いの概略を次に示す．

疾患	細胞外液量	ADH 分泌	尿中ナトリウム排泄亢進	原因	等張液輸液に対する反応
CSW	低下	細胞外液量低下により亢進	原発性にナトリウム喪失亢進	BNP 分泌亢進による可能性	希釈尿の排泄と低ナトリウム血症改善
SIADH	わずかに上昇〜正常	原発性に亢進	ADH 作用により尿中ナトリウム濃度上昇	ADH 分泌亢進	水分貯留亢進による低ナトリウム血症増悪

ADH：抗利尿ホルモン

と水分の尿への喪失量が経口摂取量を上回ったときには体液量が減少する，ということである．臨床的には，塩類喪失患者は低血圧または起立性低血圧を示し，一方でSIADH患者の体液量はほぼ正常である．

低ナトリウム血症の臨床徴候や症状は，主に脳浮腫による頭蓋内圧上昇に伴うものである．細胞外液の血清ナトリウムや血清浸透圧が脳細胞内よりも低いと脳細胞内へ水が移行するが，頭蓋骨は固定された空間であり，脳体積の増加に適応して膨張できない．この頭蓋内圧亢進により悪心・嘔吐，錯乱，精神状態の低下，運動失調，痙攣発作などがみられる．脳体積が頭蓋骨容積を著しく超える場合，脳幹ヘルニアが生じる．後述するような，低ナトリウム血症による脳浮腫を緩和する適応機構があるため，すぐに症状が出現することはない．浸透圧の変化に適応する脳の能力を超えてあまりにも急速に血清ナトリウム値が低下した場合に，臨床徴候や症状が出現する．これが，同じ血清ナトリウム値でも痙攣を起こす患者もいれば，無症状の患者もいる理由である．

脳の適応機構は，原則的に溶質を排出することで細胞内の水分量を減少させ正常に戻すことを目指すものである．ラットの実験で血清ナトリウム濃度を低下させると，その後30分以内にNa^+とCl^-が細胞膜上に存在するNa^+とCl^-のチャネルを介して脳細胞外に排出されることが示されている．この電解質排出は約3時間で最大となり，さらに長く低ナトリウム血症が続くと，グルタミン酸，クレアチン，タウリンなどの有機浸透圧物質が脳細胞から排出される[56]．この代償的適応のため，慢性の低ナトリウム血症を急速に補正すると脳細胞からの急激な(相対的)水喪失が生じてしまう．軽症例では脳組織の脱水が，重症例では浸透圧性脱髄症候群が発生する可能性がある．現行の勧告によると，血清ナトリウムの補正速度は，最初の24時間以内で12 mEq/Lを超えてはならず，通常，多くても0.5 mEq/L/時間とすべきである[51]．

痙攣発作や精神神経症状，昏睡などといった重症の低ナトリウム血症の症状を示している体液量正常または過多の患者の管理は，腎臓専門医や救命救急専門医にコンサルトしつつ行わなくてはならない．3％高張生理食塩液を投与しながら頻繁に神経学的評価と血清ナトリウムの測定を行う．しかし，重症の高浸透圧性低ナトリウム血症の患者への3％高濃度生理食塩液などの高張液投与は，患者の高浸透圧状態をさらに悪化させるため，禁忌である．これらの患者では緊急透析の必要性を検討する．著しい体液量不足の患者では，まず正常体液量状態に戻るまで生理食塩液の急速投与を行う．その後は，血清ナトリウムの補正速度が24時間あたり10〜12 mEq/Lを超えてはならない．

症状がごくわずかしかみられない低浸透圧性低ナトリウム血症患者に対しては，患者の体液量の状況と原因疾患により，その適切な治療法が変わってくる．医原性の過剰補液による体液量過多の低浸透圧性低ナトリウム血症は，利尿薬投与の有無にかかわらず，あらゆる輸液量を最小限にするのが最適の治療法である．うっ血性心不全患者には，食塩を含む輸液(生理食塩液，Normosol[*12]，乳酸リンゲル，1/2生理食塩液)量を最小

[*12] 訳注：Normosol-Rの電解質成分—1,000 mL(pH調整剤含まず)中：ナトリウム 140 mEq，カリウム 5 mEq，マグネシウム 3 mEq，クロール 98 mEq，酢酸 27 mEq，グルコン酸 23 mEq．

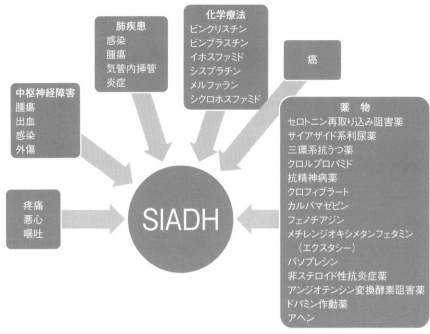

図7.3 抗利尿ホルモン不適合分泌症候群(SIADH)の原因

限にし，利尿薬を使用する．利尿薬のサイアザイド系利尿薬は低ナトリウム血症を引き起こす可能性があるため，低ナトリウム血症の治療にはフロセミドを用いる．水利尿薬であるconivaptan[*13]とトルバプタンは，ほかの利尿薬でみられる低カリウム血症や代謝性アルカローシスを引き起こすことなく，48時間以内に血清ナトリウム濃度を6〜8 mEq/L上昇させる効果がある[57]．

体液量は正常の低浸透圧低ナトリウム血症であるが，無症状の患者の管理はもう少し多元的である．悪心・嘔吐や疼痛が非生理的なADH放出を刺激しているならば，制吐薬と鎮痛薬の適切な使用が管理にとって有効な可能性がある．薬物(図7.3参照)が低ナトリウム血症の原因として疑われる場合は，可能であれば休薬すべきである．さらに追加する治療はすべて，ナトリウムの相対的濃度とTBWを低下させることを目的としたものである．患者の1日あたりの水分摂取量を自由水1〜1.5 Lに制限してもよい．しかし，化学療法中は「十分に水分を補給するように」指導されていることが多く，一方鎮痛薬や抗うつ薬によって口渇が生じるため，水分制限の遵守は困難なことが多い．したがって，補助的な薬物療法が必要な場合が多い．血圧に問題がない患者では，尿への自

[*13] 訳注：わが国では未発売．類似薬のモザバプタン(バソプレシンV2受容体拮抗薬)が使用されている．適応症は「異所性抗利尿ホルモン産生腫瘍による抗利尿ホルモン不適合分泌症候群における低ナトリウム血症」となっている．

由水の排泄を増やすためにフロセミドの使用が可能である．腎機能が正常な患者の常用量は，1日あたり10〜20 mgである．体液量が正常な患者には，NaCl製剤も投与可能である．V2受容体拮抗薬は，体液量過剰および体液量正常の低ナトリウム血症の治療に使用可能な新規薬物である．V2受容体拮抗薬は，ADH刺激による集合管細胞尿細管腔側細胞膜へのアクアポリンチャネルの移動・発現を阻害するため，自由水が尿中に排泄される．米国で現在使用可能な製剤はconivaptan（静脈注射製剤）とトルバプタン（経口製剤）である．トルバプタンは経口製剤ではあるが，添付文書には，「低ナトリウム血症補正が急激にならないよう適切に管理するために，血清ナトリウム値をこまめにチェックする必要から，入院の上，投薬開始する必要がある」，と記載されている．癌患者に対する小規模な研究では，トルバプタンは過剰補正することなく，水分制限，利尿薬，およびNaCl製剤を用いた低ナトリウム血症の標準治療と比較して，安全かつ優れた治療効果を有することが示された[58]．この患者群の血清ナトリウム値を正常化するためには，水制限，NaCl製剤，フロセミド，V2受容体拮抗薬のいずれの組み合わせも使用可能である[*14]．

症例2のフォローアップとディスカッション　シスプラチンとイホスファミドは，いずれも塩類喪失性腎症を引き起こす可能性がある．正解はc．

　低血圧時や体液量減少時には抗利尿ホルモン不適合分泌症候群(SIADH)と診断するのは適切でない．SIADHの患者では，尿中ナトリウム排泄が低下せずに尿浸透圧が上昇しており，さらに定義上正常血圧でなくてはならない(低血圧は「適切な」ADH放出の原因となる)．また，SIADH患者を0.9％生理食塩液で治療すると，典型的には，血清ナトリウム値は低下する．これは，投与された生理食塩液中のナトリウムは正常なナトリウムバランスを維持するために尿中に排泄される一方，生理食塩液中の水はADHの不適切な分泌の結果として持続的に開口している水チャネルを介して体内に保持されるためである．本患者は集中治療室(intensive care unit：ICU)管理が最も望ましい．血行動態の虚脱を避けるため，低血圧から離脱するまでは0.9％生理食塩液の投与も許容される．その時点で，血清ナトリウム値を再度測定し，その後，0.9％，2％，3％生理食塩液を使用して血清ナトリウム値を修正していくが，24時間あたり10〜12 mEq/Lを超えてはならない．このような患者で正常な血清ナトリウム値と血圧を維持するためには，塩類喪失が落ち着くまでの間の経口NaCl製剤やミドドリン塩酸塩，フルドロコルチゾン酢酸エステルが必要かもしれない．

[*14] 訳注：2016年12月現在，わが国では，トルバプタンは低ナトリウム血症に対する保険適用薬とはなっていない．

> **症例3**　58歳，女性．転移性乳癌（脳，骨，肝臓）でパクリタキセル投与中である．浮動性めまい，動悸のために入院し，起立性低血圧を認めた．患者は最近頻尿と夜間尿（4回まで）が出現したと訴えている．担当の癌専門医の指示に従い，1日あたり約1.9 L（64オンス）の水分を摂取している．下痢や発熱は認めず，尿検査で感染所見も認めない．血糖値は正常であり，尿比重および浸透圧はそれぞれ，1.002，141 mOsm/kgであった．次の検査のうちどれが最も診断に有用か？
> a. 腹部／骨盤 MRI.
> b. 水制限試験.
> c. 脳 MRI.
> d. DDAVP 投与.

高ナトリウム血症

　高ナトリウム血症の考え方は，患者のナトリウムの相対濃度と体液量を評価することで正しい診断が可能であるという点で低ナトリウム血症と同様である．体外からのナトリウム（高張生理食塩液，生理食塩液補液，経口 NaCl 錠剤，重炭酸ナトリウム補液）を受けた患者は，自由水に比較してナトリウムが過剰となり，体液過剰や高血圧になりやすい．塩分を超えて自由水を失っている場合は，脱水や低血圧となる．そのような例としては，腎臓（利尿薬），皮膚（高熱，発汗過多），気道（人工呼吸），消化管〔下痢，血管作動性腸管ポリペプチド産生腫瘍（すなわち vasoactive intestinal polypeptide tumor：VIPoma）〕などからの自由水喪失があげられる．これらの場合，自由水の喪失と同等あるいはそれ以上の水分補給がなされない限り全例で血清ナトリウム濃度が上昇する．

　ADH〔アルギニンバソプレシン（arginine vasopressin：AVP）〕は血清浸透圧を非常に狭い範囲内に厳密にコントロールしているが，血清ナトリウム濃度の上昇時（例えば 140〜150 mEq/L）にはさらに口渇が刺激され，自ら飲水することで正常な血清ナトリウム濃度へ回復する．そのため，AVP の合成もしくは下垂体からの分泌に欠陥があるか〔中枢性尿崩症（central diabetes insipidus：CDI）〕，もしくは尿細管が AVP に反応しない〔腎性尿崩症（nephrogenic diabetes insipidus：NDI）〕場合に高ナトリウム血症となる．中枢性尿崩症の最も一般的な病因は，脳神経外科手術，外傷，原発性または転移性腫瘍，浸潤性疾患である[59]．急性白血病患者における下垂体茎への白血病浸潤も中枢性尿崩症を引き起こすことが報告されている[60,61]．中枢性尿崩症あるいは腎性尿崩症のほとんどの患者で口渇機構は正常であり，多飲を呈する．一般成人集団における腎性尿崩症の最も頻度の高い原因は，リチウムの常用，低カリウム血症，高カルシウム血症である[59]．癌患者では，膀胱頸部または尿管の腫瘍による閉塞性尿路疾患も AVP 不応性をもたらすことがある．また髄質集合管の基底膜に沿ったアミロイド沈着も AVP 不応性と関連がある[62]．化学療法薬，および化学療法や骨髄移植後の感染性合併症の管理に

広く使用される薬物のなかで腎性尿崩症を引き起こすのは，シドフォビル，インジナビル，テノホビル，ホスカルネット，アムホテリシン，イホスファミド，シクロホスファミド，メトトレキサートおよびオフロキサシンなどである[63~67]．腎性尿崩症と中枢性尿崩症の鑑別には水制限試験が有用である．水制限試験の詳細は引用文献を参照のこと[59]．

体液量が過多または正常な高ナトリウム血症は，塩類を含む補液を中止し，飲水量を増やすか，5％ブドウ糖液を静脈内投与して自由水の不足を補正することで管理可能である．不足水分量を算出するオンライン計算サイトは多数あるが，以下の式を使用してもよい．

自由水不足量 =0.5[*] × 体重(kg)[血漿ナトリウム/140 − 1]
　[*] 痩せた男性で 0.6，女性で 0.5．

あまりにも急速に不足を補正した際に脳浮腫を生じることがあるため，最初の24時間では計算上の自由水不足量の半分だけを投与すべきである．血清ナトリウム濃度は，最初の24時間で 12 mEq/L を超えて補正してはならない．体液量減少性高ナトリウム血症を補正する場合には，0.9％または0.45％生理食塩液を用いて，起立性低血圧を起こさないレベルまで循環血液量を回復させることが最善策となる．消化管や腎臓からの体液喪失や不感蒸泄による喪失が持続している場合，これらの損失分も計算に追加する必要がある．高カルシウム血症や低カリウム血症を合併する場合には，いずれも尿細管のAVPへの不応性をもたらすため，補正が必要である．

症例3のフォローアップとディスカッション　起立性低血圧がみられるため，尿崩症の評価のために水制限試験を行うのは適切ではない．高ナトリウム血症と希釈尿および低血圧を示す患者では，デアミノ-D-アルギニンバソプレシン(deamino-D-arginine vasopressin：DDAVP)投与が中枢性尿崩症と腎性尿崩症の鑑別に有用である．最も適切な解答は選択肢 d．

症例4　40歳，男性．大腸癌に対してイリノテカンとセツキシマブによる化学療法を受けている．定期受診時の症状は，疲労感と，たまにだが煩わしい両目の「ぴくつき」と筋肉の痙攣のみであった．定期血清生化学検査では，異常値は血清マグネシウム濃度 0.9 mEq/L のみであった．ヒドロクロロチアジドとオメプラゾールも服用中である．低マグネシウム血症の原因として最も可能性が高いのは下記のどの化学療法薬か？
　a．イリノテカン．
　b．セツキシマブ．
　c．いずれでもなく，プロトンポンプ阻害薬である．
　d．いずれでもなく，利尿薬によって低マグネシウム血症が生じている．

低マグネシウム血症

　一般的な入院患者集団における低マグネシウム血症の割合は15％にものぼる[68,69]．入院癌患者ではさらに高く17％で，特に重症癌患者で46％と高いことが報告されている[70〜73]．低マグネシウム血症がある場合の臨床的予後はより不良であることが多い．APACHE Ⅱスコアが同等の，低マグネシウム血症患者群と正常マグネシウム血症患者群を比較した検討では，低マグネシウム血症患者（内科ICU入院および非ICU入院）群の死亡率は正常マグネシウム血症群の約2倍であった[74]．血清マグネシウム濃度はルーチンの生化学検査項目に入っていないため，実際よりも報告が少ない可能性があることに注意が必要である．

　低マグネシウム血症の発症率と重症度は，とりわけシスプラチンと上皮増殖因子受容体(EGFR)細胞外ドメインに対するモノクローナル抗体(セツキシマブ，パニツムマブ)で治療を受けている患者で高い．最近のメタ解析では，セツキシマブ療法による低マグネシウム血症の発症率は37％であった．ある施設では，パニツムマブによる治療を受けた患者の90％で低マグネシウム血症が認められた，と報告している[75]．重篤なマグネシウム喪失のために，これらの薬物による治療を中断または中止しなくてはならないこともしばしばある．抗EGFR療法を受けている患者は，マグネシウム補充に反応し，薬物を中止すれば正常マグネシウム濃度を維持可能であるが，イホスファミドやシスプラチンによる低マグネシウム血症は，投薬中止後何年も持続する場合がある[76]．シスプラチンや抗EGFR療法による低マグネシウム血症の発症率および重症度は，薬物への曝露期間と関連するようである[77]．低マグネシウム血症を引き起こす可能性があるほかの癌治療薬としては，シクロスポリン，タクロリムス，ペグ化リポソームドキソルビシン，インターロイキン2(IL-2)などがある．このほか，癌患者によく使われる薬物で低マグネシウム血症を起こす，あるいは増悪させる可能性があるものには利尿薬，アミノグリコシド，アムホテリシンB，ペンタミジン，ゲンタマイシン，プロトンポンプ阻害薬などがある[69]．プロトンポンプ阻害薬は長期間(通常1年以上)の使用時に低マグネシウム血症(マグネシウムの消化管からの喪失)を引き起こす[78〜80]．

　体内総マグネシウムのうち細胞外に存在するのは2％未満である．さらにその2/3がアルブミンに結合することなく遊離して存在し，マグネシウムとしての活性を有する．体内総マグネシウムの残りは骨や軟部組織に存在し，骨がマグネシウムの主な供給源である．腎臓および消化管は，マグネシウムの吸収と体内からの排泄を行う主要な器官である．消化管からの喪失によるマグネシウム欠乏は，上部，下部いずれの消化管からの喪失によっても生ずるが，下部消化管液は上部よりもはるかに大量のマグネシウムを含む(上部消化管由来の消化管液では1 mEq/Lなのに対して下部消化管由来のものでは15 mEq/L)[81]．したがって，低マグネシウム血症は，嘔吐や経鼻胃吸引時よりも，下痢，吸収不良，短腸症候群で認められることのほうが多い．

　体内からのマグネシウムの排泄は，主に腎臓で行われる．マグネシウム欠乏の場合に

は，腎臓はマグネシウムを厳重に保持しようと働く．マグネシウムは主として Henle 係蹄の太い上行脚で再吸収される．マグネシウムの尿中排泄閾値が正常血清マグネシウム濃度に非常に近いため，腎臓におけるマグネシウムの処理はほかの電解質とは少し異なっている．その結果，低マグネシウム血症患者にマグネシウムを急速静脈内投与して血清マグネシウムが急激に上昇すると，腎臓は速やかにマグネシウムを排泄してしまう．このため，マグネシウムの点滴は，腎排泄を最小限に抑えて，その効率を高めるために，緩徐に行うのが望ましい．

　低カリウム血症と低カルシウム血症は，低マグネシウム血症と合併することが多く[*15]，低マグネシウム血症とこれらほかの電解質欠乏の臨床徴候や症状には共通点がある．マグネシウム欠乏による神経筋症状には，全身性筋力低下，テタニー，痙攣，せん妄，昏睡などがあり，心臓の症状には心電図変化（QRS 幅延長，T 波の平坦化）や心室および心房性の不整脈などがある．

　低マグネシウム血症の臨床症状の重症度や欠乏の程度に基づき，マグネシウムの適切な補充量と投与方法を決定する．心室性不整脈や心電図異常がある場合は，硫酸マグネシウム 1〜2 g を急速静注し，血行動態が安定した後は緩徐に投与を継続する．症状は認めないが重度の低マグネシウム血症（血清マグネシウム 1 mg/dL または 0.4 mmol/L 以下）では，硫酸マグネシウム 4〜8 g を 12〜14 時間かけてゆっくりと静注する．より軽度の欠乏時（血清マグネシウム濃度が 1.2 mg/dL あるいは 0.5 mmol/L 超）では経口マグネシウム製剤，できれば徐放製剤を使用する．

症例 4 のフォローアップとディスカッション　　セツキシマブは，上皮増殖因子（EGF）受容体に対するモノクローナル抗体であり，投与された患者のうち最大 37％で低マグネシウム血症が報告されている．プロトンポンプ阻害薬や利尿薬の併用により低マグネシウム血症が増悪する可能性があり，セツキシマブ継続が必要な場合は，可能な限りこれらの薬物は中止すべきである．神経筋の易刺激性を伴っていることから，この患者の治療には硫酸マグネシウムの静脈内投与が必要である．マグネシウム投与の効率は緩徐に点滴したときが最も良好であり，本例では，例えば硫酸マグネシウム 6〜8 g を 6〜8 時間かけて投与する．さらに経口マグネシウム薬も開始する．神経筋の易刺激性が続く間はマグネシウム経静脈投与の継続が必要である．

　セツキシマブ投与中の患者では，たとえ経静脈的に補充した後でも，経口による補充では，正常な血清マグネシウムレベルを十分に維持できないことが多い．セツキシマブ投与期間中は，正常血清マグネシウム濃度を維持するために，定期的にマグネシウムの経静脈的補充（週 1 回か 2 回）が必要な可能性がある．通常，低マグネシウム血症はセツキシマブによる治療終了後数週間以内に改善する．正解は b．

[*15] 訳注：低マグネシウム血症がカリウム排泄を促進し，また副甲状腺ホルモン（PTH）の分泌とその作用を阻害するため．

低リン血症

> **症例5** 43歳，女性．広範な骨転移を伴う乳癌患者．体調不良，嘔吐と小腸閉塞（small bowel obstruction：SBO）のため入院した．体重がこの1か月で15 kg減少した．入院時検査では，血清アルブミン濃度2 g/dL，カルシウム5.3 mEq/L，リン1 mg/dLであった．デノスマブが前日に投与されていた．腹部腫瘍によるSBOと判明し，経静脈的栄養を開始することとなった．電解質の補充によりカルシウムが7.8 mEq/L，アルブミンが1.8 g/dL，リンは1.4 mg/dLとなった．経静脈的栄養を開始した2日後，患者は足の有痛性痙攣と，暗色尿を訴え，急性腎障害を発症していることがわかった．診断は次のうちどれか？
> a．リフィーディング症候群に伴う横紋筋融解症．
> b．デノスマブ投与による急性腎障害．
> c．原病進行による骨痛と閉塞性尿路疾患．

　重度の低リン血症（1.0 mg/dL未満）は一般病院では比較的稀な異常で，入院患者のわずか0.4％にしかみられない[82]．しかし，低リン血症患者のうち6％は腫瘍を有していた[83]．重度の低リン血症は，重大な死亡リスクになるが，認識されず適切に治療されないことがしばしばある[82]．

　心筋機能障害，呼吸不全，筋力低下，横紋筋融解症や溶血などといった低リン血症症状は，一般に1.0 mg/dL未満で生じる．痙攣発作，昏睡，重度の神経障害や知覚異常の報告もみられる[84]．リンは主に細胞内に存在するミネラルで，体内では通常クレアチニンリン酸，アデノシン三リン酸（adenosine triphosphate：ATP），2,3-ジホスホグリセリン酸（2,3-diphosphoglycerate：2,3-DPG）などの有機リン酸化合物として存在している[*16]．これら生化学エネルギーの最も重要な貯蔵・媒介物質であるATP，および赤血球内ヘモグロビンから組織への酸素の放出に関与する2,3-DPG[*17]の減少が，低リン血症の症状を引き起こす．

　腸からの①リンの吸収減少，②細胞外から細胞内への再分布，および③リンの腎排泄増加により，低リン血症の機序のすべてを説明できる．リン吸着薬を同時に内服していない限り，食事摂取量の減少のみで低リン血症を発症することは稀である[85]．細胞外から細胞内へのリン再分布を引き起こす一般的な原因としては，呼吸性アルカローシス，リフィーディング症候群などがある．呼吸性アルカローシスでは，細胞内でのCO_2減

[*16] 訳注：リンは体内に600 g存在する．約85％はハイドロキシアパタイトとして骨に蓄積，14〜15％がATPなどの構成要素として主に細胞内に存在し，1％未満が細胞外液に存在する．

[*17] 訳注：2,3-DPGの減少によって赤血球は酸素を組織に放出しにくくなる．

少に続いて解糖系が刺激されて糖リン酸の産生が増加し，その結果リンが細胞内へ移行する[*18]ため，筋細胞へのリンの取り込みが促進される．呼吸性アルカローシスを引き起こす疾患は，敗血症，熱中症，肝疾患などである[85]．栄養不良の癌患者への経腸または経静脈的栄養開始時には，組織の同化作用に伴い，細胞内リンの必要性が高まるため，リンを中心にした種々の電解質が大量に細胞内へ移動することによるリフィーディング症候群をきたすことがある．リフィーディング症候群は典型的にはリスクのある患者への経腸または経静脈的栄養療法開始48～72時間後にみられ，生命を脅かす低リン血症を引き起こすことが知られている[86]．同化作用の増加と細胞内流入による低リン血症はまた，同種幹細胞移植後の造血系再構築の際や，細胞増殖速度の速い白血病患者でもみられる[85]．

　腎性リン喪失と，それによる低リン血症が，多くの化学療法薬との関連で報告されている．機序は完全には明らかではないが，イホスファミドは近位尿細管に対して毒性を有し，Fanconi症候群を発症する．出血性膀胱炎の予防のために投与されるメスナが，この近位尿細管障害の一因である可能性がある[87]．成人よりも小児で頻度が高く，通常は可逆的であるが，患者の25～44%では腎障害や低リン血症が長期に持続する可能性がある．リスクファクターとしては，イホスファミドの累積投与量（50 mg/m^2 以上），既存腎臓病，腎摘出後，低年齢（5歳未満が最も高リスク），Wilms腫瘍，シスプラチン治療歴などがあげられる．シスプラチン，カルムスチン，アザシチジン，パミドロン酸二ナトリウム，レナリドミド，およびイマチニブもすべてFanconi症候群を引き起こすことが報告されている[87～90]．単クローン性ガンマグロブリン血症もまたFanconi症候群および低リン血症の原因となる．軽鎖はリソソーム分解を受けないため近位尿細管に沈着を起こし，近位尿細管が電解質を正しく再利用する能力を障害する[91]．

　イマチニブ，スニチニブ，ソラフェニブなどマルチターゲット型チロシンキナーゼ阻害薬では，いままで述べたのとは違った機序で低リン血症を誘発するとされている．これらの薬物が破骨細胞に発現する血小板由来増殖因子（platelet derived growth factor：PDGF）受容体を阻害することにより，骨吸収が抑制され，骨からのカルシウムとリン酸の放出が減少する．その結果，PTHレベルが上昇し，リン利尿が亢進する[92]．ビスホスホネート静注薬の臨床試験では，重症低リン酸血症の発症率は50%に迫るほどであり，悪性腫瘍に伴う高カルシウム血症（HM）の治療で最も高頻度であった[93]．核内因子κB活性化受容体リガンド（RANK-L）に結合するモノクローナル抗体デノスマブもまた低リン血症を引き起こすが，頻度ははるかに低い[94,95]．

　腫瘍性骨軟化症は，ビタミンD代謝異常，骨軟化症，線維芽細胞増殖因子23（fibro-

[*18] 訳注：アルカローシスではホスホフルクトキナーゼが活性化される．ホスホフルクトキナーゼは解糖系の律速段階の酵素であり，解糖系が亢進するとリンの消費が進みリンが細胞内へ移行する．ホスホフルクトキナーゼの至適pHはアルカリ寄りであり，呼吸性アルカローシスでは活性が亢進，アシドーシス下では著しく低下する（ただし測定評価条件によること，および生体内では緩衝系も存在することなどから単純ではない）．これが糖尿病性ケトアシドーシスでみられる代謝障害の一因にもなっている．

blast growth factor 23：FGF23)高値を伴う稀な腎性リン喪失による疾患である．低リン血症は，腫瘍の摘出とFGF23の正常化後には完治する．

治療に関しては，重症低リン血症(1.0 mg/dL未満)では深刻な臨床的続発症を防ぐため，治療を行うのが一般的には望ましい．臨床的に無症状で経口摂取が可能な患者には，牛乳がリン(1 mLあたり0.32 mmolのリンを含む)のよい供給源である．リン酸カリウムおよびリン酸ナトリウムの経口製剤も市販されている．経口摂取不能な重症患者では欠乏の重症度に応じ，6時間かけて0.08〜0.16 mmol/kgの静脈内補充を行う[84]．

> **症例5のフォローアップとディスカッション**　患者はリフィーディング症候群による急性低リン血症から横紋筋融解症を引き起こしている．急性腎障害はミオグロビン尿症によるものである．正解はa．

高リン血症

> **症例6**　44歳，男性．最近Burkittリンパ腫と診断され，その治療のために入院した．化学療法の開始前に，腫瘍崩壊症候群(TLS)予防のために，生理食塩液150 mL/時間による補液とアロプリノール300 mgの1日2回投与を開始した．治療前の検査値は，クレアチニン1.7 mg/dL，カリウム5.4 mEq/L，カルシウム6.8 mg/dL，リン6.9 mg/dL，尿酸12 mg/dL，LDH 4,000 U/Lであった．化学療法開始直後，血清クレアチニン7.9 mg/dL，カリウム7 mEq/L，リン10 mg/dL，カルシウム4 mg/dLとなった．現在無尿となり，筋肉の痙攣や口周囲のしびれがあるという．心電図では，低カルシウム血症と矛盾しない結果がみられた．この患者の低カルシウム血症はどのように治療すべきか？
> a. 血清カルシウムを正常化するために，グルコン酸カルシウム静脈内投与．
> b. 透析を開始した後，血清カルシウムを正常化するために，グルコン酸カルシウム静脈内投与．
> c. 自覚症状がなくなり，心電図所見が正常化するまで，グルコン酸カルシウム静脈内投与．

高リン血症は，血清リン値が5 mg/dL以上と定義されている[96]．一般集団で最も頻度の高い高リン血症の原因は腎機能障害であり，癌患者では腫瘍崩壊症候群(TLS)である．成熟リンパ球と比較すると，悪性リンパ芽球細胞内には4倍量のリンが含まれており[97,98]，通常，化学療法開始の24〜48時間後に，大量のリンが全身循環へ放出され，腎臓での排泄能力を大幅に超えることがある．化学療法によって新たな腫瘍細胞によるリンの再取り込みも阻害されるため，血清リン濃度は上昇したままとなる．血清カルシウムとリン濃度の積が60を超えると，カルシウムとリンが沈殿を生じ，血管・軟部組織・

尿細管への異所性石灰化を引き起こす可能性がある[99]．このため腎臓では，腎内石灰化，腎石灰沈着症，腎結石症，急性閉塞性尿路疾患を発症することがある[96,100]．したがって，高リン血症患者へのカルシウム点滴は，低カルシウム血症による症状がない限りは避けなければならない．

　血清リン濃度を低下させるために，リンの経口摂取量および経静脈的投与量を減らすことに加えて，非カルシウム含有リン吸着薬であるセベラマー塩酸塩が日常診療で普通に使用されるようになっている[*19]．この経口リン吸着薬を用いた血清リン低下治療は，主に透析中の末期腎不全患者に関する文献を拠り所に行われている．セベラマー塩酸塩は，患者の消化管内で食物中に含まれるリンを吸着することによって薬効を示す．リン酸塩結合能力は胃のpH 7で最高となるため，化学療法中の癌患者で頻用されるプロトンポンプ阻害薬の併用により，その効果が限定される可能性がある[101,*20]．（癌患者に対する）セベラマー塩酸塩投与の研究は，小児癌患者における後ろ向き研究が1つあるのみである．この後ろ向き研究では，セベラマー塩酸塩投与を受けた患児は13人のみであり，そのうち摂食可能な患児は5人，透析中の患児は2人であった[102]．セベラマー塩酸塩はTLS時の高リン血症の治療薬として一般的に使用されているが，特に経腸的栄養摂取がなされていない患者で，その使用を支持する臨床データは不十分である．リンの消化管からの吸収を低下させる方法に加えて，高張ブドウ糖液とインスリンの同時投与も，リンを細胞内に移行させ，高リン血症の治療に用いることができる[103]．連続性腹膜透析，持続的血液濾過透析はいずれも，腎機能障害を併発しているTLS関連の急性高リン血症の治療に有効性が示されている[100]．TLSについては次章で詳細に述べる．

　パラプロテイン血症患者や重症真菌感染症の治療のために高用量アムホテリシンBリポソーム製剤を投与されている患者で偽性高リン血症が報告されていることは知っておきたい[96,104]．前者は異常蛋白と検査法との干渉の問題と思われる．表7.1に癌患者でみられる偽性電解質異常をまとめた．

症例6のフォローアップとディスカッション　　無尿患者に症候性低カルシウム血症と高リン血症が合併している場合，腎臓および軟部組織におけるリン酸カルシウム沈殿のリスクを考慮した注意深い管理が必要である．症状を伴うこと，カルシウム・リン積は60未満であることから，カルシウム・リン積が60を超えないように注意しつつ，患者の症状と心電図変化が消失するまで，グルコン酸カルシウムを静脈内投与する．透析の準備を開始するのも適切である[*21(次頁)]．正解はc．

[*19] 訳注：わが国では透析中の慢性腎臓病患者に対してのみ保険適用となっている．
[*20] 訳注：通常は，炭酸カルシウムなどのカルシウム製剤のリン吸着効果が胃内pHにより大きく左右されるのと比較し，セベラマー塩酸塩の効果はpHにほとんど影響を受けないとされている．

表7.1 偽性電解質異常とその主な原因

偽性電解質異常の種類	認められる疾患・原因
偽性高リン血症	IgG, IgM, IgA パラプロテイン血症
偽性低リン血症	IgG パラプロテイン血症
偽性低ナトリウム血症	IgG, IgM, IgA パラプロテイン血症 ガンマグロブリン静注投与後
偽性高カルシウム血症	IgM, IgA パラプロテイン血症
偽性低尿酸血症	IgM パラプロテイン血症
偽性低アルブミン血症	IgM パラプロテイン血症
偽性のクレアチニン低値	IgG パラプロテイン血症
偽性のクレアチニン高値	IgM パラプロテイン血症
偽性高カリウム血症	白血病，血小板増加症，溶血
偽性低カリウム血症	急性白血病
偽性低重炭酸血症	IgG, IgM パラプロテイン血症
偽性高重炭酸血症	IgM パラプロテイン血症
偽性低クロライド血症	IgG パラプロテイン血症
尿素低値	IgM パラプロテイン血症

カリウムの異常

症例7 無治療で経過観察されている慢性リンパ性白血病(CLL)の高齢者男性が定期受診した．特に症状はなく，受診時の検査結果上は白血球数(WBC)180,000/μLと著明高値で，貧血と軽度の血小板減少症を認めた．血清カリウム濃度は8.5 mEq/Lであり，高カリウム血症治療のため救急治療室に搬送された．血清カリウム再検値は2.5 mEq/Lであった．心電図に異常はなく，身体診察および病歴からも，慢性リンパ節腫脹以外に特に問題はない．次に何をすべきか？
  a. 経静脈的カリウム補充のために入院する．
  b. 血漿カリウム濃度の測定を指示する．
  c. ポリスチレンナトリウムを投与し，低カリウム食を開始する．
  d. 遠隔測定を許可する．

　全身のカリウム含有量は約 50 mEq/kg（女性は 40 mEq/kg），すなわち 70 kg の男性でおよそ 3,500 mEq である．カリウムの 95% 以上は細胞内（筋肉，赤血球，肝臓，骨）に，2〜3% が細胞外液と血漿中に存在する．細胞外カリウム濃度は 4〜5 mEq/L であるの

[*21] 訳注：この症例は高度の腎機能障害・無尿の状況で高カリウム血症を併発しているため，透析を優先するという選択肢もありうる．しかし，正常値までカルシウム濃度を補正する必要はないのは確かである．

に対して，細胞内カリウム濃度は約 140 mEq/L である．

● 高カリウム血症

　上記したカリウムの体内分布を理解しておけば，高カリウム血症は非常に簡単にアプローチできる．全身カリウムの大半が細胞内に存在しているので，血管内溶血や細胞内から細胞外へのカリウムの移動により，臨床的に有意な高カリウム血症が発症する．癌患者では，白血球増加（WBC 100,000/μL 以上）と血小板増加（PLT 800,000/μL 以上）がある場合に，採血管内で血液が凝固してカリウムが細胞から放出されると，偽性高カリウム血症が生じることがある[105]．これらの患者に自覚症状はなく，典型的な心電図変化（テント状 T 波，QRS 幅延長，P 波の消失）はみられない．診断をはっきりさせるためには，血漿検体でのカリウム測定を依頼する．腫瘍崩壊症候群（TLS），横紋筋融解症，血栓性微小血管症，あるいは構造的赤血球異常（遺伝性球状赤血球症など）は，すべて血管内溶血の原因となる[106〜110]．

　外因性カリウムはカリウムイオン含有補液製剤（Normosol®，乳酸リンゲル液など），輸血，および経口カリウムサプリメントなどによって供給される．上部消化管出血や鼻出血でも，消化管内でその血液が消化されるため，カリウムが吸収される．尿管を空腸につなぐ尿路変更術を受けた患者は，尿中カリウムが空腸から吸収されるため，高カリウム血症を呈することがある[111]．

　悪性腫瘍のため尿管や膀胱頸部の閉塞がある場合は，腎臓からのカリウム排泄が直接的に障害されるだけでなく，遠位尿細管でのカリウム調節に必要なホルモンであるアルドステロンの分泌異常もしくはその作用不足によるカリウム異常がみられる．アルドステロンの分泌または作用を低下させ，高カリウム血症を引き起こす可能性がある薬物には，ヘパリン，シクロスポリン，非ステロイド性抗炎症薬（NSAID），スピロノラクトン，トリメトプリム，amiloride，アンジオテンシン変換酵素（ACE）阻害薬，およびアンジオテンシン受容体拮抗薬などがある[112〜116]．

　高カリウム血症の管理には，①カリウムを細胞内へ移行させる，②腎臓および消化管からカリウムを除去する，という2種類の方法がある．βアゴニスト（吸入または静脈内投与），インスリン（皮下または静脈内投与），および重炭酸ナトリウム（静脈内投与）投与により30〜60分以内に血清カリウム値は急速に低下する．これらの薬物による細胞内へのカリウム移行は一時的でしかなく，その効果は数時間しか持続しないため，カリウムを排泄するための何らかの対策も必要である．体液量が正常あるいは過剰な患者では，フロセミドおよび陽イオン交換樹脂（ポリスチレンスルホン酸ナトリウムなど）が，それぞれ腎臓および消化管からのカリウム除去に有効である．陽イオン交換樹脂に関連した結腸壊死の報告があるため，その処方時には注意が必要である[117]．結腸の運動性低下（術後の腸閉塞やオピオイド投与に伴う）とソルビトールの併用投与が結腸壊死のリスクファクターと思われる．体液量減少患者では，生理食塩液を静脈内投与すると，遠位尿細管へのナトリウムの到達量が増加し，これに伴って遠位尿細管からのカリウム分泌が増加する．心電図異常（テント状 T 波，QRS 幅延長，P 波の消失）を有する患者

には，心筋細胞膜安定化のためにグルコン酸カルシウムまたは塩化カルシウムの静脈内投与が必要である．内科的治療が奏効しない患者，高カリウム血症が重度の場合，細胞内カリウムの大量放出（TLS，横紋筋融解症）が生じるような状況では，透析が適切と思われる．

●低カリウム血症

　低カリウム血症の定義をカリウム値が3.6 mEq/L未満とすると，入院患者で最大20%の頻度でみられる最も一般的な電解質異常の1つである[118]．悪性腫瘍ではさらに頻度が高く，癌患者の約75%が経過中のどこかで低カリウム血症を呈する[119]．ほとんどの低カリウム血症では全身カリウム含有量の真の減少を示すが，白血病や白血球が顕著に増加している患者では，採血管内で，白血球がカリウムを細胞内へ取り込むことによる偽性低カリウム血症が稀にみられる，と報告されている[120,121]．健常者における軽度の低カリウム血症では特に問題を生じることは少ないが，虚血性心筋あるいは心筋に傷害のある患者では，致死的不整脈が起こる可能性がある．2.5 mEq/L未満の重篤な低カリウム血症では横紋筋融解症が起こる可能性があり，2.0 mEq/L未満の低カリウム血症は四肢麻痺や呼吸停止を引き起こす可能性がある[122]．

　低カリウム血症は，カリウムの摂取不足，喪失過剰，あるいは細胞内への移行によって生じる．カリウム経口摂取量が1日あたり1グラム（25 mEq）以下になると低カリウム血症をきたしうるが，食欲不振，悪心，または腸閉塞をきたしている癌患者は，この代謝異常のリスクが高い[118,119]．臨床的に有意なカリウム喪失は腎臓および消化管を介して生じ，極端な身体活動時を除けば皮膚を介した喪失はわずかである．腎臓でのカリウム喪失の機序については，以下に示すようなものがあげられる．ループ利尿薬およびサイアザイド系利尿薬が低カリウム血症の原因として最も頻度が高い．低マグネシウム血症も腎性カリウム喪失のもう1つの原因であり，癌患者では，シスプラチン，アミノグリコシド系製剤，アムホテリシンB，パミドロン酸二ナトリウム，およびホスカルネットナトリウムは，すべて低マグネシウム血症誘発性低カリウム血症を引き起こす可能性がある[123]．イホスファミドや多発性骨髄腫の軽鎖の毒性による近位尿細管機能障害とFanconi症候群も，腎性カリウム喪失を引き起こすことがある．稀ではあるが，急性白血病患者で重篤な低カリウム血症やカリウム利尿が起こるという報告がある．これの機序は，リゾチーム誘発性の急性尿細管障害によると想定されている[124]．腫瘍随伴症候群としての低カリウム血症が，小細胞癌および副腎皮質刺激ホルモンを分泌する神経内分泌腫瘍および癌（腎細胞癌，結腸癌，傍神経節腫）で報告されている．副腎皮質刺激ホルモン刺激により「過剰に分泌」されたグルココルチコイドが遠位ネフロンでミネラルコルチコイド受容体に波及的に作用[*22]する結果，カリウム分泌が亢進する[125]．同様の効果は，高用量のステロイド療法時や，経口ミネラルコルチコイドであるフルドロコルチゾンを服用中の患者で，そのミネラルコルチコイド受容体へ直接作用することに

[*22] 訳注：グルココルチコイドによるミネラルコルチコイド作用のため．

より，みられることがある[122,126]．

利尿薬の使用，経鼻胃管排液，および嘔吐によって引き起こされる代謝性アルカローシスも，低カリウム血症と関連している．このとき同時に生じるクロール(Cl)喪失も，血清カリウム濃度が低いにもかかわらず腎性カリウム喪失を引き起こす原因となる．便からのカリウム喪失は通常わずかであるが，下痢になると相当量のカリウム喪失につながることがある[118]．癌患者では，感染性病原体や抗菌薬治療はもちろん，化学療法，放射線腸炎，短腸症候群，大腸絨毛腺腫，血管作動性ペプチド産生腫瘍，カルチノイド，Zollinger-Ellison症候群，移植片対宿主病で，大量の下痢がみられることがある[119]．

低カリウム血症の治療は，不足しているカリウムの補充と，低カリウム血症の根底にある原因の除去である．一般的に，血清カリウム濃度0.3 mEq/Lの低下は体内総カリウム100 mEq不足に相当する．重症のカリウム不足や不整脈のリスクのある患者では，低カリウム濃度を速やかに補正しなくてはならず，経静脈的に補正してもよい．しかし，過剰補正することがしばしばあり，致死的な高カリウム血症を引き起こす可能性がある．また経口製剤の吸収率は一般的に良好であるため，比較的軽症の低カリウム血症例には経口治療がより適切と考えられる．補充に加えて，カリウム保持性利尿薬の使用も有用と思われる．マグネシウム欠乏合併患者では，マグネシウムの補充もカリウム欠乏補正のために不可欠である[118]．

症例7のフォローアップとディスカッション　本症例は偽性高カリウム血症および偽性低カリウム血症であった．白血球数が非常に増加した患者では，細胞が試験管内で溶解し，高カリウム血症が生じることがある．細胞の代謝活性が高い場合は，試験管内でカリウムを細胞内に取り込むことにより，偽性低カリウム血症も発症する可能性がある．血漿検体により，より正確なカリウム濃度が測定できるはずである．正解はb．
表7.1に癌患者にみられる偽性電解質異常をすべて列記したので参照されたい．

引用文献

1. Stewart AF. Clinical practice. Hypercalcemia associated with cancer. N Engl J Med. 2005;352(4):373–9.
2. Tattersall MH. Hypercalcaemia: historical perspectives and present management. Support Care Cancer. 1993;1(1):19–25.
3. Penel N, Dewas S, Doutrelant P, Clisant S, Yazdanpanah Y, Adenis A. Cancer-associated hypercalcemia treated with intravenous diphosphonates: a survival and prognostic factor analysis. Support Care Cancer. 2008;16(4):387–92.
4. Vassilopoulou-Sellin R, Newman BM, Taylor SH, Guinee VF. Incidence of hypercalcemia in patients with malignancy referred to a comprehensive cancer center. Cancer. 1993;71(7):1309–12.
5. Ralston SH, Gallacher SJ, Patel U, Campbell J, Boyle IT. Cancer-associated hypercalcemia: morbidity and mortality. Clinical experience in 126 treated patients. Ann Intern Med. 1990;112(7):499–504.
6. van der Pluijm G, Sijmons B, Vloedgraven H, Deckers M, Papapoulos S, Lowik C. Monitoring

metastatic behavior of human tumor cells in mice with species-specific polymerase chain reaction: elevated expression of angiogenesis and bone resorption stimulators by breast cancer in bone metastases. J Bone Miner Res. 2001;16(6):1077–91.
7. Hauschka PV, Mavrakos AE, Iafrati MD, Doleman SE, Klagsbrun M. Growth factors in bone matrix. Isolation of multiple types by affinity chromatography on heparin-Sepharose. J Biol Chem. 1986;261(27):12665–74.
8. Pfeilschifter J, Mundy GR. Modulation of type beta transforming growth factor activity in bone cultures by osteotropic hormones. Proc Natl Acad Sci U S A. 1987;84(7):2024–8.
9. Roodman GD. Mechanisms of bone metastasis. N Engl J Med. 2004;350(16):1655–64.
10. Tilg H, Moschen AR, Kaser A, Pines A, Dotan I. Gut, inflammation and osteoporosis: basic and clinical concepts. Gut. 2008;57(5):684–94.
11. Coleman RE, Seaman JJ. The role of zoledronic acid in cancer: clinical studies in the treatment and prevention of bone metastases. Semin Oncol. 2001;28(2 Suppl 6):11–6.
12. Charhon SA, Chapuy MC, Delvin EE, Valentin-Opran A, Edouard CM, Meunier PJ. Histomorphometric analysis of sclerotic bone metastases from prostatic carcinoma special reference to osteomalacia. Cancer. 1983;51(5):918–24.
13. Leonard RC, Owen JP, Proctor SJ, Hamilton PJ. Multiple myeloma: radiology or bone scanning? Clin Radiol. 1981;32(3):291–5.
14. Pearse RN, Sordillo EM, Yaccoby S, Wong BR, Liau DF, Colman N, et al. Multiple myeloma disrupts the TRANCE/ osteoprotegerin cytokine axis to trigger bone destruction and promote tumor progression. Proc Natl Acad Sci U S A. 2001;98(20):11581–6.
15. Sezer O, Heider U, Jakob C, Zavrski I, Eucker J, Possinger K, et al. Immunocytochemistry reveals RANKL expression of myeloma cells. Blood. 2002;99(12):4646–7; author reply 7.
16. Sezer O, Heider U, Jakob C, Eucker J, Possinger K. Human bone marrow myeloma cells express RANKL. J Clin Oncol. 2002;20(1):353–4.
17. Powell GJ, Southby J, Danks JA, Stillwell RG, Hayman JA, Henderson MA, et al. Localization of parathyroid hormone-related protein in breast cancer metastases: increased incidence in bone compared with other sites. Cancer Res. 1991;51(11):3059–61.
18. Jibrin IL G, Miller C. Hypercalcemia of malignancy in hospitalized patients. Hosp Physician. 2006;42(10):29–35.
19. Strodel WE, Thompson NW, Eckhauser FE, Knol JA. Malignancy and concomitant primary hyperparathyroidism. J Surg Oncol. 1988;37(1):10–2.
20. Hutchesson AC, Bundred NJ, Ratcliffe WA. Survival in hypercalcaemic patients with cancer and co-existing primary hyperparathyroidism. Postgrad Med J. 1995;71(831):28–31.
21. Reikes SGE, Martin K. Abnormal calcium and magnesium metabolism. In: DuBose TDHL, editor. Acid-base and electrolyte disorders: a companion to Brenner & Rector's The Kidney. Philadelphia: Saunders; 2002. p. 453–88.
22. Wisneski LA. Salmon calcitonin in the acute management of hypercalcemia. Calcif Tissue Int. 1990;46 Suppl:S26–30.
23. Fatemi S, Singer FR, Rude RK. Effect of salmon calcitonin and etidronate on hypercalcemia of malignancy. Calcif Tissue Int. 1992;50(2):107–9.
24. Bilezikian JP. Clinical review 51: management of hypercalcemia. J Clin Endocrinol Metab. 1993;77(6):1445–9.
25. Colucci S, Minielli V, Zambonin G, Cirulli N, Mori G, Serra M, et al. Alendronate reduces adhesion of human osteoclast-like cells to bone and bone protein-coated surfaces. Calcif Tissue Int. 1998;63(3):230–5.
26. Rodan GA, Fleisch HA. Bisphosphonates: mechanisms of action. J Clin Invest. 1996;97(12):2692–6.
27. Sato M, Grasser W, Endo N, Akins R, Simmons H, Thompson DD, et al. Bisphosphonate action. Alendronate localization in rat bone and effects on osteoclast ultrastructure. J Clin Invest. 1991;88(6):2095–105.
28. Hughes DE, Wright KR, Uy HL, Sasaki A, Yoneda T, Roodman GD, et al. Bisphosphonates promote apoptosis in murine osteoclasts in vitro and in vivo. J Bone Miner Res. 1995;10(10):1478–87.

29. Perazella MA, Markowitz GS. Bisphosphonate nephrotoxicity. Kidney Int. 2008;74(11):1385–93.
30. Machado CE, Flombaum CD. Safety of pamidronate in patients with renal failure and hypercalcemia. Clin Nephrol. 1996;45(3):175–9.
31. Miller PD. The kidney and bisphosphonates. Bone. 2011;49(1):77–81.
32. Dodwell DJ, Abbas SK, Morton AR, Howell A. Parathyroid hormone-related protein(50–69) and response to pamidronate therapy for tumour-induced hypercalcaemia. Eur J Cancer. 1991;27(12):1629–33.
33. Ralston SH, Alzaid AA, Gallacher SJ, Gardner MD, Cowan RA, Boyle IT. Clinical experience with aminohydroxypropylidene bisphosphonate (APD) in the management of cancer-associated hypercalcaemia. Q J Med. 1988;68(258):825–34.
34. Budayr AA, Zysset E, Jenzer A, Thiebaud D, Ammann P, Rizzoli R, et al. Effects of treatment of malignancy-associated hypercalcemia on serum parathyroid hormone-related protein. J Bone Miner Res. 1994;9(4):521–6.
35. Onuma E, Azuma Y, Saito H, Tsunenari T, Watanabe T, Hirabayashi M, et al. Increased renal calcium reabsorption by parathyroid hormone-related protein is a causative factor in the development of humoral hypercalcemia of malignancy refractory to osteoclastic bone resorption inhibitors. Clin Cancer Res. 2005;11(11):4198–203.
36. Castellano D, Sepulveda JM, Garcia-Escobar I, Rodriguez-Antolin A, Sundlov A, Cortes-Funes H. The role of RANK-ligand inhibition in cancer: the story of denosumab. Oncologist. 2011;16(2):136–45.
37. Rachner TD, Platzbecker U, Felsenberg D, Hofbauer LC. Osteonecrosis of the jaw after osteoporosis therapy with denosumab following long-term bisphosphonate therapy. Mayo Clin Proc Mayo Clin. 2013;88(4):418–9.
38. FDA. Denosumab 2011. http://www.fda.gov/AboutFDA/CentersOffices/OfficeofMedicalProductsandTobacco/CDER/ucm272420.htm. Accessed 5 April 2015.
39. Lumachi F, Basso SM, Basso U. Parathyroid cancer: etiology, clinical presentation and treatment. Anticancer Res. 2006;26(6C):4803–7.
40. Castillo JJ, Vincent M, Justice E. Diagnosis and management of hyponatremia in cancer patients. Oncologist. 2012;17(6):756–65.
41. Doshi SM, Shah P, Lei X, Lahoti A, Salahudeen AK. Hyponatremia in hospitalized cancer patients and its impact on clinical outcomes. Am J Kidney Dis. 2012;59(2):222–8.
42. Hampshire PA, Welch CA, McCrossan LA, Francis K, Harrison DA. Admission factors associated with hospital mortality in patients with haematological malignancy admitted to UK adult, general critical care units: a secondary analysis of the ICNARC Case Mix Programme Database. Crit care. 2009;13(4):R137.
43. Jacot W, Colinet B, Bertrand D, Lacombe S, Bozonnat MC, Daures JP, et al. Quality of life and comorbidity score as prognostic determinants in non-small-cell lung cancer patients. Ann Oncol. 2008;19(8):1458–64 (official journal of the European Society for Medical Oncology/ESMO).
44. Kimura T, Kudoh S, Hirata K, Takifuji N, Negoro S, Yoshikawa J. Prognostic factors in elderly patients with unresectable non-small cell lung cancer. Anticancer Res. 2001;21(2B):1379–83.
45. Kim HS, Yi SY, Jun HJ, Lee J, Park JO, Park YS, et al. Clinical outcome of gastric cancer patients with bone marrow metastases. Int Soc Cell. 2007;73(3–4):192–7.
46. Aggerholm-Pedersen N, Rasmussen P, Dybdahl H, Rossen P, Nielsen OS, Safwat A. Serum natrium determines outcome of treatment of advanced GIST with Imatinib: a retrospective study of 80 patients from a single institution. ISRN Oncol. 2011;2011:523915.
47. Lassen U, Osterlind K, Hansen M, Dombernowsky P, Bergman B, Hansen HH. Long-term survival in small-cell lung cancer: posttreatment characteristics in patients surviving 5 to 18+ years-an analysis of 1,714 consecutive patients. J Clin Oncol. 1995;13(5):1215–20.
48. Onitilo AA, Kio E, Doi SA. Tumor-related hyponatremia. Clin Med Res. 2007;5(4):228–37.
49. Raftopoulos H. Diagnosis and management of hyponatremia in cancer patients. Support Care Cancer. 2007;15(12):1341–7.
50. Bourque CW. Central mechanisms of osmosensation and systemic osmoregulation. Nat Rev

Neurosci. 2008;9(7):519–31.
51. Verbalis JG, Goldsmith SR, Greenberg A, Schrier RW, Sterns RH. Hyponatremia treatment guidelines 2007: expert panel recommendations. Am J Med. 2007;120(11 Suppl1):S1–S21.
52. Robertson GL, Bhoopalam N, Zelkowitz LJ. Vincristine neurotoxicity and abnormal secretion of antidiuretic hormone. Arch Intern Med. 1973;132(5):717–20.
53. Liamis G, Milionis H, Elisaf M. A review of drug-induced hyponatremia. Am J Kidney Dis. 2008;52(1):144–53.
54. Hamdi T, Latta S, Jallad B, Kheir F, Alhosaini MN, Patel A. Cisplatin-induced renal salt wasting syndrome. South Med J. 2010;103(8):793–9.
55. Berghmans T. Hyponatremia related to medical anticancer treatment. Support Care Cancer. 1996;4(5):341–50.
56. Gullans SR, Verbalis JG. Control of brain volume during hyperosmolar and hypoosmolar conditions. Ann Rev Med. 1993;44:289–301.
57. Schrier RW, Gross P, Gheorghiade M, Berl T, Verbalis JG, Czerwiec FS, et al. Tolvaptan, a selective oral vasopressin V2-receptor antagonist, for hyponatremia. N Engl J Med. 2006;355(20):2099–112.
58. Salahudeen AK, Ali N, George M, Lahoti A, Palla S. Tolvaptan in hospitalized cancer patients with hyponatremia: a double-blind, randomized, placebo-controlled clinical trial on efficacy and safety. Cancer. 2014;120(5):744–51.
59. Rose B, Post T. Hyperosmolal states—Hypernatremia. Clinical physiology of acid base and electrolyte disorders. 5th ed. New York: McGraw Hill; 2001. p. 746–93.
60. Foresti V, Casati O, Villa A, Lazzaro A, Confalonieri F. Central diabetes insipidus due to acute monocytic leukemia: case report and review of the literature. J Endocrinol Invest. 1992;15(2):127–30.
61. Muller CI, Engelhardt M, Laubenberger J, Kunzmann R, Engelhardt R, Lubbert M. Myelodysplastic syndrome in transformation to acute myeloid leukemia presenting with diabetes insipidus: due to pituitary infiltration association with abnormalities of chromosomes 3 and 7. Eur J Haematol. 2002;69(2):115–9.
62. Frokiaer J, Marples D, Knepper MA, Nielsen S. Bilateral ureteral obstruction downregulates expression of vasopressin-sensitive AQP-2 water channel in rat kidney. Am J Physiol. 1996;270(4 Pt 2):F657–68.
63. Garofeanu CG, Weir M, Rosas-Arellano MP, Henson G, Garg AX, Clark WF. Causes of reversible nephrogenic diabetes insipidus: a systematic review. Am J Kidney Dis. 2005;45(4):626–37.
64. Canada TW, Weavind LM, Augustin KM. Possible liposomal amphotericin B-induced nephrogenic diabetes insipidus. Ann Pharmacother. 2003;37(1):70–3.
65. Navarro JF, Quereda C, Gallego N, Antela A, Mora C, Ortuno J. Nephrogenic diabetes insipidus and renal tubular acidosis secondary to foscarnet therapy. Am J Kidney Dis. 1996;27(3):431–4.
66. Smith OP, Gale R, Hamon M, McWhinney P, Prentice HG. Amphotericin B-induced nephrogenic diabetes insipidus: resolution with its liposomal counterpart. Bone Marrow Transplant. 1994;13(1):107–8.
67. Schliefer K, Rockstroh JK, Spengler U, Sauerbruch T. Nephrogenic diabetes insipidus in a patient taking cidofovir. The Lancet. 1997;350(9075):413–4.
68. Wong ET, Rude RK, Singer FR, Shaw ST Jr. A high prevalence of hypomagnesemia and hypermagnesemia in hospitalized patients. Am J Clin Pathol. 1983;79(3):348–52.
69. Saif MW. Management of hypomagnesemia in cancer patients receiving chemotherapy. J Support Oncol. 2008;6(5):243–8.
70. D'Erasmo E, Celi FS, Acca M, Minisola S, Aliberti G, Mazzuoli GF. Hypocalcemia and hypomagnesemia in cancer patients. Biomed Pharmacother. 1991;45(7):315–7.
71. Ryzen E. Magnesium homeostasis in critically ill patients. Magnesium. 1989;8(3–4):201–12.
72. Desai TK, Carlson RW, Geheb MA. Prevalence and clinical implications of hypocalcemia in acutely ill patients in a medical intensive care setting. Am J Med. 1988;84(2):209–14.
73. Deheinzelin D, Negri EM, Tucci MR, Salem MZ, da Cruz VM, Oliveira RM, et al. Hypo-

magnesemia in critically ill cancer patients: a prospective study of predictive factors. Braz J Med Biol Res. 2000;33(12):1443–8.
74. Rubeiz GJ, Thill-Baharozian M, Hardie D, Carlson RW. Association of hypomagnesemia and mortality in acutely ill medical patients. Crit Care Med. 1993;21(2):203–9.
75. Maliakal P, Ledford A. Electrolyte and protein imbalance following anti-EGFR therapy in cancer patients: a comparative study. Exp Ther Med. 2010;1(2):307–11.
76. von der Weid NX, Erni BM, Mamie C, Wagner HP, Bianchetti MG. Cisplatin therapy in childhood: renal follow up 3 years or more after treatment. Swiss Pediatric Oncology Group. Nephrol Dial Transplant. 1999;14(6):1441–4.
77. Fakih MG, Wilding G, Lombardo J. Cetuximab-induced hypomagnesemia in patients with colorectal cancer. Clin Colorectal Cancer. 2006;6(2):152–6.
78. Hess MW, Hoenderop JG, Bindels RJ, Drenth JP. Systematic review: hypomagnesaemia induced by proton pump inhibition. Aliment Pharmacol Ther. 2012;36(5):405–13.
79. Cundy T, Dissanayake A. Severe hypomagnesaemia in long-term users of proton-pump inhibitors. Clin Endocrinol. 2008;69(2):338–41.
80. Epstein M, McGrath S, Law F. Proton-pump inhibitors and hypomagnesemic hypoparathyroidism. N Engl J Med. 2006;355(17):1834–6.
81. Tong GM, Rude RK. Magnesium deficiency in critical illness. J Intensive Care Med. 2005;20(1):3–17.
82. Camp MA, Allon M. Severe hypophosphatemia in hospitalized patients. Miner Electrolyte Metab. 1990;16(6):365–8.
83. Hoffmann M, Zemlin AE, Meyer WP, Erasmus RT. Hypophosphataemia at a large academic hospital in South Africa. J Clin Pathol. 2008;61(10):1104–7.
84. Gaasbeek A, Meinders AE. Hypophosphatemia: an update on its etiology and treatment. Am J Med. 2005;118(10):1094–101.
85. Amanzadeh J, Reilly RF Jr. Hypophosphatemia: an evidence-based approach to its clinical consequences and management. Nat Clin Pract Nephrol. 2006;2(3):136–48.
86. Marinella MA. Refeeding syndrome: an important aspect of supportive oncology. J Support Oncol. 2009;7(1):11–6.
87. Izzedine H, Launay-Vacher V, Isnard-Bagnis C, Deray G. Drug-induced Fanconi's syndrome. Am J Kidney Dis. 2003;41(2):292–309.
88. Buysschaert M, Cosyns JP, Barreto L, Jadoul M. Pamidronate-induced tubulointerstitial nephritis with Fanconi syndrome in a patient with primary hyperparathyroidism. Nephrol Dial Transplant. 2003;18(4):826–9.
89. Francois H, Coppo P, Hayman JP, Fouqueray B, Mougenot B, Ronco P. Partial fanconi syndrome induced by imatinib therapy: a novel cause of urinary phosphate loss. Am J Kidney Dis. 2008;51(2):298–301.
90. Glezerman I, Kewalramani T, Jhaveri K. Reversible Fanconi syndrome due to lenalidomide. Nephrol Dial Transplant Plus. 2008;4:215–7.
91. Lacy MQ, Gertz MA. Acquired Fanconi's syndrome associated with monoclonal gammopathies. Hematol Oncol Clin North Am. 1999;13(6):1273–80.
92. Berman E, Nicolaides M, Maki RG, Fleisher M, Chanel S, Scheu K, et al. Altered bone and mineral metabolism in patients receiving imatinib mesylate. N Engl J Med. 2006;354(19):2006–13.
93. Tanvetyanon T, Stiff PJ. Management of the adverse effects associated with intravenous bisphosphonates. Ann Oncol. 2006;17(6):897–907.
94. Fizazi K, Bosserman L, Gao G, Skacel T, Markus R. Denosumab treatment of prostate cancer with bone metastases and increased urine N-telopeptide levels after therapy with intravenous bisphosphonates: results of a randomized phase II trial. J Urol. 2009;182(2):509–15; discussion 15–6.
95. Ganda K, Seibel MJ. Rapid biochemical response to denosumab in fibrous dysplasia of bone: report of two cases. Osteoporosis Int. 2014;25(2):777–82. A journal established as result of cooperation between the European Foundation for Osteoporosis and the National Osteoporosis Foundation of the USA.

96. Pollack M, Yu A. Clinical disturbances of calcium, magnesium and phosphate metabolism. In: Brenner B, editor. Brenner and Rector's the kidney. 1. 7 ed. Philadelphia: Saunders; 2004. p. 1041–76.
97. Flombaum CD. Metabolic emergencies in the cancer patient. Semin Oncol. 2000;27(3): 322–34.
98. Davidson MB, Thakkar S, Hix JK, Bhandarkar ND, Wong A, Schreiber MJ. Pathophysiology, clinical consequences, and treatment of tumor lysis syndrome. Am J Med. 2004;116(8): 546–54.
99. Schucker JJ, Ward KE. Hyperphosphatemia and phosphate binders. Am J Health Syst Pharm. 2005;62(22):2355–61.
100. Cairo MS, Bishop M. Tumour lysis syndrome: new therapeutic strategies and classification. Br J Haematol. 2004;127(1):3–11.
101. Capitanini A, Lupi A, Osteri F, Petrone I, Del Corso C, Straniti M, et al. Gastric pH, sevelamer hydrochloride and omeprazole. Clin Nephrol. 2005;64(4):320–2.
102. Abdullah S, Diezi M, Sung L, Dupuis LL, Geary D, Abla O. Sevelamer hydrochloride: a novel treatment of hyperphosphatemia associated with tumor lysis syndrome in children. Pediatr Blood Cancer. 2008;51(1):59–61.
103. Rampello E, Fricia T, Malaguarnera M. The management of tumor lysis syndrome. Nat Clin Pract Oncol. 2006;3(8):438–47.
104. Lane JW, Rehak NN, Hortin GL, Zaoutis T, Krause PR, Walsh TJ. Pseudohyperphosphatemia associated with high-dose liposomal amphotericin B therapy. Clin Chim Acta 2008;387 (1–2):145–9 International Journal of Clinical Chemistry.
105. Smellie WS. Spurious hyperkalaemia. BMJ. 2007;334(7595):693–5.
106. Bosch X, Poch E, Grau JM. Rhabdomyolysis and acute kidney injury. N Engl J Med. 2009;361(1):62–72.
107. Nicolin G. Emergencies and their management. Eur J Cancer. 2002;38(10):1365–77; discussion 78–9.
108. Alani FS, Dyer T, Hindle E, Newsome DA, Ormerod LP, Mahoney MP. Pseudohyperkalaemia associated with hereditary spherocytosis in four members of a family. Postgrad Med J. 1994;70(828):749–51.
109. Smith HM, Farrow SJ, Ackerman JD, Stubbs JR, Sprung J. Cardiac arrests associated with hyperkalemia during red blood cell transfusion: a case series. Anesth Analg. 2008;106(4):1062–9.
110. Chen CH, Hong CL, Kau YC, Lee HL, Chen CK, Shyr MH. Fatal hyperkalemia during rapid and massive blood transfusion in a child undergoing hip surgery-a case report. Acta Anaesthesiol Sin. 1999;37(3):163–6.
111. Eskandar N, Holley JL. Hyperkalaemia as a complication of ureteroileostomy: a case report and literature review. Nephrol Dial Transplant. 2008;23(6):2081–3.
112. Pearce CJ, Gonzalez FM, Wallin JD. Renal failure and hyperkalemia associated with ketorolac tromethamine. Arch Intern Med. 1993;153(8):1000–2.
113. Tan SY, Shapiro R, Franco R, Stockard H, Mulrow PJ. Indomethacin-induced prostaglandin inhibition with hyperkalemia. A reversible cause of hyporeninemic hypoaldosteronism. Ann Intern Med. 1979;90(5):783–5.
114. Michelis MF. Hyperkalemia in the elderly. Am J Kidney Dis. 1990;16(4):296–9.
115. Margassery S, Bastani B. Life threatening hyperkalemia and acidosis secondary to trimethoprim-sulfamethoxazole treatment. J Nephrol. 2001;14(5):410–4.
116. Takami A, Asakura H, Takamatsu H, Yamazaki H, Arahata M, Hayashi T, et al. Isolated hyperkalemia associated with cyclosporine administration in allogeneic stem cell transplantation for renal cell carcinoma. Int J Hematol. 2005;81(2):159–61.
117. Rogers FB, Li SC. Acute colonic necrosis associated with sodium polystyrene sulfonate (Kayexalate) enemas in a critically ill patient: case report and review of the literature. J Trauma. 2001;51(2):395–7.
118. Gennari FJ. Hypokalemia. N Engl J Med. 1998;339(7):451–8.
119. Barri YM, Knochel JP. Hypercalcemia and electrolyte disturbances in malignancy. Hematol

Oncol Clin North Am. 1996;10(4):775–90.
120. Naparstek Y, Gutman A. Case report: spurious hypokalemia in myeloproliferative disorders. Am J Med Sci. 1984;288(4):175–7.
121. Masters PW, Lawson N, Marenah CB, Maile LJ. High ambient temperature: a spurious cause of hypokalaemia. BMJ. 1996;312(7047):1652–3.
122. Gennari FJ. Disorders of potassium homeostasis. Hypokalemia and hyperkalemia. Crit Care Clin. 2002;18(2):273–88, vi.
123. Atsmon J, Dolev E. Drug-induced hypomagnesaemia: scope and management. Drug Saf. 2005;28(9):763–88.
124. Perazella MA, Eisen RN, Frederick WG, Brown E. Renal failure and severe hypokalemia associated with acute myelomonocytic leukemia. Am J Kidney Dis. 1993;22(3):462–7.
125. Izzedine H, Besse B, Lazareth A, Bourry EF, Soria JC. Hypokalemia, metabolic alkalosis, and hypertension in a lung cancer patient. Kidney Int. 2009;76(1):115–20.
126. Ben Salem C, Hmouda H, Bouraoui K. Drug-induced hypokalaemia. Curr Drug Saf. 2009;4(1):55–61.

第8章／腫瘍崩壊症候群

Scott J. Gilbert, Seth Wright

【略語】
AKI　Acute kidney injury　急性腎障害
ALL　Acute lymphoblastic leukemia　急性リンパ芽球性白血病
CLL　Chronic lymphocytic leukemia　慢性リンパ性白血病
CML　Chronic myelogenous leukemia　慢性骨髄性白血病
NHL　Non-Hodgkin's lymphoma　non-Hodgkin リンパ腫
TLS　Tumor lysis syndrome　腫瘍崩壊症候群

　剖検結果は通常の慢性骨髄性白血病の所見であったが，腎臓の所見は特に興味深いものであった．両方腎杯には多数の尿酸と尿酸塩結石が含まれ，尿管の上部は砂利を敷き詰めたようであった．—Merrillと Jackson，1943年[1]．

　健常状態における細胞死は整然とコントロールされたアポトーシスとして起こり，細胞死による産物は通常の恒常性維持機構によって速やかに処理される．これとは対照的に，細胞死の量が膨大でアポトーシスよりもむしろ細胞溶解が起きている場合は，細胞内物質が突然大量に放出されるため，通常の恒常性維持機構では制御が不能となり，体内の生化学的環境が劇的に変化する可能性がある．特に，悪性度が高く体積の大きな腫瘍の治療中にこうした事態が生じるが，細胞増殖が激しく，急速な増大・過剰成長・壊死がみられるような腫瘍では自然発生的に生じることもある[2]．腫瘍細胞の破壊による細胞内容物放出に起因する一連の化学的および臨床的異常を腫瘍崩壊症候群（TLS）と呼ぶ．主要な細胞内物質は，カリウム（高カリウム血症につながる），リン酸塩（高リン血症や低カルシウム血症を引き起こす），および核酸（尿酸やほかの物質に代謝される）で

ある.これらの核酸代謝産物は尿中で結晶を形成し,急性腎障害(AKI)の主要な原因である尿路閉塞を引き起こすことがある.放射線透過性の尿酸析出物によって尿路閉塞が生じる場合,画像検査でははっきり確認できないこともある.腫瘍細胞の破壊に伴いサイトカインが放出されることもあり,臨床的には重要な意味があると考えられるが,これは通常は腫瘍崩壊症候群の所見に含まれないためここでは特に触れないこととする[3].

疾患理解までの歴史

治療に関連したTLSについて最初に言及したのは,白血病の放射線治療後に生じた尿酸結晶による閉塞の報告で,ほぼ一世紀前のことである[4].尿路閉塞による腎不全など,高尿酸血症のリスクは,すぐに広く知られるようになった[5].治療がより効果的に,測定がより正確になるに伴い,Burkittリンパ腫の化学療法直後に高カリウム血症と高リン血症(関連する低カルシウム血症を伴った)が生じるなど,ほかの代謝性合併症が起こることも報告された[6,7].細胞のターンオーバーが速いために化学療法なしで自然発生的にTLSが起こることが,その後リンパ腫において初めて報告された[2].この症候群がもともと悪性度の高い血液悪性腫瘍で認識されたのは,腫瘍量が多いことと,これらの疾患の治療反応が速いことに関連があるからであろう.しかし,TLSは固形腫瘍でも,または標準的化学療法以外の治療後にも同様にみられることが過去数十年の間に確認されている.

定義と枠組み

細胞死はごくわずかなものから壊滅的なレベルまで連続的に生じ,どこから"TLS"の範疇に入るとするかはある程度恣意的である.それに加えて,臨床的に受ける影響の大きさは,細胞内容物の流入をいかに処理できるかという身体のそのときどきの能力に影響される.なぜならば,血行力学的環境や腎機能は疾患経過中にも変化しうるからである.原則的にTLSは大きく3つのカテゴリーに分類されている.

1. 無症候:細胞崩壊は起こるが,体内の化学的変化はごくわずかである段階.
2. 検査値上のTLS:臨床検査値はかなりの異常値を示すが,臨床症状はまだ伴わない段階.
3. 臨床的TLS:異常が臨床的に問題となるレベルに達する,あるいは緊急の介入を必要とする段階.これは一般的に上記2.検査値上のTLSに含まれるものである.

これらのカテゴリーを正式に定義するためのシステムがいくつか提案されている[8].2004年にCairoおよびBishopらによって作成され[9],後にマイナーな変更を加えられた分類が,現在,研究および臨床目的に使われている.この分類システムでは,治療開始前3日から治療開始後7日に臨床検査値を評価し,臨床症状および徴候の重症度を0～5にスコアリングする(表8.1)[*1].その後,マイナーな変更点として,臨床的TLS

表8.1 TLSの検査上および臨床基準で2004年のCairo-Bishop分類から改変(Cairo-Bishop分類(2004)[9],2011年Howard[3],2008年Tosi[10],2010年Cairo[38]らによって行われた改変部位はアンダーラインで示す)

検査上TLS：2項目以上（治療前3～治療後7日以内）	臨床症状（以下のいずれでも）	臨床Ⅰ度	臨床Ⅱ度	臨床Ⅲ度	臨床Ⅳ度
尿酸 　成人：>8 mg/dL 　（476 μmol/L） 　小児：年齢相応で正常 K>6 mmol/L	クレアチニン[9]もしくはeGFR[10], *	正常上限値の1.5倍超 30～45 mL/分	正常上限値の1.5～3倍 10～30 mL/分	正常上限値の3～6倍 10～20 mL/分	正常上限値の6倍超 <10 mL/分 もしくは腎代替療法
リン酸 　成人：>4.5 mg/dL（1.5 mmol/L） 　小児：>6.5 mg/dL（2.1 mmol/L）	心臓	不整脈治療不要	緊急治療の必要はない	症候性：内科的治療のみでは十分にコントロール不可能か，器具が必要（除細動器など）	生命にかかわるショック，失神，低血圧，うっ血性心不全
カルシウム <7 mg/dL，1.75 mmol/L（アルブミン補正後），イオン化カルシウム<1.12 mmol/L←最近の多くのシェーマからは外されている[38]	神経筋	症候性低カルシウム血症[3]：程度は特定しない	短い単発性の痙攣，焦点運動発作は稀，内科的に十分コントロール可能な痙攣	意識レベルの変容を伴う痙攣．投薬を行っても全身性の痙攣が生じる場合	投薬にもかかわらず痙攣を繰り返す（痙攣重積状態）
上記のいずれかで最近のベースラインから25%以上増加（カルシウムでは減少）[9,10,38]←この項目は除かれている[3]					

* 推算式（成人ではCKD-EPI，MDRD，Cockcroft-Gault式．小児ではSchwarz式）

の追加基準として症候性低カルシウム血症を含めること[3]と，ステージ0（疾患なし）とステージ5（死亡）を除くことが提案されている[10]．

臨床所見

　腫瘍崩壊症候群（TLS）が最も典型的に認められるのは，直接的な治療によって腫瘍細胞が急激に破壊された後である．しかし，治療を行っていなくても自然発生的に発症することもある．TLSの原因の大部分はBurkittリンパ腫やT細胞急性リンパ芽球性白

[*1] 訳注：ステージ0；クレアチニン値—正常上限値の1.5倍以下，心臓や神経筋の所見なし．
　　ステージ1～4；臨床Ⅰ度～Ⅳ度のカラムにそれぞれ対応．ステージ5；死亡．

血病（ALL）のような悪性度が高く進行の速い腫瘍が占めるが，腫瘍量が大きい場合，増殖速度が速い場合，化学療法に対する感受性が高い場合などには，ほかの腫瘍でもみられることがある．最初の徴候や症状は，化学療法や塞栓治療開始の24〜72時間以内に認められるが，自然発生的に生じた TLS では，数週間〜数か月にわたる緩慢な経過をとることもある．

> **症例 1**　42歳，男性．3か月間持続する倦怠感，気分不快感，断続的な微熱，10 kgの体重減少を主訴に受診した．4年前に高血圧と診断され，ヒドロクロロチアジド治療を継続している．受診1週間前に，頸部と腋窩および鼠径部の痛みを伴う腫脹に気づいた．2日前に動悸，レストレスレッグ（"むずむず足"）症状，指先の感覚異常に気づいていた．体温 38.7℃，心拍数 92/分，血圧 96/62 mmHg．結膜は貧血様で，粘膜は乾燥していた．両側の腋窩，鼠径部，後頸部リンパ節鎖に，軟らかいリンパ節腫脹を認めた．心音は心室性期外収縮が頻回であるが整，肺野は清明であった．腹部の検査では，肝臓がわずかながら軟らかく腫大しており，脾臓末端は臍レベルで触知可能であった．四肢には，2+ の従属（dependent）浮腫[*2]，散発する点状出血を認めた．末梢の血流は 2+ であった．脳神経には問題を認めなかったが，Chvostek 徴候は，左顔面神経刺激で陽性であった．データでは，カリウム 6.6 mEq/L，重炭酸塩 16 mEq/L，アニオンギャップ 22，クレアチニン 5.8 mg/dL，アルブミン 3.1 g/dL，カルシウム 5.9 mg/dL，リン 18.7 mg/dL，尿酸 21.3 mg/dL であった．血算検査では，白血球は $125 \times 10^3/\mu L$ で豊富な芽球を伴い，ヘモグロビンは 7.2 g/dL，血小板は $1.7 \times 10^3/\mu L$ であった．尿検査では，比重 1.012，pH 5.5，蛋白 1+，潜血 2+．尿沈渣では，変性した尿細管細胞と無構造なリン酸塩結晶を認めた．TLS による進行性の腎不全，高カリウム血症，および尿量低下に対して緊急透析が開始された．胸部，腹部，骨盤のコンピュータ断層撮影（CT）上，びまん性リンパ節腫脹を認め，骨髄生検でT細胞急性リンパ芽球性白血病（ALL）の診断が確定された．
>
> 以下の腫瘍のうち TLS と最も関連が乏しいのはどれか？
> 　a．Burkitt リンパ腫．
> 　b．T 細胞 ALL．
> 　c．non-Hodgkin リンパ腫（NHL）．
> 　d．腫瘍量の大きな乳癌．
> 　e．慢性骨髄性白血病（CML）．

●疫学とリスクファクター

前述したように，TLS の発症率は腫瘍の種類によって大きく異なるが，報告例の大部分は血液悪性腫瘍である[11]．NHL の 102 人の患者の調査では，検査値上の基準でみ

[*2] 訳注：下肢など心臓より低く静水圧のかかりやすい部位を dependent area と呼び，同部位にみられる浮腫を dependent edema と呼ぶ．

るとほぼ50％でTLSが認められたが，臨床的TLSの基準を満たしていたのはわずか6％であった[8]．急性骨髄性白血病（acute myelogenous leukemia：AML）患者対象の観察研究によると，TLS発症は17％（検査値上の基準のみ：12％，臨床基準にも該当：5％）であった[12]．慢性リンパ性白血病（CLL）では46％と報告されている[13]．

また，腫瘍崩壊は，血液学的悪性腫瘍の標準的化学療法時以外の多くの状況でも起こることが明らかになっており，例えば，乳癌[14]，黒色腫[15]，胆嚢[16]，肺[17]，肝臓[18]，胃または胃腸[19,20]，膵臓[21]，卵黄嚢[22]，前立腺[23]，大腸[24]，精巣[25]，髄芽腫[26]，肉腫[27]などの固形癌の治療でも報告されている．しかしこれらの腫瘍での発症率は，症例報告に限りがあり不明である．また，きっかけは標準的な細胞障害性療法でなくてもよく，ステロイドを用いた治療や，例えばリツキシマブやインターフェロンなどの生物製剤による治療後[14,28～31]や，塞栓術[18,32]，手術/麻酔[33,34]，さらにはワクチン投与後[35]にもTLSの発症が報告されている．腫瘍崩壊類似の状況は，白血球減少症の治療目的に顆粒球コロニー刺激因子（colony stimulating factor：CSF）を使用する際にも起こることが報告されている[36]．血液悪性腫瘍という古典的枠組みから離れてこの症候群を理解することが，明らかに重要といえる．

> **症例1のフォローアップとディスカッション**　本患者は腫瘍崩壊症候群（TLS）を呈している．今まで論じてきたように，あらゆる血液学的悪性腫瘍でTLSが発症する可能性がある．固形腫瘍では，腫瘍負荷量が高度の場合で起こるが，そのような症例の報告は少ない．CMLのような緩徐進行性の癌がTLSを起こすことは稀である．正解はe．

●患者リスクファクター

ある種の特徴をもつ患者で，TLS発症率が増加することがわかっている．腫瘍負荷量が大きく，治療反応が良好なことが，TLSのリスクとなるということは直感的に理解できるであろう．ALLの小児328人を対象とする研究で，TLSが74人（23％）に認められた．TLS発症の重回帰分析による予測因子は，年齢が10歳以上（オッズ比 4.5），脾腫の存在（オッズ比 3.3），縦隔腫瘍の存在（オッズ比 12.2），および白血球数 $20×10^9$/L（20,000/μL）以上（オッズ比 4.7）などであった[37]．別の報告では乳酸脱水素酵素（lactate dehydrogenase：LDH）高値，白血球数 $25×10^9$/L（25,000/μL）以上と同時に，クレアチニンと尿酸の上昇が予測因子とされている[12]．これらの予測因子の有用性については，検証コホートや別の患者群での検討はまだ行われていないが，検査値・腫瘍の種類・慢性腎臓病（chronic kidney disease：CKD）の存在を考慮したリスク層別化アルゴリズムがいくつか提唱されている[38～40]．

前述したようにTLSは，検査値上のTLSあるいは臨床症状を伴うTLSのいずれかのかたちで発症する．検査値上TLSは，細胞内分子の血漿への放出や，これらの化学物質の血清カルシウムレベルに対する二次的な効果というかたちで生じる．Cairo-Bishop基準（分類）に基づく検査データ異常を表8.1に示したが，高尿酸血症，高カリ

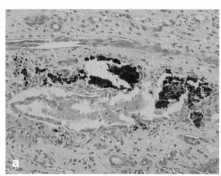 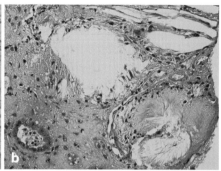

図8.1 aは皮質の尿細管が障害され，管腔や上皮，間質にリン酸・カルシウムが沈着していることを示している．von Kossa 染色はリン酸の沈着で陽性となる（シュウ酸では染まらない）（40倍）．bは腎髄質での尿酸の沈着を示す（Masson Trichrome 染色．40倍）．
［カラー☞ p.375 参照］

ウム血症，高リン血症，低カルシウム血症のうち2項目以上を示すときに検査値上のTLSと診断される．核酸，カリウム，リンは，細胞内で高濃度に存在し，急速かつ大規模な細胞死の状況下で大量に血漿中に放出される．低カルシウム血症は，過剰なリン酸が血漿カルシウムと錯体を形成し軟部組織などに沈着するために二次的に生じる．このような現象は通常，カルシウム・リン積が60より高いときに起こる．

上記のような変化の結果として臨床症状や所見がみられるとき臨床的TLSと診断する．食欲不振，悪心・嘔吐，下痢，倦怠感などの全身症状がしばしばみられる．不整脈，心不全，失神，突然死などの心臓合併症が，高カリウム血症や低カルシウム血症，あるいは心筋へのリン酸カルシウムの沈着（収縮性および電気伝導を障害する）の結果として生じることがある．神経筋症状としては，痙攣，テタニー，痙攣発作などがある．

TLSの腎臓における症状としては，AKI，血尿，乏尿，側腹部痛や腎結石などがみられる．腎血管収縮，自己調節能の低下，腎血流減少，炎症，尿細管上皮細胞障害，尿細管内への結晶沈着やそれによる閉塞などのさまざまな要因によってAKIが発症する．腎盂内の尿酸やカルシウム・リン酸の沈着あるいは尿管結石も，これらの臨床症状の多くの原因となる可能性がある．尿検査では，しばしば酸性尿中に尿酸結晶または非晶質尿酸を認める．腎病理学では，間質中のカルシウム・リン酸塩結晶の沈着（図8.1a）や尿酸結晶による尿細管閉塞を認める（図8.1b）．また，キサンチンも組織に沈着する難溶性プリン代謝産物である．

●アウトカム

TLSの発症は，一連の臨床的合併症（入院期間の長期化，合併症の増加，生存率低下など）と関連している．AML患者772人を対象とした後ろ向き研究では，臨床的TLS（検査値上のTLSではない）の死亡リスクは79％（38人中30人）であり，一方TLS基準を満たさなかった症例の死亡率は23％であった．この死亡例には，腎不全，不整脈，昏睡など，TLSに直接起因すると考えられるものもみられた[12]．

腫瘍崩壊のみを原因と限定するものではないが，(Hodgkin病を除く)血液悪性腫瘍の治療中に合併症としてAKIを発症することは，入院長期化と入院医療費高騰の主要な原因となる．Health Care Utilization Projectの40万人以上の患者データの分析によると，透析を必要としたAKI患者：透析が不要だったAKI患者：腎臓合併症を認めない患者における平均入院期間はそれぞれ，17.6日：12.2日：7.4日，入院医療費はそれぞれ(2006年の時点で)44,619ドル：25,638ドル：13,947ドルであった[41]．
　ヨーロッパの別の研究では，ALL，AML，NHLの計755人の患者のうちTLSの基準を満たしたのは27.8%であり，TLSで透析を要した患者では，高尿酸血症はあるもののTLSの基準は満たさず透析も必要としなかった患者と比較し，入院費が26倍もかかっていた．TLSに起因する死亡は15例(2%)にみられた[42]．

病態生理と病理

　上述したように，検査値上および臨床上TLSは，広範な腫瘍崩壊後に，核酸，カリウム，リン酸などの物質が放出され，病理学的および病態生理学的なプロセスの連鎖が起こるものである．カリウムの細胞内濃度は約150 mEq/Lであり，細胞損傷によってこのカリウムは細胞外領域や血漿中へ流出する．こうして高カリウム血症が生じると，細胞の脱分極をコントロールするNernst電位が破壊され，電位依存性ナトリウムチャネルが開き，その後いったん不活性化される(不応期)という(活動電位伝達の)機序が乱される可能性がある．こうして，神経筋，心臓，消化管の機能が損なわれ，それによって心臓伝導に影響が生じると，心室性不整脈や心停止に至る．
　リン酸は，細胞内に最も豊富にみられる陰イオンであり，主にアデノシンリン酸〔アデノシン一リン酸(AMP)，アデノシン二リン酸(ADP)，アデノシン三リン酸(ATP)〕とデオキシリボ核酸(DNA)やリボ核酸(RNA)に存在する．さらに腫瘍細胞は，正常細胞の4倍以上のリン酸を含有していることもある[43]．広範な細胞死によって細胞外リン酸負荷が生じても，通常は，腎臓のリン酸排出能が十分にあるため症状にはつながらない．しかし，腎機能低下例や腎臓がTLSによって同時に障害された場合などでは，リン酸蓄積の結果として高リン血症が生じる．高リン血症の直接的な臨床症状は少ないが，イオン化カルシウムと錯体を形成し，腎臓，血管系，軟部組織にリン酸カルシウムの結晶として沈着がみられる．これによりフリーのカルシウム濃度が低下し，臨床的に低カルシウム血症をきたす．カルシウムは，ナトリウムチャネルを阻害し，神経や筋肉の脱分極を抑制するため，急性の低カルシウム血症は，脱分極の閾値を下げ，臨床的にはテタニー，痙攣，反射亢進，不整脈などを呈し，場合によっては死につながる．テタニーは，神経筋の過敏性と興奮性亢進であり，口周囲のしびれや感覚異常から手足の痙縮および喉頭痙攣までさまざまな症状がみられる．Trousseau徴候(血圧計カフを用いて収縮期血圧を超える圧力で3分間以上圧迫刺激することで誘発される手足の痙縮)とChvostek徴候(耳の前方にある顔面神経を軽く叩くことで誘発される同側の顔の筋肉収縮)は，低カルシウム血症でみられるテタニーとして一般的に観察される徴候である．

低カルシウム血症の心臓合併症としては，代償性心不全に至ることがある陰性変力作用や，QT間隔の延長から心ブロックや心室性不整脈に至るまでの電気生理学的障害がある．TLSでの低カルシウム血症のほかの所見としては，精神的不安定および乳頭浮腫があげられる．

腎臓にカルシウムやリン酸が沈着することによる障害にはさまざまなものがある．尿細管内腔にリン酸カルシウムの結晶が沈着することで尿路閉塞が起こることもある．さらに，このような結晶は，尿細管上皮細胞内で尿細管への直接的な毒性を発揮し，間質では反応性の炎症を引き起こす．実際，von Kossa染色を用いて腎生検サンプルを評価すると，リンの遠位尿細管の内腔への沈着と，それより軽度ながら尿細管間質や尿細管上皮細胞のなかへの沈着が認められる（図8.1a）．尿細管萎縮，尿細管壊死，腎石灰化症も，リン酸カルシウム沈着の結果として生じる．尿酸低下療法が可能となった現在では，リン酸カルシウム沈着が腎臓に与える障害はますます重大なものとなっている．

細胞破壊後には核酸も放出される．プリン体は一連の反応を受けて代謝される．グアノシンはプリンヌクレオシドホスホリラーゼによってグアニンに，さらにグアニンデアミナーゼによってキサンチンに代謝される（図8.2）．アデノシンはアデノシンデアミナーゼによってイノシンに，次にプリンヌクレオシドホスホリラーゼによってヒポキサンチンへと変換される．ヒポキサンチンはキサンチンオキシダーゼによってキサンチンに変換され，続いて尿酸へ代謝される．尿酸はpKaが5.75の弱酸であり，これは生理的条件のpH 7.4では尿酸の98%がイオン化した状態にあることを意味している．遠位尿細管内のpHが5.0を下回るような酸性環境の場合，尿酸は溶解度の低いプロトン化されたかたち（非イオン）で存在しやすくなり，結晶として析出する．TLSによって大量の尿酸が濾過され，尿細管全長を進むにつれて濃度が上昇すると，さらに酸性環境となる遠位尿細管内で尿細管内への沈着が進む．こうして尿細管，集合管，さらには骨盤や尿管で閉塞が起こる．

このような尿細管における尿酸沈着は，リン酸カルシウム結晶の存在によって増強し，逆にリン酸カルシウムの沈着は尿酸結晶の存在によって増強する．すなわち高濃度のカルシウム・リン酸および尿酸が相まって，AKIのリスクが高まるといえる．

結晶沈着による尿細管閉塞により，カスケード反応が誘発され最終的にAKIが発症する．すなわち，尿細管内圧が増加することで腎内圧は上昇し，腎臓内の静脈は圧迫される．血管抵抗の増加により，腎血流量が減少する．尿細管腔内圧の上昇および腎血流の減少によって，糸球体濾過量が低下する．

症例2　14歳，女児．1週間続く腹部の膨満感，悪心・嘔吐，倦怠感を主訴に小児科を受診した．もともと体調良好であったが，急速に進行する膨満のため非常に苦しんでいる．体温38.2℃，心拍数110/分，血圧86/68 mmHg．中咽頭は正常で頸部リンパ節腫脹は認められなかった．心音は正常，肺野は清明であった．腹部は膨満し全体的に圧痛があり，液体貯留に伴う波動を触れた．上腹部に腫瘤を認めた．腋

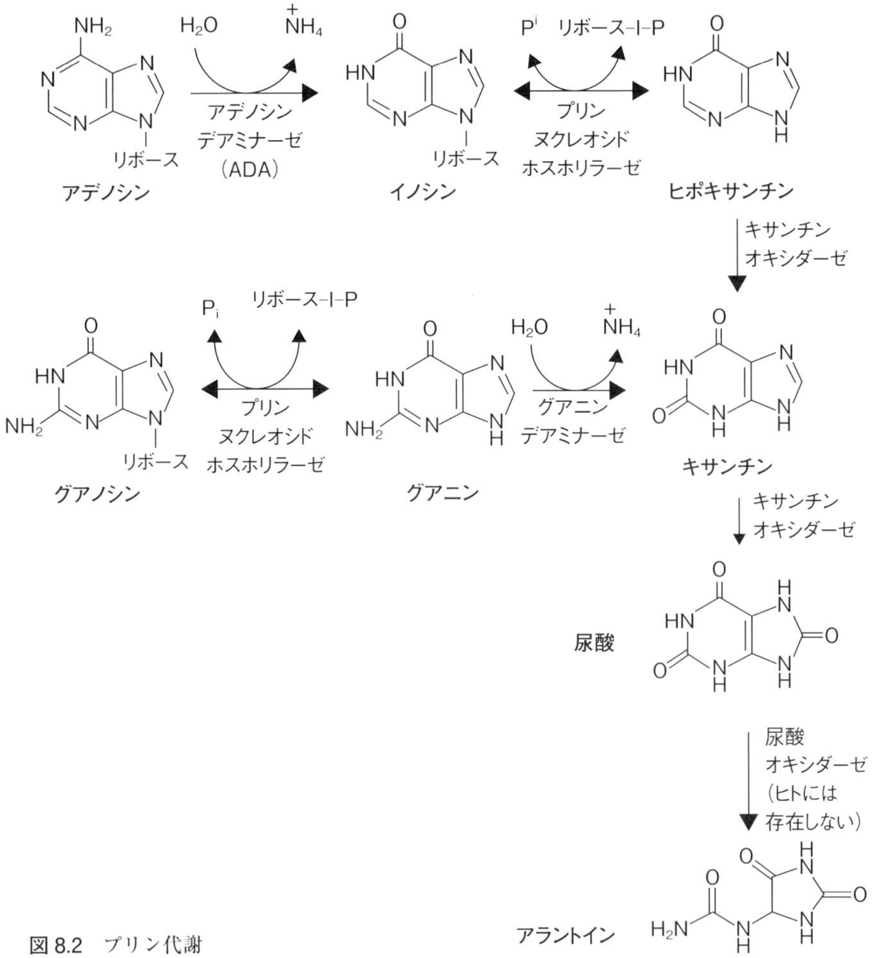

図 8.2　プリン代謝

窩および大腿リンパ節の腫脹は認められず，四肢末端の浮腫は 2+ であった．臨床検査では，カリウム 3.1 mEq/L，重炭酸塩 22 mEq/L，クレアチニン 0.8 mg/dL で，推算 GFR（CKD-EPI 式）111 mL/分/1.73 m^2，アルブミン 4.2 g/dL，カルシウム 8.6 mg/dL，リン酸 1.2 mg/dL，LDH 850 U/L．血算では WBC $125×10^3/\mu L$，ヘモグロビン 13.8 g/dL，血小板 $22.9×10^4/\mu L$ であった．腹部の CT 検査では腹水と胃の前庭部付近を圧迫する 14 cm の腫瘤が確認された．腹部腫瘤の生検では，丸い核と複数の核小体，好塩基性の細胞質を有する単形性の中型の細胞が認められた．CD19，CD20，CD22，CD79a，CD10，HLA-DR，CD43 の表面抗原の発現により，Burkitt リンパ腫と診断された．治療としてリツキシマブ＋EPOCH（エトポシド＋プレドニゾロン＋ビンクリスチン＋シクロホスファミド＋ドキソルビシン）が予定された．治療にあたっては

TLSを予防することが必要である．
TLSの予防のため，どのような薬物を推奨するか？
a. 重炭酸塩ベースの補液による体液補充．
b. N-アセチル-L-システイン．
c. 組換え型尿酸オキシダーゼ．
d. アロプリノール．

予防と治療

　腫瘍崩壊症候群(TLS)治療のガイドラインは作成されているが，この病態自体が比較的稀であり，豊富な臨床試験データに基づいて作られているわけではない[39]．一般に，腎不全は容易には回復しない可能性があるため，TLSの有効な治療は「予防」であるといえる．そのため，治療の主眼は，腫瘍崩壊の可能性を意識し，早めかつ十分に，高価すぎない予防手段を活用することにある．特定のリスク患者に予防的に行う治療や，臨床経過によって必要とされる場合に行われる治療法もある．

　TLSの予防または治療には3つの主要な方法がある．すなわち，体液量を増やすこと（強制利尿の有無を問わず），アロプリノール，および組換え型尿酸オキシダーゼである．

●体液量増量

　循環血漿量の減少および腎機能低下はTLS発症のリスクファクターであり，早期かつ大量の静脈内輸液がTLS治療の中心となる．体液量増量自体が目的ではなく，腎機能の最適化と十分な利尿の確保が目標である．尿流量が多ければ，日々負荷される尿酸，リン酸，およびほかの代謝物が尿中で濃縮されることはなく，沈殿から結晶性の閉塞を引き起こす可能性が減る．また，近位尿細管による尿酸輸送は，ナトリウム輸送と共役しているため，体液減少時は，付随してナトリウム再吸収および尿酸再吸収が増加するため，尿酸のクリアランスが減少する．逆に，体液量が適切で尿細管でのナトリウム再吸収が抑えられている場合は，尿酸の再吸収も低下し排泄が促進される．

　一般的に，腫瘍崩壊が疑われるほぼ全例が，積極的な経静脈輸液の適応となる．実地臨床上は，小児にはデキストロース＋1/4生理食塩液が好まれる傾向があり[44]，成人には等張液またはデキストロース＋1/2生理食塩液が使用されるが，個々の患者に合わせて微調整することも可能である．心不全などの禁忌がない限り，投与速度は相当に速くする．具体的には，$2 \sim 3 \, L/日/m^2$ 体表面積[40]を，化学療法2日前に開始し，終了3日後まで継続する[45]．

　対照試験で証明されたものではないが，$100 \, mL/m^2$ 体表面積/時間という尿流を維持することを理論的な根拠として利尿薬も使用される[3,9]．目標は，高い尿流量の維持であり，体液バランスを負にすることではないということに十分注意しなくてはならな

い．利尿薬の使用を考慮するのは，適切に体液量が補充された患者がさらに経静脈輸液を受けている場合に限るべきである．

アルカリ性の尿中では尿酸の溶解度が高まるため，従来の治療では重炭酸ナトリウムをルーチンに投与し，尿 pH を上昇させ尿酸の溶解性を高め，尿酸析出を減少させるようにしていた．しかし，尿のアルカリ化により，同じく腫瘍崩壊による腎不全の原因となるリン酸・カルシウム複合体の溶解度が「低下」することについて懸念されるようになった[46]．さらに，血清のアルカリ化によってイオン化カルシウムの割合が低下することで，腫瘍崩壊時によく認められる低カルシウム血症の症状が悪化する可能性がある[47]．こうした事情から，最近のガイドラインでは，TLS 治療における尿の予防的アルカリ化をルーチンには推奨していない[39]．しかし当然ながら，例えば高カリウム血症や AKI を発症するような重度の TLS でみられる代謝性アシドーシスを緊急的に治療する場合など，臨床上特に必要とされる場合のアルカリ化薬の使用を否定するものではない．

● **アロプリノール**

アロプリノールはキサンチンから尿酸への代謝を減少させるキサンチンオキシダーゼ阻害薬である（図 8.2 参照）．静脈内に予防投与することにより，TLS のリスクがあるほとんどの患者で，尿酸値の上昇を予防できる[48]［訳注：日本では静注製剤は販売されていない］．投与量は小児・成人とも体重に基づいて決定するが，1 日最大投与量は静脈投与時 600 mg，経口投与時 800 mg であり，この量が分割投与される［訳注：わが国では TLS 予防について保険収載されておらず，また，経口投与時の 1 日最大投与量は 300 mg である］．腎臓病がある場合は減量が必要である．化学療法の 1〜2 日前から投与を開始し，化学療法終了後 3〜7 日は継続する[39]．静脈内投与が特に優れているわけではないが，病気や治療のため消化管関連の問題がある患者の場合，経口投与よりも確実性が高い．

アロプリノールには十二分な臨床経験があり，腫瘍崩壊リスクが中等度の場合には推奨される[40]．しかし，アロプリノールには，すでに生成されている尿酸には効果がないという欠点があり，また，腎臓に同様に沈殿する可能性のあるキサンチンなどの尿酸前駆体を増やしてしまう[49]．さらに，アロプリノールは複数の薬物相互作用を有しており，ある種の化学療法薬や薬物では投与量の調整や投与中止が必要とされることもある．

● **ラスブリカーゼ**

尿酸オキシダーゼの酵素反応によって，尿酸は溶解性の高いアラントインへ迅速に分解される（図 8.2 参照）．しかし，この酵素は霊長類には存在しない．そこで尿酸オキシダーゼの作用を補うため，まず非組換え型尿酸オキシダーゼ（uricosyme）が使用された[50]．この薬物は尿酸値低下には有効であったが，患者の約 5％に重篤なアレルギー反応を認めた[51]．2001 年には，組換え型尿酸オキシダーゼのラスブリカーゼが，アロプリノールに比べ尿酸制御に非常に有効であると同時に，有害事象の頻度はむしろ低いことが報告された[52]．この薬物は非常に効果が強く，ほぼすべての患者で尿酸値は正常ま

たは低レベルに達する[53,54]．また，アロプリノールとは異なり，単に産生を予防するのではなくすでに形成された尿酸を除去することが可能である．ラスブリカーゼは，腫瘍崩壊関連高尿酸血症の治療および予防を目的として，米国ではまず小児において 2005 年[55]に，次いで成人に対して 2009 年に米国食品医薬品局（Food and Drug administration：FDA）の承認を受けた［訳注：わが国では 2009 年に保険収載された］．

　導入されて以来，その位置づけにはいくつかの進展がみられている．追加報告からも，比較的有害事象が少なく安全な治療法と考えられているが，本薬物は過酸化水素の産生作用も有しており，グルコース-6-リン酸デヒドロゲナーゼ（G-6-PD）欠損症の患者ではメトヘモグロビン血症や溶血性貧血を起こす可能性があるため禁忌である[56,57]．治療初期に過敏反応はみられず臨床的意義は不明であるものの，抗ラスブリカーゼ抗体が産生されるという報告もある[53,58]．成人でのメタ解析および小児の報告では，腎不全や死亡に関する明らかな改善効果はまだ確認されていない[54,59]．しかし，代謝上劇的に改善がみられることを踏まえ，ラスブリカーゼのガイドラインおよび日常臨床での地位はすでに確立されたといえる．

　ラスブリカーゼ使用上，主な制約となるのはその費用である．添付資料上，5 日間の 0.2 mg/kg の使用が推奨されているが，これには数千ドルを要する[42]［訳注：日本の薬価基準では約 52 万円］．日常的に使用するには困難ともいえる．ヨーロッパで行われた急性リンパ芽球性白血病（ALL）/non-Hodgkin リンパ腫（NHL）/急性骨髄性白血病（AML）患者における費用対効果の分析では，TLS 発症は約 5％にみられ，腫瘍崩壊が確実に存在する場合のラスブリカーゼ「治療」は，ほとんどの場合コスト削減につながるものであった[42]．小児でのラスブリカーゼの「予防的」使用では，（治療によって確保された生存年あたり）費用増は推定 445～3,054 ユーロ（1 ユーロ＝120 円以下同じ，53,400～366,480 円）で，十分な費用対効果があると考えられている．成人への予防使用では，これらの患者の生存率が限られていることもあり，治療により確保された 1 年あたりの費用増分は NHL で 41,383 ユーロ（4,965,960 円），ALL で 32,126 ユーロ（3,855,120 円），AML ではおよそ 100,000 ユーロ（12,000,000 円）であった．ほかに，投与量を減らした場合の有効性も調べられている．例えば，小児では 0.15 mg/kg/日[53]または 3 mg 固定用量[60～62]で検証が行われている．ほかにも，5 日間でなく 3 日間の投与（続けてアロプリノール治療を行う）や，成人に対して 6 mg[63]または 0.15 mg/kg[55]を使用する単回投与プロトコール（尿酸 7.5 mg/dL 以上の場合は必要に応じて再投与を追加する）なども提唱されている．この単回投与プロトコールのランダム化試験では，2 回目の投与が必要だったのは 40 人中わずかに 6 人（15％）であった．アウトカムは連日投与法と同様であったが，副作用は少なかった．Patel らは，ラスブリカーゼの 1 日投与コースは，経口薬を服用することができない患者に静脈内アロプリノールを継続するよりも，静脈投与の費用を勘案するとむしろ安価といえるかもしれないと指摘している[64]．まとめると，ラスブリカーゼは非常に効果的な薬物であるが，最小有効用量についてはまだ検討段階にある，といえる．

症例2のフォローアップとディスカッション　この14歳の少女ではTLSのリスクが高い．予防のため，生理食塩液で体液量を増やし，2～3L/日の尿量を維持するのがよいであろう．利尿薬は体液量が十分に確保され，同時に静脈内輸液を受けている場合に限って検討すべきである．重炭酸塩ベースの補液は，リン酸・カルシウム複合体の溶解度を低下させ，腫瘍崩壊による腎不全の原因となる可能性がある[46]．また，腫瘍崩壊時には低カルシウム血症が一般的にみられるが，アルカリ条件下ではイオン化カルシウムの割合が減り，低カルシウム血症の症状が悪化する可能性がある[47]．このため，最近のガイドラインでは，TLSの治療における尿の日常的な予防的アルカリ化はもはや推奨されていない[39]．小児に関しては，ラスブリカーゼの予防使用による費用増加は，推定445～3,054ユーロ〔(53,400～366,480円)治療効果による生存1年あたり〕であり，費用対効果は高いものであった．ラスブリカーゼはほぼすべての患者で尿酸値を正常値または低値まで改善させる劇的な効果があり[53,54]，与えられた選択肢のなかではベストである．正解はc．

●電解質異常の医学的管理

　TLSに関連する高カリウム血症の管理は，基本的にはほかの原因による高カリウム血症の管理と同様である．低カルシウム血症は，症候性の場合，グルコン酸カルシウム静注投与で治療すべきである．しかし，無症候性の患者の場合，補充されたカルシウムは高リン血症のため単純にリン酸と錯体を作り沈殿してしまうためメリットがなく（むしろリスクはある），カルシウム補充治療は避けるべきである．重度の高リン血症の場合は水酸化アルミニウムなどの経口リン吸着薬を短期間使うことで対応できるが，TLS治療における意義は確認されていない[3]．前述の理由から，カルシウム含有リン吸着薬も一般的に使用を避けるべきである．

●腎代替療法

　特にリスクが高い患者における，持続的血液濾過を用いた予防的腎代替療法が検討されている[65]．この予防的アプローチにより，臨床検査値は期待どおり改善する．しかし，腎代替療法は予防として行うものではなく，臨床的にどうしても必要となったときのために保留しておくべきであると一般には考えられている．間欠的腎代替療法に比べて持続的な治療が好ましいとするエビデンスは特にないが，リン酸高値が臨床的に特に問題である場合は，持続的な腎代替療法でより効果的なリンクリアランスが得られる可能性があるということは，知っておくに値するであろう．

●全体的な戦略

　腫瘍崩壊のリスクに応じた予防戦略は，Cairoらによってコンセンサスガイドラインに概説されている[38]．発症リスクは，腫瘍のタイプ，検査値，患者の特性により，低リ

表 8.2 TLS の治療に対するコンセンサスガイドライン．Cairo ら(2010)の文献より複製[38]

低リスク	中リスク	高リスク
固形腫瘍[*1]	該当せず	該当せず
多発性骨髄腫	該当せず	該当せず
慢性骨髄性白血病	該当せず	該当せず
緩徐進行性の non-Hodgkin リンパ腫	該当せず	該当せず
Hodgkin リンパ腫	該当せず	該当せず
慢性リンパ性白血病[*2]	該当せず	該当せず
急性骨髄性白血病：白血球<25,000/μL，かつ LDH は正常上限値の 2 倍未満	急性骨髄性白血病：白血球 25,000〜100,000/μL，あるいは白血球 25,000/μL かつ LDH は正常上限値の 2 倍以上	急性骨髄性白血病：白血球≧100,000/μL
non-Hodgkin リンパ腫：成人で悪性度中等度，かつ LDH は正常上限値の 2 倍未満	non-Hodgkin リンパ腫：成人で悪性度中等度，かつ LDH は正常上限値の 2 倍以上	該当せず
未分化大細胞型リンパ腫：成人	未分化大細胞型リンパ腫：小児でステージⅢ/Ⅳ	該当せず
該当せず	non-Hodgkin リンパ腫：小児で悪性度中等度，ステージⅢ/Ⅳかつ LDH は正常上限値の 2 倍未満	該当せず
該当せず	急性リンパ球性白血病：白血球<25,000/μL，かつ LDH は正常上限値の 2 倍未満	急性リンパ球性白血病：白血球≧25,000/μL，あるいは LDH は正常上限値の 2 倍以上

スク(1% 未満)，中リスク(1〜5%)，および高リスク(5% 以上)に層別化される．アルゴリズムは複雑であるが，おおまかには，すべての患者でモニタリングと経静脈輸液を推奨し，低リスク患者には予防的アロプリノール投与を「検討し」，中等度リスク患者には予防的アロプリノールを「投与」し，高リスク患者には「予防的なラスブリカーゼ投与を行う」という内容である[38]．特定の疾患に関するコンセンサスガイドラインを表 8.2 に示す．より詳しくは，ガイドライン本文を参照のこと．ほかにも，関連性の強い図式が Tosi ら(2008)によって提案されている[10]．

まとめ

TLS は，特に悪性度が高く腫瘍量が大きい患者で，腫瘍治療中に生じる重篤な合併症である．医療従事者は，この症候群がほぼすべての腫瘍の治療中に発症する可能性のあること，さらに通常は治療に関連して発症するが，自然発生する可能性もあることを認識しておかなければならない．予防的措置としては，経静脈輸液と尿酸値を下げるための臨床的リスクに応じた段階的治療とがある．エビデンスは限られているものの，医

表 8.2　つづき

低リスク	中リスク	高リスク
該当せず	Burkitt リンパ腫/白血病：LDH は正常上限値の 2 倍未満	Burkitt リンパ腫/白血病：ステージⅢ/Ⅳ あるいは LDH は正常上限値の 2 倍以上
該当せず	リンパ芽球性リンパ腫：ステージⅠ/Ⅱ かつ LDH は正常上限値の 2 倍未満	リンパ芽球性リンパ腫：ステージⅢ/Ⅳ あるいは LDH は正常上限値の 2 倍以上
該当せず	該当せず	中リスクのうち ・糸球体濾過量の低下あるいは（現病で）腎障害の合併がある症例 ・尿酸，カリウムあるいはリン酸が正常上限値の症例

推奨される治療法

モニタリング	モニタリング	モニタリング
補液	補液	補液
±アロプリノール	アロプリノール	ラスブリカーゼ[*3]

LDH：乳酸脱水素酵素

[*1] 神経芽細胞腫，胚細胞腫瘍，肺小細胞癌などの固形腫瘍，あるいは他の腫瘍で腫瘍量が大きいもしくは進行症例は中リスクに分類する．
[*2] 慢性リンパ性白血病は，フルダラビン・リツキシマブ治療中，あるいは白血球数が多い（50,000/μL 以上）場合は中リスクに分類する．
[*3] グルコース-6-リン酸デヒドロゲナーゼ欠損症が疑われる患者には禁忌．このような患者では，ラスブリカーゼの代わりにアロプリノールを使用すべきである．

療従事者が治療にあたる際に助けとなるガイドラインとスコアリングシステムが複数作られている．

謝辞　本章のすべての病理所見はボストン，マサチューセッツ州の Beth Israel Deaconess 医療センターの病理学教室の Dr.Issac E. Stillman の提供によるものである．

引用文献

1. Merrill D, Jackson HJ. The renal complications of leukemia. New Engl J Med. 1943;228(9):271–6.
2. Jasek AM, Day HJ. Acute spontaneous tumor lysis syndrome. Am J hematol. 1994;47(2):129–31.
3. Howard SC, Jones DP, Pui CH. The tumor lysis syndrome. New Engl J Med. 2011;364(19):1844–54.
4. Bedrna J, Polčák J. Akuter Harnleiterverschluß nach Bestrahlung chronischer Leukämien mit Röntgenstrahlen. Med Klin. 1929;25:1700–01.
5. Rieselbach RE, Bentzel CJ, Cotlove E, Frei E, 3rd, Freireich EJ. Uric acid excretion and renal function in the acute hyperuricemia of leukemia. Pathogenesis and therapy of uric acid nephropathy. Am J Med. 1964;37:872–83.

6. Arseneau JC, Bagley CM, Anderson T, Canellos GP. Hyperkalaemia, a sequel to chemotherapy of Burkitt's lymphoma. Lancet. 1973;1(7793):10–4.
7. Brereton HD, Anderson T, Johnson RE, Schein PS. Hyperphosphatemia and hypocalcemia in Burkitt lymophoma. Complications of chemotherapy. Arch Intern Med. 1975;135(2):307–9.
8. Hande KR, Garrow GC. Acute tumor lysis syndrome in patients with high-grade non-Hodgkin's lymphoma. Am J Med. 1993;94(2):133–9.
9. Cairo MS, Bishop M. Tumour lysis syndrome: new therapeutic strategies and classification. Br J Haematol. 2004;127(1):3–11.
10. Tosi P, Barosi G, Lazzaro C, Liso V, Marchetti M, Morra E, et al. Consensus conference on the management of tumor lysis syndrome. Haematologica. 2008;93(12):1877–85.
11. Supplement to: Howard SC, Jones DP, Pui CH. The tumor lysis syndrome. New Engl J Med. 2011;364(19):1844–54.
12. Montesinos P, Lorenzo I, Martin G, Sanz J, Perez-Sirvent ML, Martinez D, et al. Tumor lysis syndrome in patients with acute myeloid leukemia: identification of risk factors and development of a predictive model. Haematologica. 2008;93(1):67–74.
13. Blum KA, Ruppert AS, Woyach JA, Jones JA, Andritsos L, Flynn JM, et al. Risk factors for tumor lysis syndrome in patients with chronic lymphocytic leukemia treated with the cyclin-dependent kinase inhibitor, flavopiridol. Leukemia. 2011;25(9):1444–51.
14. Taira F, Horimoto Y, Saito M. Tumor lysis syndrome following trastuzumab for breast cancer: a case report and review of the literature. Breast Cancer. Epub before print: 19 Feb 2013.
15. Mouallem M, Zemer-Wassercug N, Kugler E, Sahar N, Shapira-Frommer R, Schiby G. Tumor lysis syndrome and malignant melanoma. Med Oncol. 2013;30(3):364.
16. Duff DJ, Haddadin S, Freter C, Papageorgiou C. Gemcitabine and cisplatin-induced tumor lysis syndrome in a patient with gallbladder carcinoma: a case report. Oncol Lett. 2013;5(4):1237–9.
17. Honda K, Saraya T, Tamura M, Yokoyama T, Fujiwara M, Goto H. Tumor lysis syndrome and acquired ichthyosis occurring after chemotherapy for lung adenocarcinoma. J Clin Oncol Off J Am Soc Clin Oncol. 2011;29(35):e859–60.
18. Chao CT, Chiang CK. Rasburicase for huge hepatocellular carcinoma with tumor lysis syndrome: case report. Med Princ Pract: Int J Kuwait Univ. Health Sci Cent. 2012;21(5):498–500.
19. Crittenden DR, Ackerman GL. Hyperuricemic acute renal failure in disseminated carcinoma. Arch Intern Med. 1977;137(1):97–9.
20. Vodopivec DM, Rubio JE, Fornoni A, Lenz O. An unusual presentation of tumor lysis syndrome in a patient with advanced gastric adenocarcinoma: case report and literature review. Case Rep Med. 2012;2012:468452.
21. Ling W, Sachdeva P, Wong AS, Lee SC, Zee YK. Unprecedented case of tumor lysis syndrome in a patient with metastatic pancreatic adenocarcinoma. Pancreas. 2012;41(4):659–61.
22. Doi M, Okamoto Y, Yamauchi M, Naitou H, Shinozaki K. Bleomycin-induced pulmonary fibrosis after tumor lysis syndrome in a case of advanced yolk sac tumor treated with bleomycin, etoposide and cisplatin (BEP) chemotherapy. Int J Clin Oncol. 2012;17(5):528–31.
23. Kaplan MA, Kucukoner M, Alpagat G, Isikdogan A. Tumor lysis syndrome during radiotherapy for prostate cancer with bone and bone marrow metastases without visceral metastasis. Ann Saudi Med. 2012;32(3):306–8.
24. Krishnan G, D'Silva K, Al-Janadi A. Cetuximab-related tumor lysis syndrome in metastatic colon carcinoma. J Clin Oncol Off J Am Soc Clin Oncol. 2008;26(14):2406–8.
25. Kawai K, Takaoka E, Naoi M, Mori K, Minami M, Shimazui T, et al. A case of metastatic testicular cancer complicated by tumour lysis syndrome and choriocarcinoma syndrome. Jpn J Clin Oncol. 2006;36(10):665–7.
26. Tomlinson GC, Solberg LA, Jr. Acute tumor lysis syndrome with metastatic medulloblastoma. Case Rep Cancer. 1984;53(8):1783–5.
27. Qian KQ, Ye H, Xiao YW, Bao YY, Qi CJ. Tumor lysis syndrome associated with chemotherapy in primary retroperitoneal soft tissue sarcoma by ex vivo ATP-based tumor chemo-sensitivity assay (ATP-TCA). Int J Gen Med. 2009;2:1–4.
28. Buijs A, van Wijnen M, van den Blink D, van Gijn M, Klein SK. A ZMYM2-FGFR1 8p11 myeloproliferative neoplasm with a novel nonsense RUNX1 mutation and tumor lysis upon

imatinib treatment. Cancer Genet. 2013;206(4):140–4.
29. Hua J, Iwaki Y, Inoue M, Hagihara M. Tumor lysis syndrome soon after treatment with hydroxyurea followed by nilotinib in two patients with chronic-phase chronic myelogenous leukemia. Int J Hematol. 2013;98(2):243–246.
30. Yang B, Lu XC, Yu RL, Chi XH, Zhang WY, Zhu HL, et al. Diagnosis and treatment of rituximab-induced acute tumor lysis syndrome in patients with diffuse large B-cell lymphoma. Am J Med Sci. 2012;343(4):337–41.
31. Fer MF, Bottino GC, Sherwin SA, Hainsworth JD, Abrams PG, Foon KA, et al. Atypical tumor lysis syndrome in a patient with T cell lymphoma treated with recombinant leukocyte interferon. Am J Med Sci. 1984;77(5):953–6.
32. Tsai WL, Liang PC, Chen CH. Tumor lysis syndrome after transarterial chemoembolization plus portal venous embolization for hepatocellular carcinoma. J Formos Med Assoc = Taiwan yi zhi. 2012;111(12):724–5.
33. Cavalli R, Buffon RB, de Souza M, Colli AM, Gelmetti C. Tumor lysis syndrome after propranolol therapy in ulcerative infantile hemangioma: rare complication or incidental finding? Dermatology. 2012;224(2):106–9.
34. Zhang GF, Duan ML, Zhou ZQ, Yang JJ, Peng YG. Intraoperative tumor lysis-induced fatal hyperkalemia. J Anesth. 2012;26(6):945–6.
35. Sawada Y, Yoshikawa T, Fujii S, Mitsunaga S, Nobuoka D, Mizuno S, et al. Remarkable tumor lysis in a hepatocellular carcinoma patient immediately following glypican-3-derived peptide vaccination: an autopsy case. Hum Vaccin Immunother. 2013;9(6):1228–33.
36. Babacan T, Sarici F, Gokhan A, Balakan O, Keskin O, Altundag K. Granulocyte colony stimulating factor-induced tumor lysis-like syndrome: leucolysis. J BUON Off J Balk Union Oncol. 2013;18(2):549–50.
37. Truong TH, Beyene J, Hitzler J, Abla O, Maloney AM, Weitzman S, et al. Features at presentation predict children with acute lymphoblastic leukemia at low risk for tumor lysis syndrome. Cancer. 2007;110(8):1832–9.
38. Cairo MS, Coiffier B, Reiter A, Younes A, Panel TLSE. Recommendations for the evaluation of risk and prophylaxis of tumour lysis syndrome (TLS) in adults and children with malignant diseases: an expert TLS panel consensus. Br J Haematol. 2010;149(4):578–86.
39. Coiffier B, Altman A, Pui CH, Younes A, Cairo MS. Guidelines for the management of pediatric and adult tumor lysis syndrome: an evidence-based review. J Clin Oncol: Off J Am Soc Clin Oncol. 2008;26(16):2767–78.
40. Pession A, Masetti R, Gaidano G, Tosi P, Rosti G, Aglietta M, et al. Risk evaluation, prophylaxis, and treatment of tumor lysis syndrome: consensus of an Italian expert panel. Adv Ther. 2011;28(8):684–97.
41. Candrilli S, Bell T, Irish W, Morris E, Goldman S, Cairo MS. A comparison of inpatient length of stay and costs among patients with hematologic malignancies (excluding Hodgkin disease) associated with and without acute renal failure. Clin Lymphoma Myeloma. 2008;8(1):44–51.
42. Annemans L, Moeremans K, Lamotte M, Garcia Conde J, van den Berg H, Myint H, et al. Pan-European multicentre economic evaluation of recombinant urate oxidase (rasburicase) in prevention and treatment of hyperuricaemia and tumour lysis syndrome in haematological cancer patients. Support Car Cancer: off J Multinatl Assoc Support Car Cancer. 2003;11(4):249–57.
43. Hochberg J, Cairo MS. Tumor lysis syndrome: current perspective. Haematologica. 2008;93(1):9–13.
44. Jones DP, Mahmoud H, Chesney RW. Tumor lysis syndrome: pathogenesis and management. Pediatr Nephrol. 1995;9(2):206–12.
45. Davidson MB, Thakkar S, Hix JK, Bhandarkar ND, Wong A, Schreiber MJ. Pathophysiology, clinical consequences, and treatment of tumor lysis syndrome. Am J Med. 2004;116(8):546–54.
46. Boles JM, Dutel JL, Briere J, Mialon P, Robasckiewicz M, Garre M, et al. Acute renal failure caused by extreme hyperphosphatemia after chemotherapy of an acute lymphoblastic leukemia. Cancer. 1984;53(11):2425–9.
47. Ten Harkel AD, Kist-Van Holthe JE, Van Weel M, Van der Vorst MM. Alkalinization and the

tumor lysis syndrome. Med Pediatr Oncol. 1998;31(1):27–8.
48. Smalley RV, Guaspari A, Haase-Statz S, Anderson SA, Cederberg D, Hohneker JA. Allopurinol: intravenous use for prevention and treatment of hyperuricemia. J Clin Oncol Off J Am Soc Clin Oncol. 2000;18(8):1758–63.
49. LaRosa C, McMullen L, Bakdash S, Ellis D, Krishnamurti L, Wu HY, et al. Acute renal failure from xanthine nephropathy during management of acute leukemia. Pediatr Nephrol. 2007;22(1):132–5.
50. Jankovic M, Zurlo MG, Rossi E, Edefonti A, Cossu MM, Giani M, et al. Urate-oxidase as hypouricemic agent in a case of acute tumor lysis syndrome. Am J Pediatr Hematol/Oncol. 1985;7(2):202–4.
51. Pui CH, Relling MV, Lascombes F, Harrison PL, Struxiano A, Mondesir JM, et al. Urate oxidase in prevention and treatment of hyperuricemia associated with lymphoid malignancies. Leukemia. 1997;11(11):1813–6.
52. Goldman SC, Holcenberg JS, Finklestein JZ, Hutchinson R, Kreissman S, Johnson FL, et al. A randomized comparison between rasburicase and allopurinol in children with lymphoma or leukemia at high risk for tumor lysis. Blood. 2001;97(10):2998–3003.
53. Kikuchi A, Kigasawa H, Tsurusawa M, Kawa K, Kikuta A, Tsuchida M, et al. A study of rasburicase for the management of hyperuricemia in pediatric patients with newly diagnosed hematologic malignancies at high risk for tumor lysis syndrome. Int J Hematol. 2009;90(4):492–500.
54. Lopez-Olivo MA, Pratt G, Palla SL, Salahudeen A. Rasburicase in Tumor lysis syndrome of the adult: a systematic review and meta-analysis. Am J Kidney Dis. 62(3):481–492.
55. Vadhan-Raj S, Fayad LE, Fanale MA, Pro B, Rodriguez A, Hagemeister FB, et al. A randomized trial of a single-dose rasburicase versus five-daily doses in patients at risk for tumor lysis syndrome. Ann Oncol Off J Euro Soc Med Oncol/ESMO. 2012;23(6):1640–5.
56. Browning LA, Kruse JA. Hemolysis and methemoglobinemia secondary to rasburicase administration. Ann of pharmacother. 2005;39(11):1932–5.
57. Elinoff JM, Salit RB, Ackerman HC. The tumor lysis syndrome. New Engl J Med. 2011;365(6):571–2 (author reply 3–4).
58. Cortes J, Moore JO, Maziarz RT, Wetzler M, Craig M, Matous J, et al. Control of plasma uric acid in adults at risk for tumor Lysis syndrome: efficacy and safety of rasburicase alone and rasburicase followed by allopurinol compared with allopurinol alone–results of a multicenter phase III study. J Clin Oncol Off J Am Soc Clin Oncol. 2010;28(27):4207–13.
59. Cheuk DK, Chiang AK, Chan GC, Ha SY. Urate oxidase for the prevention and treatment of tumor lysis syndrome in children with cancer. Cochrane Database Syst Rev. 2010 6:CD006945.
60. Knoebel RW, Lo M, Crank CW. Evaluation of a low, weight-based dose of rasburicase in adult patients for the treatment or prophylaxis of tumor lysis syndrome. J Oncol Pharm Pract Off Publ Int Soc Oncol Pharm Practitioners. 2011;17(3):147–54.
61. McBride A, Lathon SC, Boehmer L, Augustin KM, Butler SK, Westervelt P. Comparative evaluation of single fixed dosing and weight-based dosing of rasburicase for tumor lysis syndrome. Pharmacotherapy. 2013;33(3):295–303.
62. Trifilio S, Gordon L, Singhal S, Tallman M, Evens A, Rashid K, et al. Reduced-dose rasburicase (recombinant xanthine oxidase) in adult cancer patients with hyperuricemia. Bone marrow transplant. 2006;37(11):997–1001.
63. Vines AN, Shanholtz CB, Thompson JL. Fixed-dose rasburicase 6 mg for hyperuricemia and tumor lysis syndrome in high-risk cancer patients. Ann Pharmacother. 2010;44(10):1529–37.
64. Patel S, Le A, Gascon S. Cost-effectiveness of rasburicase over i.v. allopurinol for treatment of tumor lysis syndrome. AJHP Off J Am Soc Health-Syst Pharm. 2012;69(12):1015–6.
65. Choi KA, Lee JE, Kim YG, Kim DJ, Kim K, Ko YH, et al. Efficacy of continuous venovenous hemofiltration with chemotherapy in patients with Burkitt lymphoma and leukemia at high risk of tumor lysis syndrome. Ann Hematol. 2009;88(7):639–45.

第9章／腎細胞癌の外科的・内科的管理

Simpa S. Salami, Manish A. Vira, Thomas P. Bradley

【略語】

AUA	American Urological Association	米国泌尿器科学会
BHD	Birt-Hogg-Dube	
CKD	Chronic kidney disease	慢性腎臓病
CR	Complete response	完全寛解
CT	Computed tomography	コンピュータ断層撮影
DFS	Disease-free survival	無再発生存期間
EORTC	European Organization for Research and Treatment of Cancer 欧州癌研究治療機構	
ESKD	End-stage kidney disease	末期腎臓病
FGF	Fibroblast growth factor	線維芽細胞増殖因子
GFR	Glomerular filtration rate	糸球体濾過量
HLRCC	Hereditary leiomyomatosis renal cell cancer 遺伝性平滑筋腫-腎細胞癌症候群	
HIF	Hypoxia inducible factor	低酸素誘導因子

S. S. Salami (✉)
Smith Institute of Urology, North Shore University Hospital and Long Island Jewish Medical Center, Hofstra North Shore-LIJ School of Medicine, 450 Lakeville Road, Suite M41, New Hyde Park, NY 11042, USA
e-mail: ssalami@nshs.edu

M. A. Vira
Smith Institute for Urology, North Shore University Hospital and Long Island Jewish Medical Center, Hofstra North Shore-LIJ School of Medicine, 450 Lakeville Road, Suite M41, Lake Success, NY 11042, USA
e-mail: mvira@nshs.edu

T. P. Bradley
Hematology-Oncology, Monter Cancer Center, North Shore University Hospital and Long Island Jewish Medical Center, Hofstra North Shore-LIJ School of Medicine, 450 Lakeville Road, Lake Success, NY 11042, USA
e-mail: tbradley@nshs.edu

© Springer Science+Business Media New York 2015
K. D. Jhaveri, A. K. Salahudeen (eds.), *Onconephrology*,
DOI 10.1007/978-1-4939-2659-6_9

KPS	Karnofsky performance score/status	Karnofskyのパフォーマンスステータス
MRI	Magnetic resonance imaging	核磁気共鳴画像
MPA	Medroxyprogesterone acetate	メドロキシプロゲステロン酢酸
MSKCC	Memorial Sloan Kettering Cancer Center	メモリアル・スローン・ケタリング癌センター
mTOR	Mammalian target of rapamycin	哺乳類ラパマイシン標的蛋白
NCCN	National Comprehensive Cancer Network	全国総合癌ネットワーク
NSS	Nephron sparing surgery	ネフロン温存手術
OS	Overall survival	全生存期間
PDGF	Platelet-derived growth factor	血小板由来増殖因子
PFS	Progression-free survival	無増悪生存期間
RCC	Renal cell cancer	腎細胞癌
RFA	Radiofrequency ablation	ラジオ波焼灼療法
TGF	Transforming growth factor	形質転換増殖因子
TKI	Tyrosine kinase inhibitors	チロシンキナーゼ阻害薬
VEGF	Vascular endothelial growth factor	血管内皮増殖因子
VHL	von Hippel-Lindau	

症例1 47歳, 男性. 肉眼的血尿が1日持続したため救急外来を受診した. 受診時のバイタルサインは安定しており, 身体所見では特に異常は認めなかった. 血液生化学検査では, 血算は正常で血清クレアチニン値は1.04 mg/dLであった. 単純・造影腹部核磁気共鳴画像(MRI)検査では, 右腎中央外側寄りに, 不均一で, 著明な造影効果を認める8 cm大の腫瘤が認められた(図9.1). 引き続き行った画像検査では, 遠隔転移を認めなかった. 高血圧・脂質異常症, 非インスリン依存性糖尿病(メトホルミンで加療中)の既往を認めた. 若年で, これらの併存症を認めることから, 将来の腎機能障害を考慮し, 治療法としてネフロン温存手術(NSS)が推奨され, 手術支援ロボットを用いた腹腔鏡下腎部分摘出術が施行された. 手術は合併症もなく終了し, 切除時の阻血時間(動脈をクランプで遮断した時間)は23分であった. 切除標本の病理組織学的診断は淡明細胞型腎細胞癌(RCC), Fuhrmanグレード3, 腎臓に限局していた(T2aNxMx). 手術後4週間のクレアチニン値は1.05 mg/dLで安定していた. 以下のうちRCCのリスクとなるのはどれか?

a. 喫煙.
b. 末期腎臓病(ESKD).
c. 高血圧.
d. 肥満.
e. 上記のすべて.

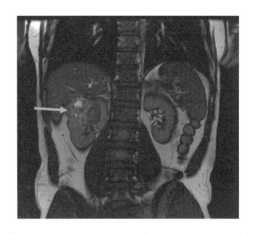

図 9.1 症例 1. MRI 冠状断面. 右腎に不均一な腫瘍を認める.

腎癌の基本的な疫学とリスクファクター

腎癌もしくは腎細胞癌(RCC)は,米国の男性では 8 番目に多い癌で,男性の癌関連死の 10 番目である[1]. 成人の悪性腫瘍すべてのうち 2～3% を占める. 2013 年,米国では 1,660,290 人の新規の悪性腫瘍発症があったと推定されるが,RCC と腎盂癌を合わせた新規発症数は,男性で 40,430 人(5%),女性で 24,720 人(3%)であった. 同様に,悪性腫瘍による死亡数は 2013 年で 580,350 人と推定されるが,そのうち,RCC と腎盂癌を合わせた死亡数はそれぞれ,男性で 8,780 人(3%),女性で 4,900 人(2%)であった[2].

喫煙は RCC のリスクを非喫煙者の 2 倍程度まで増加させることがわかっている. 喫煙と RCC 発癌には用量依存性の相関がみられ,1 日の喫煙箱数および喫煙期間(箱×年)は RCC 発癌リスクと相関する[3,4]. さらに,非喫煙者と比較して RCC の喫煙者の生命予後は不良と報告されている(それぞれ 6.6 年, 4.2 年)[5]. 体格指数(body mass index: BMI)高値も同様に RCC 発癌のリスクファクターとされるが[6,7], 一方で,肥満患者が非肥満患者よりも腎摘出後の無再発生存期間(DFS)[*1]が長かった(5 年の DFS はそれぞれ 80%, 72%)との報告もある[5,8]. 喫煙者にとって肥満と高血圧は修正可能なリスクファクターである[3]. 肥満の既往のないコホート(BMI が 30 未満)や高血圧の既往がないコホートでも,喫煙による RCC の発癌リスク増大が認められる.

高血圧は以下の 2 つの点で RCC と関連がみられる. 1 つ目は RCC 発癌のリスクファクターとしての高血圧という面,もう 1 つは,腫瘍随伴症状の 1 つとしての高血圧という面である. 高血圧症例は,年齢をマッチングさせた対照群と比較すると,RCC 発癌リスクは約 2 倍である[9,10]. その原因としては,降圧薬使用の影響の関与も否定できないが,慢性炎症や高血圧による腎障害,特に尿細管に起因するものと想定されている[10,11]. さらに,RCC 患者では腫瘍が傍糸球体組織に浸潤し,レニンの病的分泌が誘起される結果,高血圧を発症することもある. レニン・アンジオテンシン・アルドステロ

[*1] 訳注:治療後,再発することなく患者が生存している期間のこと.

ン系が活性化されることで，アルドステロンやアンジオテンシン合成が増加し，その結果，体液の貯留と血管収縮が生じ，血圧上昇を引き起こす．

末期腎臓病（ESKD）もRCCのリスクファクターであり，一般人口に比較してその発症率は100%も高い．このリスクの上昇は腎移植患者と透析患者のいずれにおいてもみられるが，腎移植患者にみられるRCCのほうが，臨床的および病理学的に比較的予後良好である[12,13]．しかし，臨床的予後の差の一部は早期発見によるバイアスとも関連している可能性もある．腎移植患者は通常，泌尿器科医もしくは移植外科・腎臓内科医によって定期的な画像検査による経過を観察されており，透析患者よりも早い時期に腫瘍を診断されている可能性がある．10年以上にわたり血液透析を受けている患者のRCCは，例えば後天性嚢胞腎（acquired cystic disease：ACD）関連RCCや肉腫様型RCCなど，組織学的に悪性度が高く予後不良な傾向がある．したがって，10年以上の透析を受けている患者は毎年，自己腎のスクリーニング検査を受けるべきである[14,15]．

高脂肪あるいは高蛋白の食事，鉛や芳香族炭水化物，ゴム，アスベストや放射線への職業的な曝露もまたRCC発癌のリスクファクターという説もあるが，結論は出ていない[6,11]．

> **症例1のフォローアップとディスカッション**　ESKD，喫煙，肥満などはRCC発癌と関連がある．さらに高血圧はRCC発癌のリスクファクターである一方，RCCの腫瘍随伴性の症候でもある．したがって，正解はe．

腎細胞癌（RCC）の組織学的なサブタイプと遺伝子変化

RCCは95%を超えるほとんどのケースが孤発例であり，遺伝性がみられるのはわずか2〜3%程度である[11]．遺伝性がみられる家族性RCCは，片腎もしくは両腎において同時性（synchronous）もしくは異時性（metachronous）に複数の腫瘍が生じることが多いが，その遺伝子変化や異常について明らかにされている．米国国立癌研究所（US National Cancer Institute）のLinehanら[16]により，淡明細胞型RCC，乳頭状RCC 1型，乳頭状RCC 2型，嫌色素性型RCC，オンコサイトーマ（oncocytoma）などの組織型と特異的な遺伝子異常との分子生物学的な関連について解明が進められてきた（図9.2）．

●淡明細胞型腎細胞癌（RCC）

淡明細胞型RCCは全RCCのなかで約75%と最も頻度が高く，種々の組織型のなかで最も研究が進んでいるRCCサブタイプである．淡明細胞型RCCは通常孤発例であるが，小脳・脊髄・網膜・内耳・膵臓・副腎・精巣上体などで腫瘍形成を示すvon Hippel-Lindau（VHL）症候群と関連した家族性RCCとしても発症する．VHL患者では腎臓内の腫瘍は600ほどにまで増加することがあり[18]，可能な限りネフロン温存療法（NSS）が行われる．腫瘍が小さい場合には転移のリスクは低く，腫瘍径が3 cm以上に

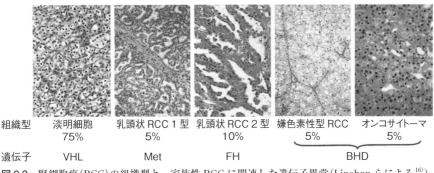

図9.2 腎細胞癌(RCC)の組織型と，家族性RCCに関連した遺伝子異常(Linehanらによる[16])
[カラー☞ p.376 参照]

なってから外科的精査や手術が推奨される[*2]．von Hippel-Lindau遺伝子は，家族性淡明細胞型RCCで発見された遺伝子ではあるが，孤発例のRCC発症にも初期過程で関与していることがわかっており，von Hippel-Lindau遺伝子の変異やプロモーター領域のメチル化が多くの孤発性淡明細胞型RCCでも認められる[17,19,20]．

von Hippel-Lindau遺伝子は第3染色体の短腕(3p)に存在する癌抑制遺伝子である．von Hippel-Lindau遺伝子が変異やメチル化により不活性化すると，低酸素誘導因子(HIF)が分解されずに蓄積され，その結果，血管内皮増殖因子(VEGF)，血小板由来増殖因子(PDGF)，形質転換成長因子α(TGF-α)などの転写が増加する[21],[*3]．これにより最終的に血管新生と腫瘍細胞の増殖が促進される．この発癌機序や増殖シグナルは腎癌に対する新たな系統的治療の標的となるが(図9.3)，それについては本章の後半で述べる．

● 乳頭状腎細胞癌(RCC)1型

乳頭状RCC1型は全腎癌の約5％を占める．この組織型に関連した遺伝子異常は，第7染色体にある癌遺伝子のc-MET[*4]の活性化である．乳頭状腎癌ではしばしば第3, 7, 17番染色体の増幅がみられるが，これによってc-METの活性が増加する．家族性乳頭状RCC(非常に稀である)の患者では，複数かつしばしば両側性の腎腫瘍がみられる傾向がある．腎機能を極力維持しつつ制癌効果を得ることを目標に，腎部分切除術を行う[21~24]．

[*2] 訳注：複数回の外科的手術による腎機能の喪失のリスクと，待機することによる遠隔転移のリスクを考慮し，最適な治療介入のタイミングが検討された結果，腫瘍サイズ3cmを重要な閾値とするということが判明した．
[*3] 訳注：von Hippel-Lindau遺伝子は転写調節因子であるHIFの分解に関与し，HIFは腫瘍細胞の増殖因子であるTGF-αに働き，腫瘍血管の増殖を促すPDGFの遺伝子やVEGFの遺伝子の転写を促進する．
[*4] 訳注：METは肝細胞増殖因子(hepatocyte growth factor：HGF)の受容体である．

A. VHL 遺伝子変異（RCC）

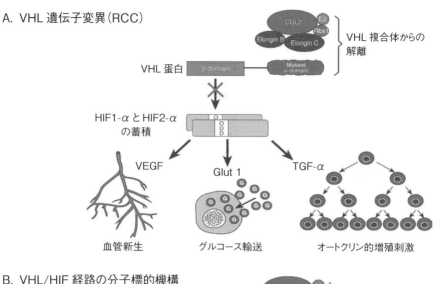

B. VHL/HIF 経路の分子標的機構

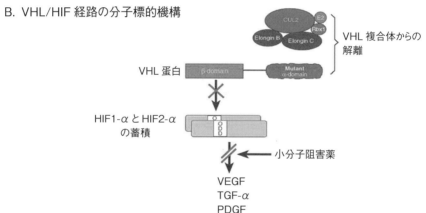

C. VHL/HIF の下流経路の分子標的機構

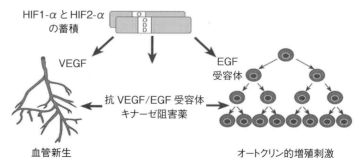

図 9.3　VHL（von Hippel-Lindau）遺伝子・低酸素誘導因子（HIF）経路における腎細胞癌（RCC）発癌の遺伝子異常と治療標的（Rosner ら[22]）．略語は【略語】参照．

● 乳頭状腎細胞癌(RCC)2 型

　乳頭状 RCC 2 型は，全 RCC の約 10% を占める悪性度の高い腎癌である．孤発性および遺伝性のものがあり，後者は遺伝性平滑筋腫-腎細胞癌症候群(HLRCC)として知られる．HLRCC では腎癌に加えて，皮膚の平滑筋腫や子宮の線維化(子宮筋腫)が特徴的である．この症候群は Krebs 回路の酵素であるフマル酸ヒドラターゼの不活性化変異によるものであるが[*5]，このタイプの RCC は悪性度が高く，通常，根治的腎摘出術が推奨される[21,22,25]．

● 嫌色素性型腎細胞癌(RCC)とオンコサイトーマ

　嫌色素性型 RCC とオンコサイトーマはそれぞれ全 RCC の 5% ずつ程度を占め，Birt-Hogg-Dube(BHD)症候群との関連が示されている．それぞれ単独の組織型をとる以外に，両者の組織型を有するハイブリッド型もみられる．BHD 症候群では，腎腫瘍が多発性・両側性に発症するのに加え，線維毛包腫や肺嚢胞が生じる．BHD 症候群では，癌抑制遺伝子として機能する第 17 染色体(17p11.2)上の BHD 遺伝子[*6]の変異による不活性化を認める[21,26]．嫌色素性 RCC は淡明細胞型 RCC や乳頭状 RCC と同程度，あるいは良好な癌特異的生存率を示している[27,28]．

診断とステージ分類

　現在，RCC 症例の多くは，検診や内科疾患などほかの何らかの理由で腹部の画像検査を行った際に偶然に発見される．一方，腎癌の患者は患側の側腹部疼痛や血尿，および転移の症状や腫瘍随伴症候群などの症状を呈することもある．画像診断の基本は腹部のコンピュータ断層撮影(CT)である．造影剤を静脈注射して腫瘍の増強効果を判定する造影条件下と，造影剤を使用しない条件下の両方の画像で評価を行う．ヨード造影剤にアレルギーがある患者や腎機能が低下している患者では，ガドリニウム造影および単純 MRI 検査が推奨される．ただし慢性腎臓病(CKD)ステージ 4 以下〔推算糸球体濾過量(estimated glomerular filtration rate：eGFR)30 mL/分以下〕の患者ではガドリニウム造影剤は禁忌である．しかし，適切な診断を行うために造影剤を用いた MRI がどうしても必要な場合は腎臓専門医への相談が必要であり，2 日に分けた透析の施行を考慮する必要がある[29,30]．〔訳注：わが国の『腎障害患者におけるガドリニウム造影剤使用に関

[*5] 訳注：フマル酸ヒドラターゼ(FH)における変異が HLRCC を引き起こす機序はまだ解明されていないが，Krebs 回路が FH で阻止されることでフマル酸が異常に蓄積し，HIF-α の分解抑制，活性化が生じることで関与している，と想定されている．

[*6] 訳注：Birt-Hogg-Dube(BHD．遺伝子 FLCN)の不活性が腫瘍発生を引き起こす正確な機序はまだ解明されていないが，哺乳類ラパマイシン標的蛋白(mTOR)や AMP 活性化プロテインキナーゼ〔adenosine monophosphate(AMP)-activated protein kinase：AMPK〕活性化を介して低酸素誘導因子(HIF)作用が増強される可能性が示唆されている．

するガイドライン(第2版)』では、「(長期透析が行われている終末期腎不全患者・非透析例でGFRが30 mL/分/1.73 m² 未満の慢性腎臓病患者・急性腎不全患者に)やむをえずガドリニウム造影剤を使用しなければならない場合には、腎性全身性線維症発症報告の多いガドリニウム造影剤の使用を避けるのが賢明であろう」としている]。造影剤を用いる代わりに、これらの患者に対しては拡散強調画像を用いて、良性所見と複雑性囊胞や固形腫瘍とを鑑別することが勧められる[31]。

血算や包括的な生化学検査、尿検査および胸部X線検査などの基本的な検査も必要である。補正カルシウムやアルカリホスファターゼ(alkaline phosphatase：ALP)の上昇がある場合、骨への転移を評価するために骨シンチグラフィ(スキャン)を行うべきである。神経症状や頭痛がある場合は中枢神経系への転移の有無を評価するために、頭部CT、あるいは可能であればMRIを行うべきである。ほかにも臨床的に必要な検査や画像診断を行っていく[32]。

2010年の米国癌合同委員会(American Joint Committee on Cancer：AJCC)によるRCCのTNM分類を表9.1に示す。

腫瘍径やそのほかの条件に応じて腎部分切除術あるいは根治的腎摘出術を選択することも、腎癌の診断的アプローチの1つである。外科手術高リスク症例や単腎症例、腎臓

表9.1 米国癌合同委員会(AJCC)2010による原発性腎腫瘍、リンパ節転移、遠隔転移のステージ分類(出典：Edge SB, Byrd DR, Compton CC, et al. eds.: AJCC Cancer Staging Manual. 7th ed. New York, NY: Springer, 2010, pp. 479-89)

ステージ分類		特徴
Tステージ	Tx	原発腫瘍の評価が不可能
	T0	原発腫瘍を認めない
	T1	最大径が7 cm以下で腎臓に限局する腫瘍
	T1a	最大径が4 cm以下で腎臓に限局する腫瘍
	T1b	最大径が4 cmを超えるが7 cm以下で腎臓に限局する腫瘍
	T2	最大径が7 cmを超えるが腎臓に限局する腫瘍
	T2a	最大径が7 cmを超えるが10 cm以下で腎臓に限局する腫瘍
	T2b	10 cmを超えるが腎臓に限局する腫瘍
	T3	主要血管や腎周囲組織に浸潤するが、Gerota筋膜を超えない
	T3a	肉眼的に腎静脈内に進展あるいは腎周囲、腎門部組織への浸潤
	T3b	肉眼的に横隔膜より下の下大静脈へ進展する腫瘍
	T3c	肉眼的に横隔膜より上の下大静脈へ進展あるいは下大静脈壁への浸潤
	T4	腫瘍がGerota筋膜を超えて浸潤(同側副腎への進展を含む)
Nステージ	Nx	所属リンパ節の評価が不可能
	N0	所属リンパ節への転移を認めない
	N1	所属リンパ節への転移を認める
Mステージ	M0	遠隔転移なし
	M1	遠隔転移あり

への二次転移が疑われる症例，および腫瘍サイズが小さくて積極的な検索・観察が検討される症例では，画像ガイド下の生検を考慮すべきである．現在，CT，MRI，生検の技術の進歩などにより，腎生検にて腎腫瘍の組織像を正確に評価することが可能となっており，これによって患者のリスクカテゴリーへ層別化し，積極的に経過観察すべき症例を見極めることができるようになっている．Halversonら[33]は，小さな腎腫瘍に対して根治(摘出)術の前に腎生検を施行した患者151人を分析し，リスクを腎生検で層別化することの有用性を評価した．腎生検と最終的な病理結果は97%の例で合致し，陰性的中率は86%であったが，陽性的中率は100%であった[33]．また，米国泌尿器科学会(AUA)のガイドラインには，腎生検に関するエビデンスのレビューでは感度と特異度はそれぞれ99.5%，99.9%である，と記載されている[34]．

腎腫瘍の積極的な経過観察

手術可能な腎腫瘍に対する治療としては外科的根治(摘出)術が好ましいが，高齢者で複数の併存疾患のため全身麻酔の高リスク症例などに対しては，積極的な意味で，腫瘍の経過を観察するという臨床的判断がされることもある(通常は小径腎腫瘍について選択される)．Masonらは，診断時0.8〜5.4 cmの腎腫瘍をもつ84症例に対して，中央値36か月(範囲は6〜96か月)の期間，積極的に経過観察した結果，観察期間中に転移が生じたのは1人のみ(1.2%)であったと報告している[35]．腎腫瘍の平均増大速度は0.25 cm/年であり，診断時の最大直径が2.45 cm以上の腫瘍では増大速度が速かった[35]．したがって，患者を慎重に選択すれば積極的な経過観察は1つの有用な選択肢であり，前述したように腎生検はその重要な判断材料になりうると考えられる[33,34]．

腎腫瘍の外科的管理

臨床的に限局した腎細胞癌(RCC)に対しては，全国総合癌ネットワーク(NCCN)の推奨に基づいて切除術が行われる[32]．切除術には，根治的腎摘出術またはネフロン温存手術(NSS．腎部分切除術とも呼ばれる)がある．

● 根治的腎摘出術

NCCNガイドラインでは，腫瘍の最大径が10 cm以上，あるいは同側腎内に複数の腎腫瘍を認めるが前述したような家族性腎癌でない場合には，根治的腎摘出術(Gerota筋膜を含む患側腎全体の外科的除去±副腎切除[*7])が推奨される．このような症例では手術後の再発リスクが高い可能性が示されているからである．しかし，以下に説明する

[*7] 訳注：ルーチンで副腎摘出を行っても予後に影響しない一方，腎摘出によって副腎機能が低下する可能性があるため，画像上の副腎病変がある場合，直接浸潤が疑われる場合，腫瘍サイズやステージ上で患側副腎転移のリスクが高いと考えられる場合に限り副腎摘出が行われる．

ように，腎機能や癌治療のアウトカムの観点において，根治的腎摘出術の，腎部分切除術に対する優位性の有無に関しては実際，議論の余地がある[36～38].

● 腎部分切除術

　腎部分切除術〔ネフロン温存手術(NSS)とも呼ばれる〕は，小さな腎腫瘍(4 cm 以下あるいは T1a ステージ)を有する患者に対する基本術式であるが，最近では T1b ステージの腫瘍(4～7 cm かつ腎限局)においても行われるようになってきている[32]．以前からの開放手術のほか，腹腔鏡アプローチや手術用ロボット補助下腹腔鏡手術などの術式があるが，いずれも高齢患者に対しても安全に施行可能であることが示されている[39]．腫瘍摘出には，腎門部の血管を一塊にクランプする方法(阻血時間 30 分以下が目標)，腫瘍への腎動脈の分枝を選択的にクランプする方法(虚血なし)[40,41]，あるいは腎門部を巻き込んだ腫瘍[43]に対しても無阻血でクランプしない(オフクランプ)[42]などさまざまな手技がある．阻血や組織障害によって誘発されるフリーラジカルによるネフロンの損傷を低減するためには腎臓を冷却し，温阻血時間(腎組織が常温での阻血時間：血液の供給が遮断されてから灌流もしくは冷却されるまでの間に，組織や臓器の温度が体温のまま保たれる時間)を極力減らすか，もしくはゼロにすることが有用と考えられる．

　腎部分切除術は，特に診断時に何らかの CKD を有している患者で，残存する正常のネフロンを可及的に保存し腎機能を温存することを目的として行われる．しかし，腎部分切除術後の腎機能の予後を観察した研究では，相反する結果が報告されている．van Poppel ら[37]は，低ステージの腎腫瘍における腎部分切除術と根治的腎摘出術を比較するランダム化比較試験を行い，10 年生存率が根治的腎摘出術で 81.1%，一方 NSS で 75.7% であったと報告している($p = 0.03$)．一方，Tan ら[38]は T1a ステージの腎腫瘍をもつメディケア受給者の後ろ向き解析では，ほかのリスクファクターに関する未知の交絡因子が存在する可能性はあるものの，腎部分切除術では根治的腎摘出術と比較し有意に全生存率が高かったと報告している．

　腎機能の転帰に関して明らかにするため，欧州癌研究治療機構(EORTC)において，根治的腎摘出術と NSS を比較するランダム化比較試験が実施された．Scosyrev ら[44]は，観察期間中央値 6.7 年で，中等度の腎機能障害(eGFR は 60 mL/分未満，NSS で 64.7% 根治的腎摘出術で 85.7%)の発症率が NSS で有意に低いことを報告した．統計学的に有意ではなかったが，進行した腎障害(eGFR は 30 mL/分未満，NSS で 6.3%　根治的腎摘出術で 10.0%)でも同様であった．しかし，腎不全の発症率(eGFR は 15 mL/分未満)は NSS および根治的腎摘出術(1.5% vs. 1.6%)でほぼ同一であり，また，NSS が腎機能に与える影響はそのまま全生存期間への影響にあてはめることはできない，という結果であった[44]．

　一方，腎機能障害の生存期間に与える影響を評価する集団アプローチ的な研究では，GFR が 60 mL/分未満の腎機能障害症例では，GFR が低下するに従って死亡リスクの高くなることが示された〔軽度腎障害(eGFR 40～59 mL/分/1.7 m^2)ではハザード比 1.2，重度腎障害(eGFR<15 mL/分/1.7 m^2)ではハザード比 5.9〕．さらに eGFR と心血管イベ

ントによる入院のリスクとの逆相関も報告されている[45]．NSS が全体的な生存率を改善すると示されたわけではないが，この研究結果は慢性腎機能障害の予防の重要性を示しており，腫瘍による予後が悪化しないならば極力 NSS を行うほうが好ましい，ということを示唆している．

●経皮的アブレーション

腎腫瘍の治療の基本は外科的切除であるが，経皮的アブレーションは，安全かつ有効な選択肢であり，外科的手術の適応とならないような複数の併存疾患を有する患者にも施行可能なことがある．この範疇の治療法として，凍結療法とラジオ波焼灼療法（RFA）の 2 つの治療法が普及している．凍結療法では，腫瘍に刺入したプローブを凍結・自然解凍[*8]・再凍結のサイクルで凍結温度（−50℃ まで）にすることで，局所における直接的な細胞障害[*9]を生じるだけでなく，冷却中の微小血管うっ滞による虚血・低酸素[*10]などの遅発性の変化によって腫瘍組織の破壊を生じる[46,47]．一方，RFA は高周波交流電流を使用し，エネルギー供給の部位の近くで電子による摩擦熱を発生させる手法であり，温度 49℃ 以上で，酵素不活性化・蛋白の変性・不可逆的な細胞膜へのダメージなどにより，腫瘍細胞死をもたらす[48,49]．

凍結療法と RFA を比較したメタ解析で，Dib El ら[50]は，小さな腎腫瘤（4 cm 未満）をもつ患者を治療する際この 2 つの治療の臨床的有効性を，それぞれ 89％，90％ と報告した．両者の合併症の発症率には統計学的に有意差を認めることはなかった．これらのアブレーション技術は合理的なアプローチといえるが，長期追跡データが不足していることと，治療後に同じ部位に再度病変が出現した際に，再発病変と治療時の残存腫瘍を鑑別することが難しいという限界がある[50]．

●腫瘍縮小腎摘出術

ほかのいくつかの固形臓器腫瘍とは異なり，遠隔転移を有する転移性腎細胞癌（RCC）に対し腫瘍縮小腎摘出術（cytoreductive nephrectomy）が全生存率の改善と関連することが示されている．Motzer らは進行した RCC の患者において，腎摘出術無施行が生存期間短縮を予測する 5 つの因子のなかの 1 つである，と報告した[51]．腫瘍縮小腎摘出術に関する 2 つの前向きランダム化比較試験では，全生存率はインターフェロン単独よりもインターフェロン＋腫瘍縮小腎摘出術のほうが良好であるという結果が得られた[52,53]．これら 2 つの試験を併せて解析したところ，インターフェロン＋腫瘍縮小腎摘出術の生存期間の中央値は 13.6 か月であり，インターフェロン単独治療での 7.8 か月と比較して死亡リスクが 31％ 低下していた（$p = 0.002$）[54]．

腫瘍縮小腎摘出術で生存率が改善することを説明する機序として，いずれも理論上の

[*8] 訳注：いったん解凍することで細胞障害が加速される．
[*9] 訳注：細胞内・外での氷結晶形成による細胞内の脱水，膜破壊，代謝の停止など．
[*10] 訳注：低温による血管収縮と血流の低下，解凍による末梢血管透過性の亢進とうっ滞・浮腫など．

ものだが,腫瘍負荷の軽減,原発腫瘍による免疫抑制からの回復,血管内皮増殖因子(VEGF)などの血管新生因子の産生低下などが提唱されている[55].

> **症例2** 患者は,腎癌のため腎部分切除術を受け,術後経過観察を受けていた.半年を経過し,胸腹部および骨盤CTスキャン(図9.4)では,腎臓内の局所再発は認めなかったが,大静脈周囲および大動静脈間にいくつか造影された腫瘤を認め,リンパ節転移が疑われた.これに対して,外科的切除,高用量インターロイキン2(IL-2)を用いた免疫療法,およびスニチニブを用いた分子標的治療法の3つのいずれを行うべきか否かの検討が始められた.IL-2の下記の主要な副作用のうち著しい低血圧と急性腎障害を引き起こすのはどれか.
>   a. 血栓性微小血管症(thrombotic microangiopathy:TMA).
>   b. 毛細血管漏出症候群.
>   c. 微小変化群.
>   d. 上記のいずれでもない.
>   e. 上記のすべて.

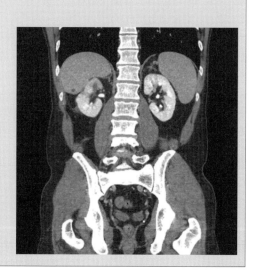

図9.4 症例2.手術6か月後のCT 切除部において皮質が欠損しているものの,良好に灌流された右腎の画像

転移性腎細胞癌(RCC)の内科的治療

RCCの自然経過は非常に多様であり,転移を伴うような場合であっても長期間安定した状態で経過することもある.一方,腎摘出後数十年してから再発することもある.さらに,腫瘍縮小腎摘出術後に転移巣が自然退縮するという報告もある[56].転移性RCCに対しては,従来から,ホルモン療法や化学療法薬など小規模な臨床試験が行われてきた.メドロキシプロゲステロン酢酸(MPA)によるホルモン療法の効果はわずかであるが,化学療法による効果が認められないため,転移性RCCに対して従来から投

与されていた．それ以降，転移性 RCC に対する免疫療法や分子標的療法と薬物療法の進歩がみられるようになった．これらの点につき，以下に解説する．

● 予後を規定する因子

　転移性 RCC の治療に対する薬物の臨床試験において，予後規定因子は重要な層別化因子となった．転移性 RCC はさまざまな挙動を示し，多様性が高い．転移巣が少なく予後が比較的良好と判断されて腫瘍縮小腎摘出術を施行されたが，薬物療法開始前の評価では転移巣の進行が認められる例もある[57]．無症状で緩徐に進行する転移性 RCC では，併存症がある場合など何の治療も行わないほうがよいと考えられる場合もある．一方，急速に進行する転移性 RCC もある．転移性 RCC がこのような多様性をもっていることを考慮し，メモリアル・スローン・ケタリング癌センター(MSKCC)で，化学療法および免疫療法で治療されていた患者に関する臨床研究が行われた．その結果，転移性 RCC 患者の予後は，予後因子 5 つを用いて 3 つに階層化することができると報告された．同定された 5 つの因子は，①Karnofsky のパフォーマンスステータス(KPS)80％未満，②低ヘモグロビン値（正常の下限値未満），③高補正カルシウム濃度（10 mg/dL 以上），④高乳酸脱水素酵素(lactate dehydrogenase：LDH)レベル（正常上限の 1.5 倍以上），⑤腎摘出から 1 年未満の転移，であった．

　これらのうち 3 つ以上のリスクファクターをもつ患者は全生存期間が最も短く，高リスク群に分類された．1 つまたは 2 つの因子をもつ患者は中等度リスク，これらの要因のいずれもが存在しない場合は低リスク群として分類された．最初の研究では，サイトカインで治療された患者の 3 年生存率が，低リスク，中等度リスク，高リスク群でそれぞれ 31％，7％，0％であった[51]．

　MSKCC のリスク分類はサイトカイン治療の時代に作成されたものであり，最近，クリーブランド・クリニック(Cleveland Clinic)から，新たなリスクとして放射線療法の治療歴と転移部位の数を組込んだリスク層別化システムが提案された[58]．Heng らは，未治療の転移性 RCC に対してスニチニブリンゴ酸塩（以下，スニチニブ），ソラフェニブまたはベバシズマブの臨床試験に参加した連続登録患者に関するコホート研究を踏まえ，分子標的療法時代の新しいリスク分類を提案した．全生存期間(OS)をエンドポイントとして，16 の予測共変量の候補因子について単変量解析および多変量解析で検討した．最終的な分析では，MSKCC リスク分類における 5 つの予測因子のうち，①低 KPS，②低ヘモグロビン値，③補正カルシウム濃度高値（10 mg/dL 以上），④腎摘出から 1 年未満での転移，の 4 つは依然として有意であった．加えて，好中球増加と血小板数上昇（いずれも基準値上限以上への）も予後不良の予測因子と判明した．低リスク，中等度リスク，高リスク群それぞれの 2 年総生存率はそれぞれ 75％，53％，7％であった[59]．

　さまざまな薬物が連続的に使用されたり，相互の薬物をクロスオーバーすることがあると，OS の評価が難しくなる．そこで最近では，無増悪生存期間(PFS)が臨床研究のエンドポイントとしてよく用いられている[60]．北米の 12 の癌センターにおける分子標

的治療薬継続中の患者の後ろ向き大規模研究の結果，3か月および6か月間に病気の進行がないことは，長期のOSを予測する独立した因子であることが示唆された．この研究では，最新の分子標的治療法を受けている転移性RCCの患者ではPFSとOSとの間に従属した関係があると結論づけている[61]．これはすなわち，RCCの臨床研究においては，無増悪生存期間(PFS)をそのエンドポイントとして採用できることを表している．

● 免疫治療

IFN-α

　インターフェロンα(IFN-α)は，従来転移性RCCに対して使用されていたメドロキシプロゲステロン酢酸(MPA)と比較して，OSを改善することがランダム化比較試験で示された．この試験の主要なエンドポイントはOSであり，IFN-αグループにおいて2.5か月の生存改善がみられ，IFN-αの優位性が示された(OSの中央値：IFN-αが8.5か月，MPAが6か月)[62]．米国では，IFN-αは転移性RCC治療の認可を受けていなかったが，長期間標準治療薬となっていた．このことは，腫瘍縮小腎摘出術が転移性RCCの標準的治療であることを示した米国とヨーロッパの2つの臨床研究にも示されている．

　この研究では，腫瘍縮小腎摘出術の適応があると考えられる患者をIFN-α単独群とIFN-α＋手術の併用群にランダムに割り付けて比較している．その結果，腫瘍縮小腎摘出術後にIFN-α治療を受けた患者のほうが，IFN-α単独群よりも中央値5.8か月の生存期間の優位性があることが示された[54]．しかしこの研究では，IFN-αへの治療反応はわずかであることもはっきりすることになった．これは最近報告されたフランス免疫療法グループ(French Immunotherapy Group)による臨床試験でも確認されている．2005年のCoppinらによるCochraneレビューでは，IFN-αには軽度の予後改善効果があり，(分子標的療法以前においては)腫瘍縮小腎摘出術に続いてIFN-α投与が，手術適応のある患者に最善の結果をもたらす，と結論づけている[63]．

インターロイキン2(IL-2)

　IL-2は，完全寛解(CR)を含む客観的な反応性を示した臨床データ(対照群なし)により，1992年に米国食品医薬品局(Food and Drug Administration：FDA)の承認を受けた．さらに重要なことは，これら治療による寛解患者の一部は長期のフォローアップ中に再発は確認されなかった．米国国立衛生研究所(National Institute of Health：NIH)による後ろ向きのレビュー($n=259$人)では，今まで行われたなかでおそらく最も規模の大きいレビューであるが，IL-2の全体的な奏効率は20％で，そのうち23人の患者がCRを達成し，30人の患者では部分寛解(partial response：PR)がみられた．CRに達した患者のうち4人では，最後の評価時にも再発は確認されなかった[64]．

　高用量IL-2療法[*11](低用量IL-2よりも高頻度に採用される)はその毒性を考慮し，米国では限られた施設でのみ施行されている．通常1回投与量は72万IU/kgで，これを

8時間おきにそれぞれ15分以上かけて，合計15回静脈内投与する．副作用で15回の投与を完遂できない患者も多いため，米国国立癌研究所(National Cancer Institute：NCI)の研究者らは1サイクルあたり12回に減らすことを提案している．通常，2サイクルを1コースとして施行し，2コースの治療を行う．毛細血管漏出症候群に起因する重篤な低血圧および乏尿が重大な有害事象として認められ，集中治療室(intensive care unit：ICU)での加療が必要になることも稀ではない．さらに，意識の錯乱や意識レベルの低下がみられることもある．グレード3～4の有害事象の頻度が高いことから，完治と寛解維持の可能性を秘めたこの治療法では，適用する患者の選択が極めて重要である[62]．理想的には，①比較的若年，②パフォーマンスステータスが良好，③転移が肺に限られ，④すでに腎摘出術を受けており，⑤さらに重篤な心血管併存疾患がない患者である．治療効果が完全かつ持続的である可能性から考えると，高用量IL-2療法は，十分に選択された転移性RCC患者に対して，標準的な免疫療法と考えられている．

●チロシンキナーゼ阻害薬(TKI)

淡明細胞癌が血管内皮増殖因子(VEGF)経路に依存していることから，転移性RCCでの使用を目指して，この経路を標的とした薬物の開発が進められた．現在，米国ではVEGF受容体を標的とする4つの薬物が承認されている．ソラフェニブトシル酸塩(以下，ソラフェニブ)とスニチニブは2006年に認可され，続いてパゾパニブおよびアキシチニブがランダム化第Ⅲ相試験での有効性に基づいて承認された．

ソラフェニブは，以前にサイトカイン治療(IL-2もしくはIFN-α治療)を受けた患者で，プラセボと比較したところ無増悪生存期間(PFS)の優位性(それぞれ，2.8か月 vs. 5.5か月．$p<0.00001$，ハザード比0.44)が示された．ソラフェニブはVEGF受容体-2，-3，血小板由来増殖因子(PDGF)受容体-β，ならびにRAF-1，FLT-3，およびc-KITのキナーゼ領域を阻害する．この研究のもともとのエンドポイントは全生存期間(OS)であったが，試験期間中にプラセボ患者の48％がクロスオーバーとしてソラフェニブ投与に切り替えられた[65]．プラセボからソラフェニブ投与に切り替えられた患者を考慮してpost-hoc解析を行った結果，ソラフェニブ投与によるOSの改善が示唆された．intention-to-treat解析[*12]では，OSはソラフェニブで17.8か月に対してプラセボで15.2か月であった(有意差を認めず)．プラセボからソラフェニブ投与に切り替えられた患者を打ち切って評価すると，OSは17.8か月(ソラフェニブ) vs. 14.3か月(プラセボ)であった．(ハザード比0.78，$p=0.029$と有意差を認めた)．この結果によると，比較的低リスクの患者がソラフェニブ投与へ切り替えられていることに注意してみる必要は

[*11] 訳注：わが国で承認されているのは低用量(海外に比べて1/10～1/100程度)を静脈投与する方法である．IL-2の用量が異なる点でそのままわが国のエビデンスにはなりにくいという問題があり，注意を要する．わが国独自の研究では，副作用を大幅に抑えたうえでの比較的高い奏効率が報告されている．

[*12] 訳注：「治療の意図」による分析．対象者が実際に割り付けられた治療を完結したか否かにかかわらず，当初割り付けた群に従って分析する手法．

あるが，ソラフェニブの OS の改善効果が示唆された．

ランダム化第Ⅱ相試験では，ソラフェニブには転移性 RCC のファーストライン治療としては IFN-α に勝る無増悪生存期間(PFS)の改善が認められなかった[66]．ソラフェニブは，スニチニブまたはベバシズマブ塩酸塩(以下，ベバシズマブ)投与後，治療に反応がみられた患者は 10％以下であり，PFS の中央値は 4.4 か月とセカンドライン治療としての効果はそれほど大きくない[66]．ソラフェニブは，その後の同種の薬物の開発の際の対照群の治療薬として用いられている．

スニチニブは，PDGF 受容体-α と -β，VEGF 受容体-1，-2 と -3，c-KIT，Fms 様チロシンキナーゼ 3(Fms-like tyrosine kinase-3：FLT-3)，CSF 受容体 1 および神経栄養因子(neurotrophic factor)の受容体(RET)など，複数の受容体チロシンキナーゼを阻害する[67]．スニチニブの治療効果は全身未治療の患者を IFN-α とスニチニブ治療とに割り付けた研究で検討された．結果として PFS は 11 か月(スニチニブ) vs. 5 か月(IFN-α)と，スニチニブで有意な延長効果がみられた．事前に計画された PFS の解析で生存期間中央値には未到達であり，全生存期間が改善していたか否かについての報告はない[68]．スニチニブへの切り替えも一部でみられた(IFN 治療に割付けられた患者の 7％がスニチニブ投与を受けた)．intention-to-treat 解析では，OS はスニチニブと IFN で，それぞれ 26.4 か月 vs. 21.8 か月であった($p = 0.051$)．投薬の切り替えが行われた患者を打ち切って解析すると，OS の中央値は，それぞれ 26.4 か月 vs. 20 か月であった($p = 0.036$)[69]．

パゾパニブ塩酸塩(以下，パゾパニブ)は，VEGF 受容体-1，-2 と -3，PDGF 受容体-α と -β，線維芽細胞増殖因子(FGF)受容体-1 と -3 および c-KIT を阻害する．未治療もしくはサイトカイン療法を受けた患者(免疫療法抵抗群)におけるプラセボを対照としたランダム化比較試験で，パゾパニブ vs. プラセボの PFS はそれぞれ 9.2 か月 vs. 4.2 か月であり，PFS の延長が認められたことから，米国では 2010 年に承認された．この試験は主に，ほかの薬物が一般に使用不可能な国で施行されたため，対照群としてプラセボが使用された[70]．未治療群での PFS は，プラセボ群 2.8 か月 vs. パゾパニブ 11.1 か月であり，パゾパニブ投与患者では 30％の腫瘍縮小効果，加えて 38％で疾患の安定化が得られた[70]．

未治療の患者に対する，パゾパニブとスニチニブの非劣性比較試験では，PFS 中央値はパゾパニブ 10.5 か月，スニチニブ 10.2 か月と，両者でほぼ同等であり，非劣性に関する試験前の評価と矛盾しなかった．健康に関連した生活の質(quality of life：QOL)の指標も評価されたが，こちらは 14 項目中 11 項目でパゾパニブが良好であり有意差が認められた[71]．パゾパニブとスニチニブはいずれもチロシンキナーゼ阻害薬(TKI)であり，未治療患者に対するファーストラインの治療薬である．

アキシチニブは，米国で転移性 RCC に対する承認を受けた最新の TKI である．VEGF 受容体-1，-2 と -3 の強力かつ選択的な第二世代の阻害薬であり，第一世代の 50〜450 倍以上の効力を有する．本薬物は，TKI 1 剤の治療無効時のセカンドライン治療薬として，ソラフェニブと比較された．結果は PFS でアキシチニブ治療群 6.7 か月

vs. ソラフェニブ治療群 4.7 か月（OS ではそれぞれ 11.9 か月 vs. 9.1 か月）であった[72]．アキシチニブは現在，TKI で治療された患者に対するセカンドライン，もしくはそれ以降の治療薬として認可されている．

● 哺乳類ラパマイシン標的蛋白（mTOR）阻害薬

mTOR シグナルは，RCC を含む多くの腫瘍で亢進しており，現在，米国では 2 つの mTOR 阻害薬が転移性 RCC の治療薬として承認されている．テムシロリムスは，予後不良群の転移性 RCC に対して承認された mTOR 阻害薬であり，週 1 回，経静脈的に投与する薬物である．この薬物の評価として，予後不良群の転移性 RCC を対象に，テムシロリムス単独療法群，IFN-α 単独療法群，テムシロリムス/IFN-α 群併用の 3 群の比較が行われた．この試験に登録されたのは，メモリアル・スローン・ケタリング癌センター（MSKCC）のリスク基準のうち 3 つ以上を有した予後不良群の患者である．MSKCC 基準に加え，6 番目のリスクファクターとして多臓器における複数の転移巣も採用された．テムシロリムスは，OS の改善のみならず，PFS の延長効果も示していた．注目すべきこととして，テムシロリムスはランダム化比較試験において統計学的に有意な OS の改善を認めた唯一の分子標的治療薬であり，PFS については 5.5 か月（テムシロリムス群）vs. 3.1 か月（IFN-α 群），OS については 10.9 か月（テムシロリムス群）vs. 7.3 か月（IFN-α 群）であった．テムシロリムス/IFN-α の併用群では高い毒性を伴っていたにもかかわらず，IFN-α 単独群と同程度の治療効果を示した[73]．なお，この試験には非淡明細胞癌の患者も約 20% 含まれていた．

エベロリムスは，経口投与可能な mTOR 阻害薬である．その薬効評価は，以前にスニチニブまたはソラフェニブのいずれかの TKI 治療を受けた患者を対象に行われた．臨床試験施行時にはセカンドライン治療薬として承認された薬物はなく，このエベロリムスの試験ではプラセボが比較対照薬として使用された．その結果，両群の PFS はプラセボ群が 1.9 か月であったのに対して，エベロリムス群が 4.9 か月であった．この結果により，エベロリムスは TKI 治療無効例のセカンドライン治療薬として承認された[74]．

● ベバシズマブ＋インターフェロン（IFN）併用療法[*13]

ベバシズマブ＋IFN-α と IFN-α 単独治療の比較を目的に AVOREN 試験が行われた．ベバシズマブは血管内皮増殖因子（VEGF）に対するモノクローナル抗体である．本試験の結果としては，PFS で 8.2 か月（ベバシズマブ＋IFN-α）vs. 5.2 か月（IFN-α 単独治療）であり，ベバシズマブ＋IFN-α の優位性が示された．試験に参加した患者はすべて腫瘍縮小摘出術もしくは腎摘出術を受けており，多くは中間リスク群の患者であった．奏効率も IFN-α 単独群 13% に対してベバシズマブ併用群で 31% と，併用群のほうが高

[*13] 訳注：IFN-α とベバシズマブの併用は本文で述べられているように奏効率の向上，無増悪生存期間の改善が認められて推奨されるが，わが国では承認されていない．

かった．Rini らは同様のデザインの試験を行い，ベバシズマブ併用群の PFS が 8.5 か月であったのに対し，IFN-α 単独群の PFS は 5.7 か月と，ベバシズマブ＋IFN-α 併用群の優位性を示している．AVOREN 試験と同様に，本試験でも対象患者の 85％が腎摘出術を受けていた[75]．最終的な分析では，OS はベバシズマブ併用群で良好であったが，その差はあらかじめ設定された所定の基準を満たさなかった．ハザード比は 0.86（95％信頼区間は 0.73〜1.01）であった[76]．総奏効率は，併用群 25.5％ vs. IFN 単独群 13％であった．

● ベバシズマブ単独療法

IFN-α 治療に関連した毒性のため，ベバシズマブ単独療法を採用する医師が多い．サイトカイン治療歴のある患者においてベバシズマブ（2 段階の投与量で使用）とプラセボとのランダム化比較試験が行われ，2003 年に結果が発表された．第 2 期の中間解析によると，ベバシズマブ高用量投与群はプラセボと比較して PFS が有意に高く，さらに差が開くことが予想されたため試験は中断された．PFS はベバシズマブ vs. プラセボで 4.8 か月 vs. 2.5 か月であり，奏効率は 10％であった．全生存期間（OS）の改善は有意ではなかった[77]．

● 非淡明細胞型腎細胞癌（RCC）

非淡明細胞型 RCC の治療に関しては本章の趣旨を超えており簡潔に記載することにする．集合管癌は，シスプラチンを中心とした多剤併用化学療法による治療効果を認める可能性があることが，前向き第Ⅱ相臨床試験（奏効率 26％）で示されている[78]．肉腫様組織所見は，淡明細胞型 RCC でしばしば認められ，悪性度が高い亜型と考えられている．肉腫様組織を優位に認める 18 人の患者を対象とした小規模臨床試験では，ゲムシタビン塩酸塩（以下，ゲムシタビン）とドキソルビシン塩酸塩（以下，ドキソルビシン）の併用により，2 例で完全寛解（CR），4 例で部分寛解（PR）が得られたと報告している[79]．患者数が比較的少なく臨床試験の施行が困難なことが，分子標的治療のこの現代に最適な治療法が確立しない状況をもたらしているといえよう．

スニチニブの承認後の拡大臨床試験において，非淡明細胞型群では 11％の奏効率を認め，無増悪生存期間（PFS）は 7.8 か月，OS は 13.4 か月で，第Ⅲ相試験における淡明細胞型 RCC 患者の成績よりも有意に不良な値であった．コホート全体では組織型を問わず 4,000 人を超える患者が登録されており，PFS は 10.9 か月，OS は 18.4 か月であった[80]．

● 分子標的治療薬の有害事象対策

本章で述べてきた分子標的治療薬を表 9.2 にまとめた．これらの薬物には重大な有害事象があり，その管理には熟練した専門家が必要である．分子標的治療薬の「オフターゲット」[*14]の有害事象は患者の QOL に重大な影響を及ぼすことがあり，安全な投与継続と投与量の維持のためにも患者に対する十分な説明などが極めて重要である．有害事

表9.2 淡明細胞型腎細胞癌(RCC)に対し最近認可された治療法

薬物	適応	作用機序	用量と投与法	副作用
IL-2	ファーストライン	T細胞の活性化	60万IU/kg, 8時間ごと5日間の静注(ICU管理下)	悪心・嘔吐, 下痢, 易疲労感, 感冒様症状, 毛細血管漏出症候群(低血圧, 間質浮腫)
スニチニブ	ファーストライン サイトカイン療法やほかのTKIの無効例に対してセカンドラインとして	チロシンキナーゼ阻害：VEGFR-1, -2, -3; PDGFR-α, -β; c-KIT; FLT-3; CSF-1R; RET 血管新生と細胞増殖の抑制	経口連日50 mg, 4週間投与後2週間休薬(1サイクル：6週間)	下痢, 易疲労感, 手足症候群, 高血圧, 好中球減少, 血小板減少, 心収縮障害, 甲状腺機能低下症, 副腎不全
パゾパニブ	ファーストライン セカンドライン	チロシンキナーゼ阻害：VEGFR-1, -2, -3; PDGFR-α, -β	経口800 mg連日	下痢, 悪心・嘔吐, 食欲不振, 疲労感, 脱力感, 高血圧, 毛髪色の変化, 腹痛, 肝毒性, 不整脈
アキシチニブ	セカンドライン	選択的チロシンキナーゼ阻害：VEGFR-1, -2, -3	初期投与5 mg, 1日2回 副作用が目立たない場合：7〜10 mg, 1日2回への増量可能 明らかな副作用があるとき：2〜3 mgへ減量, 1日2回	高血圧, 易疲労感, 下痢, 悪心, 発声障害, 甲状腺機能低下症
ソラフェニブ	セカンドライン	チロシンキナーゼ阻害：VEGFR-1, -2, -3; PDGFR-α, -β; c-KIT; FLT-3; CSF-1R; RET	400 mg, 1日2回(病状の回復がみられるまで)	高血圧, 下痢, 易疲労感, 皮疹, 手足症候群, 脱毛
ベバシズマブ	ファーストライン サイトカイン療法やほかのTKI無効例に対するセカンドライン	循環血中のVEGF-Aの中和	1,800万〜3,000万単位/日を3回/週, 皮下投与 もしくは 10 mg/kgを2週間ごとに静注投与	高血圧, 出血

(つづく)

---

*[14] 訳注：オンターゲット(分子標的治療によって標的分子を抑制・攻撃することで引き起こる事象. 有害事象の出現が治療効果と関連する)に対して, オフターゲットとは標的分子と無関係に起こる治療効果と関連のない副作用のこと.

テムシロリムス	ファーストライン（高リスク群：修正Motzer基準3〜6）サイトカイン療法やほかのTKI無効例のセカンドラインとして	mTOR阻害	25 mg静注投与を週1回（病状の回復がみられるまで）	粘膜炎（口内炎），皮疹，高血糖，脂質異常症，肺合併症（間質性肺炎）
エベロリムス	セカンドライン	mTOR阻害	1日10 mg経口	口内炎，皮疹，易疲労感，感染［訳注：間質性肺炎］*

c-KIT：幹細胞因子受容体，CSF-1R：コロニー刺激因子1R，FLT-3：Fms様チロシンキナーゼ3，ICU：集中治療室，mTOR：哺乳類ラパマイシン標的蛋白，PDGF：血小板由来増殖因子，RET：神経向性因子受容体，VEGF：血管内皮増殖因子

*訳注：エベロリムスの副作用として本書では記載はないが，間質性肺炎は重大で頻度も比較的高く（特にわが国では報告が多い）注意が必要である．

象としてはコントロール困難な高血圧，心拍出量の低下，甲状腺機能低下症，手足症候群などのほか多様なものがあり，これらに対して十分な注意と速やかな治療介入が必要である．蛋白尿（時にはネフローゼレベルとなる），血栓性微小血管症や間質性腎炎などの腎障害もさまざまな分子標的治療薬で認められる．患者の多くが悪性腫瘍の手術を受けて単腎であるために腎生検を行うことは不可能であり，そのため，これらの患者の腎障害の原因を究明するには限界がある[81]．分子標的治療薬承認後の拡大臨床試験において，チロシンキナーゼ阻害薬（TKI）治療を6か月以上受けた患者では，6か月未満の治療期間の患者に比べ，National Cancer Institute-Common Toxicity Criteria for Adverse Event（NCI-CTCAE）グレード3または4の有害事象の累積出現頻度が高く，このことは処方医が注意して経過観察にあたる必要性を示唆している．毒性および推奨される管理方法については，Eisenらがまとめて記載している[82]．また，RCC治療に使用されるものも含めた生物学的製剤の腎毒性については第4章で述べている．

症例2のフォローアップとディスカッション　IL-2に関する解説より，正解はb．血栓性微小血管症は，通常チロシンキナーゼ阻害薬（TKI）や抗VEGF製剤でよく認められる．微小変化群の発症についてはTKI投与患者で報告がある．

まとめ

小径腎腫瘍については，（特に高齢者や合併症を有するなど）外科的治療上のリスクの高い症例では，積極的な経過観察を考慮してもよい．腎腫瘍に対する外科的治療には，開放アプローチもしくは（手術ロボットの支援を含めた）腹腔鏡を用いた腎部分切除術または根治的腎摘出術がある．画像ガイド下の経皮的アブレーション法も行われているが，長期的な腫瘍学的および腎機能のアウトカムに関するデータはまだない．分子標的

療法の時代となり，サイトカイン治療時代の RCC 治療パラダイムを大きく変える薬物が複数開発されてきている．これらの薬物の使用によって得られる結果は，使用経験と新しいデータの蓄積によって徐々に明確になってきている．分子標的治療薬の併用療法は，一般に，有効性を改善する効果はない一方で，毒性を増強する傾向があることもわかってきた．患者 QOL を可能な限り高く維持し，生存期間を延長するために，「オフターゲット」作用を深く理解し，治療に関連する有害事象を適切に管理していくことが必要である．

謝辞 Paras Shah, MD に表 9.2 作成のための助力に感謝する．

引用文献

1. Cancer of the Kidney and Renal Pelvis – SEER Stat Fact Sheets [Internet]. seer.cancer.gov. [cited 2014]. http://seer.cancer.gov/statfacts/html/kidrp.html.
2. Siegel R, Naishadham D, Jemal A. Cancer statistics, 2013. CA Cancer J Clin. 2013;63(1): 11–30.
3. Cote ML, Colt JS, Schwartz KL, Wacholder S, Ruterbusch JJ, Davis F, et al. Cigarette smoking and renal cell carcinoma risk among black and white Americans: effect modification by hypertension and obesity. Cancer Epidemiol Biomarkers Prev. 2012;21(5):770–9.
4. Kroeger N, Klatte T, Birkhäuser FD, Rampersaud EN, Seligson DB, Zomorodian N, et al. Smoking negatively impacts renal cell carcinoma overall and cancer-specific survival. Cancer. 2012;118(7):1795–802.
5. Sunela KL, Kataja MJ, Kellokumpu-Lehtinen P-LI. Influence of body mass index and smoking on the long-term survival of patients with renal cell cancer. Clin Genitourin Cancer. 2013;11(4):458–64.
6. Ljungberg B, Campbell SC, Choi HY, Cho HY, Jacqmin D, Lee JE, et al. The epidemiology of renal cell carcinoma. Eur Urol. 2011;60(4):615–21.
7. Reeves GK, Pirie K, Beral V, Green J, Spencer E, Bull D, et al. Cancer incidence and mortality in relation to body mass index in the Million Women Study: cohort study. BMJ. 2007;335(7630):1134.
8. Schrader AJ, Rustemeier J, Rustemeier JC, Timmesfeld N, Varga Z, Hegele A, et al. Overweight is associated with improved cancer-specific survival in patients with organ-confined renal cell carcinoma. J Cancer Res Clin Oncol. 2009;135(12):1693–9.
9. Colt JS, Schwartz K, Graubard BI, Davis F, Ruterbusch J, DiGaetano R, et al. Hypertension and risk of renal cell carcinoma among white and black Americans. Epidemiology. 2011;22(6):797–804.
10. Fryzek JP, Poulsen AH, Johnsen SP, McLaughlin JK, Sørensen HT, Friis S. A cohort study of antihypertensive treatments and risk of renal cell cancer. Br J Cancer. 2005;92(7):1302–6.
11. Lipworth L, Tarone RE, McLaughlin JK. The epidemiology of renal cell carcinoma. J Urol. 2006;176(6 Pt 1):2353–8.
12. Gigante M, Neuzillet Y, Patard J-J, Tillou X, Thuret R, Branchereau J, et al. Renal cell carcinoma (RCC) arising in native kidneys of dialyzed and transplant patients: are they different entities? BJU Int. 2012;110(11 Pt B):E570–3.
13. Neuzillet Y, Tillou X, Mathieu R, Long J-A, Gigante M, Paparel P, et al. Renal cell carcinoma (RCC) in patients with end-stage renal disease exhibits many favourable clinical, pathologic, and outcome features compared with RCC in the general population. Eur Urol. 2011;60(2):366–73.
14. Sassa N, Hattori R, Tsuzuki T, Watarai Y, Fukatsu A, Katsuno S, et al. Renal cell carcinomas in haemodialysis patients: does haemodialysis duration influence pathological cell types and prognosis? Nephrol Dial Transplant. 2011;26(5):1677–82.

15. Nouh MAAM, Kuroda N, Yamashita M, Hayashida Y, Yano T, Minakuchi J, et al. Renal cell carcinoma in patients with end-stage renal disease: relationship between histological type and duration of dialysis. BJU Int. 2010;105(5):620–7.
16. Linehan WM, Walther MM, Zbar B. The genetic basis of cancer of the kidney. J Urol. 2003;170(6 Pt 1):2163–72.
17. Linehan WM, Lerman MI, Zbar B. Identification of the von Hippel-Lindau (VHL) gene. Its role in renal cancer. JAMA. 1995;273(7):564–70.
18. Walther MM, Lubensky IA, Venzon D, Zbar B, Linehan WM. Prevalence of microscopic lesions in grossly normal renal parenchyma from patients with von Hippel-Lindau disease, sporadic renal cell carcinoma and no renal disease: clinical implications. J Urol. 1995;154(6):2010–4; (discussion2014–5).
19. Gnarra JR, Tory K, Weng Y, Schmidt L, Wei MH, Li H, et al. Mutations of the VHL tumour suppressor gene in renal carcinoma. Nat Genet. 1994;7(1):85–90.
20. Herman JG, Latif F, Weng Y, Lerman MI, Zbar B, Liu S, et al. Silencing of the VHL tumor-suppressor gene by DNA methylation in renal carcinoma. Proc Natl Acad Sci U S A. 1994;91(21):9700–4.
21. Linehan WM, Vasselli J, Srinivasan R, Walther MM, Merino M, Choyke P, et al. Genetic basis of cancer of the kidney: disease-specific approaches to therapy. Clin Cancer Res. 2004;10(18 Pt 2):6282S–9S.
22. Rosner I, Bratslavsky G, Pinto PA, Linehan WM. The clinical implications of the genetics of renal cell carcinoma. Urol Oncol. 2009;27(2):131–6.
23. Hughson MD, Meloni A, Dougherty S, Silva FG, Sandberg AA. Analysis of 3p allelic loss in papillary and nonpapillary renal cell carcinomas. Correlation with tumor karyotypes. Cancer Genet Cytogenet. 1996;87(2):133–9.
24. Corless CL, Aburatani H, Fletcher JA, Housman DE, Amin MB, Weinberg DS. Papillary renal cell carcinoma: quantitation of chromosomes 7 and 17 by FISH, analysis of chromosome 3p for LOH, and DNA ploidy. Diagn Mol Pathol. 1996;5(1):53–64.
25. Grubb RL, Franks ME, Toro J, Middelton L, Choyke L, Fowler S, et al. Hereditary leiomyomatosis and renal cell cancer: a syndrome associated with an aggressive form of inherited renal cancer. J Urol. 2007;177(6):2074–9; (discussion2079–80).
26. Menko FH, van Steensel MAM, Giraud S, Friis-Hansen L, Richard S, Ungari S, et al. Birt-Hogg-Dubé syndrome: diagnosis and management. Lancet Oncol. 2009;10(12):1199–206.
27. Lee WK, Byun S-S, Kim HH, Rha KH, Hwang T-K, Sung GT, et al. Characteristics and prognosis of chromophobe non-metastatic renal cell carcinoma: a multicenter study. Int J Urol. 2010;17(11):898–904.
28. Przybycin CG, Cronin AM, Darvishian F, Gopalan A, Al-Ahmadie HA, Fine SW, et al. Chromophobe renal cell carcinoma: a clinicopathologic study of 203 tumors in 200 patients with primary resection at a single institution. Am J Surg Pathol. 2011;35(7):962–70.
29. Prince MR, Zhang H, Morris M, MacGregor JL, Grossman ME, Silberzweig J, et al. Incidence of nephrogenic systemic fibrosis at two large medical centers. Radiology. 2008;248(3):807–16.
30. Perez-Rodriguez J, Lai S, Ehst BD, Fine DM, Bluemke DA. Nephrogenic systemic fibrosis: incidence, associations, and effect of risk factor assessment-report of 33 cases. Radiology. 2009;250(2):371–7.
31. Mühlfeld AS, Lange C, Kroll G, Floege J, Krombach GA, Kuhl C, et al. Pilot study of non-contrast-enhanced MRI vs. ultrasound in renal transplant recipients with acquired cystic kidney disease: a prospective intra-individual comparison. Clin Transplant. 2013;27(6):E694–701.
32. Motzer RJ, Agarwal N, Beard C, Bolger GB, Boston B, Carducci MA, et al. NCCN clinical practice guidelines in oncology: kidney cancer. J Natl Compr Canc Netw. 2009;7(6):618–30.
33. Halverson SJ, Kunju LP, Bhalla R, Gadzinski AJ, Alderman M, Miller DC, et al. Accuracy of determining small renal mass management with risk stratified biopsies: confirmation by final pathology. J Urol. 2013;189(2):441–6.
34. Donat SM, Diaz M, Bishoff JT, Coleman JA, Dahm P, Derweesh IH, et al. Follow-up for clinically localized renal neoplasms: AUA guideline. J Urol. 2013;190(2):407–16.
35. Mason RJ, Abdolell M, Trottier G, Pringle C, Lawen JG, Bell DG, et al. Growth kinetics of

renal masses: analysis of a prospective cohort of patients undergoing active surveillance. Eur Urol. 2011;59(5):863–7.
36. George AK, herati AS, Rais-Bahrami S, waingankar N, Kavoussi LR. Laparoscopic partial nephrectomy for hilar tumors: oncologic and renal functional outcomes. Urology. 2014;83(1):111–5.
37. van Poppel H, Da Pozzo L, Albrecht W, Matveev V, Bono A, Borkowski A, et al. A prospective, randomised EORTC intergroup phase 3 study comparing the oncologic outcome of elective nephron-sparing surgery and radical nephrectomy for low-stage renal cell carcinoma. Eur Urol. 2011;59(4):543–52.
38. Tan H-J, Norton EC, Ye Z, Hafez KS, Gore JL, Miller DC. Long-term survival following partial vs radical nephrectomy among older patients with early-stage kidney cancer. JAMA. 2012;307(15):1629–35.
39. Salami SS, George AK, Rais-Bahrami S. Outcomes of minimally invasive urologic surgery in the elderly patient population. Curr Transl Geriatr and Exp Gerontol Rep. Current Science Inc. 2013;2(2):84–90.
40. Gill IS, Patil MB, Abreu AL de C, Ng C, Cai J, Berger A, et al. Zero ischemia anatomical partial nephrectomy: a novel approach. J Urol. 2012;187(3):807–14.
41. Abreu ALC, Gill IS, Desai MM. Zero-ischaemia robotic partial nephrectomy (RPN) for hilar tumours. BJU Int. 2011;108(6 Pt 2):948–54.
42. George AK, herati AS, Srinivasan AK, Rais-Bahrami S, waingankar N, Sadek MA, et al. Perioperative outcomes of off-clamp vs complete hilar control laparoscopic partial nephrectomy. BJU Int. 2013;111(4 Pt B):E235–41.
43. Salami SS, George AK, Rais-Bahrami S, Okhunov Z, waingankar N, Kavoussi LR. Off-clamp laparoscopic partial nephrectomy for hilar tumors: oncologic and renal functional outcomes. J Endourol. 2014;28(2):191–5.
44. Scosyrev E, Messing EM, Sylvester R, Campbell S, Van Poppel H. Renal function after nephron-sparing surgery versus radical nephrectomy: results from eortc randomized trial 30904. Eur Urol. 2014;65(2):372–7.
45. Go AS, Chertow GM, Fan D, McCulloch CE, Hsu C-Y. Chronic kidney disease and the risks of death, cardiovascular events, and hospitalization. N Engl J Med. 2004;351(13):1296–305.
46. Baust J, Gage AA, Ma H, Zhang CM. Minimally invasive cryosurgery-technological advances. Cryobiology. 1997;34(4):373–84.
47. Gage AA, Baust J. Mechanisms of tissue injury in cryosurgery. Cryobiology. 1998;37(3):171–86.
48. Goldberg SN, Gazelle GS, Mueller PR. Thermal ablation therapy for focal malignancy: a unified approach to underlying principles, techniques, and diagnostic imaging guidance. AJR Am J Roentgenol. 2000;174(2):323–31.
49. Lui K-W, Gervais DA, Arellano RA, Mueller PR. Radiofrequency ablation of renal cell carcinoma. Clin Radiol. 2003;58(12):905–13.
50. Dib El R, Touma NJ, Kapoor A. Cryoablation vs radiofrequency ablation for the treatment of renal cell carcinoma: a meta-analysis of case series studies. BJU Int. 2012;110(4):510–6.
51. Motzer RJ, Mazumdar M, Bacik J, Berg W, Amsterdam A, Ferrara J. Survival and prognostic stratification of 670 patients with advanced renal cell carcinoma. J Clin Oncol. 1999;17(8):2530–40.
52. Mickisch GH, Garin A, Van Poppel H, de Prijck L, Sylvester R. European Organisation for Research and Treatment of Cancer (EORTC) Genitourinary Group. Radical nephrectomy plus interferon-alfa-based immunotherapy compared with interferon alfa alone in metastatic renal-cell carcinoma: a randomised trial. The Lancet. 2001;358(9286):966–70.
53. Flanigan RC, Salmon SE, Blumenstein BA, Bearman SI, Roy V, McGrath PC, et al. Nephrectomy followed by interferon alfa-2b compared with interferon alfa-2b alone for metastatic renal-cell cancer. N Engl J Med. 2001;345(23):1655–9.
54. Flanigan RC, Mickisch G, Sylvester R, Tangen C, Van Poppel H, Crawford ED. Cytoreductive nephrectomy in patients with metastatic renal cancer: a combined analysis. J Urol. 2004;171(3):1071–6.

55. Rini BI. Metastatic renal cell carcinoma: many treatment options, one patient. J Clin Oncol. 2009;27(19):3225–34.
56. Gleave ME, Elhilali M, Fradet Y, Davis I, Venner P, Saad F, et al. Interferon gamma-1b compared with placebo in metastatic renal-cell carcinoma. Canadian Urologic Oncology Group. N Engl J Med. 1998;338(18):1265–71.
57. Wong ASA, Chong K-TK, Heng C-TC, Consigliere DTD, Esuvaranathan KK, Toh K-LK, et al. Debulking nephrectomy followed by a "watch and wait" approach in metastatic renal cell carcinoma. Urol Oncol. 2009;27(2):149–54.
58. Mekhail TM, Abou-Jawde RM, Boumerhi G, Malhi S, Wood L, Elson P, et al. Validation and extension of the Memorial Sloan-Kettering prognostic factors model for survival in patients with previously untreated metastatic renal cell carcinoma. J Clin Oncol. 2005;23(4):832–41.
59. Heng DY, Xie W, Regan MM, Warren MA, Golshayan AR, Sahi C, et al. Prognostic factors for overall survival in patients with metastatic renal cell carcinoma treated with vascular endothelial growth factor-targeted agents: results from a large, multicenter study. J Clin Oncol. 2009;27(34):5794–9.
60. Coppin C, Kollmannsberger C, Le L, Porzsolt F, Wilt TJ. Targeted therapy for advanced renal cell cancer (RCC): a Cochrane systematic review of published randomised trials. BJU Int. 2011;108(10):1556–63.
61. Heng DYC, Xie W, Bjarnason GA, Vaishampayan U, Tan M-H, Knox J, et al. Progression-free survival as a predictor of overall survival in metastatic renal cell carcinoma treated with contemporary targeted therapy. Cancer. 2011;117(12):2637–42.
62. Medical Research Council Renal Cancer Collaborators. Interferon-alpha and survival in metastatic renal carcinoma: early results of a randomised controlled trial. The Lancet. 1999;353(9146):14–7.
63. Coppin C, Porzsolt F, Awa A, Kumpf J, Coldman A, Wilt T. Immunotherapy for advanced renal cell cancer. Cochrane Database Syst Rev. 2005 Jan 25;(1):CD001425.
64. Klapper JAJ, Downey SGS, Smith FOF, Yang JCJ, Hughes MSM, Kammula USU, et al. High-dose interleukin-2 for the treatment of metastatic renal cell carcinoma: a retrospective analysis of response and survival in patients treated in the surgery branch at the National Cancer Institute between 1986 and 2006. Cancer. 2008;113(2):293–301.
65. Escudier B, Eisen T, Stadler WM, Szczylik C, Oudard S, Siebels M, et al. Sorafenib in advanced clear-cell renal-cell carcinoma. N Engl J Med. 2007;356(2):125–34.
66. Escudier B, Szczylik C, Hutson TE, Demkow T, Staehler M, Rolland F, et al. Randomized phase ii trial of first-line treatment with sorafenib versus interferon Alfa-2a in patients with metastatic renal cell carcinoma. J Clin Oncol. 2009;27(8):1280–9.
67. Perry MC, Doll DC, Freter CE. Perry's The Chemotherapy source book. Philadelphia: Lippincott Williams & Wilkins. 2012. (1 p).
68. Motzer RJ, Hutson TE, Tomczak P, Michaelson MD, Bukowski RM, Rixe O, et al. Sunitinib versus interferon alfa in metastatic renal-cell carcinoma. N Engl J Med. 2007;356(2):115–24.
69. Motzer RJ, Hutson TE, Tomczak P, Michaelson MD, Bukowski RM, Oudard S, et al. Overall survival and updated results for sunitinib compared with interferon alfa in patients with metastatic renal cell carcinoma. J Clin Oncol. 2009;27(22):3584–90.
70. Sternberg CNC, Davis IDI, Mardiak JJ, Szczylik CC, Lee EE, Wagstaff JJ, et al. Pazopanib in locally advanced or metastatic renal cell carcinoma: results of a randomized phase III trial. J Clin Oncol. 2010;28(6):1061–8.
71. Motzer RJ, Hutson TE, Cella D, Reeves J, Hawkins R, Guo J, et al. Pazopanib versus sunitinib in metastatic renal-cell carcinoma. N Engl J Med. 2013;369(8):722–31.
72. Rini BI, Escudier B, Tomczak P, Kaprin A, Szczylik C, Hutson TE, et al. Comparative effectiveness of axitinib versus sorafenib in advanced renal cell carcinoma (AXIS): a randomised phase 3 trial. The Lancet. 2011;378(9807):1931–9.
73. Hudes G, Carducci M, Tomczak P, Dutcher J, Figlin R, Kapoor A, et al. Temsirolimus, interferon alfa, or both for advanced renal-cell carcinoma. N Engl J Med. 2007;356(22):2271–81.
74. Motzer RJ, Escudier B, Oudard S, Hutson TE, Porta C, Bracarda S, et al. Efficacy of everolimus in advanced renal cell carcinoma: a double-blind, randomised, placebo-controlled phase III

trial. The Lancet. 2008;372(9637):449–56.
75. Rini BI, Halabi S, Rosenberg JE, Stadler WM, Vaena DA, Ou S-S, et al. Bevacizumab plus interferon alfa compared with interferon alfa monotherapy in patients with metastatic renal cell carcinoma: CALGB 90206. J Clin Oncol. 2008;26(33):5422–8.
76. Rini BI, Halabi S, Rosenberg JE, Stadler WM, Vaena DA, Archer L, et al. Phase III trial of bevacizumab plus interferon alfa versus interferon alfa monotherapy in patients with metastatic renal cell carcinoma: final results of CALGB 90206. J Clin Oncol. 2010;28(13):2137–43.
77. Yang JC, Haworth L, Sherry RM, Hwu P, Schwartzentruber DJ, Topalian SL, et al. A randomized trial of bevacizumab, an anti-vascular endothelial growth factor antibody, for metastatic renal cancer. N Engl J Med. 2003;349(5):427–34.
78. Oudard SS, Banu EE, Vieillefond AA, Fournier LL, Priou FF, Medioni JJ, et al. Prospective multicenter phase II study of gemcitabine plus platinum salt for metastatic collecting duct carcinoma: results of a GETUG (Groupe d'Etudes des Tumeurs Uro-Génitales) study. J Urol. 2007;177(5):1698–702.
79. Nanus DMD, Garino AA, Milowsky MIM, Larkin MM, Dutcher JPJ. Active chemotherapy for sarcomatoid and rapidly progressing renal cell carcinoma. Cancer. 2004;101(7):1545–51.
80. Gore ME, Szczylik C, Porta C, Bracarda S, Bjarnason GA, Oudard S, et al. Safety and efficacy of sunitinib for metastatic renal-cell carcinoma: an expanded-access trial. Lancet Oncol. 2009;10(8):757–63.
81. Jhaveri KD, Flombaum CD, Kroog G, Glezerman IG. Nephrotoxicities associated with the use of tyrosine kinase inhibitors: a single-center experience and review of the literature. Nephron Clin Pract. 2011;117(4):c312–9.
82. Eisen TT, Sternberg CNC, Robert CC, Mulders PP, Pyle LL, Zbinden SS, et al. Targeted therapies for renal cell carcinoma: review of adverse event management strategies. J Natl Cancer Inst. 2012;104(2):93–113.

第 10 章／腎細胞癌と慢性腎臓病（CKD）

Mitchell H. Rosner

【略語】
CKD　　Chronic kidney disease　慢性腎臓病
EORTC　European Organization for Research and Treatment of Cancer
　　　　ヨーロッパ癌研究治療機構
ESKD　End-stage kidney disease　末期腎臓病
GFR　　Glomerular filtration rate　糸球体濾過量
RCC　　Renal cell cancer　腎細胞癌

症例1　65歳，男性．22年間の2型糖尿病歴と高血圧，脂質異常症があり，ステージ3aの慢性腎臓病（CKD）〔推算糸球体濾過量（estimated glomerular filtration rate：eGFR 53 mL/分/1.73 m²）〕も有している．左腎の下極に6.4 cmの固形腫瘤を認めた．腫瘍は腎臓の被膜内にとどまっており，リンパ節の腫大や転移の所見はみられなかった．患者は根治的腎摘出術を受けた．病理診断は局在性の乳頭状腎細胞癌（RCC）であり，腎被膜への進展は認められなかった．同時に，進行した結節性の糸球体硬化と中等度の間質線維化という，いずれも糖尿病性腎症に一致した所見も認められた．患者は腎臓専門医への受診歴がなく，CKDを有しているという自覚がなかった．手術後の経過は安定していたが，2か月後のeGFRは41 mL/分/1.73 m²であった．患者は腎臓専門医へ紹介されることになった．腎腫瘍摘出部の腎実質に最も高頻度に認められる所見は次のうちどれか？

 a. 糖尿病性腎症．
 b. 巣状分節性糸球体硬化症．
 c. 高血圧性腎硬化症．

米国国立癌研究所によると，2013年に腎癌および腎盂癌と診断される症例は65,000例以上と予測される[1,2]．この集団の生存率は一般に良好であるが，腎細胞癌（RCC）に直接起因する死亡が13,680例みられると推定されている[1,2]．この20年間に米国では，RCCが，より早期に診断される傾向が目立っている．ある研究によると，1993年には，ステージ1のRCCは43％であったが，現在では60％以上を占めている[3,4]．このようにRCCが早期診断されるようになったのは，顕微鏡的血尿患者に対して，より積極的に画像検査が行われるようになっていること，および偶発的な診断（直接に腎臓と関係のない目的で試行した画像検査で腎腫瘍が発見される）が増加していることが理由と考えられる．これらの小径腎腫瘍の約20〜25％は血管筋脂肪腫など良性腫瘍であるが，これ以外は多くが悪性であり，淡明細胞型腎細胞癌（悪性腫瘍の70〜80％），乳頭状腎細胞癌（10〜15％），嫌色素性型腎細胞癌（5〜10％），およびオンコサイトーマ（3〜7％）などのサブタイプに分けられている[5,6]．生存率はサブタイプとステージによるが，RCCの5年生存率は，ほとんどの研究で90〜95％以上である[7]．重要なことは，現在米国に腎癌の生存者が30万人以上存在するということである．大多数のRCC患者で予後が極めて良好であることを考えると，治療の際腫瘍のことだけを考えるのではなく，長期的に死亡率や生活の質（quality of life：QOL）に影響を与える問題に視野を広げた検討が重要である．これらの集団にとって基礎疾患や腎実質の一部を失ったことによるCKDは，長期的転帰を決定する重要な要因である．

腎細胞癌（RCC）患者の外科的管理

　RCCの患者の60％以上が小さな（ここでは4 cm未満と定義する）腎腫瘍の時点で診断されている．米国泌尿器科学会および欧州泌尿器学会からそれぞれ最近示された報告書では，これらの患者の治療方針に大きな変化がみられてきている[8,9]．進行したRCCはしばしば致命的である一方，4 cm未満の局所腫瘍（T1a）に対して外科的治療を受けた患者では10年無再発生存率が90％を超え，多くの場合予後が非常に良好であるという事実のためである[7,10]．すなわち，「画一的」に根治的腎摘出術（腎臓の完全な摘出，副腎および局所リンパ節の切除）を行う時代から，腎生検で得られた組織診断を踏まえて腫瘍を局所的に切除するネフロン温存療法（腎部分切除術）という，より保存的な戦略がとられる時代へと変わってきている[8,9]．多くの小径腎腫瘍患者では，定期的な画像評価を行いながら積極的に経過観察を続けていくことも，よい選択肢となりうる．
　腎部分切除術は従来，単腎症例，両側腎腫瘍，進行したCKDが併存している症例など，根治的腎摘出術を施行した場合に末期腎臓病（ESKD）に至る可能性が高いと推定される患者に主に選択されていた治療法であった．1990年代に，根治的腎摘出術と腎部分切除術とでは10年間の腫瘍学的アウトカムに差がない，ということが示されたことから，小径腎腫瘍に対する腎部分切除術の有効性が明らかになった[11〜13]．しかし，ヨーロッパ癌研究治療機構（EORTC）の報告によると，腎部分切除術が根治的腎摘出術と同程度の死亡率を示すか否かについて改めて注目が集まっている[14]．これは，5 cm以下

の孤発性の小径腎腫瘤をもつ541人の患者を，根治的腎摘出術か腎部分切除術のいずれかに無作為に割り付けて5年間経過観察した研究で，唯一のランダム化比較試験であった．このEORTC試験では，根治的腎摘出術のほうが腎部分切除術と比較して良好な結果(中央値9.3年の経過観察期間中に，腎部分切除術を受けた患者では25%が死亡，根治的腎摘出術を受けていた群では18.3%が死亡した)を示した[15]．しかし，良性腫瘍を除く腎癌症例のみで比較した場合，根治的腎摘出術のほうが腎部分切除術よりも良好な傾向はあるものの有意差は認められなかった．この研究は，発症数や試験の早期終了，部分切除術から根治的腎摘出術へ移行した症例が存在することなど，さまざまな批判を受けており，この報告に対する解釈にはまだ決着がついていない．現在のところ，「部分的」あるいは「根治的」のどちらの治療でもほぼ同じような腫瘍学的なアウトカムが期待される4cm以下の局所腫瘍には，腎部分切除術が依然として標準治療とされている[8,9]．

腎部分切除術は，従来の開腹術で行うことができるが，腹腔鏡またはロボット支援腹腔鏡技術を用いて行われることもある．腎部分切除術の目標は，断端陰性となるように腫瘍を完全に摘出しつつ阻血時間を最小限に抑え，その結果として腎障害を最小限にすることである．重要なことは，温阻血時間が腎部分切除術において最短化されなければならない因子であるということで，温阻血時間1分ごとに急性腎障害(acute kidney injury：AKI)のリスクは6%，ステージ4のCKDへの進行リスクは4%増えるため，温阻血時間は25分以下が理想的とされている[16]．最近では，「無阻血」による腎部分切除術も行われており，優れた腎機能保全効果が期待されている[17]．

T1a RCC，特に3cm未満の腫瘍に対する侵襲性のより少ない選択肢として，経皮的アブレーション法[18]があり，なかでもラジオ波焼灼療法や凍結療法が最もよく行われている[18]．経皮的手技は，一般に外来処置として行われることが多いため，重要な併存疾患を有する患者，あるいは高齢患者に適している．経皮的手技は，腫瘍が3cm未満，かつ主要な脈管から離れている場合に最も有効である[19]．経皮的アブレーションの成功率は，腎部分切除術にやや劣るものの，90%以上の無再発率(再発率は，対象患者群および再発の定義により異なる)は十分容認可能であり，適切な治療法として認められている[19〜22]．

さらに最近では，小径腎腫瘤に対して，経皮的腎腫瘍生検結果を踏まえたうえで積極的に経過を観察していくという経験が蓄積されてきている[23〜26]．経験のある施設では，腎腫瘍生検の診断率は80%以上，合併症は5%未満と稀であり，そして最も重要なことは，組織学的に良性な病変が25%を超えることである[23,24]．造影効果のある小径腎腫瘤は淡明細胞型腎細胞癌と考えられることが多いが，25%が良性であることを考慮し，すべての局在性小径腎腫瘤に対して手術前に生検を行う施設もある．さらに，大規模な前向き症例研究で，小径腎腫瘤の成長速度は平均0.13cm/年であり，これらの小径腎腫瘤患者では局所の進展や転移は非常に稀であることが示されている[25,26]．T1a RCCに対する積極的な経過観察は，重大な合併症を併発している患者や高齢患者に十分に受け入れられる治療選択肢である．

腎細胞癌(RCC)患者における慢性腎臓病(CKD)

　RCC 患者集団の年齢や併存疾患を考えると，腫瘍切除術を受ける前にすでに，これらの患者の 25% に CKD が併存しているということは驚くに価しない(図 10.1)[27]．RCC のリスクファクターは，高血圧，喫煙，肥満，鎮痛薬の使用，C 型肝炎ウイルス感染，糖尿病など，多くが CKD のリスクファクターとオーバーラップしている[28]．実際に，腎腫瘍の摘出病変標本の約 10% に糖尿病性腎症が，2〜9% に巣状分節性糸球体硬化症が，さらに 20% に腎硬化症の所見が認められる[29,30]．さらに RCC 患者に CKD の頻度が高いということだけでなく，後天性嚢胞腎変化を伴う CKD 患者が RCC を発症するリスクは一般集団に比較して約 30 倍と推定される[31]．後天性嚢胞腎は進行性 CKD 患者の約 35〜50% でみられ，そのうち約 6% は最終的に RCC を発症する[32]．CKD および RCC 間のこの双方向のリスク関係を図 10.1 に示す．

　RCC の診断以前に CKD を認めていない患者，あるいは CKD を有していても軽度の患者が，外科的治療を受けることで，その後の腎機能に長期的に重要な影響を受けることがある．腎部分切除術と根治的腎摘出術とでは，術後の残存糸球体濾過量(GFR)に長期的にも短期的にも明らかに差を認める，という事実は多くの研究によって確認されている．Huang らは，術後 5 年間，腎部分切除術および根治的腎摘出術は腫瘍学的アウトカムに差を認めなかったが，GFR 60 mL/分/1.73 m² 以上の症例の割合はそれぞれ

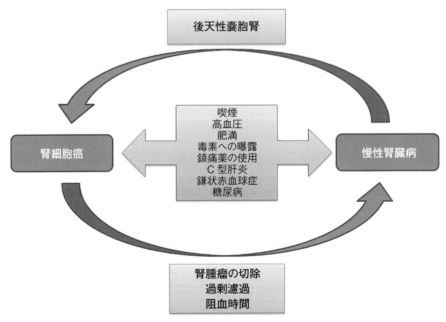

図 10.1　慢性腎臓病(CKD)と腎細胞癌(RCC)間の双方向の関係

67％と23％であったと報告している[27]．さらに，腎摘出術を受けた1,151人の患者に関する大規模研究では，32か月の観察期間に，10.5％の患者で腎臓に関する好ましくない転帰（ESKD，緊急透析，急速進行性CKD，ステージ4以上のCKDなど）を認めたと報告している[33]．この研究によると，根治的腎摘出術の有害な腎転帰に対するハザード比は，腎部分切除術を受けた患者を対照とすると1.75（95％信頼区間1.02～2.99）であった[33]．T1a RCC患者のMedicare受給者集団に関する研究では，根治的腎摘出術を受けた患者は，腎部分切除術患者よりも高率にCKDを呈した（20％ vs. 11％）．一方，術後5年間，新規のCKD発症を認めない確率は，根治的腎摘出術で82％，腎部分切除術で91％であった[34]．相反する結果を示す研究はヨーロッパ癌研究治療機構（EORTC）が報告しており，根治的腎摘出術と比較した場合のネフロン温存手術は，少なくとも中等度の腎機能障害（eGFR 60 mL/分/1.73 m^{2}未満）の発症率を有意に低下させるが，進行した腎疾患（eGFR 30 mL/分/1.73 m^{2}未満）の発症率では両群間に差を認めず，腎不全（eGFR 15 mL/分/1.73 m^{2}未満）の発症率はほぼ同一であった[15],*1．

CKD患者における生命予後の悪化，特に心血管疾患による死亡率が増加するというすでによく知られた関連性を考慮すると，腫瘍学的アウトカムを維持しながら優れた長期的腎機能を達成できるような外科的アプローチは，全体的なアウトカムを改善することにつながると推測される[35]．しかし，ネフロン温存手術が根治的腎摘出術よりも良好な長期アウトカムにつながることを裏づけるデータについては，いまだ賛否が分かれており，さらなる研究が求められる．ネフロン温存手術で良好なアウトカムを示した研究の多くは，単一施設における後ろ向き研究であり，選択バイアスやさまざまな交絡因子が存在している．唯一ランダム化比較試験を行ったEORTCでは，腎部分切除術の根治的腎摘出術に対する生命予後の優位性について明らかにできなかった[15]．しかし，41,010症例を基にした最近の研究では，根治的腎摘出術と比較して腎部分切除術がCKDの発症リスクを61％低下させ，全死亡率を19％低下させることが示された[36]．腎機能を維持することが，腎臓以外の臓器機能のアウトカムや非腫瘍学的アウトカムの改善につながるかどうか，さらにより多くの研究で明らかにする必要がある．

腫瘍腎摘出サンプルを用いた潜在性慢性腎臓病（CKD）の診断

腫瘍腎摘出標本を病理学的に評価する際には，以前からすべての癌について，大きさ，Fuhrman分類［訳注：核異型度の評価］，切除断端の腫瘍浸潤の有無，腎被膜または腎静脈浸潤，そのほかの所見など，腎腫瘍に対する多くのパラメータが評価・報告されてきた．一方で腫瘍以外の背景腎の腎実質については評価されず，腎器質的疾患を診断す

---

*1 訳注：6.7年の追跡期間中央値は次のとおりである．
　根治的腎摘出術（RN）群85.7％，ネフロン温存手術（NSS）群64.7％がeGFR 60 mL/分/1.73 m^{2}未満（95％信頼区間13.8～28.3）．
　RN群10.0％，NSS群6.3％がeGFR 30 mL/分/1.73 m^{2}未満（95％信頼区間 −1.0～8.5）．
　RN群1.5％，NSS群1.6％がeGFR 15 mL/分/1.73 m^{2}未満（95％信頼区間 −2.2～2.1）．

る機会が失われてきた．実際に，背景腎における器質的疾患の60～88％は，腎摘出標本の初期評価時には気づかれていない，という報告もある[29,30]．尿路生殖器専門の病理医を対象とした最近のヨーロッパでの調査では，25％以上の病理医は，組織量が十分ある場合でも非腫瘍部位の腎実質の変化を評価していない，ということが明らかにされている[37]．この問題に対処するため，米国病理医協会（College of American Pathologist）の腎癌プロトコールおよびチェックリストの形式が修正され，隣接する非腫瘍部位に関する報告が含まれるようになった[38]．腎腫瘍の多くはステージT1で予後が良好であることを考慮すると，それまでに認識されていなかった腎実質の器質的変化を発見して術後のケアをよりよいものにするため，非腫瘍性腎実質の病理組織診断は，極めて重要なパラメータである．正常腎組織所見の患者と比べて，腎実質の器質的病変を有する患者では術後の血清クレアチニンの上昇度が大きいことからも（1.1 ± 1.8 mg/dL vs. 0.2 ± 0.2 mg/dL，$p = 0.01$），腎実質の組織学的異常をみつけることの重要性が示唆されている[39]．ほかの複数の研究グループも，非腫瘍部位における腎実質の異常所見が長期的な腎機能を予測するうえで有用であったと報告している[40,41]．

腎摘出術後のフォローアップとケア

腎細胞癌（RCC）の多くの患者が長期に生存可能であること，高齢化に伴いCKDの頻度が増加しているという事実を考慮すると，外科的治療を行った患者の術後における腎臓専門医の役割は今後も増大すると考えられる．しかし，果たすべき具体的な役割がはっきりしていない．前述したように，CKDはRCCに対する腎摘出術後によくみられる合併症として知られているが，ネフロン温存手術が可能であれば，RCC手術後のGFRの大幅な減少は抑えられ，その結果生じるCKDによる負担も軽減できる．ただし，これはRCCの罹患率の増加やRCCの治療を受けている集団の高齢化など，ほかの要因によって相殺される可能性がある．さらに，病理医が常に腎臓の非腫瘍部位の組織も評価するようになると，それまで見過ごされていた腎実質疾患が病理学的に診断される可能性があり，腎臓専門医による評価と治療が必要となるはずである．

RCC患者の腎臓学的評価に関する推奨される事項としては下記のものがある．①非癌部位の腎組織の検体を評価するにあたって，何らかの腎実質の病理学的変化が認められるか〔例えば，それまで指摘されていなかった糸球体疾患や間質性疾患，有意な（30％以上）線維化〕，②術後の腎機能が安定した時点でeGFRが60 mL/分/1.73 m^{2}未満かどうか．さらに，術前の時点でeGFR 60 mL/分/1.73 m^{2}未満の患者に対しては，あらかじめ腎臓専門医にコンサルトを行って術後の腎機能について慎重なフォローアップを受けることも有用と考えられる．

結論としては，ステージ1の腎癌では，腎部分切除術は根治的腎摘出術よりも優位性のある治療である．腎機能はより良好に維持され，腫瘍学的アウトカムが悪化することはなく，そして全体的な生存率は改善する可能性がある．さらに，腫瘍腎摘出標本において隣接する非腫瘍部位の背景腎実質組織についても評価するように病理医に依頼する

ことで，その後の GFR 低下のリスクを予測しやすくなる．RCC に対する適切な外科手術の選択や術後経過管理のためにも，腎臓内科医，泌尿器科医さらに病理医が連携していくことが重要である．

> **症例 1 のフォローアップとディスカッション**　本章の冒頭で説明した症例は，慢性腎臓病−腎細胞癌（CKD-RCC）の相互作用の双方向的な性質を示している．この患者は，両疾患に共通するリスクファクターを有し，腎摘出術前にすでに CKD ステージ 3 という明らかなリスクも有していた．腫瘍腎摘出標本の 10％に糖尿病性腎症が併存，2～9％に巣状分節性糸球体硬化症が，さらに 20％に高血圧性腎硬化症が併存していたという報告がある[29,30]．本患者の腫瘍腎摘出標本は高血圧性腎硬化症に伴う CKD の所見を示しており，術後の腎機能の急速な悪化が予想され，そして現実のこととなった．この患者では腎部分切除術のほうが，腫瘍学的治療効果を得つつ腎機能を保持するのに適している．適切な外科手術や術後経過管理の選択のためには，腎臓内科医，泌尿器科医さらに病理医との連携が極めて重要といえる．正解は c．

引用文献

1. US National Cancer Institute. Kidney cancer. http://www.cancer.gov/cancertopics/types/kidney. Accessed: 19. Aug. 2013.
2. Siegel R, Naishadham D, Jemal A. Cancer statistics, 2012. CA Cancer J Clin. 2012;62:10–29.
3. Kane CJ, Mallin K, Ritchey J, Cooperberg MR, Carroll PR. Renal cell cancer stage migration: analysis of the national cancer data base. Cancer. 2008;113:78–83.
4. Pichler M, Hutterer GC, Chromecki TF, et al. Renal cell carcinoma stage migration in a single european centre over 25 years: effects on 5- and 10-year metastasis-free survival. Int Urol Nephrol. 2012;44:997–1004.
5. Frank I, Blute ML, Cheville JC, Lohse CM, Weaver AL, Zincke H. Solid renal tumors: an analysis of pathological features related to tumor size. J Urol. 2003;170: 2217–20.
6. Schlomer B, Figenshau RS, Yan Y, Venkatesh R, Bhayani SB. Pathological features of renal neoplasms classified by size and symptomatology. J Urol. 2006;176:1317–20
7. Lane BR, Gill IS. 7-year oncological outcomes after laparoscopic and open partial nephrectomy. J Urol. 2010;183:473–9.
8. Campbell SC, Novick AC, Belldegrum A, Blute ML, Chow GK, Derweesh IH, Faraday MM, Kaouk JH, Leveillee RJ, Matin SF, Russo P, Uzzo RG. Practice guidelines committee of the American Urological Association. Guideline for management of the clinical T1 renal mass. J Urol. 2009;182:1271–9.
9. Ljungberg B, Cowan NC, Hanbury DC, et al. European Association of Urology. Guidelines on renal cell carcinoma: the 2010 update. Eur Urol. 2010;58:398–406.
10. Patard JJ, Shvarts O, Lam JS, Pantuck AJ, Kim HL, Ficarra V, Cindolo L, Han KR, De La Taille A, Tostain J, Artibani W, Abbou CC, Lobel B, Chopin DK, Figlin RA, Mulders PF, Belldegrum AS. Safety and efficacy of partial nephrectomy for all T1 tumors based on an international multicenter experience. J Urol. 2004;171:2181–5.
11. Novick AC. The role of renal-sparing surgery for renal cell carcinoma. Semin Urol. 1992;10:12–15.
12. Becker F, Siemer S, Hack M, Humke U, Ziegler M, Stockle M. Excellent long-term cancer control with elective nephron-sparing surgery for selected renal cell carcinomas measuring more than 4 cm. Eur Urol 2006;49:1058–63.
13. Fergany AF, Hafez KS, Novick AC. Long-term results of nephron sparing surgery for localized

renal cell carcinoma: 10-year follow-up. J Urol. 2000;163:442–5.
14. Van Poppel H, Da Pozzo L, Albrecht W, Mateev V, Bono A, Borkowski A, Colombell M, Klotz L, Skinner E, Kean T, Marreaud S, Collette S, Sylvester R. A prospective, randomized EORTC intergroup phase 3 study comparing the oncologic outcome of elective nephron-sparing surgery and radical nephrectomy for low-stage renal cell carcinoma. Eur Urol. 2011;59:543–52.
15. Scosyrev E, Messing EM, Sylvester R, Campbell S, Van Poppel H. Renal function after nephron-sparing surgery versus radical nephrectomy: results from EORTC randomized trial 30904. Eur Urol. 2013;pii:S0302-2838(13)00659–3. doi:10.1016/j.eururo.2013.06.044 [Epub ahead of print].
16. Becker F, Van Poppel H, Hakenberg OW, Stief C, Gill I, Guazzoni G, Montorsi F, Russo P, Stockle M. Assessing the impact of ischemia time during partial nephrectomy. Eur Urol. 2009;625–34.
17. Gill IS, Eisenberg MS, Aron M, Berger A, Ukimura O, Patti MB, Campese V, Thangathurai D, Desai MM. "Zero ischemia" partial nephrectomy: novel laparoscopic and robotic technique. Eur Urol. 2011:59:128–34.
18. Atwell TD, Schmit GD, Boorjian SA, et al. Percutaneous ablation of renal masses measuring 3.0 cm and smaller: Comparative local control and complications after radiofrequency ablation and cryoablation. AJR Am J Roentgenol. 2013;200:461–6.
19. Gervais DA, McGovern FJ, Arellano RS, McDougal WS, Mueller PR. Radiofrequency ablation of renal cell carcinoma: part 1, indications, results, and role in patient management over a 6-year period and ablation of 100 tumors. AJR Am J Roentgenol. 2005;185:64–71.
20. Psutka SP, Feldman AS, McDougal WS, McGovern FJ, Mueller P, Gervais DA. Long-term oncologic outcomes after radiofrequency ablation for t1 renal cell carcinoma. Eur Urol. 2013;63:486–92.
21. Tan YK, Best SL, Olweny E, Park S, Trimmer C, Cadeddu JA. Radiofrequency ablation of incidental benign small renal mass: outcomes and follow-up protocol. Urology. 2012;79:827–30.
22. Zagoria RJ, Pettus JA, Rogers M, Werle DM, Childs D, Leyendecker JR. Long-term outcomes after percutaneous radiofrequency ablation for renal cell carcinoma. Urology. 2011;77:1393–7.
23. Leveridge MJ, Finelli A, Kachura JR, et al. Outcomes of small renal mass needle core biopsy, nondiagnostic percutaneous biopsy, and the role of repeat biopsy. Eur Urol. 2011;60:578–84.
24. Volpe A, Mattar K, Finelli A, et al. Contemporary results of percutaneous biopsy of 100 small renal masses: a single center experience. J Urol. 2008;180:2333–7.
25. Jewett MA, Mattar K, Basiuk J, et al. Active surveillance of small renal masses: progression patterns of early stage kidney cancer. Eur Urol. 2011;60:39–44.
26. Smaldone MC, Kutikov A, Egleston BL, et al. Small renal masses progressing to metastases under active surveillance: a systematic review and pooled analysis. Cancer. 2012;118: 997–1006.
27. Huang WC, Levey AS, Serio AM, et al. Chronic kidney disease after nephrectomy in patients with renal cortical tumours: a retrospective cohort study. Lancet Oncol. 2006;7:735–40.
28. Ljungberg B, Campbell SC, Choi HY, Jacqmin D, Lee JE, Weikert S, Kiemeney LA. The epidemiology of renal cell carcinoma. Eur Urol. 2011;60:615–21.
29. Henriksen KJ, Meehan SM, Chang A. Non-neoplastic renal diseases are often unrecognized in adult tumor nephrectomy specimens: a review of 246 cases. Am J Surg Pathol. 2007;31:1703–8.
30. Salvatore SP, Cha EK, Rosoff JS, Seshan SV. Nonneoplastic renal cortical scarring at tumor nephrectomy predicts decline in kidney function. Arch Pathol Lab Med. 2013;137:531–40.
31. Brennan JF, Stilmant MM, Babayan RK, Siroky MB. Acquired renal cystic disease: implications for the urologist. Br J Urol. 1991;67:342–8.
32. Truong LD, Krishnan B, Cao JT, Barrios R, Suki WN. Renal neoplasm in acquired cystic kidney disease. Am J Kidney Dis. 1995;26:1–12.
33. Klarenbach S, Moore RB, Chapman DW, Dong J, Braam B. Adverse renal outcomes in subjects undergoing nephrectomy for renal tumors: a population-based analysis. Eur Urol. 2011;59:333–9.
34. Sun M, Bianchi M, Hansen J, Trinh QD, Abdollah F, Tian Z, Sammon J, Shariat SF, Graefen M,

Montorsi F, Perotte P, Karakiewicz PI. Chronic kidney disease after nephrectomy in patients with small renal masses: a retrospective observational analysis. Eur Urol. 2012;62:696–703.
35. Sarnak MJ, Levey AS, Schoolwerth AC, Coresh J, Culleton B, Hamm LL, McCullough PA, Kasiske BL, Kelepouris E, Klag MJ, Parfey P, Pfeffer M, Raij L, Spinosa DJ, Wilson PW. American Heart Association Council on Kidney in Cardiovascular Disease, HBPRCC, Epidemiology, Prevention: Kidney disease as a risk factor for development of cardiovascular disease: a statement from the American Heart Association Councils on Kidney in Cardiovascular Disease, High Blood Pressure Research, Clinical Cardiology and Epidemiology and Prevention. Circulation. 2003;108:2154–69.
36. Kim SP, Thompson RH, Boorjian SA, et al. Comparative effectiveness for survival and renal function of partial and radical nephrectomy for localized renal tumors: a systematic review and meta-analysis. J Urol. 2012;188:51–7.
37. Algaba F, Delahunt B, Berney DM, et al. Handling and reporting of nephrectomy specimens for adult renal tumours: a survey by the european network of uropathology. J Clin Pathol. 2012;65:106–113.
38. Srigley JR, Amin MB, Delahunt B, et al. Protocol for the examination of specimens from patients with invasive carcinoma of renal tubular origin. http://www.cap.org/apps/docs/committees/cancer/cancer_protocols/2012/RenalPelvUreter_12protocol_3300.pdf. Updated July 2012. Accessed: 31. Aug. 2013.
39. Bijol V, Mendez GP, Hurwitz S, Rennke HG, Nose V. Evaluation of the nonneoplastic pathology in tumor nephrectomy specimens: predicting the risk of progressive renal failure. Am J Surg Path. 2006;30:575–84.
40. Salvatore SP, Cha EK, Rosoff JS, Seshan SV. Nonneoplastic renal cortical scarring at tumor nephrectomy predicts decline in kidney function. Arch Path Lab Med. 2013;137:531–40.
41. Gautam G, Lifshitz D, Shikanov S, Moore JM, Eggener SE, Shalhav AL, Chang A. Histopathological predictors of renal function decrease after laparoscopic radical nephrectomy. J Urol. 2010;184:1872–6.

第11章／造血幹細胞移植後の腎疾患

Rimda Wanchoo, Albert Q. Lam

【略語】		
AKI	Acute kidney injury	急性腎障害
BMT	Bone marrow transplant	骨髄移植
CKD	Chronic kidney disease	慢性腎臓病
ESKD	End-stage kidney disease	末期腎臓病
GFR	Glomerular filtration rate	糸球体濾過量
GVHD	Graft versus host disease	移植片対宿主病
HSCT	Hematopoietic stem cell transplant	造血幹細胞移植
HUS	Hemolytic uremic syndrome	溶血性尿毒症症候群
NS	Nephrotic syndrome	ネフローゼ症候群
SOS	Sinosoidal obstruction syndrome	類洞閉塞症候群
TBI	Total body irradiation	全身照射
TMA	Thrombotic microangiopathy	血栓性微小血管症
TPA	Tissue plasminogen activator	組織プラスミノーゲンアクチベータ
TPE	Therapeutic plasma exchange	治療的血漿交換
TTP	Thrombotic thrombocytopenic purpura	血栓性血小板減少性紫斑病
VEGF	Vascular endothelial growth factor	血管内皮増殖因子
VOD	Veno-occlusive disease	静脈閉塞性疾患

R. Wanchoo (✉)
Division of Kidney Disease and Hypertension, Department of Medicine, North Shore University Hospital and Long Island Jewish Medical Center, Hofstra North Shore—LIJ School of Medicine, 100 Community Drive, Great Neck, NY 11021, USA
e-mail: RWanchoo1@nshs.edu

A. Q. Lam
Department of Medicine, Renal Division, Brigham and Women's Hospital, Harvard Medical School, Blackfan Circle, HIM 574b, Boston, MA 02115, USA
e-mail: aqlam@partners.org

© Springer Science+Business Media New York 2015
K. D. Jhaveri, A. K. Salahudeen (eds.), *Onconephrology*,
DOI 10.1007/978-1-4939-2659-6_11

造血幹細胞移植(HSCT)プロトコールの概略

造血幹細胞移植(HSCT)は多くの血液疾患あるいは腫瘍性疾患に対する唯一の根治療法であり、世界中で施行される移植件数は増加している。移植時期もしくは移植後に腎臓に合併症が起こると予後に重大な影響が及ぶ。HSCT後の腎障害のリスクは施行される前処置によって差がある[1]。HSCTは自家移植と同種移植とに大きく分けられる。自家移植は、患者自身の骨髄または末梢血幹細胞をあらかじめ採取し、高用量の骨髄破壊的前治療後に再注入するものである。採取した細胞は、通常 -120 ℃ 以下で凍結され、数週間以内に使用される。自家移植は移植片対宿主病(GVHD)が発症しないため、比較的高齢の患者にも行うことができる。自家移植の死亡率は同種移植よりも低いが、移植片の腫瘍細胞に対する反応が起こらないぶん有効性も低い。移植に使用される自己幹細胞に腫瘍細胞が混入し、血液腫瘍の再発が起こる危険性もある[2]。同種移植は血縁または非血縁ドナーから採取した細胞を用いるものである。骨髄ドナーおよび臍帯血の大規模な登録システムが確立され、タイプが一致した候補がみつかる可能性は大幅に増加している。同種移植片は、組織適合性に基づき免疫反応を起こすが、その重症度は非適合性の程度に依存する。非適合性は、蛋白分解産物のペプチド提示能を有する細胞表面糖蛋白であるクラスIおよびクラスII HLAのもつ複雑な性質によって決まってくる。レシピエントのTリンパ球は、ドナー抗原を認識し移植片を拒絶する[1]。同種移植はGVHDのリスクとなるが、同時に移植片対宿主(graft versus host：GVH)の免疫効果[*1]によって腫瘍の再発率が低下するという面もある[3]。通常、造血幹細胞を注入する前に、骨髄破壊的治療(化学療法の組合わせまたは化学療法＋全身放射線療法)または非骨髄破壊的治療(治療の強度を弱めたもの)のいずれかの前処置療法を行う。骨髄破壊的前処置レジメン(自家または同種移植)は、血球減少期間にかなりのリスクがあるため、通常は併存疾患のない比較的若年の患者に行われる。非骨髄破壊的レジメン(同種移植時のみ)は、一般的に高齢患者または重大な併存疾患をもつ患者に限定して行う。この治療では、骨髄内の造血細胞はドナーとレシピエントの幹細胞の両者が共存する混合キメラ型となることもある[4]。

症例1　67歳、白人男性で末梢性T細胞リンパ腫。シクロホスファミド＋ヒドロキシドキソルビシン＋ビンクリスチン＋プレドニゾンによる治療(CHOP)が奏効せず、自家HSCTのために入院している。前処置のレジメンは、高用量のシクロホスファミド＋BCNU(カルムスチン)＋VP-16(エトポシド)(CBVコンディショニング)であった。治療忍容性は良好で、特に合併症もなく幹細胞移植を受けた。しかし幹細胞移植後8日目、血清総ビリルビンおよび直接ビリルビンの急激な上昇を認め、末

[*1] 訳注：ドナーのTリンパ球が残存する悪性腫瘍細胞を攻撃すること。

梢浮腫，腹水，体重の増加がみられた．これらの所見の原因として最も可能性の高いものは何か？
   a. 門脈血栓症．
   b. 初発の肝硬変．
   c. 類洞閉塞症候群（SOS）．
   d. うっ血性心不全．

急性腎障害（AKI）

　HSCTにおける急性腎障害（AKI）のリスクは，HSCTの施行方法によって異なる．中等度から重度あるいは腎代替療法を必要とするAKIを発症するリスクは，自家HSCTで最も低く，非骨髄破壊的前処置を行った同種HSCTではそれよりわずかに高く，骨髄破壊的同種移植が最も高い．表11.1に，HSCTの各タイプ別のリスクおよび死亡率をまとめて示す[5,6]．

　自家HSCT後のAKIの発症率は15～20％である[6〜8]．発症率が低いのはGVHDが起こらず，したがってカルシニューリン阻害薬をより少量しか使用しないですむことが原因である．また，移植細胞が早期に生着するため血球減少期間が短く，AKIにつながる敗血症のリスクや抗菌薬の曝露が少なくてすむということもある[8]．

　骨髄破壊的移植におけるAKIのリスクファクターを表11.2に示す[9,10]．AKIの発症形態にかかわらず，腎不全の程度は死亡率と相関する[11,12]．AKIを合併したHSCT患者のメタ解析では，AKIは死亡率を2倍に増加させる独立したファクターであり，透析治療が必要な場合の死亡率はさらに高くなることを示している[11]．AKIが移植後100日間で発症した場合の死亡率は高く，特に非骨髄破壊的HSCTの場合により高くなる[11〜14]．

　HSCT後AKIの最も一般的な原因は，敗血症，低血圧，および血球減少期間中の腎毒性抗菌薬投与である[5]．腫瘍崩壊症候群はあまりみられないが，ある種の前処置時に

表11.1　造血幹細胞移植（HSCT）の種類と腎合併症[9〜12,14]

前処置	ドナーとの関係	CNI 使用	GVHD の リスク	AKI の リスク（％）	RRT が必要 となる AKI の リスク（％）	RRT が必要な 患者の死亡 リスク（％）
骨髄破壊的	同種	高	非常に高い	59	17	>80
骨髄非破壊的	同種	高	高	39	4	>80
	自己	無	無	18	4	70

AKI：急性腎障害，CNI：カルシニューリン阻害薬，GVHD：移植片対宿主病，RRT：腎代替療法．

表 11.2 HSCT 後の AKI に関連するリスクファクター[5,6,9,13]

アムホテリシン B 曝露
初期の体重増加 2 kg 以上
黄疸
移植前の血清クレアチニン 0.7 mg/dL 以上
静脈閉塞性疾患（VOD）
グレード 3, 4 の移植片対宿主病（GVHD）
敗血症
肺毒性
アシクロビル曝露
カルシニューリン阻害薬曝露
集中治療室（ICU）への入室

は AKI を発症するきっかけとなることもある．嘔吐や下痢などの腎前性要因も稀ではない．HSCT 患者に通常使用される薬物のうち腎毒性があるものには，メトトレキサート，アムホテリシン B，アミノグリコシド，経静脈造影剤，アンジオテンシン変換酵素阻害薬，カルシニューリン阻害薬，アシクロビルなどがある[13]．

肝臓の静脈閉塞性疾患（VOD）としても知られる類洞閉塞症候群（SOS）は，HSCT の重篤な合併症の1つである．SOS の病因は肝類洞の損傷であり，通常，高用量の骨髄破壊的前処置後に，肝腫大，黄疸，体液貯留，体重増加，高ビリルビン血症などを呈する[15]．SOS は通常，HSCT 後 30 日以内という比較的初期に発症する．今までに報告されている SOS 発症率は 5～60％とバラツキがあるが，平均発症率はほぼ 14％である[16]．SOS は自家 HSCT 後よりも骨髄破壊的同種 HSCT の後で頻繁にみられ，非骨髄破壊的 HSCT では稀である[17]．SOS 発症リスクファクターとして同定されているのは，既存の肝疾患[17]，前処置の内容（特にブスルファン，シクロホスファミドを含むもの，または全身放射線照射）[17,18]，高年齢，特定の薬物使用（メトトレキサート，イトラコナゾール，シロリムス，およびノルエチステロン）[19～21]，および基礎疾患として大理石骨病や血球貪食性リンパ組織球症または副腎白質ジストロフィなどを有する場合[15,22]である．

> **症例 1 のフォローアップとディスカッション** 　患者は，HSCT 後の突発性門脈圧亢進症の徴候と症状を示している．受診後すぐに腹部の（パルスドプラを測定する）デュプレックス超音波検査法が施行され，門脈流の逆行所見から類洞閉塞症候群（SOS）と診断された．正解は c．

> **症例 2** 　患者は，移植 16 日後に血清総ビリルビンと直接ビリルビン値がそれぞれ 31.3 mg/dL（基準範囲 0～1.0 mg/dL），23.1 mg/dL（基準範囲 0～0.3 mg/dL）となった．入院後体重は 9 kg 増えている．看護師によれば，患者の倦怠感は増強しており，

質問に適切に答えることができなくなっている。1日尿量はほぼ1.5 Lだったのが400 mLに減少し,血清クレアチニンレベルは,ベースライン0.9 mg/dLから,直近の24時間で1.4 mg/dLまで上昇している。この患者で認められる可能性が最も高いのは次のどの所見か？
    a. 尿沈渣中の赤血球円柱。
    b. ナトリウム分画排泄(fractional excretion of sodium：FE_{Na})低値。
    c. 血液培養での大腸菌陽性。
    d. 腎超音波検査での中等度の両側水腎症。

SOS患者には常にある程度のAKI発症はみられるが,重症のAKIが発症する確率は50%であり[23],そのうちの半数で透析が必要となる[24]。SOS関連AKIの発症形態は肝腎症候群とほぼ同様である。初期症状は,ナトリウム貯留,末梢性浮腫,腹水,体重増加,肝機能障害,高ビリルビン血症などである。AKIは通常,HSCT後10～16日に発症することが多いが,緩徐進行性であることもあり,低血圧,敗血症,腎毒性薬物への曝露といったきっかけによって引き起こされることもある。持続的なナトリウム排泄分画(FE_{Na})の低下と共に,乏尿もみられることがある。尿沈渣検査では多くの場合,ごく軽度の所見がみられるのみであるが,時に低血圧や腎毒性薬物に伴う尿細管障害に関連した顆粒円柱を認めることがある。内因性腎病変を示唆するような所見は,SOS患者の腎生検または剖検では確認されておらず,SOS関連AKIの病態は血行動態によるものである可能性が高い,と考えられる[24]。重度AKIでは死亡率が高くなり,血清クレアチニンが倍加した患者では,死亡率は40%近くに,透析を要した患者では85%近くになっている[25]。

症例2のフォローアップとディスカッション　患者は,類洞閉塞症候群(SOS)の結果,肝腎症候群様の病態から二次的に腎前性高窒素血症を呈している。尿中ナトリウム濃度はほぼ検出不可能となり,FE_{Na}1%以下となる。これは腎臓でナトリウム再吸収が亢進している状況と一致する。正解はb。

中等度から重度のAKIを合併したSOS患者の死亡率は高いが,SOS患者の70%以上は支持療法で回復している[15]。SOSと診断した場合,ナトリウムと水のバランスを維持し,腎血流を維持し,必要に応じて慎重な利尿薬および治療的な腹水穿刺を行い,末梢浮腫および腹水を管理するために,迅速に対応しなくてはならない。大量の水分補給を必要とする患者の水分管理は時に困難であり,腎代替療法を必要とすることがある。このような状況では,持続的な透析様式が好ましい場合もある。

defibrotideは,抗血栓性,線溶系促進性,抗虚血性を有する1本鎖オリゴデオキシリボ核酸(DNA)であり,SOSの治療と予防に有効性が報告されている[26～32]。1998年,

Richardsonらによって初めて使用が報告されており，重度のSOS患者19人に5〜60 mg/kg/日の範囲で研究的に投与したところ，8例でSOSからの回復がみられたとしている[33]．同じグループによって行われた第Ⅱ相研究では，SOSの成人と小児患者をdefibrotideの高用量 vs. 低用量(40 mg/kg/日 vs. 25 mg/kg/日)にランダムに割付けし，完全寛解あるいはSOSの進行，または重度の毒性がみられるまで6時間ごとに14日間継続して治療が行われた．完全寛解率は46％であり，2つの用量間に有意差は認められなかった[29]．SOSの治療と予防の両方におけるdefibrotideの有効性を評価するため，第Ⅲ相研究が現在進行中である[*2]．defibrotideの主な有害作用として出血や血圧低下があげられる．

ほかに，組織プラスミノーゲンアクチベータとメチルプレドニゾロンもSOSの治療に用いられるがその有効性は確立していない．導入療法の直前に，ヘパリンあるいはウルソデオキシコール酸を投与することが，予防措置としてある程度有効なことがある．

慢性腎臓病(CKD)の疫学と発症率

造血幹細胞移植(HSCT)後の慢性腎臓病(CKD)の発症率は，成人の研究で13〜66％とその範囲はさまざまである[34〜37]．ほかの併存疾患にも当然左右されるが，CKD合併患者では死亡のリスクが高いため，HSCT患者におけるCKDの診断は非常に重要である．末期腎不全に進行し透析が必要となった患者の死亡率は90％近くにも上る[38]．HingoraniらはHSCT後AKI，ならびに急性または慢性GVHDの発症が，CKDのリスク増大と関連があることを示した[39]．彼らは，腎臓がT細胞によるGVHDの標的臓器となる可能性，あるいはGVHDによって誘発される全身性炎症性サイトカインカスケードに巻き込まれる可能性の両方がある，と述べている．動物モデルを用いた研究結果によると，急性期のGVHDにおける組織破壊反応は，標的上皮細胞上の同種抗原発現による細胞性毒性を必要とせず，炎症性サイトカインによって生じることがわかっている[40]．骨髄非破壊的治療が増え，多くの併存疾患を有する高齢患者が移植されるようになっており，今後，腎疾患が増えてくる可能性がある．また，HSCTに関連したCKDのもう1つの原因は，カルシニューリン阻害薬に長期間曝露されることもあげられる．

本章では，HSCT後のCKDを次の5つに分類して説明する．
1. ネフローゼ症候群(NS)．
2. 血栓性微小血管症(TMA)．

[*2] 訳注：DNA誘導体抗血栓症薬defibrotideは作用機序がまだ十分に解明されていないオーファンドラッグとしてSOSの予防と治療に使用されていた．本文記載の第Ⅲ相研究はその後次の論文にまとめられ，筆者らは有意な有効性があったと判定している(Phase 3 trial of defibrotide for the treatment of severe veno-occlusive disease and multi-organ failure. Blood. 2016 Mar 31;127(13):1656-65)．2013年に欧州ではすでに認可されていたが，上記を踏まえ2016年3月には米国食品医薬品局(FDA)でも認可された．わが国では，2012年から医師主導治験が開始され，2016年9月現在進行中である．

3. ウイルス感染や腎疾患.
4. 慢性的なカルシニューリン阻害薬使用による腎毒性.
5. 特発性慢性腎臓病（CKD）.

症例3 65歳，男性．4年前に急性骨髄性白血病の治療のため，タイプの一致した非血縁者からの非骨髄破壊的 HSCT を受けた患者がネフローゼ症候群で紹介されてきた．尿蛋白は，随時尿蛋白のクレアチニン比から推定すると24時間あたり23g相当であり，血清アルブミンは2g/dL，血清クレアチニンは1mg/dL 未満で安定していた．腎生検が行われた．図 11.1 に電子顕微鏡所見を示す．最も可能性の高い診断は次のうちどれか？
　a. 膜性腎症.
　b. 微小変化群.
　c. 免疫グロブリン A（immunoglobulin A：IgA）腎症.
　d. 巣状分節性糸球体硬化症.

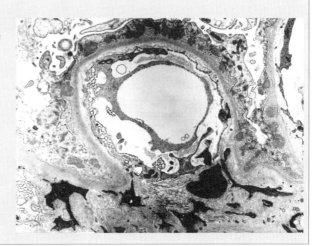

図 11.1 電子顕微鏡所見．上皮下に電子密度沈着物（electron dense deposits）を認める．

●ネフローゼ症候群（NS）

　これまでにも，HSCT 後にみられるネフローゼ症候群（NS）についてはいくつかの症例報告や症例研究報告がされている．生検実施例でよく認められる組織像は膜性腎症であり，それに続いて微小変化群もよくみられる．同種 HSCT 後 NS に関する最も大規模な症例研究として Reddy らや Terrier らによる報告がある[41,42]．

　動物モデルの慢性移植片対宿主病（GVHD）において腎臓は標的臓器となり，病理学的には膜性腎症のかたちをとることが報告された[43]．しかし，ヒトの慢性 GVHD における腎障害についてはまだよくわかっていない．Brukamp らの文献レビューにより，免

疫抑制薬中止直後のNS発症と慢性GVHD出現との間に，（同時あるいは前後して発症するなど）密接な時間的関係があることが明らかにされた[44]．著者らは，臨床的にNSとして発症する腎臓でのGVHDが存在すると考えている．生検では，61％で膜性の糸球体腎障害のパターンを有しており，一方22％は微小変化群であった．頻度は少ないが，巣状分節性糸球体硬化症および増殖性糸球体腎炎所見も認められた．機序として，慢性GVHDで起こるドナーT細胞と宿主の抗原提示細胞の複雑な相互作用によって糸球体疾患が発症する，あるいはドナー幹細胞がGVHD以外の何らかの作用によって糸球体腎炎の疾患活動性に影響するといった可能性が提示されている[44]．

　特発性膜性腎症は，足細胞に発現するM型のホスホリパーゼA_2受容体（PLA2R）に対する抗体と関連があることがわかっている．最近Huangら[45]によって発表された，5人のHSCT後患者の臨床経過をフォローアップした研究では，生検で5例とも膜性腎症と判定され，寛解中の慢性GVHD所見もみられた．5人の患者のうち，4人が抗PLA2R抗体は陰性であった．HSCT関連膜性腎症の発症機序は特発性膜性腎症とは異なることが示唆される．

　HSCT関連NSの95例を後ろ向きに分析したこの分野での最大規模の研究[46]の研究者らは，慢性GVHDがHSCT関連糸球体疾患の原因であるという意見に反論している．彼らは，糸球体疾患をもつHSCTレシピエントに慢性GVHDが高頻度にみられる（72％）が，これはHSCTレシピエント全体において観察された頻度と何ら変わりがないと指摘している．また，彼らの研究では免疫抑制薬中止と糸球体疾患発症との間には統計学的に有意な関連は認められなかった．患者の相当数（40％）は，免疫抑制薬治療を受けながら糸球体疾患を発症しており，患者のほぼ1/3は，GVHDのない状況で糸球体疾患と診断されていたのである．米国の国立衛生研究所（National Institute of Health：NIH）の研究では，ヒト白血球抗原（human leukocyte antigen：HLA）適合の血縁ドナーから非骨髄破壊的HSCTを受けた163人の患者群でNSの発症が高率であったと報告されている．具体的には163人中7人でNS（そのうち4例が膜性腎症）が発症する一方，骨髄破壊的治療を受けた群ではNSの報告がなかった．これらを踏まえて著者らは，糸球体疾患とGVHDの関連は確認できないとした[47]［訳注：引用文献では，NSが必ずしもほかのGVHDの症状と関連しないことや，免疫抑制療法を再導入しても改善しないことを根拠としている］．糸球体疾患はまた，GVHDを病因として想定することが不可能な，自家HSCTのレシピエントにも同様に発症するということにも注目すべきである．

　HSCTレシピエントに二番目に高率にみられる病理学的診断は微小変化群である．GVHDによる障害またはサイトカインを介した糸球体障害の可能性に加え，そもそも幹細胞移植を受けることとなった原発性悪性腫瘍（例えば，リンパ腫）の再発である可能性も考慮しなければならない．微小変化群と診断されたNSの症例報告では，細胞浸潤がみられないにもかかわらずドナーT細胞によるTNF-αおよびIFN-γの産生の増加がみられた[*3]．これは糸球体障害がサイトカイン産生に続発した二次的なものであり，腎臓以外の同種抗原によって刺激されていることを示唆するものである[48]．

現時点では，HSCT 後に NS がどのように発症するのか，結論には至っていない．おそらくは腎臓における慢性 GVHD の所見であると考えられるが，今まで述べたように現在判明している事実のみでは説明できないいくつもの疑問点があり，さらなる研究が待たれる．

> **症例 3 のフォローアップとディスカッション**　電子顕微鏡所見では，膜性腎症に典型的な上皮下沈着物を認める．血清抗ホスホリパーゼ A_2 受容体(PLA2R)抗体は陰性であり，GVHD に関連した膜性腎症を疑い，免疫抑制薬の投与を開始した．正解は a．

> **症例 4**　45 歳，白人男性．急性骨髄性白血病．弟を血縁ドナーとするミスマッチ造血幹細胞移植(HSCT)を予定し，その前に導入化学療法としてシタラビンおよびダウノルビシン(7 日間と 3 日間投与．通称「7＋3(療法)」)を行った．前処置のレジメンは，シクロホスファミドと全身放射線照射で，GVHD の予防としてタクロリムスとシロリムスを開始された．移植後退院時の血清クレアチニンは 1.0 mg/dL であった．移植 1 か月後，クレアチニンは 2.3 mg/dL に増加，新たに血小板減少症と血清乳酸脱水素酵素(lactate dehydrogenase：LDH)値の上昇が確認された．末梢血塗抹標本では破砕赤血球が観察された．その間，血圧も同様に悪化していた．以下のどれがこの患者の急性腎障害の説明として最も適切か？
> a．体液量減少．
> b．GVHD による腎障害．
> c．血栓性微小血管症．
> d．シタラビン関連腎毒性．

● 血栓性微小血管症(TMA)

血栓性微小血管症(TMA)は骨髄移植腎症や放射線腎症[*4] という呼び方でも知られているが，HSCT 患者における AKI の一般的な原因疾患である．文献に報告されている有病率は 0.5〜76％までバラツキが大きいが，大規模な後ろ向き研究では，10〜25％と報告されている[49]．HSCT 関連 TMA は，同種および自家 HSCT の両方で発症する可能性があり[50,51]，通常，移植後 20〜99 日頃にみられる[52]．HSCT 関連 TMA では，溶血性尿毒症症候群(HUS)や血栓性血小板減少性紫斑病(TTP)と同様に，貧血，血小板減少症，腎不全などがみられる．腎臓は最も影響を受けやすい臓器である．腎臓以外の

[*3] 訳注：GVHD の関与を疑わせる所見．
[*4] 訳注：いわゆる造影剤腎症ではなく，放射線照射そのものによる腎障害をいう．

症状は比較的稀であるが報告はある[49]．ほとんどの症例で，比較的軽症の経過をとりつつ CKD に至ることが多いが[53]，より重症で高頻度に死亡するタイプの TMA もみられる[54]．高血圧を認めることが多く，LDH 値上昇，血清ハプトグロビン低下，末梢血塗抹標本上の破砕赤血球の存在など，低レベルながら溶血所見がみられる．尿検査では，血尿または蛋白尿がみられることもあるが必須ではなく，尿沈渣も細胞円柱が出現することもあれば比較的軽微なこともあり，バラツキがみられる．

HSCT 関連 TMA の病因はまだ完全には明らかにされていないが，腎血管内皮細胞障害との関連が指摘されている[55]．HSCT 関連 TMA ではさまざまな内皮障害の機序が提案されているが，なかでも主な原因として HSCT 前処置の関与が考えられている．骨髄破壊的なものでも強度を弱めたものであっても〔特にブスルファン，フルダラビン，白金系薬物，全身照射（TBI）を用いた〕HSCT 前処置は HSCT 関連 TMA 発症のリスクとなることが示されている[56〜58]．動物やヒトの研究によると，①HSCT 関連 TMA の臨床所見と病理組織学的特徴は放射線腎炎にみられるものとほぼ同じである，②HSCT 関連 TMA の発症形態（時期：遅発性）が，放射線曝露後急性放射線腎炎の発症形態と類似している，③TBI 時に部分的に腎臓を遮蔽することで HSCT 関連 TMA の発症率が 26％から 6％に減少する，④分割照射することで HSCT 関連 TMA のリスクが軽減するようである，といった知見が得られており，TBI と TMA には関連があると考えられるようになってきている[24,59〜61]．最近の後ろ向き研究のデータでも，1,200 cGy 超の線量を用いた TBI と HSCT 関連 TMA の発症に相関関係が認められた[53]．放射線障害を軽減することは可能であるが，それはすなわち腫瘍細胞根絶の有効性を低下させることを意味する[24]．本書では次章においてさらに詳細に放射線腎症について解説する．

アスペルギルス，サイトメガロウイルス，アデノウイルス，パルボウイルス B19，ヒトヘルペスウイルス 6，および BK ウイルスなどのさまざまな病原体の感染もまた，HSCT 関連 TMA との関係が指摘されている[49,53,62,63]．ウイルス血症の患者では，プラスミノーゲン活性化阻害因子（plasminogen activator inhibitor：PAI-1），トロンボモジュリンおよび炎症性サイトカインのレベルが増加することがわかっており，これらはいずれも TMA を促進する方向に作用する[49,64]．シクロスポリンやタクロリムスなどのカルシニューリン阻害薬は，直接的な細胞傷害，血小板凝集，von Willebrand 因子とトロンボモジュリンレベルの上昇，補体経路を調節する蛋白の変化，プロスタサイクリンや一酸化窒素（nitric oxide：NO）産生減少など，さまざまな機序で内皮障害および TMA を引き起こすことが知られている[49]．カルシニューリン阻害薬にシロリムスを併用すると HSCT 関連 TMA のリスクはさらに高まるが，これはおそらく血管内皮増殖因子（VEGF）の局所産生を減少させ，傷害された内皮の修復が阻害されるためであろう[55]．HSCT における GVHD も炎症性サイトカインの関与，細胞傷害性ドナー T リンパ球による直接的な内皮細胞障害，凝固経路の活性化，VEGF 低値による内皮障害悪化などの点で TMA と関連が示されてきた[53]．HSCT 関連 TMA は腎臓または血管内皮型の GVHD であるとする見解もあるが，この仮説を支持する説得力のある証拠は皆無である．HSCT 関連 TMA でも，非典型 HUS と同様の補体系の異常な活性化が関与

している可能性が疑われたが，HSCT 関連 TMA における異常な補体システムの活性化の意義を検討した小規模な研究では，研究サイズが小さく結論を導くには限界があるものの，患者に補体値の異常はみられず補体遺伝子の配列を直接検証しても特に異常は認められなかった[56,65]．しかし，HSCT 関連 TMA の患者で補体 H 因子に対する抗体が検出されていることは興味深い[44,66]．以上から，HSCT 関連 TMA 発症における同種抗体および補体系の役割の解明には，さらなる検討が必要であるといえる．

HSCT 関連 TMA の確定診断にはなかなか難しいことが多い．TMA の診断は，糸球体内皮細胞膨化，基底膜二重化，メサンギウム融解，血管内腔の閉塞，間質線維化を伴う尿細管障害など，腎生検でみられる特徴的な病理学的所見に基づいて行われる[67]．しかし，出血のリスクのため，よほど特殊な臨床像を示す場合を除いて HSCT 患者に対して腎生検を行うことはほとんどない．TMA の診断を標準化することを目指し，非侵襲的診断のための HSCT 関連 TMA の臨床的診断基準が，2 つのグループからそれぞれ提案された[62,68]（表 11.3）．しかし，その後のフォローアップ研究により，これらの基準には限界があることが明らかになった[53,63,69]．剖検研究では，臨床診断基準を満たさなかった患者にも HSCT 関連 TMA の病理学的証拠がみつかっており[70,71]，HSCT 関連 TMA 診断のための信頼できるガイドラインを確立することの難しさが改めて確認された．こうした課題を踏まえ，HSCT 患者を評価する臨床医は，HSCT 関連 TMA の可能性を早期から示唆する高血圧や蛋白尿などの腎症状に十分に気を配らなければならない．

HSCT 関連 TMA の管理は主に支持療法である．カルシニューリン阻害薬は投与中止されることも多いが，これは，GVHD の治療目的にカルシニューリン阻害薬を使用している患者にとっては問題となる．カルシニューリン阻害薬の代替薬としては，コルチコステロイド，ミコフェノール酸モフェチル，daclizumab〔インターロイキン 2（IL-2）受容体 α 鎖に対するヒト化モノクローナル抗体〕，リツキシマブ，および defibrotide な

表 11.3 造血幹細胞移植（HSCT）関連血栓性微小血管症（TMA）診断の臨床的基準

BMT CTN Toxicity Committee による定義[33]	・赤血球断片化と，末梢血スメア標本の強拡大鏡検時の 2 つ以上の破砕赤血球 ・同時に，乳酸脱水素酵素（LDH）値が施設基準以上に上昇 ・同時に，腎*または神経系で，ほかに原因がみつからない異常が認められる ・直接および間接 Coombs 陰性
国際ワーキンググループによる定義[39]	以下のすべてが存在する ・末梢血の破砕赤血球の増加（＞4％） ・新規，遷延性，進行性の血小板減少（血小板数＜50×10^3/μL あるいは≧50％の減少） ・突発性かつ持続的な LDH 増加 ・ヘモグロビン濃度の低下と輸血の必要性の増加 ・ハプトグロビン濃度の低下

*クレアチニン値がベースライン（補液や前処置前の）の 2 倍になる，もしくはクレアチニンクリアランスがベースラインの 50％を下回ること．

どがある[49,72,73]．血圧の制御が重要であり，研究データからはアンジオテンシン変換酵素阻害薬の有用性も示唆されている[74]．治療的血漿交換（therapeutic plasma exchange：TPE）は，機序や有効性の根拠は明確でないなかでも，HSCT 関連 TMA の治療に使用されているが，報告により奏効率はさまざまである．Ho らは 1991～2003 年に行われた 11 の研究を総括し，HSCT 関連 TMA の TPE の奏効率は中央値で 36.5％であり，患者の関連死亡率は 80％であると報告している[62]．より最近の複数の研究での奏効率は27～80％としているが，これらの研究は対照試験ではなく，患者群も均一でないことに注意が必要である[49]．TPE の有用性を示す目的で行われた唯一の前向き研究では，シクロスポリンの中止かつ TPE 治療を受けた 11 人の患者で奏効率は 64％であった[57]．これら，今まで得られたデータ上では，標準治療として TPE を支持するに足る明確な根拠はない．さまざまな TMA 治療薬が研究中であり，そのなかには，3-ヒドロキシ-3-メチル-グルタリル-CoA 還元酵素阻害薬，プロスタサイクリン類似体，エンドセリン受容体拮抗薬，アンチトロンビンⅢ，IgG，抗 TNF 薬などが含まれる[49,73]．

> **症例 4 のフォローアップとディスカッション**　患者の所見は，HSCT 関連 TMA に矛盾しない．溶血，腎不全，高血圧，非ネフローゼ域の蛋白尿という一連の所見は，TMA を示唆する．シタラビンによる腎毒性は知られていない．正解は c．

> **症例 5**　45 歳，男性．骨髄破壊的前処置後に造血幹細胞移植（HSCT）を受けた急性骨髄性白血病患者．移植後に肝類洞閉塞症候群（SOS）という問題があったが，治療は適切に行われた．2 か月後，発熱，血尿，側腹部痛，急性腎障害で入院した．脇腹の痛みのためイブプロフェンを服用している．この時点で腎生検が施行された（図 11.2 を参照）．最も可能性の高い診断は次のどれか？
> 　a．アデノウイルス腎炎．
> 　b．急性尿細管壊死．
> 　c．非ステロイド性抗炎症薬（NSAID）誘発急性間質性腎炎．

図 11.2　弱拡大で間質の炎症を認める．
［カラー☞ p.376 参照］

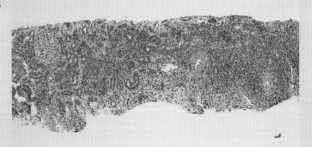

● ウイルス感染と腎疾患

　HSCT レシピエントの腎疾患に関連する一般的なウイルスとして，アデノウイルスおよび BK ウイルスの 2 つがわかっている．両方とも出血性膀胱炎を引き起こすことでよく知られている．

アデノウイルス

　HSCT 患者における全身性アデノウイルス感染症の発症率は，5～29％と報告によりバラツキがある[75,76]．感染は一次感染，潜伏感染の再活性化，または移植臓器からの持ち込みの結果として発生する．複数の個所から分離されるほど，侵襲的な病状を示すリスクが高くなる．アデノウイルス感染症の腎生検所見は，尿細管細胞におけるウイルス封入体と間質性腎炎である．図 11.2 に，アデノウイルス腎炎の光学顕微鏡所見を示す．尿細管周囲の肉芽腫はかなり特異的な所見である．壊死性尿細管間質性腎炎例では有意に死亡率が高い．Bruno らによる研究[77]では，HSCT 患者のうち 21 人がアデノウイルス腎炎と診断されている（19 人が腎生検，2 人は剖検で診断）．GVHD の存在がリスクファクターとなることも示された．アデノウイルス腎炎患者の 90％は腎不全に至り，患者の約 78％ではアデノウイルス尿症も認められた．アデノウイルスは尿管閉塞とそれに伴う水腎症の原因にもなる[78,79]．*5

BK ウイルス

　HSCT 後患者の 50％で移植 2 か月以内に BK ウイルス尿症がみられるという報告がある[80～83]．出血性膀胱炎は一般に BK ウイルス感染に関連しており，移植術を受けた患者の 10～25％でみられる．ほとんどの場合，BK ウイルスの一次感染は幼児期に発症し，尿生殖路での潜伏感染が確立する．免疫系が抑制されるとウイルスが再活性化されてウイルス尿症を呈するが，ごく一部の患者では腎臓への侵襲性感染，すなわちポリオーマウイルス腎症への進行がみられる[84,85]．腎臓以外の臓器移植を受けた患者の（生来の）腎臓で，ポリオーマウイルス感染に続発する二次性尿細管間質性腎炎が発症したことが報告されている[86,87]．小児については，BK ウイルスによる腎障害の重症度は BK ウイルス量に依存することが示された．BK ウイルス量が 10,000 コピー/mL 以上の患者では，症状は特に重く，透析などの積極的な治療を要し，1 年生存率は 58％であった．これとは対照的に，BK ウイルス量が 10,000 コピー/mL 未満と比較的少ない場合は重症度は低く，1 年生存率は 89％であった[88]．

　BK ウイルス腎炎の確定診断は，間質性炎症（単核細胞浸潤），尿細管障害，尿細管炎

---

*5 訳注：欧米では，BK ウイルスによる出血性膀胱炎が多く，わが国ではアデノウイルス（11 型）によるものが多い．本文ではアデノウイルスの局所再活性化によってアデノウイルス腎炎を発症するとしているが，わが国では症例報告の分析を踏まえ，ウイルス血症もしくは局所のウイルス活性化によって出血性膀胱炎を生じ，逆行性に炎症が波及して尿管閉塞，水腎症，ひいては腎炎を起こすと解釈されているようである．

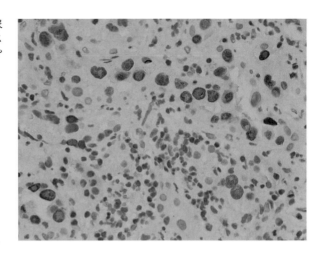

図11.3 SV40染色では，尿細管上皮細胞へのウイルス封入を示唆する核の拡大や泥炭状クロマチンを認める．
［カラー☞ p.376 参照］

を腎生検で確認することである．免疫組織化学検査によって尿細管上皮細胞中のウイルスを確認できる．図11.3に示すように，尿細管間質中にSV40（シミアンウイルス40）染色陽性の拡大した核と泥炭状クロマチン[*6]を伴う細胞がみられる．これがウイルス封入体を示唆する所見である．これまでの知見によると，BKウイルス腎症の原因はBKウイルス増殖とBKウイルスを標的とする細胞性免疫の間の不均衡であることが示唆されている．したがって，BKウイルス腎症の標準的な治療法は，ウイルスに対するT細胞免疫を向上させることであり，そのために免疫抑制を減らすことであると考えられている[89,90]．一方，例えばcidofovir[*7]，brincidofovir[*8]，およびレフルノミド[*9] などの抗ウイルス薬も使用されている．

症例5のフォローアップとディスカッション　患者は，アデノウイルス腎炎を呈している．血尿，側腹部痛，急性腎障害（AKI）は，アデノウイルス腎炎の臨床的特徴である．腎生検で，SV40染色陰性のウイルス封入体が確認された．また，電子顕微鏡所見では六角形状のウイルス粒子を認め，アデノウイルスの存在が確認された．患者はcidofovirで治療されたが，cidofovirによる腎不全が悪化し，腎代替療法が必要となった．正解はa．

[*6] 訳注：泥炭状クロマチン（smudged chromatin）パターン．クロマチンが増加・無構造化，濃染性であるが不明瞭な核を示す．一種の核変性で，ヒトパピローマウイルスなどのウイルス感染を示唆する所見である．
[*7] 訳注：DNAポリメラーゼ阻害薬．わが国では臨床試験中．副作用の腎障害に注意が必要とされている．
[*8] 訳注：FDAではエボラ出血熱に限定して承認されている．
[*9] 訳注：抗リウマチ作用をもつ免疫抑制薬としてはわが国でも認可済．抗ウイルス薬としての応用が研究中である．

●カルシニューリン阻害薬の腎毒性

　同種移植を受けたレシピエントには，GVHD予防のためのカルシニューリン阻害薬が必要である．通常，HSCT後3か月間投与し，100日頃から減量される．慢性GVHD患者には生涯にわたる免疫抑制が必要となる．長期使用が必要な患者では，高血圧，尿細管機能不全，および糸球体疾患や血管疾患などカルシニューリン阻害薬による慢性腎毒性が出現する．これらの患者における腎生検では，閉塞性動脈症，糸球体の虚血性崩壊または瘢痕化，全節性および巣状分節性糸球体硬化症，巣状の尿細管萎縮，縞状の間質線維化（striped fibrosis）などがみられる．

●特発性慢性腎臓病（CKD）

　HSCT後にみられる腎臓病で，NS，TMA，ウイルス感染症などの診断基準を満たしていない場合，特発性CKDとして扱われる．実際には，例えばGVHDやそれに付随する炎症状態，および治療に使用される薬物（特にカルシニューリン阻害薬）などのいくつかの要因の組合わせによるものと推測されている．

造血幹細胞移植（HSCT）関連慢性腎臓病（CKD）のマネジメント

　CKD患者のマネジメントには，病歴の徹底的な確認が不可欠である．移植の方法（骨髄破壊的治療なのか非骨髄破壊的治療なのか），行われた前処置のレジメン（全身放射線治療・放射線の線量，化学療法のタイプ），腎毒性薬物の使用，および移植後急性期のAKIと類洞閉塞症候群（SOS）の有無などを詳細に確認する必要がある．血圧は毎回必ず測定する．GVHDの評価のために皮膚も診察すべきである．血液検査としては，血栓性微小血管症（TMA）評価のためヘモグロビンと血小板を含む血算を評価し，腎機能，具体的には血中尿素窒素（blood urea nitrogen：BUN）およびクレアチニンを毎回測定する．尿沈渣と蛋白尿定量検査も毎回チェックする．全CKD患者に推奨される一般的な治療ガイドラインは造血幹細胞移植（HSCT）後CKD患者にも用いることができる[91,92]．TMAの診断がついている患者では，さらなる内皮障害の予防のために血圧コントロールが不可欠である．げっ歯類のHSCT関連腎障害モデル〔放射線誘発溶血性尿毒症症候群（HUS）〕では，全身照射（TBI）時のカプトプリルまたはエナラプリルの投与により，高窒素血症は抑えられ，血圧は下がり，蛋白尿は減少し，長期的な腎機能が保存されることが示された[93]．Cohenらが発表した研究では，移植時のカプトプリルの使用により，糸球体濾過量（GFR；$p=0.07$）は良好に維持される傾向がみられ，生存率は改善した[94]．レニン・アンジオテンシン系阻害薬は，さまざまな原因による腎疾患の進行を緩徐にし，蛋白尿を減少させることを示しており，HSCT後患者の高血圧に対する第一選択薬として考慮すべきである．高カリウム血症はこのような薬物投与によって高い頻度で発症するため，これに対してカリウム制限食，利尿薬，およびポリスチレンスルホン酸ナトリウムを用いた治療を必要とする場合がある[95]．カルシニューリン阻害

薬の投与量を減らすことも必要となることがあるが，GVHD を有する患者では代替薬の選択肢には限りがある．また，免疫抑制薬を変更する前に，腎生検を行って病因をはっきりさせておくほうがよいと思われる．血漿交換は TMA の重症例で行われてきたが，HSCT 後の TMA に有効であるという証拠はない[96,97]．

> **症例6** 55歳，男性．non-Hodgkin リンパ腫のために骨髄破壊的同種幹細胞移植を受けた．移植後に，重大なカルシニューリン阻害薬関連血栓性微小血管症と急性腎障害（AKI）がみられた．カルシニューリン阻害薬を減量したが，腎機能低下は進行し，HSCT の 6 年後に血液透析が開始された．透析中の 55 歳の糖尿病男性と比較したとき，彼の生存率について次のどれが正しいか？
> a. 透析での生存率は 55 歳の糖尿病男性と同じである．
> b. この患者の生存率のほうが良好．
> c. この患者の生存率のほうが不良．

造血幹細胞移植（HSCT）後の末期腎臓病（ESKD）

　HSCT 後に末期腎臓病（ESKD）に進行し透析が必要となった患者の予後は，ほかの原因による ESKD 患者と比較して一般に不良である．1985～2007 年にかけて HSCT を受けた患者 1,341 人を対象とした単施設後ろ向き研究では，19 人の患者（1.4％）が中央値 7 年で ESKD に進行したが，これは年齢から予想される発症率の 16 倍であり，また HSCT 後の固形癌発生のリスクよりもはるかに高かった[98]．

　Cohen らの研究[99]では，HSCT 後の ESKD 患者の生存率は，年齢と透析の開始日をマッチングさせた非骨髄移植の糖尿病患者の予後と比較し，大幅に不良であった．HSCT 後の ESKD に対して腎移植は良い選択肢である．もし最初の HSCT 時と同じドナーから移植を受けることができれば，免疫抑制は非常に軽度のものでよく，必要ないこともある．こうした患者の短期的予後は良好で，主な死亡原因は，免疫抑制の有無にかかわらず感染症であると報告されている[100,101]．

> **症例 6 のフォローアップとディスカッション**　この患者の生命予後は，年齢や透析歴を一致させた糖尿病の男性よりも不良である．正解は c．

まとめ

　造血幹細胞移植（HSCT）に関連して腎臓に合併症が起こるか否かということは，患者の重症度や予後に重大な影響を与える．移植後の腎機能障害の原因にはさまざまな要素がかかわっており，移植期間中に使用される前処置レジメン，放射線，感染，化学療法

薬の使用などが関係する．腎障害は多様であり，ネフローゼ症候群（NS）や血栓性微小血管症（TMA）のようなかたちで糸球体病変を呈することもある．尿細管間質性腎炎は一般に薬物および感染症に関連してみられる．HSCT 後の生命予後の改善に伴い，慢性腎臓病（CKD）の有病率は増加している．予防と治療のためには，これらの腎合併症の機序の理解を深めることが重要である．

謝辞 本章のすべての病理写真は，ニューヨークの Weill Cornell 医療センター病理部 Dr. Surya Seshan の提供による．

引用文献

1. Copelan E. Hematopoietic stem cell transplantation. N Engl J Med. 2006;354:1813–26.
2. Brennar MK, Rill DR, Moen RC, et al. Gene marking to trace origin of relapse after autologous bone marrow transplantation. Lancet. 1993;341:85–6.
3. Kolb HJ. Graft versus Leukemia effect of transplantation and donor lymphocytes. Blood. 2008;112(12), 4371–283.
4. Hingorani S. Chronic kidney disease in long term survivors of hematopoietic cell transplantation: epidemiology, pathogenesis and treatment. J Am Soc Neph. 2006;17:1995–2005
5. Zager RA, O'Quigley J, Zager BK, Alpers CE, et al. Acute renal failure following bone marrow transplantation: a retrospective study of 272 patients. Am J Kidney Dis. 1989;13:210–16.
6. Parikh CR, Coca SG. Acute renal failure in hematopoietic cell transplantation. Kidney Int. 2006;69:430–5.
7. Humphreys BD, Soiffer RJ, Magee CC. Renal failure associated with cancer and its treatment: an update. J Am Soc Nephrol. 2005;16:151–61.
8. Fadia A, Casserly LF, Sanchorawala V, et al. Incidence and outcome of acute renal failure complicating autologous stem cell transplantation for AL amyloidosis. Kidney Int. 2003;63:1863–73.
9. Hingorani SR, Guthrie K, Batchelder A, et al. Acute renal failure after myeloablative hematopoietic cell transplant: incidence and risk factors. Kidney Int. 2005;67:272–77.
10. Kerstring S, Dorp SV, Theobald M, Verdonck FL. Acute renal failure after non myeloablative stem cell transplantation in adults. Biol Blood Marrow Transplant. 2008;14:125–31.
11. Parikh CR, McSweeney P, Schrier RW. Acute renal failure independently predicts mortality after myeloablative allogenic hematopoietic transplant. Kidney Int. 2005;67:1999–2005.
12. Parikh CR, Yarlagadda SG, Storer B, et al. Impact of acute kidney injury on long term mortality after non myeloablative hematopoietic stem cell transplantation. Biol Blood Marrow Transplant. 2008;14:309–15.
13. Noel C, Hazzan M, Noel-Water MP, Jouet JP. Renal failure and bone marrow transplantation. Nephrol Dial Transplant. 1998;13:2464–6.
14. Hahn T, Rondeau C, Shaukat A, et al. Acute renal failure requiring dialysis after allogeneic blood and marrow transplantation identifies very poor prognosis. Bone Marrow Transplant. 2003;32:405–10.
15. McDonald GB. Hepatobiliary complications of hematopoietic cell transplantation, 40 years on. Hepatology. 2010;51(4):1450–60.
16. Coppell JA, Richardson PG, Soiffer R, Martin PL, Kernan NA, Chen A, et al. Hepatic veno-occlusive disease following stem cell transplantation: incidence, clinical course, and outcome. Biology of blood and marrow transplantation: J Am Soc Blood Marrow Transplant. 2010;16(2):157–68.
17. Carreras E, Bertz H, Arcese W, Vernant JP, Tomas JF, Hagglund H, et al. Incidence and outcome of hepatic veno-occlusive disease after blood or marrow transplantation: a prospective cohort study of the European group for blood and marrow transplantation. European

group for blood and marrow transplantation chronic leukemia working party. Blood. 1998;92(10):3599–604.
18. Cesaro S, Pillon M, Talenti E, Toffolutti T, Calore E, Tridello G, et al. A prospective survey on incidence, risk factors and therapy of hepatic veno-occlusive disease in children after hematopoietic stem cell transplantation. Haematologica. 2005;90(10):1396–404.
19. Hagglund H, Remberger M, Klaesson S, Lonnqvist B, Ljungman P, Ringden O. Norethisterone treatment, major risk-factor for veno-occlusive disease in the liver after allogeneic bone marrow transplantation. Blood. 1998;92(12):4568–72.
20. Essell JH, Thompson JM, Harman GS, Halvorson RD, Snyder MJ, Johnson RA, et al. Marked increase in veno-occlusive disease of the liver associated with methotrexate use for graft-versus-host disease prophylaxis in patients receiving busulfan/cyclophosphamide. Blood. 1992;79(10):2784–8.
21. Cutler C, Stevenson K, Kim HT, Richardson P, Ho VT, Linden E, et al. Sirolimus is associated with veno-occlusive disease of the liver after myeloablative allogeneic stem cell transplantation. Blood. 2008;112(12):4425–31. doi:10.1182/blood-2008-07-169342.
22. Dignan FL, Wynn RF, Hadzic N, Karani J, Quaglia A, Pagliuca A, et al. BCSH/BSBMT guideline: diagnosis and management of veno-occlusive disease (sinusoidal obstruction syndrome) following haematopoietic stem cell transplantation. Br J Haematol. 2013;163(4):444–57.
23. Fink JC, Cooper MA, Burkhart KM, McDonald GB, Zager RA. Marked enzymuria after bone marrow transplantation: a correlate of veno-occlusive disease-induced "hepatorenal syndrome". J Am Soc Nephrol. 1995;6(6):1655–60.
24. Zager RA. Acute renal failure in the setting of bone marrow transplantation. Kidney Int. 1994;46(5):1443–58.
25. McDonald GB, Hinds MS, Fisher LD, Schoch HG, Wolford JL, Banaji M, et al. Veno-occlusive disease of the liver and multiorgan failure after bone marrow transplantation: a cohort study of 355 patients. Ann Intern Med. 1993;118(4):255–67.
26. Richardson PG, Murakami C, Jin Z, Warren D, Momtaz P, Hoppensteadt D, et al. Multi-institutional use of defibrotide in 88 patients after stem cell transplantation with severe veno-occlusive disease and multisystem organ failure: response without significant toxicity in a high-risk population and factors predictive of outcome. Blood. 2002;100(13):4337–43.
27. Chopra R, Eaton JD, Grassi A, Potter M, Shaw B, Salat C, et al. Defibrotide for the treatment of hepatic veno-occlusive disease: results of the European compassionate-use study. Br J Haematol. 2000;111(4):1122–9.
28. Ho VT, Linden E, Revta C, Richardson PG. Hepatic veno-occlusive disease after hematopoietic stem cell transplantation: review and update on the use of defibrotide. Semin Thromb Hemost. 2007;33(4):373–88.
29. Richardson PG, Soiffer RJ, Antin JH, Uno H, Jin Z, Kurtzberg J, et al. Defibrotide for the treatment of severe hepatic veno-occlusive disease and multiorgan failure after stem cell transplantation: a multicenter, randomized, dose-finding trial. Biol Blood Marrow Transplant. 2010;16(7):1005–17.
30. Corbacioglu S, Kernan N, Lehmann L, Brochstein J, Revta C, Grupp S, et al. Defibrotide for the treatment of hepatic veno-occlusive disease in children after hematopoietic stem cell transplantation. Expert Rev Hematol. 2012;5(3):291–302.
31. Corbacioglu S, Cesaro S, Faraci M, Valteau-Couanet D, Gruhn B, Rovelli A, et al. Defibrotide for prophylaxis of hepatic veno-occlusive disease in paediatric haemopoietic stem-cell transplantation: an open-label, phase 3, randomised controlled trial. Lancet. 2012;379(9823):1301–9.
32. Corbacioglu S, Greil J, Peters C, Wulffraat N, Laws HJ, Dilloo D, et al. Defibrotide in the treatment of children with veno-occlusive disease (VOD): a retrospective multicentre study demonstrates therapeutic efficacy upon early intervention. Bone Marrow Transplant. 2004;33(2):189–95.
33. Richardson PG, Elias AD, Krishnan A, Wheeler C, Nath R, Hoppensteadt D, et al. Treatment of severe veno-occlusive disease with defibrotide: compassionate use results in response without significant toxicity in a high-risk population. Blood. 1998;92(3):737–44.

34. Cohen EP, Lawton CA, Moulder JE. Bone marrow transplantation nephropathy: radiation nephritis revisited. Nephron. 1995;70:217–22
35. Weiss AS, Sandmaier BM, Storer B, et al. Chronic kidney disease following non myeloablative hematopoietic cell transplantation. Am J Transplant. 2006;6:89–94
36. Hingorani S. Risk factors for chronic kidney disease after hematopoietic cell transplant. Biol Blood Marrow Transplant. 2005;11(Suppl 1):72–3.
37. Hingorani S, Guthrie KA, Schoch G, Weiss NS, et al. Chronic kidney disease in long term survivors of hematopoietic cell transplant. Bone Marrow Transplant. 2007;39:223–9.
38. Cohen EP, Piering WF, Kabler-Babbitt C, et al. End stage renal disease (ESKD) after bone marrow transplantation: poor survival compared to other causes of ESKD. Nephron. 1998;79:408–12.
39. Hingorani S, Guthrie KA, Schoch G et al. Chronic kidney disease in long term survivors of hematopoietic cell transplant. Bone Marrow Transplant. 2007;39:223–9
40. Teshima T, Ordemann R, Reddy P, Gagin S, et al. Acute graft versus host disease does not require alloantigen expression on host epithelium. Nat Med 2002;8:575–81.
41. Reddy P, Johnson K, Uberti JP, Reynolds C, et al. Nephrotic syndrome associated with chronic graft versus host disease after allogenic hematopoietic stem cell transplantation. Bone Marrow Transplant. 2006;38:351–7.
42. Terrier B, Delmas Y, Hummel A, Presne C et al. Post allogenic hematopoietic stem cell transplantation membranous nephropathy: clinical presentation, outcome and pathogenic aspects. Nephrol Dial Transplant. 2007;22:1369–76.
43. Murphy WJ. Revisiting graft versus host disease models of autoimmunity: new insights in immune regulatory processes. J Clin Invest. 2000;106:745–7.
44. Brukamp K., Doyle A, Bloom R, Bunin N, et al. Nephrotic syndrome after hematopoietic stem cell transplantation. Do glomerular lesions represent renal graft versus host disease? Clin J Am Soc Nephrol 2006;1(14):685–94.
45. Huang X. Detection of Anti-PLA2R autoantibodies and IgG subclasses in post allogeneic hematopoietic stem cell transplantation membranous nephropathy. Am J Med Sci. 2013;346(1):32–37.
46. Hu S. The role of graft versus host disease in hematopoietic cell transplantation associated glomerular disease. Nephrol Dial Transplant. 2011;26(6):2025–31.
47. Srinivasan R, Balow J, Sabnis S, Lundqvist A, et al. Nephrotic syndrome: an under recognized immune mediated complication of non myeloablative allogenic hematopoietic cell transplantation. Br J Haematol. 2005;131:74–9.
48. Seconi J, Watt V, Ritchie DS. Nephrotic syndrome following allogenic stem cell transplantation associated with increased production of TNF-alpha and interferon-gamma by donor T cells. Bone Marrow Transplant 2003;32:447–450.
49. Laskin BL, Goebel J, Davies SM, Jodele S. Small vessels, big trouble in the kidneys and beyond: hematopoietic stem cell transplantation-associated thrombotic microangiopathy. Blood. 2011;118(6):1452–62.
50. Laskin BL, Goebel J, Davies SM, Khoury JC, Bleesing JJ, Mehta PA, et al. Early clinical indicators of transplant-associated thrombotic microangiopathy in pediatric neuroblastoma patients undergoing auto-SCT. Bone Marrow Transplant. 2011;46(5):682–9.
51. Batts ED, Lazarus HM. Diagnosis and treatment of transplantation-associated thrombotic microangiopathy: real progress or are we still waiting? Bone Marrow Transplant. 2007;40(8):709–19.
52. Lam AQ, Humphreys BD. Onco-nephrology: AKI in the cancer patient. Clin J Am Soc Nephrol. 2012;7(10):1692–700.
53. Changsirikulchai S, Myerson D, Guthrie KA, McDonald GB, Alpers CE, Hingorani SR. Renal thrombotic microangiopathy after hematopoietic cell transplant: role of GVHD in pathogenesis. Clin J Am Soc Nephrol. 2009;4(2):345–53.
54. George JN, Li X, McMinn JR, Terrell DR, Vesely SK, Selby GB. Thrombotic thrombocytopenic purpura-hemolytic uremic syndrome following allogeneic HPC transplantation: a diagnostic dilemma. Transfusion. 2004;44(2):294–304.

55. Goldberg RJ, Nakagawa T, Johnson RJ, Thurman JM. The role of endothelial cell injury in thrombotic microangiopathy. Am J Kidney Dis. 2010;56(6):1168–74.
56. Nakamae H, Yamane T, Hasegawa T, Nakamae M, Terada Y, Hagihara K, et al. Risk factor analysis for thrombotic microangiopathy after reduced-intensity or myeloablative allogeneic hematopoietic stem cell transplantation. Am J Hematol. 2006;81(7):525–31.
57. Worel N, Greinix HT, Leitner G, Mitterbauer M, Rabitsch W, Rosenmayr A, et al. ABO-incompatible allogeneic hematopoietic stem cell transplantation following reduced-intensity conditioning: close association with transplant-associated microangiopathy. Transfus Apher Sci. 2007;36(3):297–304.
58. Willems E, Baron F, Seidel L, Frere P, Fillet G, Beguin Y. Comparison of thrombotic microangiopathy after allogeneic hematopoietic cell transplantation with high-dose or nonmyeloablative conditioning. Bone Marrow Transplant. 2010;45(4):689–93.
59. Antignac C, Gubler MC, Leverger G, Broyer M, Habib R. Delayed renal failure with extensive mesangiolysis following bone marrow transplantation. Kidney Int. 1989;35(6):1336–44.
60. Moulder JE, Fish BL. Late toxicity of total body irradiation with bone marrow transplantation in a rat model. Int J Radiat Oncol Biol Phys. 1989;16(6):1501–9.
61. Down JD, Berman AJ, Warhol M, Yeap B, Mauch P. Late complications following total-body irradiation and bone marrow rescue in mice: predominance of glomerular nephropathy and hemolytic anemia. Int J Radiat Biol. 1990;57(3):551–65.
62. Ho VT, Cutler C, Carter S, Martin P, Adams R, Horowitz M, et al. Blood and marrow transplant clinical trials network toxicity committee consensus summary: thrombotic microangiopathy after hematopoietic stem cell transplantation. Biol Blood Marrow Transplant. 2005;11(8):571–5.
63. Uderzo C, Bonanomi S, Busca A, Renoldi M, Ferrari P, Iacobelli M, et al. Risk factors and severe outcome in thrombotic microangiopathy after allogeneic hematopoietic stem cell transplantation. Transplantation. 2006;82(5):638–44.
64. Takatsuka H, Takemoto Y, Yamada S, Wada H, Tamura S, Fujimori Y, et al. Complications after bone marrow transplantation are manifestations of systemic inflammatory response syndrome. Bone Marrow Transplant. 2000;26(4):419–26.
65. Hale GA, Bowman LC, Rochester RJ, Benaim E, Heslop HE, Krance RA, et al. Hemolytic uremic syndrome after bone marrow transplantation: clinical characteristics and outcome in children. Biol Blood Marrow Transplant. 2005;11(11):912–20.
66. Jodele S, Bleesing JJ, Mehta PA, Filipovich AH, Laskin BL, Goebel J, et al. Successful early intervention for hyperacute transplant-associated thrombotic microangiopathy following pediatric hematopoietic stem cell transplantation. Pediatr Transplant. 2012;16(2):E39–42.
67. Chang A, Hingorani S, Kowalewska J, Flowers ME, Aneja T, Smith KD, et al. Spectrum of renal pathology in hematopoietic cell transplantation: a series of 20 patients and review of the literature. Clin J Am Soc Nephrol. 2007;2(5):1014–23.
68. Ruutu T, Barosi G, Benjamin RJ, Clark RE, George JN, Gratwohl A, et al. Diagnostic criteria for hematopoietic stem cell transplant-associated microangiopathy: results of a consensus process by an International Working Group. Haematologica. 2007;92(1):95–100.
69. Cho BS, Yahng SA, Lee SE, Eom KS, Kim YJ, Kim HJ, et al. Validation of recently proposed consensus criteria for thrombotic microangiopathy after allogeneic hematopoietic stem-cell transplantation. Transplantation. 2010;90(8):918–26.
70. El-Seisi S, Gupta R, Clase CM, Forrest DL, Milandinovic M, Couban S. Renal pathology at autopsy in patients who died after hematopoietic stem cell transplantation. Biol Blood Marrow Transplant. 2003;9(11):683–8.
71. Siami K, Kojouri K, Swisher KK, Selby GB, George JN, Laszik ZG. Thrombotic microangiopathy after allogeneic hematopoietic stem cell transplantation: an autopsy study. Transplantation. 2008;85(1):22–8
72. Wolff D, Wilhelm S, Hahn J, Gentilini C, Hilgendorf I, Steiner B, et al. Replacement of calcineurin inhibitors with daclizumab in patients with transplantation-associated microangiopathy or renal insufficiency associated with graft-versus-host disease. Bone Marrow Transplant. 2006;38(6):445–51.

73. Choi CM, Schmaier AH, Snell MR, Lazarus HM. Thrombotic microangiopathy in haematopoietic stem cell transplantation: diagnosis and treatment. Drugs. 2009;69(2):183–98.
74. Cohen EP, Hussain S, Moulder JE. Successful treatment of radiation nephropathy with angiotensin II blockade. Int J Radiat Oncol Biol Phys. 2003;55(1):190–3.
75. Shields AF, Hackman RC, Fife KH, Corey L, et al. Adenovirus infections in patients undergoing bone marrow transplantation. N Eng J Med. 1985;312(9):529–33.
76. Runde V, Ross S, Trenschel R, Lagemann E, et al. Adenoviral infection after allogenic stem cell transplantation (SCT): report on 130 patients from a single SCT unit involved in a prospective multicenter surveillance study. Bone Marrow Transplant. 2001; 28(1):51–7.
77. Bruno B, Zager RA, Boeckh MJ, Gooley TA et al. Adenovirus nephritis in hematopoietic stem cell transplantation. Transplantation. 2004;77:1049–1957.
78. Kapelushnik J, Verstandig A, Or R, Meretyk S et al. Hydronephrosis in children after bone marrow transplantation: case reports. Bone Marrow Transplant. 1996;17(5) 873–875.
79. Mori K, Yoshihara T, Nishimura Y, Uchida M, et al. Acute renal failure due to adenovirus associated obstructive uropathy and necrotizing tubulointerstitial nephritis in a bone marrow transplant recipient. Bone marrow Transplant. 2003;31(12):1173–6.
80. Arthur RR, Shah KV, Baust SJ et al. Association of BK viruria with hemorrhagic cystitis in recipients of bone marrow transplants. N Eng J Med. 1986;315:230–234.
81. Arthur RR, Shah KV, Charache et al. BK and JC virus infections in recipients of bone marrow transplants. J Infect Dis. 1988;158:563–569
82. Hirsch HH, Steiger J. Polyomavirus BK. Lancet Infect Dis. 2003;3:611–623.
83. Azzi A, Cesaro S, Laszlo D et al. Human polyomavirus BK (BKV) load and hemorrhagic cystitis in bone marrow transplantation patients. J Clin Virol. 1999;14:79–86.
84. Shah KV, Daniel RW, Warszawski RM. High prevalence of antibodies to BKV in residents of Maryland. J Inf Dis. 1973;128:784–7.
85. Chesters PM, Heritage J, Mc Cance DJ, et al. Persistence of DNA sequences of BK virus and JC virus in normal human tissues and diseased tissues. J Infect Dis. 1983;147:676–684.
86. Limaye AP, Smith KD, Cook L et al. Polyomavirus nephropathy in native kidneys of non-renal transplant recipients. Am J Transplant. 2005;5:614–20.
87. Stracke S, Helmchen U, Von Muller L, et al. Polyoma virus-associated interstitial nephritis in a patient with acute myeloid leukemia and peripheral blood stem cell transplantation. Nephrol Dial Transplant. 2003;18:2431–3.
88. Haines HL, Laskin BL, Goebel J, et al. Blood, and not urine, BK viral load predicts renal outcome in children with hemorrhagic cystitis following hematopoietic stem cell transplantation. Biol Blood Marrow Transplant. 2011;17:1512–9.
89. Binggeli S, Egli A, Schaub S et al. Polyomavirus BK- specific cellular immune response to VP1 and large T antigen in kidney transplant recipients. Am J Transplant. 2007;7:1131–9.
90. Brenna DC, Agha I, Bohl DL. Incidence of BK with tacrolimus versus cyclosporine and impact of preemptive immunosupression reduction. Am J Transplant. 2005;5:582–594.
91. Humphreys BD, Soiffer RJ, Magee CC. Renal failure associated with cancer and its treatment: an update. J Am Soc Nephrol. 2005;16:151–61.
92. Eknoyan G Meeting the challenges of K/DOQI guidelines. Am J Kid Dis. 2003;41:3–10.
93. Cohen EP. Radiation nephropathy after bone marrow transplantation. Kidney Int. 2000;58:903–18.
94. Cohen EP, Irving AA, Drobyski WR et al. Captopril to mitigate chronic renal failure after hematopoietic stem cell transplantation: a randomized controlled trial. Int J Radiat Oncol Biol Phys. 2008;70:1546–51.
95. Palmer BF. Managing hyperkalemia by inhibitors of the rennin angiotensin aldosterone system. N Eng J Med. 2004;351:585–92.
96. George JN, Li X. TTP HUS following allogenic HPC transplantation: A diagnostic dilemma. Transfusion. 2004;44:294–304.
97. Christdou F, Athanasiadou A. Therapeutic plasma exchange in patients with grade 2–3 HSCT associated TTP: a ten year experience. Ther Apher Dial. 2003;7:259–62.
98. Cohen EP, Drobyski WR, Moulder JE. Significant increase in end stage renal disease after

hematopoietic stem cell transplantation. Bone marrow Transplant. 2007. 39:571–572
99. Cohen E P, Piering W.F, Kabler-Babbitt C et al. End-stage renal disease (ESKD) after bone marrow transplantation. Poor survival compared to other causes of ESKD. Nephron. 1998.79:408–412.
100. Hamawi K, De Magalhaes-Silverman M, Bertolatus JA. Outcomes of renal transplantation following bone marrow transplantation. Am J Transplant. 2003;3:301–5.
101. Butcher JA, Hariharan S, Adams M et al. Renal transplantation for end stage renal disease following bone marrow transplantation. A report of six cases, with and without immunosupression. Clin Transplant. 1999;13:330–5.

第 12 章／放射線腎症

Ilya G. Glezerman

【略語】		
ACEI	Angiotensin converting enzyme inhibitor	アンジオテンシン変換酵素阻害薬
ARB	Angiotensin receptor blocker	アンジオテンシン受容体拮抗薬
CKD	Chronic kidney disease	慢性腎臓病
CNI	Calcineurin inhibitor	カルシニューリン阻害薬
ESKD	End-stage kidney disease	末期腎臓病
GVHD	Graft versus host disease	移植片対宿主病
HSCT	Hematopoietic stem cell transplantation	造血幹細胞移植
MAHA	Microangiopathic hemolytic anemia	微小血管症性溶血性貧血
PAI	Plasminogen activator inhibitor	プラスミノーゲン活性化阻害因子
PRRT	Peptide-receptor radionuclide therapy	ペプチド受容体放射性核種療法
RAS	Renin angiotensin system	レニン・アンジオテンシン系
TA-TMA	Transplant-associated thrombotic microangiopathy	移植関連血栓性微小血管症
TBI	Total body irradiation	全身照射
TCD	T-cell depleted	T 細胞除去
TMA	Thrombotic microangiopathy	血栓性微小血管症

I. G. Glezerman (✉)
Dept. of Medicine, Renal Service, Memorial Sloan Kettering Cancer Center, Weill Cornell Medical College, 1275 York Ave, New York, NY 10065, USA
e-mail: glezermi@mskcc.org

© Springer Science+Business Media New York 2015
K. D. Jhaveri, A. K. Salahudeen (eds.), *Onconephrology*,
DOI 10.1007/978-1-4939-2659-6_12

> **症例1** 22歳，女性．急性骨髄性白血病に対し，ヒト白血球抗原(human leukocyte antigen：HLA)一致の非血縁者からT細胞除去(T-cell depleted：TCD)造血幹細胞移植(HSCT)を受けた．移植前の前処置で，1日3回，計11回の総線量13.75 Gyの全身照射(TBI)とフルダラビン，thiotepaの投与を行った．ベースラインの血清クレアチニン値は0.8(0.6〜1.3) mg/dLであった．移植後にアントラサイクリンによる心毒性の合併症への対応を要した．HSCT実施後約12か月で，血清クレアチニン値2.3 mg/dLと腎機能障害が進行した．尿検査ではわずかに血尿がみられる程度で特に問題はなく，随時尿での尿蛋白量は，0.5 g/gCrであった．血清関連検査および溶血関連検査は陰性であり，腎生検が施行された．アンジオテンシン変換酵素阻害薬(ACEI)投与を開始されたが腎機能悪化が進行し，HSCT後約2年半で腎代替療法が必要となった．図12.1a, bに腎生検所見を示す．以下の腎生検所見で放射性腎症に合致する病理学的特徴は何か？(該当するものをすべて選択すること)
> a. びまん性の足突起消失と尿細管障害．
> b. 慢性間質障害．
> c. 糸球体毛細血管壁肥厚と基底膜二重化．
> d. 動脈および小動脈の中膜肥厚と内膜の硝子化．

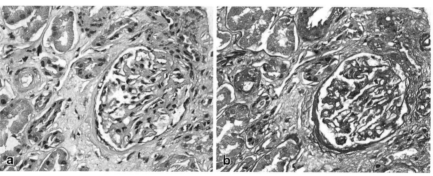

図12.1 血栓性微小血管症(TMA)．図はTMAの変化を示す(a：ヘマトキシリン・エオシン染色，b：過ヨウ素酸Schiff染色)．末梢毛細血管壁の肥厚と糸球体基底膜の二重化がみられる(写真はDr. Surya V. Seshanの厚意による)．
［カラー☞ p.377参照］

HSCT時のTBIと同様，消化管癌，婦人科癌，リンパ腫，ある種の肉腫などの腫瘍関連の状況において放射線治療が行われるが，照射可能な放射線用量は(放射線感受性の高い)腎臓によって規定される[1]．放射線被曝の結果として生じる放射線腎症は今から100年近く前に初めて動物モデルにおいて記載されたが，半世紀ほど経った後，Luxton[2]らによるヒトの臨床病理学的研究において，「放射線被曝後6〜12か月に高血圧，浮腫，貧血，腎不全の発生がみられる症候群」と定義された．当時の病理学的所見では，毛細

血管係蹄の硝子閉塞ははっきりせず，間質の線維化と尿細管萎縮，細動脈と小葉間動脈のさまざまな程度のフィブリノイド壊死が認められた[2]．

　放射線腎症が初めて報告されて以来，腎臓の照射許容用量と遮蔽方法を確立するため，多大な努力がなされてきた．さらに，大量の照射を行わなくてすむよう，より効果的な化学療法レジメンも開発されてきた．こうした努力により放射線腎症の発症率は減少してきていた．しかし，最近になってHSCT時のTBIが行われるようになり放射線腎症は再び増加し，移植関連血栓性微小血管症(TA-TMA)と呼ばれるようになっている[3,4]．

病態生理学

　ヒトのデータは病気が進行した状況でしか得ることはできないため，放射線腎症の初期段階の病態生理に関するデータのほとんどは動物研究をもとに得られたものである．腎臓は多彩な細胞から形成されておりそれぞれ初回傷害後の増殖再生能が異なるため，放射線障害を受けやすい腎臓内の標的細胞を同定することは，やや困難な問題であった．研究の結果，初期に糸球体内の血栓症を伴う糸球体および傍糸球体細胞の障害像が認められ，放射線の重要な標的は糸球体であるということが判明した[5]．ブタに9.8 Gy単一線量の放射線照射を行った3週間後の電子顕微鏡所見では，糸球体内皮細胞の破壊と白血球の接着がみられ，内皮下腔が拡大し電子密度の低い物質の沈着がみられた[6]．また，糸球体に局在するプラスミノーゲン活性化阻害因子1(PAI-1)の活性化もみられた．PAI-1の増加は線溶の抑制と血栓の増加につながるだけでなく，プラスミンによる基質分解が減るため線維化進展の可能性がある．マウスモデルやヒトの研究においてメサンギウム融解が明らかに認められ，メサンギウム細胞の放射線腎症への関与も確認されている[6]．血管系も放射線の影響を受けることがわかっている．イヌモデルでは，15 Gy単回照射後，早ければ3週間で血管系の傷害が生じるが，なかでも細動脈や小動脈が最も影響を受ける．内膜の硝子化，内皮細胞の膨化や増殖，平滑筋の肥大や増殖が特徴的である．24週までの変化は，血管壁のフィブリノイド壊死および線維化とほぼ一致した所見で尿細管障害も認められる，と報告されている．9週までにかなりの腎実質の傷害および尿細管萎縮が生じるものの，多くの細胞に再生がみられ，11週までには尿細管上皮の数や機能に有意な改善が認められた．しかし，13～24週の間には再び尿細管萎縮が生じる．これは，血管系の傷害に続発する二次的変化と考えられている[7]．

　数々の動物実験においてアンジオテンシン変換酵素阻害薬(ACEI)あるいはアンジオテンシン受容体拮抗薬(ARB)の投与で障害が軽くなるため，放射線腎症においてレニン・アンジオテンシン系(RAS)が何らかの役割を果たしている，と考えられてきた．しかし，RAS自体が活性化されているという証拠はない．ブタモデルやマウスモデルにおける血中レニンレベルは，正常もしくは低値であった[8]．

　ある種の化学療法薬を照射前に使用していると，腎臓の放射線障害が増強することがある．骨髄移植後にTBI(17 Gy)を行ったラットモデルでは，TBIの3か月前にシスプラチンまたはカルムスチンを用いた場合，用量依存的に腎機能の低下がみられた[9]．ブ

スルファン，高用量のシクロホスファミド，フルダラビンも，移植関連血栓性微小血管症(TA-TMA)のリスクファクターとして報告されている[4,10]．

放射線腎症患者の腎生検の病理像では，内皮細胞の脱落，内皮下腔拡大，糸球体基底膜の二重化など，血管内皮障害を含むTMAの証拠が認められる．メサンギウム融解，毛細血管係蹄内の血小板凝集，糸球体毛細血管内血栓，赤血球の断片化，糸球体細動脈の内膜肥厚，尿細管萎縮[11,12]などもみられる．血管内皮障害を引き金として，血小板と糸球体の内皮細胞間の相互作用調節が不良となり，結果として微小血栓や虚血性臓器障害が生じると考えられている．ほかにも放射線障害を受ける部位が複数みられることから，別の仮説も考えられている．すなわち，放射線による糸球体障害に伴って病的なメディエータが尿スペースへ放出され，尿細管障害がある場合に，このメディエータが尿細管を通って漏出することによって実質の線維化が生じるという仮説である[6]．

用量耐性

放射線療法に対する腎臓の耐性は主に，全体野（両側腎臓照射）なのか部分野（片側均一または片側の分節照射）なのかによって決まってくる．全体照射のサブグループとしてTBIがある．

（TBIを除く）全体照射では，5年後に腎機能障害を5％の確率で引き起こす総線量〔total dose(TD)5/5〕は，2回分割照射時の14Gyから，5週間に分けて照射したときの23Gyまでバラツキがみられた．TD 50/5(5年後の腎機能障害発症確率50％)は28Gyであった[13]．

TBIでの放射線耐性のデータは，患者が一般的に重症であり腎毒性のある治療や化学療法薬に多く曝されていることから解釈が難しい．小児・成人の両方を含む患者集団でのTBIによる腎毒性〔クレアチニンの上昇や血栓性微小血管症(TMA)発症〕に関する12の報告の多変量解析では，腎機能障害発症リスク5％の線量は，照射の分割スケジュール（線量中央値12 Gy，範囲14〜75；分割数中央値6，範囲1〜11，1日1回か2回で毎日照射）に関係なく9.8 Gyであった[1]．放射線量に加えて，フルダラビン，シクロスポリン，およびteniposideを以前投与された場合にもTBI後の腎機能障害のリスクが増加することが示されている[1]．部分腎照射でも腎機能障害のリスクを伴う．片側の腎臓に26〜30 Gy照射すると，照射された腎臓の機能はほぼ廃絶することが示されている[5]．腎臓およびその腎動脈への（放射線）治療により，腎動脈狭小化が生じ腎動脈硬化に伴う高レニン性高血圧が発症することがある．この副作用は乳児や小児でよくみられるが，ほかの放射線関連性高血圧とは区別すべきである．この現象に対しては血管手術アプローチおよび腎摘出術が行われる[5]．

臨床徴候

放射線腎症は遅発性の発症を特徴とし，通常，放射線への曝露後6〜12か月にみら

れる．臨床的特徴としては腎機能の悪化，浮腫，高血圧の発症もしくは悪化，微小血管症性溶血性貧血(MAHA)があげられる．腎機能障害は通常緩やかに発症し，血清クレアチニンがやや悪化した後，多くの患者で病状の安定がみられる．しかし，一部の患者では末期腎臓病(ESKD)への進行がみられている[4]．MAHAの診断根拠となる所見には，慢性腎臓病(CKD)の程度としては不釣り合いに強い貧血を伴う溶血所見，血小板減少症，血清乳酸脱水素酵素(lactate dehydrogenase：LDH)レベル上昇，血清ハプトグロビン低下，末梢血塗抹標本上の破砕赤血球などがあげられる．しかし，すべての患者がMAHAを発症するわけではなく，腎機能障害，浮腫，高血圧を伴う腎臓に限局したTMAを呈することもある[14]．MAHAのエビデンスがない患者でも，臨床的に強く疑われる場合や腎生検所見を踏まえて臨床的にTA-TMAと診断することが可能である．最近，2つのワーキンググループから非侵襲的にTA-TMAを診断するガイドラインと，1つの検証試験の結果が発表された[4]．残念ながら，この3つのガイドラインはいずれもMAHAの血液学的データに依存しており，腎臓単独のTMA患者を見落とす可能性がある．

HSCT時にTBIを受けた患者のほとんどは，移植片対宿主病(GVHD)の予防または治療のためにカルシニューリン阻害薬(CNI)も投与されている．CNIによって腎機能障害およびTMAの両方が引き起こされることはよく知られている[15]．したがって，TMAの原因を判定することは困難であることも多い．PettittとClarkは，古典的なレビューにおいて，TA-TMAは4つの(重複を含めて)サブタイプに分類できるとしている[16]．1つ目は，早期(HSCT後20〜100日)にCNI投与中の患者に発生するタイプであり，GVHD，サイトメガロウイルス感染，強い前処置治療などをリスクファクターとして急速に進行し，しばしば致死的となる．このタイプは劇症型多因子性TMAと呼ばれている．2つ目は，遅発性(6か月未満)で，MAHAに関連した高血圧，浮腫，腎不全など主に腎臓関連の所見を呈し，全身症状に乏しく重大なGVHDも認めないタイプである．特に，分割されずにTBIが行われた場合やTBIに複数の化学療法薬が同時に用いられた場合にみられる．このタイプは，前処置関連TMAと呼ばれている．残りの2つのサブタイプは，CNI使用と強く関係があり，腎毒性や神経毒性のいずれかを呈し，中止後に臨床的改善が得られるタイプである．

症例1のフォローアップとディスカッション　放射線腎症患者の腎生検の病理学的所見は，内皮細胞の脱落や内皮下拡大，糸球体基底膜の二重化などの血管内皮障害を含む血栓性微小血管症(TMA)所見(選択肢c，d)である．ほかにもメサンギウム融解，毛細血管係蹄内の血小板凝集，糸球体毛細血管内血栓，赤血球の断片化，糸球体細動脈の内膜肥厚，尿細管萎縮などもみられる．

治　療

　放射線腎症や移植関連血栓性微小血管症(TA-TMA)の治療は，高血圧コントロールとCKD関連合併症対策など，主に支持療法である．動物研究によってレニン・アンジオテンシン系(RAS)が放射線腎症発症に関与していることが示されていたため，Cohenらはカプトプリルを使用することでHSCT後のCKD発症が減らせるか否かランダム化試験を行った[17]．彼らはTBIとHSCTの両方を受けた55人の患者をカプトプリル投与群とプラセボ群に無作為に割り付けし，移植日から1年間投与を継続した．1年後の生存者では，カプトプリル群で血清クレアチニンは低く($p=0.2$)，計算上の糸球体濾過量(glomerular filtration rate：GFR)は高かった($p=0.07$)が，いずれも統計的に有意ではなかった．また，やはり統計学的には有意ではないが，TA-TMAの発症率はカプトプリル群で低かった($p=0.1$)．著者らは，TBIとHSCT後のCKD発症を減らすためにカプトプリルには一定の意味がある可能性があると結論づけている．ただし，各グループ内で1年の治療を受けたのはわずか5人であり，カプトプリル使用期間は平均1.8か月であった．

　血漿交換はTA-TMAの治療のために用いられてきたが反応率は50％未満であり，いくつかの症例研究では実質的には効果がみられなかった[18,19]．病理学的には放射線による内皮障害が放射線腎症の初期変化であると考えられており，血漿交換へ反応しないのは驚くに値しない．

症例2　71歳，男性．転移性神経内分泌腫瘍の管理のために三次癌センターに紹介された．受診時の血清クレアチニン値は1.5 mg/dLであった．高血圧に対し，ジヒドロピリジンカルシウムチャネル遮断薬と非選択的β遮断薬の投与を受けていた．腎超音波検査では特に異常なし．最初の診断から約2か月後，外部の施設で，放射性標識オクトレオチドの治療を受けた．205 mCiの^{90}Yttrium-DOTA-Tyr3-octreotide(^{90}Y-DOTATOC)治療後，2か月後および4か月後に，200 mCiの^{177}Lutetium-DOTA-Tyr3-octreotide(^{177}Lu-DOTATOC)投与を受けた．最後の^{177}Lu-DOTATOC投与から9週間後に高血圧の管理のために腎クリニックを受診することとなった．降圧薬服用中にもかかわらず血圧は190/90 mmHgで，末梢の浮腫のため体重は6 kg増加していた．検査データは，血清クレアチニン2.0 mg/dL，ヘモグロビン9.9(13〜17)g/dL，血小板数84(160〜400)×10^3/μL，LDH 324(60〜200)U/L，末梢血液塗抹標本では破砕赤血球が混在していた．ハプトグロビン値は78 mg/dL(30〜200)であった．一般尿検査では少量のアルブミンと中程度の血液を認めたが，沈渣赤血球は強拡大1視野あたりわずか1〜2個という程度で，そのほかは特に目立ったものはなかった．随時尿の尿蛋白量は1.2 g/gCrであった．臨床経過から放射線腎症と診断され，腎生検は施行されなかった．ループ利尿薬に併用するかたちでアンジオテンシン受容体

拮抗薬(ARB)を開始した．高血圧と浮腫は改善されたが，腎機能は悪化を続け，血小板減少症と貧血が持続した．^{177}Lu-DOTATOC の最終治療から5か月半で腎代替療法を開始したが，その1か月後に疾患が進行して死亡した．ペプチド受容体放射性核種療法(PRRT)と関連した放射線腎症は通常いつ頃発症するか？
  a. 6〜12か月．
  b. 9〜12週間．
  c. 13〜24か月．
  d. 1〜2週間．

ペプチド受容体放射性核種療法(PRRT)

　放射線腎症が再び増加している原因としては，TBI以外に放射性同位体の経口療法が行われるようになったことがあげられる．放射性標識ソマトスタチンアナログを用いたペプチド受容体放射性核種療法(PRRT)は，神経内分泌腫瘍の治療に有効である[*1]．神経内分泌腫瘍細胞の表面にはソマトスタチン受容体が発現しており，放射性核種で標識されたオクトレオチド(ソマトスタチンアナログ)を投与することにより，癌細胞に直接的な治療効果を与えることができる．オクトレオチドアナログに加え，放射性標識ガストリン，コレシストキニン，エキセンディン(exendin)アナログなどが，それぞれの表面受容体を発現する腫瘍の治療法として研究されている[20]．
　放射性標識ペプチドのほとんどは12 kDa 未満であり，糸球体基底膜を通過する．近位尿細管では，ソマトスタチンアナログは受容体を介したエンドサイトーシスによって能動的に再吸収される．近位尿細管に取り込まれたペプチドは，リソソーム内でアミノ酸と放射性標識代謝産物に代謝される．これらの代謝産物がリソソーム内にとどまり腎臓中の放射能が比較的高くなることがある[20]．ペプチドアナログは腎排泄性のため，PRRTを受けた患者にとって腎臓は重要な器官である．*in vivo* での研究では，腎臓での^{90}Y-DOTATOC 取り込みには患者間で大きなバラツキがあることが示されており，従来の線量測定法を適用することは困難である[21]．したがって，患者個人の腎臓の容量や吸収されたペプチドが到達する速度などを考慮した，より複雑なモデルを考える必要がある．そうしたモデルを用いた検討で，45 Gy 超の照射量では腎機能は急激に低下することが確認された[22]．この用量は外部照射時よりも高いが，放射線に対する組織反応は吸収線量だけに依存するわけではない．線量率，分割法，臓器内の照射線量分布に加え，放射線の種類やエネルギーなども臓器毒性に影響を与える可能性がある．一般的に

[*1] 訳注：わが国では施行されていない．ソマトスタチン受容体に結合するオクトレオチドを放射性同位体であるイットリウム90(^{90}Y)やルテシウム177(^{177}Lu)でラベリングして腫瘍に取り込ませた後，放射性同位体から出るβ線を用いて腫瘍細胞を破壊するという放射線治療法．治療薬は患者に静脈投与されると腫瘍に集積し，抗腫瘍効果は数か月〜2年ほど持続する．

いえば，体外照射と比較するとPRRTは線量率が低く，臓器中では不均一に分布しやすく，放射線透過距離は短い[20]．

> **症例2のフォローアップとディスカッション**　ペプチド受容体放射性核種療法（PRRT）の結果，高度な慢性腎臓病（CKD）および末期腎臓病（ESKD）が発症することが報告されている[23～25]．本症例は，典型的な放射線腎症の症例で治療6～12か月後に徴候や症状を認めた．腎生検が行われたならば，所見は血栓性微小血管症（TMA）であったと思われる．正解はa．

　PRRTの腎毒性を軽減するため，下記のような対処法がとられてきた．例えば，塩基性アミノ酸のリジンおよびアルギニンは，放射性標識ペプチドの近位尿細管での再吸収を競合的に阻害する作用をもつため，これらを混注して投与することが現時点でのPRRTにおける標準的な腎保護療法となっている．^{90}Yttrium（^{90}Y）の代わりにβ崩壊時のエネルギーが相対的に低い^{177}Lutetium（^{177}Lu）を使用することで糸球体への放射線量が抑えられるため，この方法でも腎毒性を減らすことができる[20],*2．

引用文献

1. Dawson LA, Kavanagh BD, Paulino AC, Das SK, Miften M, Li XA, et al. Radiation-associated kidney injury. Int J Radiat Oncol Biol Phys. 2010;76(3 Suppl):S108–15.
2. Luxton RW. Radiation nephritis. Quart J Med. 1953;22(86):215–42.
3. Cohen EP, Moulder JE. Radiation nephropathy. In: Cohen EP, editor. Cancer and the kidney. 2nd ed. New York: Oxford University Press; 2011. p. 193–204.
4. Singh N, McNeely J, Parikh S, Bhinder A, Rovin BH, Shidham G. Kidney complications of hematopoietic stem cell transplantation. Am J Kidney Dis. 2013;61(5):809–21.
5. Cassady JR. Clinical radiation nephropathy. Int J Radiat Oncol Biol Phys. 1995;31(5):1249–56.
6. Cohen EP. Radiation nephropathy after bone marrow transplantation. Kidney Int. 2000;58(2):903–18.
7. Hoopes PJ, Gillette EL, Cloran JA, Benjamin SA. Radiation nephropathy in the dog. Br J Cancer Suppl. 1986;7:273–6.
8. Cohen EP, Robbins ME. Radiation nephropathy. Semin Nephrol. 2003;23(5):486–99.
9. Moulder JE, Fish BL. Influence of nephrotoxic drugs on the late renal toxicity associated with bone marrow transplant conditioning regimens. Int J Radiat Oncol Biol Phys. 1991;20(2):C7.
10. Delgado J, Cooper N, Thomson K, Duarte R, Jarmulowicz M, Cassoni A, et al. The importance of age, fludarabine, and total body irradiation in the incidence and severity of chronic renal failure after allogeneic hematopoietic cell transplantation. Biol Blood Marrow Transplant. 2006;12(1):75–83 (Journal of the American Society for Blood and Marrow Transplantation).
11. Breitz H. Clinical aspects of radiation nephropathy. Cancer Biother Radiopharm. 2004;19(3):359–62.
12. Chang A, Hingorani S, Kowalewska J, Flowers ME, Aneja T, Smith KD, et al. Spectrum of renal pathology in hematopoietic cell transplantation: a series of 20 patients and review of the literature. Clin J Am Soc Nephrol: CJASN. 2007;2(5):1014–23.

---

*2 訳注：^{177}Luは中エネルギーβ線放出核種（0.5 MeV），^{90}Yは高エネルギーβ線放出核種（2.27 MeV）であり，それぞれのβ線による最大到達距離はそれぞれ2.1 mm，12.0 mmである．

13. Emami B, Lyman J, Brown A, Coia L, Goitein M, Munzenrider JE, et al. Tolerance of normal tissue to therapeutic irradiation. Int J Radiat Oncol Biol Phys. 1991;21(1):109–22.
14. Glezerman IG, Jhaveri KD, Watson TH, Edwards AM, Papadopoulos EB, Young JW, et al. Chronic kidney disease, thrombotic microangiopathy, and hypertension following T cell-depleted hematopoietic stem cell transplantation. Biol Blood Marrow Transplant. 2010;16(7):976–84 (Journal of the American Society for Blood and Marrow Transplantation).
15. Pham PT, Peng A, Wilkinson AH, Gritsch HA, Lassman C, Pham PC, et al. Cyclosporine and tacrolimus-associated thrombotic microangiopathy. Am J Kidney Dis. 2000;36(4):844–50.
16. Pettitt AR, Clark RE. Thrombotic microangiopathy following bone marrow transplantation. Bone Marrow Transplant. 1994;14(4):495–504.
17. Cohen EP, Irving AA, Drobyski WR, Klein JP, Passweg J, Talano JA, et al. Captopril to mitigate chronic renal failure after hematopoietic stem cell transplantation: a randomized controlled trial. Int J Radiat Oncol Biol Phys. 2008;70(5):1546–51.
18. Sarode R, McFarland JG, Flomenberg N, Casper JT, Cohen EP, Drobyski WR, et al. Therapeutic plasma exchange does not appear to be effective in the management of thrombotic thrombocytopenic purpura/hemolytic uremic syndrome following bone marrow transplantation. Bone Marrow Transplant. 1995;16(2):271–5.
19. Batts ED, Lazarus HM. Diagnosis and treatment of transplantation-associated thrombotic microangiopathy: real progress or are we still waiting? Bone Marrow Transplant. 2007;40(8):709–19.
20. Vegt E, de Jong M, Wetzels JF, Masereeuw R, Melis M, Oyen WJ, et al. Renal toxicity of radiolabeled peptides and antibody fragments: mechanisms, impact on radionuclide therapy, and strategies for prevention. J Nucl Med. 2010;51(7):1049–58.
21. Pauwels S, Barone R, Walrand S, Borson-Chazot F, Valkema R, Kvols LK, et al. Practical dosimetry of peptide receptor radionuclide therapy with (90)Y-labeled somatostatin analogs. J Nucl Med. 2005;46 Suppl 1:92S–8S.
22. Barone R, Borson-Chazot F, Valkema R, Walrand S, Chauvin F, Gogou L, et al. Patient-specific dosimetry in predicting renal toxicity with (90)Y-DOTATOC: relevance of kidney volume and dose rate in finding a dose-effect relationship. J Nucl Med. 2005;46 Suppl 1:99S–106S.
23. Cybulla M, Weiner SM, Otte A. End-stage renal disease after treatment with 90Y-DOTATOC. Eur J Nucl Med. 2001;28(10):1552–4.
24. Valkema R, Pauwels SA, Kvols LK, Kwekkeboom DJ, Jamar F, de Jong M, et al. Long-term follow-up of renal function after peptide receptor radiation therapy with (90)Y-DOTA(0), Tyr(3)-octreotide and (177)Lu-DOTA(0), Tyr(3)-octreotate. J Nucl Med. 2005;46 (Suppl 1):83S–91S.
25. Moll S, Nickeleit V, Mueller-Brand J, Brunner FP, Maecke HR, Mihatsch MJ. A new cause of renal thrombotic microangiopathy: yttrium 90-DOTATOC internal radiotherapy. Am J Kidney Dis. 2001;37(4):847–51.

第13章／異常蛋白血症と腎臓病

Nelson Leung, Samih H. Nasr

【略語】
C3NeF	C3 nephritic factor	C3 腎炎因子
CLL	Chronic lymphocytic leukemia	慢性リンパ性白血病
CR	Complete response	完全寛解
CSH	Crystal storing histiocytosis	結晶蓄積性組織球症
DDD	Dense deposit disease	デンスデポジット病
EM	Electron microscopy	電子顕微鏡
ESKD	End-stage kidney disease	末期腎臓病
GBM	Glomerular basement membrane	糸球体基底膜
FLC	Free light chains	遊離軽鎖
HCDD	Heavy chain deposition disease	重鎖沈着症
IF	Immunofluorescence	免疫蛍光法
ITG	Immunotactoid glomerulonephritis	イムノタクトイド糸球体腎炎
LCDD	Light chain deposition disease	軽鎖沈着症
LCFS	Light chain Fanconi syndrome	軽鎖 Fanconi 症候群
LHCDD	Light-heavy chain deposition disease	軽鎖-重鎖沈着症
LPL	Lymphoplasmacytic lymphoma	リンパ形質細胞リンパ腫
MBL	Monoclonal B cell lymphocytosis	単クローン性B細胞リンパ球増加症
MIDD	Monoclonal immunoglobulin deposition disease	単クローン性免疫グロブリン沈着症

N. Leung (✉)
Department of Nephrology and Hypertension, Hematology, Mayo Clinic Rochester,
200 First Street SW, Rochester, MN 55905, USA
e-mail: leung.nelson@mayo.edu

S. H. Nasr
Division of Anatomic Pathology Mayo Clinic Rochester, 200 1st St SW, W4, Rochester,
MN 55905, USA
e-mail: nasr.samih@mayo.edu

© Springer Science+Business Media New York 2015
K. D. Jhaveri, A. K. Salahudeen (eds.), *Onconephrology*,
DOI 10.1007/978-1-4939-2659-6_13

MG	Monoclonal gammopathy	単クローン性ガンマグロブリン血症
MGRS	Monoclonal gammopathy of renal significance	腎臓における病的意義のある単クローン性ガンマグロブリン血症
MGUS	Monoclonal gammopathy of undetermined significance	意義不明の単クローン性ガンマグロブリン血症
MM	Multiple myeloma	多発性骨髄腫
MPGN	Membranoproliferative glomerulonephritis	膜性増殖性糸球体腎炎
NSAID	Nonsteroidal anti-inflammatory drug	非ステロイド性抗炎症薬
OS	Overall survival	全生存期間
PGNMID	Proliferative glomerulonephritis with monoclonal IgG deposits	単クローン性 IgG 沈着を伴う増殖性糸球体腎炎
PLEX	Plasmapheresis	血漿交換療法(プラズマフェレシス)
SAP	Serum amyloid P	血清アミロイド P
SLL	Small lymphocytic lymphoma	小リンパ球性リンパ腫
SMM	Smoldering multiple myeloma	くすぶり型多発性骨髄腫
TBM	Tubular basement membrane	尿細管基底膜
THP	Tamm-Horsfall protein	Tamm-Horsfall 蛋白
WM	Waldenström's macroglobulinemia	Waldenström マクログロブリン血症

　異常蛋白血症とは，B 細胞由来（多くは形質細胞）のあるクローンの増殖に伴い単クローン性ガンマグロブリン血症（MG）が生じている状態である．MG は，良性または悪性の血液疾患で認められる可能性がある．良性の MG は「意義不明の単クローン性ガンマグロブリン血症」(MGUS)として知られているが，この診断基準は，血清の単クローンスパイクが 3 g/dL 未満，かつ骨髄中の形質細胞が 10%未満であることである[1]．名称からもわかるように MG による末端臓器の障害は認められない．MGUS は，単クローン性形質細胞増加症，単クローン性 B 細胞リンパ球増加症（MBL），低悪性度 B 細胞リンパ腫などのクローン増殖を示す障害の結果みられることがある．定義上 MGUS は良性疾患であるが，悪性の血液学的疾患に変化することがあり，多発性骨髄腫（MM）に変化することが最も高い．一般に，悪性へ変化するリスクは継続的に年間約 1%程度であり[2]，このリスクは時間が経過しても減ることはない．前悪性状態および悪性状態としては，くすぶり型多発性骨髄腫（SMM）と MM，リンパ形質細胞性リンパ腫（LPL）と慢性リンパ性白血病（CLL）/小リンパ球性リンパ腫（SLL）などのリンパ腫が含まれる．LPL は，Waldenström マクログロブリン血症（WM）に関連する血液学的異常である．これらの疾患には，増殖率が高く臓器障害がみられるという特徴がある．

　腎臓への傷害は，異常蛋白血症に共通して認められる[3]．異常蛋白血症に伴う腎臓病について広く誤解されている点が 2 つある．1 つ目は，腎障害の発症には悪性疾患の発症が必要であるという誤解である．異常蛋白血症に関連した腎臓病を有する患者の尿か

ら単離された単クローン性蛋白を用いた動物実験でヒトの腎臓病を再現可能なことが示されている[4]．臨床的には，免疫グロブリン軽鎖(AL)アミロイドーシス患者の大多数や単クローン性免疫グロブリン沈着症(MIDD)患者の約1/3は，MMやほかの悪性疾患に罹患していないということがわかっている[5,6]．この点をより明確に説明するため，最近では，血液学的には前癌状態であるが腎臓病を引き起こすMGを指して，「腎臓における病的意義のある単クローン性ガンマグロブリン血症」(MGRS)という用語を用いるようになっている[7]．2つ目は，特定の腎臓病は特定のクローン障害から生じるという誤解である．実際には特定の傾向はあるものの，どのような腎臓病が発症するかは最終的には単クローン性蛋白によって規定されるもので，それを産生する細胞によって決まるものではない．例えば，円柱腎症のほとんどはMMで生じるが，CLLやLPLでも報告されている．同様に，イムノタクトイド糸球体症の65%はCLLを合併しているが，MMやLPLでも報告されている[8]．

単クローン性蛋白はさまざまな種類の腎傷害を引き起こす．こうしたパラプロテイン関連腎疾患を分類するためにはいくつかの方法があるが，1つの方法は傷害が起こる部位に基づき分類する方法である．例えば，Fanconi型の近位尿細管症や円柱腎症などは，主に尿細管と尿細管間質に限定して生じる一方，MIDDおよびALアミロイドーシスは糸球体病変を呈することが多い．しかしながらALアミロイドーシスは糸球体，尿細管，血管を含むこともありオーバーラップがみられる．もう1つの分類方法は，腎臓への傷害機序によって分類するものである．本章はこの分類法を採用している．アミロイドーシスについては次章で詳細に記載するので，本章ではこれ以上触れないこととする．

沈着（無構造な沈着物）

症例1　58歳，女性．3年間にわたりクレアチニンが上昇している．子宮摘出術の際に初めて指摘されて以降，クレアチニンは徐々に増加し，2.4 mg/dLに達した．初期の尿検査所見は顕微鏡的血尿のみであった．超音波および逆行性尿路造影では特に所見を認めなかった．血圧は162/95 mmHg，脈拍92で，聴診でS4が指摘された．呼吸音は両側とも正常．両側3+の浮腫を認めた．2.8 g/日の蛋白尿が認められ，尿中アルブミンは72%，単クローン性のIgGκがわずかながら同定された．血清蛋白電気泳動でMスパイクは確認されなかったが，免疫固定検査にて単クローン性のIgGκが検出された．血清遊離κ軽鎖は447 mg/dL，λ軽鎖は0.673 mg/dL，比は664であった．腎生検で予想される最も可能性の高い病態は何か？
　a．軽鎖円柱腎症．
　b．MIDD．
　c．ALアミロイドーシス．
　d．膜性腎症．

● 単クローン性免疫グロブリン(Ig)沈着症(MIDD)

単クローン性免疫グロブリンが無構造に沈着する代表的疾患がMIDDである．MIDDは，軟部組織における非線維性の単クローン性蛋白の沈着を特徴とする疾患群であり，軽鎖沈着症(LCDD)，軽鎖-重鎖沈着症(LHCDD)，重鎖沈着症(HCDD)を含む[9]．本疾患群が初めて報告されたのは1950年代で，糖尿病のないMM患者における糖尿病での糸球体硬化像に類似した病変が記載されたものである[10]．最初のMIDD例は1974年にAntonovychによって抄録として記載されたLCDDであり，その後1976年にRandallによって論文として報告された[11]．アミロイドやイムノタクトイドとは異なり，これらの疾患における沈着物は無構造で顆粒状である．MIDDのなかで最も頻度が高いのはLCDDで，最も稀なのはHCDDである．MIDDはMM患者の剖検例の5%で認められ[12]，これは，ALアミロイドーシスの約半分の発症率である．MIDDは，腎臓以外でも，肺，心臓，肝臓，脳でも報告されている[13,14]が，腎病変が主体である[6,9]．

症例1のフォローアップとディスカッション　　腎生検が施行され，メサンギウム領域の結節性硬化像が認められた．過ヨウ素酸シッフ(periodic acid-Schiff：PAS)は弱陽性，銀染色では陰性であり，軽度のメサンギウム細胞増殖も伴っていた．赤血球円柱も認められた．尿細管と糸球体基底膜(GBM)に沿ってκ軽鎖が線状に3+で染まり，λ軽鎖は陰性であった．κ軽鎖染色はメサンギウム領域でも3+で陽性であった(図13.1)．電子顕微鏡では，メサンギウムと毛細血管係蹄内(基底膜内および内皮下)に多数の点状粉末状の電子密度の高い沈着物が認められた．骨髄生検ではκ軽鎖制限のかかった形質細胞が40%を占めていた．骨病変の検索で小さな溶骨性病変が上腕骨や大腿骨で認められた．多発性骨髄腫(MM)に伴うMIDDと診断された．シクロホスファミド，ボルテゾミブ，およびデキサメタゾンの治療を4サイクル施行し，続いて自家幹細胞移植を行った．血液学的には完全寛解が得られ，幹細胞移植1年

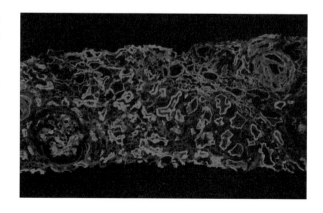

図13.1　κ軽鎖に対する免疫染色で，尿細管基底膜(TBM)が線状に染まっている．糸球体でも一部の糸球体基底膜(GBM)に沿った線状パターンとメサンギウムにおける結節性パターンの染色がみられる．
〔カラー ☞ p.377 参照〕

後の血清クレアチニンは1.6 mg/dL，尿蛋白は149 mg/dLであった．

　MIDDのほぼすべての患者に腎機能障害や蛋白尿が認められる．発症年齢の中央値は51〜57歳であるが，22〜94歳という報告例がある[6,9,15,16]．患者の約2/3は男性である．尿蛋白の中央値は2.7〜4.1 g/日である[6,9]．患者の40％でネフローゼ症候群が認められる．ある報告では，HCDD患者で尿蛋白量が多い可能性が指摘されている．顕微鏡的血尿の頻度は高い(62％)が，肉眼的血尿を認めることは稀である(3％)．腎機能障害もまたほぼ必発であり，受診時の平均血清クレアチニンは3.8 mg/dLである．フォローアップ期間中に39〜57％の患者が末期腎臓病(ESKD)に至っている．全生存期間(OS)の中央値は13〜90か月と報告によってバラツキがみられる[9,16]．腎臓の組織学的所見，MMおよび溶骨性骨病変の有無によって生存率に差が認められた．

　組織学的には，MIDDでみられる最も重要な病変は結節性メサンギウム硬化像であり[9,11,17,18]，症例の2/3で認められている[9,11,17,18]．この結節像は，PAS染色およびJones銀染色に陽性であり，糖尿病性腎症でみられるKimmelstiel-Wilson結節と比較すると，若干大きさが均一な傾向がみられるものの実際のところほぼ区別がつかない．そのほかにも，非結節性のメサンギウム硬化像，膜性増殖パターン，さらには半月体形成などの所見もみられることがある．診断は，免疫蛍光法(IF)で行われ，単クローン性軽鎖や重鎖，または免疫グロブリン(Ig)全体が，直線状のパターンで糸球体基底膜や尿細管基底膜に沿って染まることを確認する．沈着はメサンギウムでみられるが，尿細管基底膜または糸球体基底膜よりも信頼度は低い．血管壁では，単クローン性蛋白がくもの巣状に沈着する．LCHDDとHCDDではC3の沈着も認められる．確定診断は電子顕微鏡で行われ，免疫蛍光法で認められた沈着物の電子密度が高いこと，顆粒状・無構造であることを確認する．MIDDは，しばしば同一腎臓内でほかの病変と合併して認められる．例えば，骨髄腫の円柱腎症(MCN)，ALアミロイドーシス，および細線維性糸球体腎炎(fibrillary glomerulonephritis)などとの合併が報告されている[19,20]．

　MIDDの診断基準については現在も議論が続いている．専門家のなかでも，診断には免疫蛍光法と電子顕微鏡の両方で沈着を確認することが必要という意見と，免疫蛍光法所見のみが必須とする意見がある．ある単施設での調査では，64人の患者全員で免疫蛍光法および電子顕微鏡の両方で沈着物が陽性であった[9]．一方，イタリアの調査では63人の患者のうち97％で免疫蛍光法は陽性であったが，電子顕微鏡で陽性であったのは77％にすぎなかった[6]．ほかにも，もっと小規模な研究では，免疫蛍光法が95％で陽性であった40人の患者のうち，電子顕微鏡で粒状沈着物を確認できたのはわずか73％であった，とする報告もみられる[21]．さらに別の報告では，電子顕微鏡陰性例の多くで骨髄腫の円柱腎症の所見が認められていた[6,22]．検査の感度は，沈着部位に依存するという認識が重要である．免疫蛍光法ではほぼ確実に尿細管基底膜の沈着を検出できる(95％以上)が，電子顕微鏡では糸球体基底膜が尿細管基底膜よりも検出率が高い(糸球体基底膜：47.8〜74％，尿細管基底膜：34.8〜56％)[9,21]．免疫蛍光法でのみ沈着が確

認された患者における腎臓の予後についてのデータは今のところ存在しない．しかし，腎臓と患者のアウトカムは骨髄腫の円柱腎症の合併の有無によって変わってくる[16]．

　古い報告では，MIDD 患者でいつも単クローン性蛋白が認められていたわけではない．例えば，Pozzi らの研究では，免疫固定法で単クローン性蛋白が同定されるのは，血清で 76％のみ，尿で 90％であり，患者の 6％ではいずれも陰性であった[6]．一方，Nasr らの研究では，血清遊離軽鎖のアッセイの結果は全例で異常であった[9]．血清遊離軽鎖のアッセイは，免疫グロブリン重鎖がしばしば切断された形になっている HCDD[*1] 患者において特に有用である[23]．これらの患者では，切断された重鎖蛋白を免疫固定法で検出することが困難な場合があるが，遊離軽鎖および遊離軽鎖比は全例で異常値を示す[9]．骨髄生検上では 59～65％が多発性骨髄腫（MM）と診断され，3％が慢性リンパ性白血病（CLL）によるものであったと報告されている[6,9]．残りは特発性とされていたが，現在では腎臓における病的意義のある単クローン性免疫グロブリン血症（MGRS）と分類されることになるであろう[7]．

　LCDD でみられる単クローン性蛋白としては κ 鎖が λ 鎖よりもはるかに多く，報告例の 75％は κ 鎖クローンである[6,9,18,24]．κ のサブタイプのなかでは V_{KI} が最も高頻度のようである[25]．κ 軽鎖が過剰に発現する理由として，その三次および四次構造に起因している可能性が考えられている．κ 軽鎖の構造は解析上，8 位に保存されたシス（cis）位のプロリンのため，CDR2[*2] 係蹄内で β エッジ構造を示す[26]．このプロリンは λ 軽鎖ではトランス（trans）位となっている．それだけでなく λ 軽鎖では多くの場合 9 位に別のトランス位のプロリンが続くことが多い．β エッジ構造に曝されることにより，κ 軽鎖は自然と凝集してオリゴマーを形成し，細長い細線維構造をとる．これらの細線維は，血清アミロイド P（SAP）または Congo red で染まるアミロイド線維には結合せず，したがってアミロイドの特性は有さない．これらのオリゴマーが，MIDD にみられる沈着を形成していると考えられている．

　MIDD における腎機能予後および生命予後はいずれもさまざまであり，いくつかの要因に依存している．MM や骨髄腫の円柱腎症が合併している場合には，腎機能予後と生命予後のいずれも不良である[16]．MIDD 単独の患者では 43.5％で腎機能回復がみられるのに対し，MIDD＋骨髄腫の円柱腎症合併患者では腎機能の回復が 9.1％とごく稀にしかみられない．MIDD 患者の全生存期間（OS）の中央値が 48 か月であるのに対し，MIDD＋骨髄腫の円柱腎症合併例では 21 か月であった（$p = 0.0453$）．別のある研究では，対象患者のうち MM 合併症例が占める割合はわずか 21.0％で，患者全体の 5 年生存率は 71％であった．しかし，腎臓の生存率は 40％にすぎなかったという[15]．このことから，MGRS への治療が不適切なために末期腎臓病（ESKD）に至る率が高くなっていることが

[*1] 訳注：HCDD に関与する重鎖はしばしば定常部（constant domain）が欠けた短縮重鎖蛋白である．
[*2] 訳注：相補性決定領域（complementarity-determining region：CDR）．抗体の可変領域のうち，直接抗原と接触する領域は特に変化が大きい超可変領域のこと．

疑われる．効果的な化学療法を行うことが腎臓および患者両方の生存に対して明らかに重要である．最近の研究で，64人の患者中20％が症候性のMMを有し，新しい骨髄腫治療薬を使用できたコホートでは，OSは90か月であった[9]．

MIDDの治療は，単クローン性蛋白の原因となっているクローンに応じて行われるべきである[27]．MMまたはCLLの患者では，基礎になっているこれらの血液学的悪性腫瘍に対して適切な治療を行うべきである．MGRS患者（骨髄中の形質細胞が10％以下）の患者では，腎機能を保護するために細胞傷害性療法を用いた治療が必要とされる[16]．しかし，これらの患者は悪性疾患を有しているわけではないため，化学療法に関連する毒性を最小限に抑えることは，有効性を得ることと同じくらい重要である．MIDDの治療では，腎毒性がなく腎で代謝を受けない薬物のボルテゾミブを中心とした治療が選択されることが多い[28,29]．ただし，末梢神経障害などのいくつかの深刻で長期的な副作用があり，特にMGRS単独の患者では，可能な限り毒性を低減するためあらゆる注意を払う必要がある[30]．単独で，または導入化学療法後のいずれかのタイミングで行う自家幹細胞移植もよい成績が報告されている[19,29,31～33]．最後に，MMを合併しておらず腎移植候補でもないESKD患者に対する治療は必要ないことにも注意が重要である[7,27]．

クローンの増殖を抑制することができるならば，MIDDにおける腎移植も可能である．単クローン性蛋白の合成が持続している患者では再発率が80％と高いことが確認されている[34]．したがって，腎移植は，血液学的な完全寛解（CR）に達した患者のための優先的治療選択肢とするべきである．ここでのCRの定義は，①血清および尿中の単クローン性蛋白が存在しないこと，②骨髄中の形質細胞クローンが存在しないこと，③血清遊離軽鎖比が正常であること，である．このうち，最後の③の基準は，進行したCKDでも数値が変化するため，評価困難な場合がある[35]．MM患者ではMGRSよりも頻繁に再発する傾向があるため，腎移植の施行も困難なことが多い[19]．

●単クローン性蛋白の沈着による膜性増殖性糸球体腎炎（MPGN）

症例2　生来健常な35歳，女性．急に，高血圧，顕微鏡的血尿および10g/日の蛋白尿を呈した．クレアチニンは0.8mg/dLであった．最初の腎生検では，軽鎖-重鎖沈着症（LHCDD）と診断された．血清と尿蛋白電気泳動は陰性であった．骨髄生検標本は判定に不適切なものであった．シクロホスファミドとプレドニゾロンの初期治療が開始された．サリドマイドが追加されたが副作用のため中止された．クレアチニンは1.4mg/dLまで増加し，8.8g/日の尿蛋白を認めた．蛋白尿は治療に反応した（1.4g/日）が，無石胆嚢炎を発症したためシクロホスファミドは中止された．クレアチニンは1.9mg/dLまで増加した．ミコフェノール酸モフェチルの投与を開始したが，蛋白尿は増加した．リツキシマブ投与も行ったが，全く効果が得られなかった．蛋白尿は4.5g/日まで増加したため，シクロホスファミドとプレドニゾロンが再開された．尿蛋白量は安定したが，クレアチニンは上昇した．タクロリムスも投与されたが，蛋白尿とクレアチニンは増加し続けた．初発から5年後，ESKDのために透

> 析療法が開始された．透析開始 3 年後に，患者は腎移植を受けた．移植時，単クローン性の IgAλ が血液と尿で確認された．移植 3 か月後のクレアチニンは 1.4 mg/dL，蛋白尿は 1.7 g/日であった．遊離 κ 軽鎖が 12.3 mg/dL，λ 鎖は 8.65 mg/dL，比は 1.43 であった．移植片の生検では，膜性増殖性糸球体腎炎(MPGN)を示し，沈着は IgA と λ で染まり，κ 染色は陰性であった．沈着物は，20 nm の周期性をもつ結晶構造であった．移植後 4 か月でクレアチニンは 3.3 mg/dL に増加した．
>
> もし上記の症例の免疫蛍光法で C4d 沈着が認められなかったとしたら，MPGN パターン障害の二次的な理由として考えられるのは下記のいずれであろうか．
> a．リンパ腫．
> b．骨髄腫．
> c．B 型肝炎または C 型肝炎．
> d．慢性リンパ性白血病(CLL)．

無構造の単クローン性免疫グロブリン(MG)沈着症のもう 1 つの例が MPGN である．つい最近まで，MPGN が MG と関連するということは想定されていなかった．しかし，新しい分類方式では，組織学的というよりむしろ病態生理学的な立場から，MG が MPGN の主な原因の 1 つであるとしている．新しい分類では，MPGN は免疫グロブリンが沈着するタイプと補体成分だけが沈着するタイプに分けられる[36],[*3]．補体だけが沈着するタイプは通常，補体カスケードの調節障害による活性化によって生じる．免疫グロブリン沈着によるものは，多クローン性免疫グロブリン沈着(通常，感染症または自己免疫異常に続発する)と，単クローン性免疫グロブリン沈着とにさらに分類される[36,37]．この新しい分類は Mayo Clinic の単施設の検討によっても支持されている．この報告は B 型肝炎，C 型肝炎，デンスデポジット病(DDD)を除外した症例の 41％で，体循環中に単クローン性蛋白が存在し，腎臓に単クローン性免疫グロブリンが沈着していることを確認したものであった[38]．ほとんどの症例は MGRS に分類されたが，21％は MM の基準を満たしていた．ほかの血液学的診断としては，Waldenström マクログロブリン血症(WM)，慢性リンパ性白血病(CLL)やそのほかのリンパ腫などがあった．

本症の腎障害は，膜性増殖性パターンである．糸球体はメサンギウムの拡大と細胞増殖で腫大する[38]．好酸性沈着物と二重化によって糸球体基底膜は肥厚することが多い．細胞成分には単核球も好中球も含まれる．半月体が認められることも稀ではない．もっと進行した症例では，巣状全節性糸球体硬化や，尿細管細胞の脱落，間質線維化が認められる．免疫蛍光法では，一般に単クローン性 IgG 沈着が毛細血管壁に沿って認められる．単クローン性 IgG 沈着部位と同じ領域で C3 も認められることがある．メサンギウムにも沈着の認められることがあるが，毛細血管壁よりは頻度が低い．沈着している IgG は，単一免疫グロブリン軽鎖や重鎖サブクラスへの制限を示す．電子顕微鏡では，

[*3] 訳注：章末(p.269)の訳注 2 参照．

高電子密度の沈着物は一定の構造をもたず，多くは顆粒状に観察される．沈着は主に毛細血管壁の内皮下に認められ，メサンギウムで観察されることもある．

> **症例2のフォローアップとディスカッション**　骨髄生検で，λ軽鎖制限を示す形質細胞が30％を占めており，多発性骨髄腫（MM）と診断された．患者はシクロホスファミド，ボルテゾミブとデキサメタゾンの治療を開始した．

一次性MPGN障害パターンと同様に，（例えば，ウイルスや悪性疾患などの）二次性MPGNをきたす病因の除外が必要である．予後はMMを合併しているかどうかで決まる．ある研究では，患者の50％は2年の追跡期間中に死亡し，CKDの状態が安定していたのは1例だけであった[38]．MGRSを有する患者16例のうち，6例の腎機能は安定，2例で腎機能が低下し，2例でESKDに進行した．これ以外の6例の患者ではデータが確認できなかった．MPGNと単クローン性IgG沈着を有する患者では，腎移植を受けてもその75％が移植腎において再発が認められた[39]．再発は，その全例で腎移植後12か月以内に認められた．

● 単クローン性IgG沈着を伴う増殖性糸球体腎炎（PGNMID）

無構造な沈着物を特徴とするもう1つの腎臓病として，PGNMIDがある[40,41]．名前が示唆するように通常，PGNMIDは増殖性糸球体腎炎を呈する．多くは，広汎な管内増殖性糸球体腎炎パターンを示す．毛細血管管腔内の細胞数増加が特徴で，しばしば白血球浸潤と管腔閉塞を伴う．PGNMIDでは，MPGNパターンと重複することも多く，半月体形成や膜性パターンを呈することもある．免疫蛍光法では，単クローン性IgGの顆粒状染色が，しばしばC3の沈着とともに認められる．電子顕微鏡では，沈着は糸球体に限られる．多くの場合毛細血管壁内皮下に沈着するが，上皮下および膜内沈着物が認められることもある．また，症例によっては結晶格子状の構造が確認されることもある．単クローン性IgAが沈着する亜型も報告されている[42]．

PGNMIDが，単クローンな沈着を呈するMPGNの一種と扱うべきか，独立した疾患とすべきか，まだ議論が残るところである．PGNMIDにはほかにみられない独特な特徴がある．第一に，単クローン性IgG3の頻度が特に高いことである．症例の約2/3はIgGκを伴うIgG3沈着を示し，既報告例の50％を占めている．もう1つの特徴は，MMの合併が低率であることである．37例の患者の報告では，症候性のMMを認めたのは1例のみであった．実際，診断時に循環血液中に単クローン性蛋白が検出された患者は30％に満たなかった．にもかかわらず，単クローン性蛋白に伴うMPGNもPGNMIDのいずれも，腎移植後に非常に高率に再発している[39,43]．

このような患者の腎臓の予後は不良である．フォローアップ期間の中央値30か月の間に，患者の37.5％は持続性のCKDを呈し，21.9％はESKDに進行した[41]．15.6％が死亡，そのうちの2人は転移性癌による死亡であった．治療は56.3％の患者に行われた

が，化学療法や骨髄腫に対する治療を受けたのはわずか10％であった．腎移植後の再発率は高く，患者4例のケースシリーズでは腎移植平均3.8か月後に再発がみられるという報告もある[43]．再発後のリツキシマブやシクロホスファミドによる強力な治療は蛋白尿の改善に効果はあるが，再発後の移植腎機能の喪失も稀ではない．早期に発見し，有効な治療を開始することで結果が違ってくることと思われる．

症例3　75歳，女性．CKDの評価目的に受診した．患者は1.5年の間，倦怠感を感じていた．主に手の変性関節疾患の治療のために非ステロイド性抗炎症薬（NSAID）を相当量使用していた．風邪をひき，鼻閉に対する薬物と抗ヒスタミン薬を服用し始めた際，運転や文字を明瞭にうまく書くことができなくなり，患者は医療機関に受診する必要があると感じた．クレアチニン値は3.6 mg/dLで，ベースライン値の1.9 mg/dLから高くなり悪化していた．蛋白尿は2 g/日であった．腎生検では活動性のある尿細管間質性腎炎の所見であった．プレドニゾロン投与（高用量で開始し，その後減量）が開始され，8週間の投薬を受けた．症状は改善したが，クレアチニン値は3 mg/dL台前半のままだった．追加検査で，血清中にIgGκによるMスパイクを1 g/dL認めた．κ軽鎖は26.4 mg/dL，λ軽鎖は2.38 mg/dLで，比は11.1であった．骨髄では5〜10％の形質細胞を認めた．腎生検標本を改めて評価したところ，尿細管間質性腎炎に加えて，尿細管上皮細胞内に大量の細胞質内結晶封入体を認め，尿細管上皮細胞の免疫染色ではκ軽鎖がλ軽鎖よりも強い染色性を示していた（図13.2）．関連する検査所見としては尿酸が2.4 mg/dL，リンが4.1 mg/dL，尿糖陽性，尿中システイン値とグリシン値も上昇していた．診断として何が最も疑われるか？
　a．単クローン性免疫グロブリン沈着症（MIDD）．
　b．軽鎖Fanconi症候群．

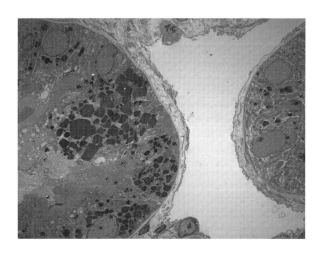

図 13.2　電子顕微鏡（EM）では近位尿細管内に多数の高電子密度の細胞内結晶様構造を認める．

c. AL アミロイドーシス.
　d. 円柱腎症.

沈着（秩序ある構造をもつ沈着物）

●軽鎖 Fanconi 症候群（LCFS）と近位尿細管症

　軽鎖 Fanconi 症候群（LCFS）とは，単クローン性軽鎖結晶が近位尿細管に沈着することを特徴とする稀な疾患である．Fanconi 症候群という用語は，電解質を喪失する疾患であることを意味している．結晶沈着症としてはほかにクリオグロブリン血症と，結晶蓄積性組織球症（CSH）などがある．結晶蓄積性組織球症では，骨髄やほかの臓器において細胞質内に IgG の結晶を伴う組織球の集簇がみられる．結晶蓄積性組織球症と同様，軽鎖 Fanconi 症候群のクローンのほぼ 90% は κ 鎖で V_{kI} を含む頻度が高い[44,45]．ほぼ半数近くの患者で多発性骨髄腫（MM）が基礎にあり，そのほかには Waldenström マクログロブリン血症（WM），慢性リンパ性白血病（CLL），くすぶり型 MM，腎臓における病的意義のある単クローン性ガンマグロブリン血症（MGRS）などがみられる．

> **症例 3 のフォローアップとディスカッション**　　患者は，6 サイクルのボルテゾミブとデキサメタゾンによる治療を受けた．部分的寛解が得られ，遊離 κ 軽鎖は 11.4 mg/dL となり，比は 5.28 まで低下した．しかし，クレアチニンは 4.2 mg/dL まで増加した．このため，シクロホスファミドを追加し，さらに 15 サイクル治療を継続した．遊離 κ 軽鎖は 3.80 mg/dL まで減少，比は 4.71 となり，クレアチニンは 2.1 mg/dL までに減少した．蛋白尿症は，588 mg/日で不変であった．本症例は，軽鎖 Fanconi 症候群例である．したがって，正解は b．

　軽鎖 Fanconi 症候群患者の年齢の中央値は 57 歳で，58% が男性患者である．一般に，これらの患者は，非ネフローゼレベルの蛋白尿と腎機能障害を呈する．加えて，尿糖，骨痛，骨軟化症，非外傷性骨折および易疲労感を呈することが多い．低尿酸血症（66%），低リン血症（50%），低カリウム血症（44%）などの電解質異常もよくみられる[41]．腎機能の低下に伴って，電解質異常が顕在化しにくくなることにも注意が必要である．しかし，アミノ酸尿と，それに引き続く正常血糖性糖尿（100%）は必発である．リン酸尿も認めるが半数以下（43%）である．腎尿細管性アシドーシスも認められることがある．糖尿またはリン酸尿がない場合，不完全型の Fanconi 症候群と診断する．稀にではあるが，上記のような近位尿細管機能障害と共に，遠位尿細管性アシドーシスや腎性尿崩症などの遠位尿細管機能障害がみられることもある[46〜48]．この機序は十分解明されておらず，ほかの腎臓病のプロセスがかかわっている可能性がある[46]．

軽鎖Fanconi症候群の腎生検で最も高頻度にみられる特徴は，斑状の尿細管の変化である．近位尿細管細胞は平坦化あるいは拡大し，その細胞質内に微細な結晶が認められる[45,49]．結晶はトルイジンブルー染色で確認可能である．免疫蛍光法では結晶は単一の軽鎖で染まる．結晶内のκ軽鎖の確認には，標準的な凍結標本による免疫蛍光法よりも，プロナーゼ処理を行ったパラフィン包埋組織標本による免疫蛍光法のほうが感度がよい[50]．電子顕微鏡では，結晶は菱形を呈し，尿細管内のリソソーム内に存在することが多い[51]．尿細管萎縮や間質の線維化の程度はさまざまである．稀に円柱腎症所見も同じ組織標本で確認されることがある[52]．

　軽鎖Fanconi症候群の腎臓の予後はさまざまである．ある研究では32例中5例が，別の研究では11例中8例がESKDに至ったと報告している[44,45]．興味深いことに，MMの合併の有無はESKDのリスクファクターではないようである[44]．大部分の報告がメルファランとプレドニゾロンによる治療の時代のものであるため，有効な治療によってESKDへの進行が予防可能か否かは不明である．実際，治療関連による感染症で死亡することがあり，アルキル化薬による治療は死亡のリスクファクターとされていた．最近，ボルテゾミブを基本とする治療の後，腎機能の改善や安定化が得られた2症例が報告されている[53]．両例とも，血清の遊離κ軽鎖レベルが有意に減少していた．

　軽鎖Fanconi症候群と共に軽鎖近位尿細管症（light-chain proximal tubulopathy）という用語がしばしば用いられるが，その用語についてのコンセンサスは十分でない．部分的なFanconi症候群に結晶沈着を伴っていることを指して使う者と，結晶沈着を伴わない近位尿細管障害を指して使用する者がいる[49,54]．軽鎖Fanconi症候群と軽鎖近位尿細管症を同じ疾患だと考える者もいる一方で，別々の疾患であると考える者もいる[55,56]．ある研究では，パラプロテイン関連疾患での生検例の3.2%で軽鎖近位尿細管症と診断されている[54]．この研究による診断の定義は，近位尿細管の細胞質内に単一の免疫グロブリン軽鎖が沈着するというものであった．13例のうち，結晶の沈着が認められたのはわずか3例で，ほかの10例では単クローン性λ軽鎖の沈着を認めた．結晶を有した患者のうち2例は単クローン性κ軽鎖沈着を認めた．結晶が確認されなかった患者で腎生検を行うことになった主な所見としては，蛋白尿と蛋白尿を伴う進行性腎機能障害であった．リソソーム異常あるいはミトコンドリア異常を伴う急性尿細管障害の所見（例えば，尿細管細胞の細胞質腫大，小胞形成，平坦化や拡張，刷子縁の消失など）が全例に認められた．13例中8例がMMと診断された．別の単施設での研究では対照的に，MM患者190例中軽鎖近位尿細管症と診断されたのはわずか1例であった[57]．軽鎖近位尿細管症を正確に定義するためにはさらなる研究が必要なことは明らかである．

●イムノタクトイド糸球体腎炎（ITG）

症例4　70歳，男性で乾癬性関節炎の既往を有する．5か月前から進行性の腎機能障害と蛋白尿を認めている．定期の診察時に血清クレアチニン値1.63 mg/dLを指摘された．ベースラインのクレアチニンは，1年前に1.32 mg/dLであった．2か月後，

クレアチニン値は 2.14 mg/dL まで増加した．血圧はさらに不安定になり，アムロジピンと nebivolol[*4] 投与が開始された．患者は約 2 年間，セレコキシブを用いており，稀にイブプロフェンも用いていた．ほかの使用薬物に，最近まで使用していたエタネルセプトとその後に切り替えたアダリムマブがある．発疹，熱，悪寒，寝汗などはみられない．頸部痛と関係して右腕に若干の麻痺がある．以前，腎結石症発作が 2 回あり砕石術を受けている．尿検査では，蛋白 3+，潜血 3+ であった．24 時間尿蛋白量は 9.1 g/日であった．血清と尿の蛋白電気泳動では，単クローン性蛋白は認められなかった．

血圧は 167/94 mmHg，脈拍は 68/分．心肺所見は正常，下肢浮腫は認めない．腎生検では，メサンギウム増殖および管内増殖所見と巣状分節性瘢痕化がみられた．免疫蛍光法では，λ 軽鎖はほぼ陰性で，IgG，C3，κ 軽鎖が陽性であった．IgG のサブクラスとしては IgG1(2+) と IgG2(trace) で染まり，IgG3 と IgG4 は陰性であった．電子顕微鏡所見では，高電子密度の微細な管状構造物が整列して上皮下およびメサンギウムに沈着していた（図 13.3）．これらの所見からイムノタクトイド糸球体腎炎（ITG）と診断された．ITG で認められる線維の直径の範囲は次のいずれか？

a. 7〜10 nm．
b. 12〜30 nm．
c. 30 nm 以上．

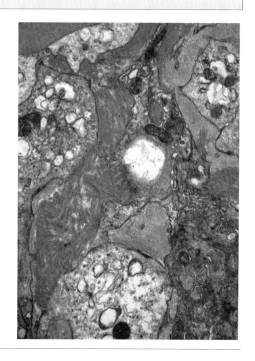

図 13.3 メサンギウムと上皮下沈着物の電子顕微鏡（EM）所見．これらの沈着物は整然と並列に認められる．直径は 35〜40 nm．横断面ではこの細線維は微小管に特徴的にみられるものと同様，中空構造になっている．

[*4] 訳注：わが国では未発売の β 遮断薬．

ITGは，糸球体に線維状構造の免疫グロブリンが沈着するという特徴がある．稀な糸球体疾患である[58]．ITGの細線維は通常，アミロイド線維や細線維性糸球体腎炎の細線維より非常に大きく，Congo redで染まらない．直径の平均は31 nmで，17～52 nmの範囲で認められる[8]．アミロイドーシスの線維は7～10 nmで典型的には無秩序に並ぶ．細線維性糸球体腎炎では細線維は12～30 nmでこれも無秩序に並ぶ．9 nm程度まで細いとする報告例もみられる[59]．ITGが，アミロイドや細線維性細小線維と異なる特徴の1つは中心がくぼんでいることであり，この点でITGの線維は微小管と似ている[8]．しかし，ITGはクリオグロブリンと鑑別ができず，定義上クリオグロブリン血症を除外しなければならない．ITGの微小管状構造物は，アミロイドーシスと細線維性糸球体腎炎の線維とは異なっており，通常整然と平行に集合配列する[59]．ほかにも質量分析の手法を用いプロテオミクス的に線維の差異を判定することもできる．ある小規模な研究からの報告によると，ALアミロイドや細線維性腎炎の細線維やクリオグロブリンの線維と比較すると，ITGの線維では血清アミロイドP(SAP)成分およびアポリポ蛋白質Eに対する免疫グロブリンの比が異なる[60]．細線維性糸球体腎炎とITGが発見された当初は，この2疾患は同じ疾患の範疇に属する亜種とする見解もあったが，現在では，細線維の性質が異なっているという所見と血液学的な悪性疾患との関連の違いに基づき，異なる範疇に属する疾患であるとされている．

組織学的には，ITG症例の半分以上は光学顕微鏡上で膜性増殖性パターンを呈する[8]．メサンギウム領域の拡大と全節性の基底膜二重化がしばしばみられる．次に高頻度に認められるパターンは，分節性あるいは全体的な係蹄壁肥厚とスパイク形成を特徴とする膜性症パターンである．稀にみられるパターンとして，管内増殖・細胞増加に白血球浸潤を伴い，管腔閉塞をきたすというものがある．好酸球性のヒアリン偽血栓と半月体形成が時に糸球体に認められる[59]．免疫蛍光法は通常すべての免疫グロブリンが陽性で，細線維性糸球体腎炎と対照的に軽鎖制限を呈する[57,59,61]．

ITGでは大量の蛋白尿がみられ，中央値は11.1 g/日(範囲1.4～36 g/日)であると報告されている[57,59,61]．顕微鏡的血尿も高頻度にみられる．初診時の血清クレアチニンの中央値は1.5 mg/dL(0.7～3.8 mg/dL)である．患者の年齢の中央値は59～66歳，男性が比較的多く71.4～83.0％を占める．ITGはしばしばMGを合併する．ある報告では，ITG症例の63～86％で単クローン性ガンマグロブリン血症(MG)の合併を認めたが，これは細線維性糸球体腎炎ではMGが15～17％しか関連していないことと対照的である．最も高頻度にITGと関連する血液疾患は慢性リンパ性白血病(CLL)である．報告によってはCLL合併例はITG症例の50％にも達する．一方で，多発性骨髄腫(MM)を伴うこともあり，ほかの研究ではITG症例の12.5％にMMが合併するというデータもある[8]．

ITGはごく稀な疾患なため，臨床試験を行うことは難しい．リンパ球クローン性増殖に対して有効な治療は，同時に腎機能を維持し，蛋白尿を減らすためにも有効である[59]．シクロホスファミドやメルファランのようなアルキル化薬とステロイドを組み合わせた治療が用いられてきたが，chlorambucil中心の治療は特に部分寛解(PR)および

完全寛解(CR)を達成するうえで効果的なようである．同種腎移植後の再発性 ITG で，リツキシマブが蛋白尿の安定と腎機能安定に有効であったという報告もみられる[62]．リツキシマブに続いてアレムツズマブを投与することで CLL と ITG をもつ患者の蛋白尿が完全に改善した例も報告されている[63]．

> **症例4のフォローアップとディスカッション**　ITG の線維の直径は通常 30 nm 超であり，正解は c．アダリムマブは，腎機能改善に効果がなく中止された．クレアチニンは，4.0 mg/dL まで上昇した．シクロホスファミドとプレドニゾロン投与を開始したところ，クレアチニンは 2.3 mg/dL まで，尿蛋白量も 3.9 g/dL まで改善した．しかし，患者は入院が必要なレベルの重度の下痢と貧血を呈し，シクロホスファミドは中止となった．毎日プレドニゾロン 30 mg の投与を継続したにもかかわらずシクロホスファミド中止後，血清クレアチニンは徐々に上昇した．患者は，ステロイドミオパシーを呈し始め，プレドニゾロンからリツキシマブに変更する予定となった．保険承認を待っている間，クレアチニンは上昇し始めた．シクロホスファミドの経静脈的投与も行われたが全く効果が認められなかった．クレアチニンが 4.3 mg/dL まで上昇したところでリツキシマブが最終的に承認されて投与された．その結果，クレアチニンは 2.8 mg/dL までに低下し，尿蛋白量は 0.7 g/日に減少した．5 か月後，クレアチニンは 3.7 mg/dL まで再び上昇したが蛋白尿は安定していた．リツキシマブの再投与が行われ，その後クレアチニンは過去 6 か月の間安定している．

●クリオグロブリン血症

　クリオグロブリンは，低温下で可逆的に沈殿する免疫グロブリン(Ig)である．この沈殿によって，発疹，潰瘍，虚血，関節痛，神経障害，疲労，腎臓病など，血管炎様の症状が生じる[64]．クリオグロブリンは 3 つの型に分類される．I 型クリオグロブリンは単クローン性免疫グロブリンで，通常 IgM か IgG による．II 型クリオグロブリン血症は，II 型特有のリウマチ因子活性を有する単クローン性 IgM と多クローン性 IgG の両方が存在することが特徴である．III 型クリオグロブリン血症は多クローン性 IgG で，通常は IgG による．II 型，III 型クリオグロブリンは，例えば C 型肝炎や Sjögren 症候群などの自己免疫疾患の結果生じることがある．

　クリオグロブリン血症の約 30％は腎臓に関与する[64,65]．臨床的に，患者は蛋白尿，血尿，腎機能障害，高血圧やほかの血管炎徴候を呈する．組織学的にはクリオグロブリン血症はしばしば膜性増殖性パターンを呈する．糸球体の細胞増殖，分節性壊死性病変，糸球体係蹄内のヒアリン血栓などがよくみられる．血管炎所見は時に細動脈やサイズの小さな血管に認められる．I 型，II 型クリオグロブリン血症ではヒアリン血栓が生じ，これに軽鎖制限が認められる．クリオグロブリンは電子顕微鏡上，対に並ぶ彎曲した直径 20～30 nm の微小管構造という形態学的特徴がある．沈着物は，糸球体の上皮下，

内皮下およびメサンギウム領域に認められる．残念なことに，これらの所見は特異的ではなく，イムノタクトイド糸球体腎炎(ITG)にも類似しているため，Ig の生物学的特徴に基づいて鑑別を行わなければならない．

I 型および II 型クリオグロブリンは，単クローン性免疫グロブリンを含む．I 型クリオグロブリン血症はしばしば，Waldenström マクログロブリン血症(WM)を生じるリンパ形質細胞リンパ腫(LPL)で発症する．しかし，辺縁帯リンパ腫(marginal zone lymphoma)，濾胞性リンパ腫，マントル細胞リンパ腫などの低悪性度 non-Hodgkin リンパ腫でもクリオグロブリンが産生されることがある[64,66,67]．CLL と IgM 骨髄腫も稀にクリオグロブリン血症の原因となる．小規模な研究では，I 型クリオグロブリン血症の頻度は男性で高く，κ軽鎖と λ軽鎖の差は認められないという報告がある[66]．II 型クリオグロブリン血症は，クローン性疾患または感染症の結果として生じることがあるが，クリオグロブリン血症の原因として最も頻度の高い感染症は C 型肝炎である．こうした患者ではまず抗ウイルス性治療を試みるべきである．リツキシマブも抗ウイルス性治療薬と併用することが可能であり，有効である場合がある．クローン増殖疾患の治療は，クリオグロブリンを産生しているクローンを標的とする必要がある[27]．標準的な骨髄腫に対する治療が奏効することが報告されているが[66,68]，具体的には，コルチコステロイド，アルキル化薬と新しい薬物(例えば，サリドマイド，レナリドミドとボルテゾミブ[66,67])などを用いた治療である．リンパ腫の結果として生じるクリオグロブリン血症に対する治療には，コルチコステロイドとリツキシマブを使用すべきである．CLL 関連症例ではプリンアナログと chlorambucil を使用してもよいであろう．ステロイド単独での腎症の治療反応率は約 60％であるが，第一選択薬として①リツキシマブを使用した場合の奏効率は 85％である．多変量解析によって，②リツキシマブ＋ステロイドはステロイド単独療法よりも寛解導入に有用であること，一方で，③アルキル化薬＋ステロイドはステロイド用量の減量にのみ有効であることが示されている[67]．リツキシマブ＋ステロイドは，コルチコステロイド単独と比較すると，重篤な感染症の頻度が高かった．アルキル化薬＋ステロイドが，重篤な感染症を起こす確率は最も低かった．しかし，3 つの治療法の間で死亡率に差はみられなかった．また，クリオグロブリン血症は腎移植の後再発することがある[64]が，この場合は初発時と同様の治療を行う．

尿細管閉塞

● 軽鎖円柱腎症

症例 5　70 歳，女性．コントロール良好な高血圧と尿路感染の既往を有する健常者であるが，歩くときに前頸部の痛みと緊張感を伴う胸痛があるため受診した．最初は胸やけによる胸痛が疑われたが，痛みの頻度が増し安静時にも起こるようになった．1 か月後，循環器専門医に紹介されて冠動脈造影検査を受けた．結果，左前下行

枝(LAD)近位に 80％の狭窄病変を認めたため，血管形成術とステント留置術を受けた．治療上明らかな合併症は認めなかった．術前データで，クレアチニンは 1.0 mg/dL，BUN は 17 mg/dL であった．処置後もクレアチニンと BUN は不変であった．しかし 2 週後に，クレアチニンは 9.0 mg/dL，BUN は 59 mg/dL となった．患者は腎臓専門医に紹介され，腎生検を受けた．腎生検所見では，メサンギウム細胞増殖や硬化病変は認めず，糸球体像は形態学的には正常であった．尿細管は拡張し，堅いろう様円柱あるいは堅い硝子様円柱が認められ，障害を受けた尿細管上皮細胞が辛うじて保持され，巨細胞の反応像が認められた．尿細管基底膜は局所的に破壊され，また炎症細胞によって尿細管が破壊されている所見も認められた．炎症細胞の多くは形質細胞であった．ヘモグロビンは 10.8 g/dL，血清カルシウムは 9.8 mg/dL であった．血清蛋白電気泳動では M スパイクは認められなかったが，免疫固定法では単クローン性 κ 軽鎖が陽性であった．血清遊離 κ 軽鎖は 618 mg/dL，遊離 λ 軽鎖は 3.34 mg/dL で，比は 185.03 であった．

腎機能の回復に最も重要な因子は何か？

a. 遊離軽鎖の減少率．
b. M スパイクの減少率．
c. 遊離軽鎖が減少するまでの時間．
d. a, c．
e. a, b, c．

軽鎖円柱腎症は，多発性骨髄腫(MM)患者において最も高頻度に腎機能障害を起こす原因となっている．円柱腎症は，MM 剖検例の 32〜48％で認められる[12,69,70]．重篤な腎機能障害を伴う MM 患者に関する研究では，腎臓の組織学的評価を受けた患者の 86.6％に円柱腎症が認められた[71]．一般に骨髄腫腎または骨髄腫の円柱腎症と呼ばれるが，円柱腎症は WM や CLL 患者でも認められることがある[72,73]．形質細胞増殖疾患の観点からは，MM で特に目立つ現象であるが，それは MM の腫瘍組織量が非常に大きいためである[74]．ある研究では，腎機能障害を呈した患者で腫瘍量が少なかったのはわずか 3％であった[75]．円柱腎症において，血清遊離軽鎖レベルは，M スパイクよりも重要である[76,77]．軽鎖のみを産生する MM でも骨髄腫の円柱腎症の頻度は高い．血清遊離軽鎖値が 70 mg/dL 未満の患者では生検で骨髄腫の円柱腎症と診断されることは非常に稀である[77,78]．実際，円柱腎症患者の大多数で，血清遊離軽鎖値は 100 mg/dL を超えている[79]．

もう 1 つの重要な病理学的側面として尿中への遊離軽鎖排泄がある．骨髄腫の円柱腎症患者の尿蛋白排泄量の中央値は 2.0 g/日であり，そのうちアルブミンはわずか 7％である[80]．尿中の蛋白質の大部分は Bence-Jones 蛋白である．ある研究では，腎機能障害を伴う患者の 98％で尿中遊離軽鎖値が高レベルであったと報告されている[81]．これは軽鎖円柱による尿細管閉塞によって円柱腎症が発症することと矛盾しない[82]．通常免疫

グロブリンを製造する際に生成された過剰な遊離軽鎖は，糸球体を自由に通過し，受容体を介したエンドサイトーシスによって近位尿細管に再吸収される[83]．メガリンおよびキュビリン受容体によって再吸収された後，遊離軽鎖は細胞内に取り込まれ，リソソーム中で分解される．MM，WMとCLLの一部の患者では単クローン性遊離軽鎖が著しく過剰生産されることがある．近位尿細管はすべての遊離軽鎖を再吸収できず，遊離軽鎖は高濃度でHenle係蹄に達し，Tamm-Horsfall蛋白（THP）と接触する．遊離軽鎖の一部はTamm-Horsfall蛋白に親和性をもち，Tamm-Horsfall蛋白と接触後，結合し凝集する．遊離軽鎖の結合部位はCDR3領域にあり，ここがTamm-Horsfall蛋白の糖鎖と結合する[84]．このため，患者によっては円柱腎症をきたさずに大量のBence-Jones蛋白質を排出することもある[85,86]．さらに，流れが障害された尿細管から間質に向け遊離軽鎖が漏出し，高度の炎症反応を誘発する[87]．実験的には，単クローン性遊離軽鎖は過酸化水素の産生能を有することが示されている．単クローン性遊離軽鎖によって発生した過酸化水素は，NF-κB経路を介してヒト単球走化誘導蛋白1（monocyte chemoattractant protein-1：MCP-1）とインターロイキン6（interleukin-6：IL-6）を誘導する[88]．

血清遊離軽鎖値のほかにも，円柱腎症発症にかかわる外的要因がいくつか存在している．最も重要なことは脱水や腎前性（腎障害）状態であることである[89]．腎前性（腎障害）状態においては，尿流量が低下し，軽鎖の尿中濃度が高まる．尿中のTamm-Horsfall蛋白濃度，塩化ナトリウム，カルシウム，pHとフロセミドの存在も，（遊離軽鎖の）結合と凝集に関与する．また，薬物も関与する可能性があり，非ステロイド性抗炎症薬（NSAID）は円柱腎症の原因となることが広く知られている[71]．ある研究では，腎不全患者の23.5％はNSAID使用によるものである，と述べている．ほかの腎毒性薬物の関与も指摘されており，例えば骨髄腫患者に静注造影剤を用いた場合に腎不全を起こしやすく，その発症率は骨髄腫患者で対照群よりも8倍高いと推定されている[90]．この数値は高いように聞こえるが，発症率は1.25％程度であり，医学的に必要な場合にMM患者に対して静注造影剤検査を行うのは妥当といえるであろう．

骨髄腫の円柱腎症の組織学的特徴は，遠位尿細管と集合尿細管内の軽鎖円柱の存在である[78]．円柱は，免疫蛍光法では通常単一のIg軽鎖で明るく染まる．円柱はしばしば割れたように観察されるが，これは結晶構造をとっているためであり，電子顕微鏡で確認できる．円柱の沈着を妨げようとする単核細胞がその周囲で巨細胞化する．尿細管障害像も高頻度に認められる．間質炎は軽微であることも激しいこともあり，それは閉塞の程度と持続期間に依存しているようである．慢性の症例では慢性間質性腎炎像が認められることが多い．骨髄腫の円柱腎症がMIDDとALアミロイドーシスなどのほかの腎病変と共存することがあるということに注意が必要である[91]．

骨髄腫の円柱腎症では急性腎障害（acute kidney injury：AKI）が高頻度にみられ，通常非乏尿性である．重篤な腎不全（血清クレアチニン11.0 mg/dL以上）患者においてさえ，乏尿を呈した患者はわずか50％であった[71]．骨髄腫の円柱腎症で最も頻度が高い原因は脱水であり，本症による重篤なAKI（血清クレアチニン11.0 mg/dL以上）患者の研究においても患者の65％に存在する最大のリスクファクターであった[71]．ほかのきっ

かけとしては，高カルシウム血症が38.2％，感染が26.5％であった．NSAID使用率は26.5％であった．圧迫骨折による骨痛に対してNSAIDが処方されたり，患者自ら薬局でこの薬物を購入し服用することがあるということが，非常に大きな問題である．ほかの腎毒性薬物として，23.5％の患者がAKI発病前に静注造影剤を使用されている．

骨髄腫の円柱腎症は通常，数日の間にAKIを伴って急速に発症する[78]．このような患者は血清遊離軽鎖が高く，尿へのアルブミン排泄率は低い．AKIを単独に発症することもあるが，ほかのMM病変を伴って発症することもある．本症に対しては析出物の除去，高カルシウム血症と脱水の是正，尿流量を増加させるなどの速やかな対処が必要である．しかし，根本的には，化学療法および体外への除去によって血清遊離軽鎖レベルを迅速に減少させることに集中しなくてはならない．2つの研究において，血清遊離軽鎖を最低でも50％減量させることが腎機能の回復には必要であることが示唆されている[79,92]．この目標が達成される速度も重要であり，遊離軽鎖を減少させるまでに時間がかかれば腎機能の回復率は低下する[77]．遊離軽鎖減少が21日以内に成し遂げられることができない場合，腎機能の回復率は大幅に低下する．

症例5のフォローアップとディスカッション　正解はd．高用量デキサメタゾンによる治療と血漿交換療法が開始された．腎機能は回復せず，血液透析の継続が必要となった．患者は自己由来幹細胞移植を受け，非常に良好な部分寛解（PR）を得た．20か月後に再発し，ボルテゾミブとデキサメタゾン投与により再度，非常に良好な部分寛解が得られた．しかし，播種性ヘルペスのためアシクロビル静注投与が必要となるなど，合併症のために治療は困難になった．8か月後に転倒して硬膜下血腫を発症し，合併症が悪化し2か月後に死亡した．化学療法と並行して行う血漿交換については後述する．

血清遊離軽鎖値を減少させて維持することの鍵となるのは，いかに有効な化学療法を行うかということになるが，多発性骨髄腫（MM）に対して選択可能な化学療法すべてについて述べることはしない．簡潔にいうならば，化学療法の選択でまずポイントになるのは，その骨髄腫が新規発症か再発かという点である．化学療法を初めて受ける患者では，高度かつ迅速な活性がみられ，かつ，腎臓で代謝や排泄されない薬物が好ましい[93]．そういった薬物としてボルテゾミブとサリドマイドがある．近年では，ポマリドミドとカルフィルゾミブは，再発性MMに対して使用が承認された．いずれも腎代謝やクリアランスは受けないが，腎不全患者での使用経験はまだほとんどない．高用量ステロイドは，抗炎症作用と単クローン性軽鎖による過酸化水素の産生を阻害する作用があり，骨髄腫の円柱腎症治療に有益な可能性がある[94]．

体外循環による軽鎖蛋白除去の有効性についてはまだ結論が出ていない．血漿交換療法（プラズマフェレシス）の効果の検討のため3件のランダム化試験が行われたが，その結果は一致したものではなかった．最大規模の試験を含む2件による結論は否定的で

あった．しかし，血清遊離軽鎖値はいずれの試験においても反応のマーカーとして使用されておらず，さらに最大規模の試験では診断確認のための腎生検も行われていなかった[95〜97]．血漿交換療法とボルテゾミブ中心の治療とを同時に行うことで高率に腎機能が回復する(86％)とする報告がある一方で，ボルテゾミブ中心の治療のみでも同程度の効果があるとする報告もある[94,98]．新たに大規模な試験，MyEloma Renal Impairment Trial（MERIT試験）が，現在英国で進行中であり，近々完了する．この研究の結果によって，この件に関する理解が進むことが期待される[*5]．ハイカットオフ（high cutoff：HCO）ダイアライザー[*6]という，除去カットオフ分子量が 45 kD と膜の細孔の大きなダイアライザーを用いた透析も遊離軽鎖除去目的に用いられる[99]．動態検査では，血漿交換よりも高率に遊離軽鎖を除去可能であることが示され，ハイカットオフ透析治療の予備的研究でも期待が持てる結果が得られている[79]．現在，骨髄腫の円柱腎症に対するハイカットオフダイアライザーを用いた治療に関して，2つのランダム化試験が進行中である．ほかに，腎臓に直接作用する薬物を合成し，血液学的な反応を介さずに円柱腎症自体を治療する試みも続いており，動物実験では，2つの化合物による有望な効果が認められている．下垂体アデニル酸シクラーゼ活性化ポリペプチド38（pituitary adenylate cyclase-activating polypeptide 38：PACAP38）は，38のアミノ酸からなるペプチドであり，強い免疫調節能を併せ持つ[100]．この化合物は，$in\ vitro$ の研究で単クローン性遊離軽鎖による尿細管細胞傷害を軽減する効果が証明されている．もう1つの化合物は，Tamm-Horsfall蛋白との親和性が高い遊離軽鎖のCD3結合部位の配列を含む環状ペプチドである．この環状ペプチドは，単クローン性遊離軽鎖のTamm-Horsfall蛋白への結合を競合的に阻害するように設計されている[82]．遊離軽鎖を投与して円柱腎症を発症させるモデル動物にこの環状ペプチドを同時に投与すると，AKIの発症が完全に予防された．また，遊離軽鎖を投与した後，環状ペプチド投与を最大4時間遅らせても同様の効果が確認されている．

[*5] 訳注：2016年末現在，結果は論文化されていない．Kidney disease and multiple myeloma：Clin J Am Soc Nephrol. 2013 Nov;8(11):2007-17. のなかで本研究について触れられており，患者登録が少なく解釈が制限される，とのコメントがなされている．

[*6] 訳注：透析膜の細孔が45 kDと極めて大きいハイカットオフダイアライザー Gambro Theralite™などがわが国でも使用可能である．κ軽鎖（25 kD）とλ軽鎖（50 kD）の分子量はアルブミン（67 kD）よりも小さく短時間の血漿交換では除去率が悪い．血漿交換よりもハイカットオフダイアライザーを用いた透析のほうが遊離軽鎖除去率は優れており，その後の検討により，アルブミンや免疫グロブリンの喪失は大きいが比較的安全に長期に治療継続可能と報告されている．ただし，ほかの治療で十分に遊離軽鎖の産生が抑えられていない場合，血漿交換でも透析でも，終了後には再び遊離軽鎖の上昇が認められる．

補体活性化

●C3糸球体腎炎

　C3糸球体腎炎(C3 glomerulonephritis)は，補体成分C3が優位に腎臓に沈着するものとして近年新たに提唱されている疾患概念である．生検所見上，C1q，C4と免疫グロブリンは認められない．C3糸球体腎炎の症例の大多数は，補体調節異常が原因となって生じる．C3糸球体腎炎はデンスデポジット病(DDD)と類似している．しかし，DDDの沈着物は糸球体基底膜内に認められる一方，C3糸球体腎炎における沈着部位は上皮下，内皮下および基底膜内いずれもありうる[*7]．沈着物の密度はDDDほど高くない傾向がある[101]．補体調節異常は，補体調節因子の遺伝子変異の結果として生じることが多い．最も変異頻度が高いのは，H因子遺伝子であり，そのほかに，補体H因子関連(complement factor H related：CFHR)5遺伝子，I因子，CD46などの変異が原因となることもある[102]．また，H因子に対する自己抗体も疾患への関与が指摘されている．

　C3腎炎因子(C3 nephritic factor：C3NeF)は，DDD患者の一部で認められ，C3糸球体腎炎でもやや頻度は下がるが陽性のことがある．C3NefはC3転換酵素を安定させる因子[*8]であり，補体第二経路によって持続的にC3を活性化する作用を有する．C3NeFは1977年，トロントのグループにより初めて同定され，次いでロンドンとパリのグループでも確認された[103〜105]．患者17人を対象とした初めての研究では，抗κ軽鎖セファロースを使用してIgGκを除去することにより，3人の患者血清でC3NeF活性が消失した，と報告されており興味深い．抗λ軽鎖セファロースでは活性が維持されたことから，この抗体は単クローンである可能性が示唆される[103]．C3糸球体腎炎患者41人を対象とした最近の研究において，10人は単クローン性蛋白陽性であった(IgGκ：6人，IgGλ：2人，IgA：1人，IgMλ：1人)[106]．骨髄生検では5例で形質細胞異常増殖症(形質細胞が10%未満)，1例では異型細胞が30%を占め，慢性リンパ性白血病(CLL)を呈していた．これらの患者のうちの2名は，C3NeFが陽性であった．フランスでの患者6名の報告では，4名で単クローン性IgGκとIgGλが陽性であった[107]．C3NeFは全員陰性であったが，補体調節経路の遺伝子変異が検出されたのはわずか3名で，H因子のIgG自己抗体が陽性であったのは1名のみであった．両研究のうち，細胞傷害性治療(アルキル化薬・ボルテゾミブとコルチコステロイドの併用または，リツキシマブ・シクロホスファミド・ビンクリスチン・プレドニゾロンによるCLL治療)を受けた患者では蛋白尿が減少しており腎機能は維持されていた．一方，アンジオテンシン変換酵素阻害薬のみを使用した患者4例のうち2例はESKDに進行した．

[*7] 訳注：章末(p.269)の訳注2参照．
[*8] 訳注：C3bBb(alternate pathway C3 convertase；補体第二経路C3転換酵素)に対する自己抗体であり，C3を活性化・安定化する自己抗体．MPGNⅡ型では約60%で検出されるが，MPGNⅠ型では20〜30%である．

まとめ

 単クローン性蛋白に関する臨床検査が進歩するに伴い，単クローン性ガンマグロブリン血症と腎臓病との関係に関する我々の理解も深まってきている．いままで述べてきたように，蛋白沈着症，蛋白による尿細管閉塞，補体活性化などといった異常蛋白血症に伴う腎障害の機序の多くが解明されてきている．意義不明の単クローン性ガンマグロブリン血症(MGUS)から骨髄腫に至るまで，あらゆる種類の形質細胞異常増殖症で腎疾患との関連が知られている．単クローン性ガンマグロブリン血症(MG)において腎臓病の有無を確認することは必須であり，治療は異常クローンの除去を目指すものでなくてはならない．

[訳注]
・訳注1 軽鎖蛋白異常症に伴う腎障害についてのまとめ
　本章ではさまざまな異常蛋白症について羅列的に述べられている．全体像の把握のため下記に軽鎖蛋白に関連する腎障害についてまとめる．

腎臓での表現型	関連する単クローン性免疫グロブリン血症(MG)	沈着部	沈着物	臨床所見	病理学的特徴
Waldenströmマクログロブリン血症	Waldenströmマクログロブリン血症	糸球体	IgM-κ, -λ軽鎖	腎障害は稀．ただしネフローゼや急性腎障害が発症することがある（後者はヒアリン血栓による）	結節性の糸球体硬化が認められることがある 多くの例で間質に細胞浸潤 免疫蛍光法：脈管内のIgM沈着
円柱腎症(骨髄腫腎)	多発性骨髄腫, 形質細胞性白血病, Waldenströmマクログロブリン血症	PTEC（近位尿細管上皮細胞），間質，遠位尿細管	軽鎖＋Tamm-Horsfall糖蛋白	ほぼ全例で腎障害 血液浄化療法を要する急性腎障害 腎障害回復は25%未満 血液浄化療法が必要となった急性腎障害例の70%で認められる	PTEC障害，間質炎症と線維化 遠位尿細管の円柱形成と反応性巨細胞
アミロイドーシス	ALアミロイドーシス, AHアミロイドーシス, 多発性骨髄腫, 形質細胞性白血病, Waldenströmマクログロブリン血症	腎臓のあらゆる部位が障害されるが，糸球体病変が主体	軽鎖（κ：λ比は1：3），重鎖	診断時の腎障害は全例中で約20%．1年で20%は末期腎病に至る 蛋白尿頻発	Congo red陽性で偏光顕微鏡でアップルグリーンに認められる 電子顕微鏡では，幅7～12 nm，長さ30～1,000 nmの線維

疾患	基礎疾患	沈着部位	沈着物	臨床所見	病理所見
単クローン性免疫グロブリン沈着症（MIDD） 1）LCDD 2）HCDD 3）LHCDD	多発性骨髄腫，形質細胞性白血病	メサンギウム，尿細管周辺血管，糸球体基底膜	1）軽鎖 VκIとVκIV 主体 2）重鎖 3）軽鎖＋重鎖	経過中96%の患者で腎障害出現．1年で60%がESKDに至る．蛋白尿1g/日は84% ネフローゼレベルは40%	メサンギウム結節形成と基底膜の肥厚が高度 免疫染色ではメサンギウムの結節，尿細管周囲，脈管，間質，糸球体基底膜で陽性．電子顕微鏡では細顆粒状沈着
軽鎖Fanconi症候群	多発性骨髄腫，Waldenströmマクログロブリン血症	PTEC内のリソソーム	κ：λ比　9：1	後天性Fanconi症候群，2型腎尿細管アシドーシス，慢性腎障害	尿細管萎縮と間質線維化 PTECリソソーム内に結晶像
クリオグロブリンによる糸球体腎炎	多発性骨髄腫，形質細胞性白血病	糸球体	IgG-κ，-λ IgM-κ 単クローン性免疫グロブリンG	診断時20%，総経過中は50%以上で腎障害 蛋白尿と顕微鏡的血尿（30%），ネフローゼ症候群（20%），CFR（20%），急性腎障害（10%），末期腎臓病（15%）	糸球体基底膜肥厚，クリオグロブリン析出を伴う糸球体係蹄の閉塞 免疫蛍光法：広範な糸球体係蹄内のIgM沈着 電子顕微鏡：内皮下の小線維沈着
イムノタクトイド腎症	リンパ増殖性疾患（稀に形質細胞異型）	糸球体	免疫グロブリンG-κ，-λ	腎障害 ネフローゼ症候群 高血圧	膜性腎炎，膜性増殖性腎炎 Congo redで陰性の，秩序だった糸球体沈着物を認める 電子顕微鏡：内皮下に顆粒状および微細な微小管様（直径10〜60 nm）線維が集合配列して沈着
単クローン性免疫グロブリンG沈着を伴う増殖性糸球体腎炎（PGNMID）	患者50%に単クローン性免疫グロブリン	糸球体	単クローン性免疫グロブリンG-κ，-λ	全例で蛋白尿 44%でネフローゼ症候群 80%が腎不全に至る	毛細血管内の細胞増殖や膜性増殖性腎炎の所見 免疫蛍光法：単クローン性免疫グロブリンG 電子顕微鏡：メサンギウムと内皮下に顆粒状の沈着物

・訳注2　膜性増殖性糸球体腎炎（MPGN）とC3糸球体腎炎・腎症について

　C3腎炎は新たな疾患概念として普及しつつあるが，まだ確立されたものではない．本文中では述べられなかったC3腎症の概念も加え，MPGNの再評価の観点から補足する．

　そもそもMPGNは病理組織学的な診断名である．その特徴は光学顕微鏡所見上の糸球体係蹄壁の肥厚とメサンギウムの分葉状細胞増殖病変であり，その実態は，それぞれメサ

ンギウム細胞が糸球体基底膜(GBM)と内皮細胞間へ間入(mesangial interposition)した像とメサンギウム細胞の増殖と共に単球・マクロファージが局所に浸潤増殖した像である．電子顕微鏡では下記のⅠ～Ⅲ型の病型に分類される．

病　型	高電子密度沈着物	蛍光抗体法所見
Ⅰ型 MPGN	メサンギウム領域および内皮下	C3(しばしばIgG，IgM，C4も陽性であるが，C3単独陽性例もある)
Ⅱ型 MPGN デンスデポジット病(DDD)	メサンギウム領域 糸球体，尿細管，Bowman 嚢の基底膜内	主として C3 単独陽性
Ⅲ型 MPGN	メサンギウム領域 内皮下と上皮下	C3(しばしばIgG，IgM，C4も陽性であるが，C3単独陽性例もある)

本来，Ⅱ型 MPGN(DDD)は免疫グロブリン沈着を伴わないため，病因的には異なる疾患とされていた．

Ⅰ型とⅢ型のなかに，Ig沈着を伴わずC3のみが沈着するタイプが報告され，ここからC3腎症(nephropathy)という概念が提唱されるようになった．上記のⅡ型 MPGN(DDD)はC3腎症に含まれる．Ⅰ型とⅢ型のC3腎症はC3腎炎(glomerulonephritis)と呼ばれる．

C3腎症では補体第二経路(alternative pathway)の制御異常が主要な発症機序で，持続的な補体活性化反応およびその結果として生じるC3分解産物の沈着が重要であるものと考えられている．

特にDDDではC3Nefが80％と高頻度で認められ沈着が主体となる一方，C3腎炎では40～50％で陽性であり，沈着よりも炎症が主体である可能性が考えられている

この，C3腎症の概念に基づき，MPGNを発症機序から再分類してみる．

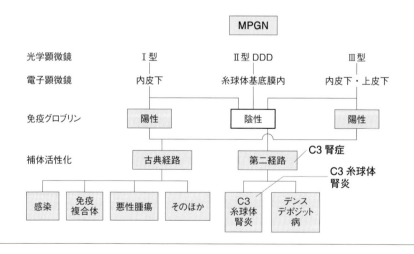

引用文献

1. Kyle RA. Monoclonal gammopathy of undetermined significance. Natural history in 241 cases. Am J Med. 1978;64(5):814–26. (Prepublished on 1978/05/01 as doi.)

2. Kyle RA, Durie BG, Rajkumar SV, et al. Monoclonal gammopathy of undetermined significance (MGUS) and smoldering (asymptomatic) multiple myeloma: IMWG consensus perspectives risk factors for progression and guidelines for monitoring and management. Leukemia. 2010;24(6):1121–7. (Prepublished on 2010/04/23 as doi:10.1038/leu.2010.60.)
3. Leung N, Rajkumar SV. Renal manifestations of plasma cell disorders. Am J Kidney Dis. 2007;50(1):155–65. (Prepublished on 2007/06/27 as doi:10.1053/j.ajkd.2007.05.007.)
4. Solomon A, Weiss DT, Kattine AA. Nephrotoxic potential of Bence Jones proteins. N Engl J Med. 1991;324(26):1845–51. (Prepublished on 1991/06/27 as doi:10.1056/NEJM199106273242603.)
5. Kyle RA, Gertz MA. Primary systemic amyloidosis: clinical and laboratory features in 474 cases. Semin Hematol. 1995;32(1):45–59.
6. Pozzi C, D'Amico M, Fogazzi GB, et al. Light chain deposition disease with renal involvement: clinical characteristics and prognostic factors. Am J Kidney Dis. 2003;42(6):1154–63. (Prepublished on 2003/12/05 as doi.)
7. Leung N, Bridoux F, Hutchison CA, et al. Monoclonal gammopathy of renal significance: when MGUS is no longer undetermined or insignificant. Blood. 2012;120(22):4292–5. (Prepublished on 2012/10/11 as doi:10.1182/blood-2012-07-445304.)
8. Nasr SH, Fidler ME, Cornell LD, et al. Immunotactoid glomerulopathy: clinicopathologic and proteomic study. Nephrol Dial Transplant. 2012;27(11):4137–46. (Prepublished on 2012/08/09 as doi:10.1093/ndt/gfs348.)
9. Nasr SH, Valeri AM, Cornell LD, et al. Renal monoclonal immunoglobulin deposition disease: a report of 64 patients from a single institution. Clin J Am Soc Nephrol. 2012;7(2):231–9. (Prepublished on 2011/12/14 as doi:10.2215/CJN.08640811.)
10. Ronco PM, Alyanakian MA, Mougenot B, Aucouturier P. Light chain deposition disease: a model of glomerulosclerosis defined at the molecular level. J Am Soc Nephrol. 2001;12(7):1558–65. (Prepublished on 2001/06/26 as doi.)
11. Randall RE, Williamson WC, Jr., Mullinax F, Tung MY, Still WJ. Manifestations of systemic light chain deposition. Am J Med. 1976;60(2):293–9. (Prepublished on 1976/02/01 as doi.)
12. Ivanyi B. Frequency of light chain deposition nephropathy relative to renal amyloidosis and Bence Jones cast nephropathy in a necropsy study of patients with myeloma. Arch Pathol Lab Med. 1990;114(9):986–7. (Prepublished on 1990/09/01 as doi.)
13. Buxbaum J, Gallo G. Nonamyloidotic monoclonal immunoglobulin deposition disease. Light-chain, heavy-chain, and light- and heavy-chain deposition diseases. Hematol Oncol Clin North Am. 1999;13(6):1235–48. (Prepublished on 2000/01/08 as doi.)
14. Popovic M, Tavcar R, Glavac D, Volavsek M, Pirtosek Z, Vizjak A. Light chain deposition disease restricted to the brain: the first case report. Hum Pathol. 2007;38(1):179–84. (Prepublished on 2006/10/25 as doi:10.1016/j.humpath.2006.07.010.)
15. Heilman RL, Velosa JA, Holley KE, Offord KP, Kyle RA. Long-term follow-up and response to chemotherapy in patients with light-chain deposition disease. Am J Kidney Dis. 1992;20(1):34–41. (Prepublished on 1992/07/01 as doi.)
16. Lin J, Markowitz GS, Valeri AM, et al. Renal monoclonal immunoglobulin deposition disease: the disease spectrum. J Am Soc Nephrol. 2001;12(7):1482–92. (Prepublished on 2001/06/26 as doi.)
17. Buxbaum JN, Chuba JV, Hellman GC, Solomon A, Gallo GR. Monoclonal immunoglobulin deposition disease: light chain and light and heavy chain deposition diseases and their relation to light chain amyloidosis. Clinical features, immunopathology, and molecular analysis. Ann Intern Med. 1990;112(6):455–64. (Prepublished on 1990/03/15 as doi.)
18. Strom EH, Fogazzi GB, Banfi G, Pozzi C, Mihatsch MJ. Light chain deposition disease of the kidney. Morphological aspects in 24 patients. Virchows Arch. 1994;425(3):271–80. (Prepublished on 1994/01/01 as doi.)
19. Lorenz EC, Gertz MA, Fervenza FC, et al. Long-term outcome of autologous stem cell transplantation in light chain deposition disease. Nephrol Dial Transplant. 2008;23(6):2052–7. (Prepublished on 2008/01/08 as doi:10.1093/ndt/gfm918.)

20. Qian Q, Leung N, Theis JD, Dogan A, Sethi S. Coexistence of myeloma cast nephropathy, light chain deposition disease, and nonamyloid fibrils in a patient with multiple myeloma. Am J Kidney Dis. 2010;56(5):971–6. (Prepublished on 2010/09/28 as doi:10.1053/j.ajkd.2010.06.018.)
21. Gokden N, Barlogie B, Liapis H. Morphologic heterogeneity of renal light-chain deposition disease. Ultrastruct Pathol. 2008;32(1):17–24. (Prepublished on 2008/02/27 as doi:10.1080/01913120701854002.)
22. Gokden N, Cetin N, Colakoglu N, et al. Morphologic manifestations of combined light-chain deposition disease and light-chain cast nephropathy. Ultrastruct Pathol. 2007;31(2):141–9. (Prepublished on 2007/07/07 as doi:10.1080/01913120701376139.)
23. Khamlichi AA, Aucouturier P, Preud'homme JL, Cogne M. Structure of abnormal heavy chains in human heavy-chain-deposition disease. Eur J Biochem. 1995;229(1):54–60. (Prepublished on 1995/04/01 as doi.)
24. Noel LH, Droz D, Ganeval D, Grunfeld JP. Renal granular monoclonal light chain deposits: morphological aspects in 11 cases. Clin Nephrol. 1984;21(5):263–9. Prepublished on 1984/05/01 as doi.
25. Cogne M, Preud'homme JL, Bauwens M, Touchard G, Aucouturier P. Structure of a monoclonal kappa chain of the V kappa IV subgroup in the kidney and plasma cells in light chain deposition disease. J Clin Invest. 1991;87(6):2186–90. (Prepublished on 1991/06/01 as doi:10.1172/JCI115252.)
26. James LC, Jones PC, McCoy A, et al. Beta-edge interactions in a pentadecameric human antibody V kappa domain. J Mol Biol. 2007;367(3):603–8. (Prepublished on 2007/02/13 as doi:10.1016/j.jmb.2006.10.093.)
27. Fermand JP, Bridoux F, Kyle RA, et al. How I treat monoclonal gammopathy of renal significance (MGRS). Blood. 2013;122:3583–90. (Prepublished on 2013/10/11 as doi:10.1182/blood-2013–05-495929.)
28. Kastritis E, Migkou M, Gavriatopoulou M, Zirogiannis P, Hadjikonstantinou V, Dimopoulos MA. Treatment of light chain deposition disease with bortezomib and dexamethasone. Haematologica. 2009;94(2):300–2. (Prepublished on 2008/12/11 as doi:10.3324/haematol.13548.)
29. Tovar N, Cibeira MT, Rosinol L, et al. Bortezomib/dexamethasone followed by autologous stem cell transplantation as front line treatment for light-chain deposition disease. Eur J Haematol. 2012;89(4):340–4. (Prepublished on 2012/06/14 as doi:10.1111/j.1600–0609.2012.01821.x.)
30. Minarik J, Scudla V, Tichy T, et al. Induction treatment of light chain deposition disease with bortezomib: rapid hematological response with persistence of renal involvement. Leuk Lymphoma. 2012;53(2):330–1. (Prepublished on 2011/09/03 as doi:10.3109/1042-8194.2011.619610.)
31. Girnius S, Seldin DC, Quillen K, Dember LM, Segal A, Sanchorawala V. Long-term outcome of patients with monoclonal Ig deposition disease treated with high-dose melphalan and stem cell transplantation. Bone Marrow Transplant. 2011;46(1):161–2. (Prepublished on 2010/04/13 as doi:10.1038/bmt.2010.82.)
32. Hassoun H, Flombaum C, D'Agati VD, et al. High-dose melphalan and auto-SCT in patients with monoclonal Ig deposition disease. Bone Marrow Transplant. 2008;42(6):405–12. (Prepublished on 2008/06/25 as doi:10.1038/bmt.2008.179.)
33. Royer B, Arnulf B, Martinez F, et al. High dose chemotherapy in light chain or light and heavy chain deposition disease. Kidney Int. 2004;65(2):642–8. (Prepublished on 2004/01/14 as doi:10.1111/j.1523–1755.2004.00427.x.)
34. Leung N, Lager DJ, Gertz MA, Wilson K, Kanakiriya S, Fervenza FC. Long-term outcome of renal transplantation in light-chain deposition disease. Am J Kidney Dis. 2004;43(1):147–53. (Prepublished on 2004/01/09 as doi.)
35. Park JW, Kim YK, Bae EH, Ma SK, Kim SW. Combined analysis using extended renal reference range of serum free light chain ratio and serum protein electrophoresis improves the diagnostic accuracy of multiple myeloma in renal insufficiency. Clin Biochem. 2012;45(10–11):740–4. (Prepublished on 2012/04/17 as doi:10.1016/j.clinbiochem.2012.03.032.)
36. Sethi S, Fervenza FC. Membranoproliferative glomerulonephritis—a new look at an

old entity. N Engl J Med. 2012;366(12):1119–31. (Prepublished on 2012/03/23 as doi:10.1056/NEJMra1108178.)
37. Paueksakon P, Revelo MP, Horn RG, Shappell S, Fogo AB. Monoclonal gammopathy: significance and possible causality in renal disease. Am J Kidney Dis. 2003;42(1):87–95. (Prepublished on 2003/06/28 as doi.)
38. Sethi S, Zand L, Leung N, et al. Membranoproliferative glomerulonephritis secondary to monoclonal gammopathy. Clin J Am Soc Nephrol. 2010;5(5):770–82. (Prepublished on 2010/02/27 as doi:10.2215/CJN.06760909.)
39. Lorenz EC, Sethi S, Leung N, Dispenzieri A, Fervenza FC, Cosio FG. Recurrent membranoproliferative glomerulonephritis after kidney transplantation. Kidney Int. 2010;77(8):721–8. (Prepublished on 2010/02/05 as doi:10.1038/ki.2010.1.)
40. Nasr SH, Markowitz GS, Stokes MB, et al. Proliferative glomerulonephritis with monoclonal IgG deposits: a distinct entity mimicking immune-complex glomerulonephritis. Kidney Int. 2004;65(1):85–96. (Prepublished on 2003/12/17 as doi:10.1111/j.1523-1755.2004.00365.x.)
41. Nasr SH, Satoskar A, Markowitz GS, et al. Proliferative glomerulonephritis with monoclonal IgG deposits. J Am Soc Nephrol. 2009;20(9):2055–64. (Prepublished on 2009/05/28 as doi:10.1681/ASN.2009010110.)
42. Soares SM, Lager DJ, Leung N, Haugen EN, Fervenza FC. A proliferative glomerulonephritis secondary to a monoclonal IgA. Am J Kidney Dis. 2006;47(2):342–9. (Prepublished on 2006/01/25 as doi:10.1053/j.ajkd.2005.10.023.)
43. Nasr SH, Sethi S, Cornell LD, et al. Proliferative glomerulonephritis with monoclonal IgG deposits recurs in the allograft. Clin J Am Soc Nephrol. 2011;6(1):122–32. (Prepublished on 2010/09/30 as doi:10.2215/CJN.05750710.)
44. Ma CX, Lacy MQ, Rompala JF, et al. Acquired Fanconi syndrome is an indolent disorder in the absence of overt multiple myeloma. Blood. 2004;104(1):40–2. (Prepublished on 2004/03/11 as doi:10.1182/blood-2003-10-3400._
45. Messiaen T, Deret S, Mougenot B, et al. Adult Fanconi syndrome secondary to light chain gammopathy. Clinicopathologic heterogeneity and unusual features in 11 patients. Medicine. 2000;79(3):135–54. (Prepublished on 2000/06/09 as doi.)
46. Kobayashi T, Muto S, Nemoto J, et al. Fanconi's syndrome and distal (type 1) renal tubular acidosis in a patient with primary Sjogren's syndrome with monoclonal gammopathy of undetermined significance. Clin Nephrol. 2006;65(6):427–32. (Prepublished on 2006/06/24 as doi.)
47. Minemura K, Ichikawa K, Itoh N, et al. IgA-kappa type multiple myeloma affecting proximal and distal renal tubules. Intern Med. 2001;40(9):931–5. (Prepublished on 2001/10/03 as doi.)
48. Smithline N, Kassirer JP, Cohen JJ. Light-chain nephropathy. N Engl J Med. 1976;294(2):71–4. doi:10.1056/NEJM197601082940202.
49. Kapur U, Barton K, Fresco R, Leehey DJ, Picken MM. Expanding the pathologic spectrum of immunoglobulin light chain proximal tubulopathy. Arch Pathol Lab Med. 2007;131(9):1368–72. (Prepublished on 2007/09/11 as doi:10.1043/1543-2165(2007)131[1368:ETPSOI]2.0.CO;2.)
50. Nasr SH, Galgano SJ, Markowitz GS, Stokes MB, D'Agati VD. Immunofluorescence on pronase-digested paraffin sections: a valuable salvage technique for renal biopsies. Kidney Int. 2006;70(12):2148–51. (Prepublished on 2006/10/26 as doi:10.1038/sj.ki.5001990.)
51. El Hamel C, Aldigier JC, Oblet C, Laffleur B, Bridoux F, Cogne M. Specific impairment of proximal tubular cell proliferation by a monoclonal kappa light chain responsible for Fanconi syndrome. Nephrol Dial Transplant. 2012;27(12):4368–77. (Prepublished on 2012/10/02 as doi:10.1093/ndt/gfs261.)
52. Nasr SH, Preddie DC, Markowitz GS, Appel GB, D'Agati VD. Multiple myeloma, nephrotic syndrome and crystalloid inclusions in podocytes. Kidney Int. 2006;69(3):616–20. (Prepublished on 2006/03/04 as doi:10.1038/sj.ki.5000144.)
53. Nishida Y, Iwama K, Yamakura M, Takeuchi M, Matsue K. Renal Fanconi syndrome as a cause of chronic kidney disease in patients with monoclonal gammopathy of un-

determined significance: partially reversed renal function by high-dose dexamethasone with bortezomib. Leuk Lymphoma. 2012;53(9):1804–6. (Prepublished on 2012/03/06 as doi:10.3109/10428194.2012.671483.)
54. Larsen CP, Bell JM, Harris AA, Messias NC, Wang YH, Walker PD. The morphologic spectrum and clinical significance of light chain proximal tubulopathy with and without crystal formation. Mod Pathol. 2011;24(11):1462–9. (Prepublished on 2011/06/28 as doi:10.1038/modpathol.2011.104.)
55. Herlitz LC, Roglieri J, Resta R, Bhagat G, Markowitz GS. Light chain proximal tubulopathy. Kidney Int. 2009;76(7):792–7. (Prepublished on 2009/01/24 as doi:10.1038/ki.2008.666.)
56. Sanders PW. Mechanisms of light chain injury along the tubular nephron. J Am Soc Nephrol. 2012;23(11):1777–81. (Prepublished on 2012/09/22 as doi:10.1681/ASN.2012040388.)
57. Nasr SH, Valeri AM, Sethi S, et al. Clinicopathologic correlations in multiple myeloma: a case series of 190 patients with kidney biopsies. Am J Kidney Dis. 2012;59(6):786–94. (Prepublished on 2012/03/16 as doi:10.1053/j.ajkd.2011.12.028.)
58. Schwartz MM, Lewis EJ. The quarterly case: nephrotic syndrome in a middle-aged man. Ultrastruct Pathol. 1980;1(4):575–82. (Prepublished on 1980/10/01 as doi.)
59. Bridoux F, Hugue V, Coldefy O, et al. Fibrillary glomerulonephritis and immunotactoid (microtubular) glomerulopathy are associated with distinct immunologic features. Kidney Int. 2002;62(5):1764–75. (Prepublished on 2002/10/10 as doi:10.1046/j.1523–1755.2002.00628.x.)
60. Sethi S, Theis JD, Vrana JA, et al. Laser microdissection and proteomic analysis of amyloidosis, cryoglobulinemic GN, fibrillary GN, and immunotactoid glomerulopathy. Clin J Am Soc Nephrol. 2013;8(6):915–921. (Prepublished on 2013/02/16 as doi:10.2215/CJN.07030712.)
61. Rosenstock JL, Markowitz GS, Valeri AM, Sacchi G, Appel GB, D'Agati VD. Fibrillary and immunotactoid glomerulonephritis: distinct entities with different clinical and pathologic features. Kidney Int. 2003;63(4):1450–61. (Prepublished on 2003/03/13 as doi:10.1046/j.1523–1755.2003.00853.x.)
62. Sathyan S, Khan FN, Ranga KV. A case of recurrent immunotactoid glomerulopathy in an allograft treated with rituximab. Transplant Proc. 2009;41(9):3953–5. (Prepublished on 2009/11/18 as doi:10.1016/j.transproceed.2009.03.100.)
63. Castro JE, Diaz-Perez JA, Barajas-Gamboa JS, Horton JM, Weidner N, Kipps TJ. Chronic lymphocytic leukemia associated with immunotactoid glomerulopathy: a case report of successful treatment with high-dose methylprednisolone in combination with rituximab followed by alemtuzumab. Leuk Lymphoma. 2012;53(9):1835–8. (Prepublished on 2012/02/18 as doi:10.3109/10428194.2012.663914.)
64. Ramos-Casals M, Stone JH, Cid MC, Bosch X. The cryoglobulinaemias. Lancet. 2012;379(9813):348–60. (Prepublished on 2011/08/27 as doi:10.1016/S0140–6736(11) 60242–0.)
65. Herrera GA, Turbat-Herrera EA. Renal diseases with organized deposits: an algorithmic approach to classification and clinicopathologic diagnosis. Arch Pathol Lab Med. 2010;134(4):512–31. (Prepublished on 2010/04/07 as DOI 10.1043/1543–2165-134.4.512.)
66. Payet J, Livartowski J, Kavian N, et al. Type I cryoglobulinemia in multiple myeloma, a rare entity: analysis of clinical and biological characteristics of seven cases and review of the literature. Leuk Lymphoma. 2013;54(4):767–77. (Prepublished on 2012/03/06 as doi:10.3109/10428194.2012.671481.)
67. Terrier B, Krastinova E, Marie I, et al. Management of noninfectious mixed cryoglobulinemia vasculitis: data from 242 cases included in the CryoVas survey. Blood. 2012;119(25):5996–6004. (Prepublished on 2012/04/05 as doi:10.1182/blood-2011–12-396028.)
68. Calabrese C, Faiman B, Martin D, Reu F, Calabrese LH. Type 1 cryoglobulinemia: response to thalidomide and lenalidomide. J Clin Rheumatol. 2011;17(3):145–7. (Prepublished on 2011/03/29 as doi:10.1097/RHU.0b013e3182155e8d.)
69. Kapadia SB. Multiple myeloma: a clinicopathologic study of 62 consecutively autopsied cases. Medicine. 1980;59(5):380–92. (Prepublished on 1980/09/01 as doi.)

70. Oshima K, Kanda Y, Nannya Y, et al. Clinical and pathologic findings in 52 consecutively autopsied cases with multiple myeloma. Am J Hematol. 2001;67(1):1–5. (Prepublished on 2001/04/03 as doi:10.1002/ajh.1067.)
71. Rota S, Mougenot B, Baudouin B, et al. Multiple myeloma and severe renal failure: a clinicopathologic study of outcome and prognosis in 34 patients. Medicine. 1987;66(2):126–37. (Prepublished on 1987/03/01 as doi.)
72. Adam Z, Stepankova S, Sirotkova A, et al. [Kidney failure in a patient with chronic B-lymphocytic leukaemia (B-CLL) with underlying cast nephropathy. The value of free immunoglobulin light chain identification for early diagnosis of this complication]. Vnitrni Lekarstvi. 2011;57(2):214–21. (Prepublished on 2011/03/23 as doi.)
73. Perez NS, Garcia-Herrera A, Rosinol L, et al. Lymphoplasmacytic lymphoma causing light chain cast nephropathy. Nephrol Dial Transplant. 2012;27(1):450–3. (Prepublished on 2012/01/14 as doi:10.1093/ndt/gfr730.)
74. Dimopoulos MA, Terpos E, Chanan-Khan A, et al. Renal impairment in patients with multiple myeloma: a consensus statement on behalf of the International Myeloma Working Group. J Clin Oncol. 2010;28(33):4976–84. (Prepublished on 2010/10/20 as doi:10.1200/JCO.2010.30.8791.)
75. Alexanian R, Barlogie B, Dixon D. Renal failure in multiple myeloma. Pathogenesis and prognostic implications. Arch Intern Med. 1990;150(8):1693–5. (Prepublished on 1990/08/01 as doi.)
76. Hutchison C, Sanders PW. Evolving strategies in the diagnosis, treatment, and monitoring of myeloma kidney. Adv Chronic Kidney Dis. 2012;19(5):279–81. (Prepublished on 2012/08/28 as doi:10.1053/j.ackd.2012.07.004.)
77. Hutchison CA, Cockwell P, Stringer S, et al. Early reduction of serum-free light chains associates with renal recovery in myeloma kidney. J Am Soc Nephrol. 2011;22(6):1129–36. (Prepublished on 2011/04/23 as doi:10.1681/ASN.2010080857.)
78. Winearls CG. Acute myeloma kidney. Kidney Int. 1995;48(4):1347–61.
79. Hutchison CA, Bradwell AR, Cook M, et al. Treatment of acute renal failure secondary to multiple myeloma with chemotherapy and extended high cut-off hemodialysis. Clin J Am Soc Nephrol. 2009;4(4):745–54. (Prepublished on 2009/04/03 as doi:10.2215/CJN.04590908.)
80. Leung N, Gertz M, Kyle RA, et al. Urinary albumin excretion patterns of patients with cast nephropathy and other monoclonal gammopathy-related kidney diseases. Clin J Am Soc Nephrol. 2012;7(12):1964–8. (Prepublished on 2012/10/02 as doi:10.2215/CJN.11161111.)
81. Drayson M, Begum G, Basu S, et al. Effects of paraprotein heavy and light chain types and free light chain load on survival in myeloma: an analysis of patients receiving conventional-dose chemotherapy in Medical Research Council UK multiple myeloma trials. Blood. 2006;108(6):2013–9. (Prepublished on 2006/05/27 as doi:10.1182/blood-2006-03-008953.)
82. Ying WZ, Allen CE, Curtis LM, Aaron KJ, Sanders PW. Mechanism and prevention of acute kidney injury from cast nephropathy in a rodent model. J Clin Invest. 2012;122(5):1777–85. (Prepublished on 2012/04/10 as doi:10.1172/JCI46490.)
83. Batuman V, Verroust PJ, Navar GL, et al. Myeloma light chains are ligands for cubilin (gp280). Am J Physiol. 1998;275(2 Pt):F246–54. (Prepublished on 1998/08/05 as doi.)
84. Huang ZQ, Kirk KA, Connelly KG, Sanders PW. Bence Jones proteins bind to a common peptide segment of Tamm-Horsfall glycoprotein to promote heterotypic aggregation. J Clin Invest. 1993;92(6):2975–83. (Prepublished on 1993/12/01 as doi:10.1172/JCI116920.)
85. Woodruff R, Sweet B. Multiple myeloma with massive Bence Jones proteinuria and preservation of renal function. Aust N Z J Med. 1977;7(1):60–2. (Prepublished on 1977/02/01 as doi.)
86. Kyle RA, Greipp PR. "Idiopathic" Bence Jones proteinuria: long-term follow-up in seven patients. N Engl J Med. 1982;306(10):564–7. (Prepublished on 1982/03/11 as doi:10.1056/NEJM198203113061002.)
87. Hill GS, Morel-Maroger L, Mery JP, Brouet JC, Mignon F. Renal lesions in multiple myeloma: their relationship to associated protein abnormalities. Am J Kidney Dis. 1983;2(4):423–38.

(Prepublished on 1983/01/01 as doi.)
88. Ying WZ, Wang PX, Aaron KJ, Basnayake K, Sanders PW. Immunoglobulin light chains activate nuclear factor-kappaB in renal epithelial cells through a Src-dependent mechanism. Blood. 2011;117(4):1301–7. (Prepublished on 2010/11/26 as doi:10.1182/blood-2010–08-302505.)
89. Sanders PW, Booker BB. Pathobiology of cast nephropathy from human Bence Jones proteins. J Clin Invest. 1992;89(2):630–9. (Prepublished on 1992/02/01 as doi:10.1172/JCI115629.)
90. McCarthy CS, Becker JA. Multiple myeloma and contrast media. Radiology. 1992;183(2):519–21. (Prepublished on 1992/05/01 as doi.)
91. Lorenz EC, Sethi S, Poshusta TL, et al. Renal failure due to combined cast nephropathy, amyloidosis and light-chain deposition disease. Nephrol Dial Transplant. 2010;25(4):1340–3. (Prepublished on 2010/01/12 as doi:10.1093/ndt/gfp735.)
92. Leung N, Gertz MA, Zeldenrust SR, et al. Improvement of cast nephropathy with plasma exchange depends on the diagnosis and on reduction of serum free light chains. Kidney Int. 2008;73(11):1282–8. (Prepublished on 2008/04/04 as doi:10.1038/ki.2008.108.)
93. Kastritis E, Terpos E, Dimopoulos MA. Current treatments for renal failure due to multiple myeloma. Expert Opin Pharmacother. 2013;14(11):1477–95. (Prepublished on 2013/05/28 as doi:10.1517/14656566.2013.803068.)
94. Kastritis E, Anagnostopoulos A, Roussou M, et al. Reversibility of renal failure in newly diagnosed multiple myeloma patients treated with high dose dexamethasone-containing regimens and the impact of novel agents. Haematologica. 2007;92(4):546–9. (Prepublished on 2007/05/10 as doi.)
95. Clark WF. Correction: plasma exchange when myeloma presents as acute renal failure. Ann Intern Med. 2007;146(6):471. (Prepublished on 2007/04/03 as doi.)
96. Johnson WJ, Kyle RA, Pineda AA, O'Brien PC, Holley KE. Treatment of renal failure associated with multiple myeloma. Plasmapheresis, hemodialysis, and chemotherapy. Arch Intern Med. 1990;150(4):863–9.
97. Zucchelli P, Pasquali S, Cagnoli L, Ferrari G. Controlled plasma exchange trial in acute renal failure due to multiple myeloma. Kidney Int. 1988;33(6):1175–80.
98. Burnette BL, Leung N, Rajkumar SV. Renal improvement in myeloma with bortezomib plus plasma exchange. N Engl J Med. 2011;364(24):2365–6. (Prepublished on 2011/06/17 as doi:10.1056/NEJMc1101834.)
99. Hutchison CA, Cockwell P, Reid S, et al. Efficient removal of immunoglobulin free light chains by hemodialysis for multiple myeloma: in vitro and in vivo studies. J Am Soc Nephrol. 2007;18(3):886–95. (Prepublished on 2007/01/19 as doi:10.1681/ASN.2006080821.)
100. Arimura A, Li M, Batuman V. Potential protective action of pituitary adenylate cyclase-activating polypeptide (PACAP38) on in vitro and in vivo models of myeloma kidney injury. Blood. 2006;107(2):661–8. (Prepublished on 2005/10/06 as doi:10.1182/blood-2005–03-1186.)
101. Sethi S, Fervenza FC, Zhang Y, et al. C3 glomerulonephritis: clinicopathological findings, complement abnormalities, glomerular proteomic profile, treatment, and follow-up. Kidney Int. 2012;82(4):465–73. (Prepublished on 2012/06/08 as doi:10.1038/ki.2012.212.)
102. Gale DP, Maxwell PH. C3 glomerulonephritis and CFHR5 nephropathy. Nephrol Dial Transplant. 2013;28(2):282–8. (Prepublished on 2012/11/06 as doi:10.1093/ndt/gfs441.)
103. Davis AE, 3rd, Ziegler JB, Gelfand EW, Rosen FS, Alper CA. Heterogeneity of nephritic factor and its identification as an immunoglobulin. Proc Natl Acad Sci U S A. 1977;74(9):3980–3983. (Prepublished on 1977/09/01 as doi.)
104. Halbwachs L, Leveille M, Lesavre P, Wattel S, Leibowitch J. Nephritic factor of the classical pathway of complement: immunoglobulin G autoantibody directed against the classical pathway C3 convetase enzyme. J Clin Invest. 1980;65(6):1249–56. (Prepublished on 1980/06/01 as doi.)
105. Williams DG, Bartlett A, Duffus P. Identification of nephritic factor as an immunoglobulin. Clin Exp Immunol. 1978;33(3):425–9. (Prepublished on 1978/09/01 as doi.)

106. Zand L, Kattah A, Fervenza FC, et al. C3 glomerulonephritis associated with monoclonal gammopathy: a case series. Am J Kidney Dis. 2013;62(3):506–14. (Prepublished on 2013/04/30 as doi:10.1053/j.ajkd.2013.02.370).
107. Bridoux F, Desport E, Fremeaux-Bacchi V, et al. Glomerulonephritis with isolated C3 deposits and monoclonal gammopathy: a fortuitous association? Clin J Am Soc Nephrol. 2011;6(9):2165–74. (Prepublished on 2011/07/26 as doi:10.2215/CJN.06180710).

第14章／アミロイドーシス

Christi A. Hayes, Alla Keyzner, Michael Esposito, Craig E. Devoe

【略語】

ApoAI	Apolipoprotein AI	アポリポ蛋白質 AI
CKD	Chronic kidney disease	慢性腎臓病
dFLC	Free light chain difference	遊離軽鎖の差分
ESKD	End-stage kidney disease	末期腎臓病
FLC	Free light chains	遊離軽鎖
FMF	Familial Mediterranean fever	家族性地中海熱
HSCT	Hematopoietic stem cell transplantation	造血幹細胞移植
IF	Immunofluorescence	免疫蛍光検査
Ig	Immunoglobulin	免疫グロブリン
IHC	Immunohistochemistry	免疫組織化学検査
ITT	Intention to treat	治療の意図
LCDD	Light-chain deposition disease	軽鎖沈着症
LCM-MS	Laser capture microdissection and mass spectrometry	レーザーキャプチャーマイクロダイセクションおよび質量分析
LVEF	Left ventricular ejection fraction	左室駆出率

C. A. Hayes (✉) · C. E. Devoe · A. Keyzner
Medicine, Division of Hematology & Oncology, North Shore University Hospital and Long Island Jewish Medical Center, Hofstra North Shore LIJ School of Medicine, 450 Lakeville Road, Lake Success, NY 11042, USA
e-mail: CHayes2@nshs.edu

C. E. Devoe
e-mail: cdevoe@nshs.edu

A. Keyzner
e-mail: alla.keyzner@gmail.com

M. Esposito
Pathology and Laboratory Medicine, North Shore University Hospital and Long Island Jewish Medical Center, Hofstra North Shore LIJ School of Medicine, Anatomic Pathology Services, 6 Ohio Drive, Suite 202, Lake Success, NY 11042, USA
e-mail: mesposit@nshs.edu

© Springer Science+Business Media New York 2015
K. D. Jhaveri, A. K. Salahudeen (eds.), *Onconephrology*,
DOI 10.1007/978-1-4939-2659-6_14

NYHA	New York Heart Association	ニューヨーク心臓協会
PAS	Periodic acid-Schiff	過ヨウ素酸 Schiff
SAA	Serum amyloid A	血清アミロイドA
TRM	Treatment-related mortality	治療関連死亡率
TTR	Transthyretin	トランスサイレチン

アミロイド小史

アミロイドーシスの臨床像が最初に文献として記載されたのは1600年代にさかのぼる．リンパ系の発見という業績を残したデンマークの医師 Thomas Bartholin は，ナイフでかろうじて切断できるほどまで脾臓の線維化が進んだ剖検例を報告した[1,2]．これがおそらくアミロイドーシスの「サゴ脾[*1]」について初めて報告されたものである．約200年後の1838年，ドイツの植物学者 Matthias Schleiden は通常の植物のろう状 (waxy) 成分に対してアミロイドという用語を初めて用いた[2],[*2]．ヒトの組織標本に対してこの用語を初めて用いたのは1854年の Rudolf Virchow である．彼は病変臓器が蒼白となることと浮腫とが臨床的に関連のあることに気づいた．また，糸球体組織と腎臓の輸入動脈にアミロイドが存在することを初めて示したのも彼 Virchow であった．彼は，アミロイドが浸潤性であり罹患臓器から分離して調べることができないことに不満を感じていた．「アミロイド物質を単離する手段を我々が発見しない限り，その性質については何ら明確な結論を得ることはできない」と述べている[2]．

1922年，Hans Herman Bennhold は，アニリン色素の1つの Congo red が，アミロイドに比較的特異性をもつことを発見した[3]．5年後，2人のベルギー人，生化学者の Marcel Florkin と医師の Paul Divry が，Congo red 染色標本を偏光下で観察するとアミロイドがアップルグリーンの複屈折光を呈することを報告した[4]．1950年代半ばまでに，Alan Cohen と Evan Calkins は電子顕微鏡を用いてアミロイド蛋白質の一次および二次線維構造を記載した[5]．次に，近代的な命名法と診断について述べる．

アミロイドの名称と診断

アミロイドーシスは，身体のさまざまな組織の細胞外領域に蛋白基質が病的に蓄積することを共通の特徴とする複数の疾患の総称である[6]．光学顕微鏡およびヘマトキシリ

[*1] 訳注：サゴ脾 (sago spleen) とは動物に認められる，白脾髄やリンパ濾胞の小血管にアミロイド蛋白が沈着した状態の脾臓．アミロイドの沈着に伴い濾胞が腫大しその割面は半透明顆粒状を呈する．サゴはサゴヤシの澱粉を顆粒状にしたもの．

[*2] 訳注：ヨードと反応して茶色〜紫色に発色することを踏まえ澱粉 (アミロース) に似た物として，「アミロイド」と命名された (本当はいうまでもなく澱粉ではなく蛋白である)．

ン・エオジン(hematoxylin and eosin：H&E)染色では，アミロイドは好酸性で無構造な細胞外物質として認められる．電子顕微鏡で観察すると，直径約 8〜10 nm の分枝のない連続した小線維(針状構造)からなることがわかる．基本構造は線維軸に垂直にβストランドが積み重なっていることからクロスβプリーツ構造と呼ばれており，束になってねじり合わさりアミロイド線維を形成する[7]．この構造はすべてのアミロイド症に共通している．沈着は進行性で隣接する細胞に直接毒性を及ぼし，結果的に臓器不全を招く[8]．ほかのヒアリン沈着物(コラーゲンやフィブリンなど)とアミロイドを区別するためさまざまな組織化学的技術が用いられるが，最も一般的なのは Congo red 染色である．この染色を行うと組織沈着物は，通常光の下でサーモンピンクの色を呈するが偏光下でアップルグリーンの複屈折を示し，これがアミロイドの診断根拠になる．複屈折現象がみられるのはβプリーツ線維構造がある場合に限られ，それは Congo red 分子が(βシートとβシートの)間に入り込むことによるものである．

2010 年のアミロイドーシス国際学会の命名委員会によると，少なくとも 27 の蛋白がアミロイド疾患の原因物質として同定されている[9]．もともとの前駆蛋白の起源と構造が異なるにもかかわらず，これらから生成されるアミロイド線維は形態学的に区別できない．この命名法については，アミロイド前駆蛋白の化学的同一性に基づいて命名することが推奨されている．アミロイド線維蛋白と認定されるのは，組織に沈着した蛋白が Congo red に親和性があり，かつ偏光顕微鏡下でアップルグリーンの複屈折を示す場合である．加えて，蛋白配列解析(家族性疾患の場合は DNA 配列)によって厳密に確認する必要がある．アミロイド蛋白は線維蛋白の化学的性質に基づき，蛋白"A"の接尾に前駆蛋白の名称の省略形をつなげるかたちで呼ばれる．例えば，免疫グロブリン軽鎖に由来するアミロイド線維は軽鎖アミロイド(AL)と呼ばれ，疾患は AL アミロイドーシスと呼ばれる(表 14.1)．Alzheimer 病の神経原線維変化のように，細胞内に蛋白が封入される疾患もアミロイド疾患(Congo red で陽性に染まり，アップルグリーンの複屈折を示す線維)と同一の特性を有するとして多数報告されているが，それらは「細胞内アミロイド」であり，本章では扱わない．全身性アミロイドーシス患者ではアミロイド蛋白が種々の器官によって合成されるため，アミロイド原線維蛋白の化学的同一性を確認することも重要である．原因蛋白質によって肝臓移植あるいは造血幹細胞移植といった異なる治療が必要となる[10]．また，例えば家族性アミロイドーシスは化学的および臨床的に複数の疾患を含んでおり，「家族性アミロイドポリニューロパチー」のような，時代遅れの名前の疾患も含まれる．治療計画が著しく異なり頻度も高い AL アミロイドーシスとの混同を避けるためにも，近代的な命名法〔例えば，家族型の変異トランスサイレチン(TTR)由来のアミロイドを示す ATTRV30M や ATTRY78F など〕を使用することが重要である．血清アミロイド A(SAA)，TTR，および免疫グロブリン κ 鎖(Igκ)または λ 鎖(Igλ；原発性 AL アミロイド)で，全身性アミロイドーシス全体の 90％を占める．

(アミロイドーシスは病的なものであると長らく考えられていたが)最近では，アミロイド線維のなかには生物学的に(有用な)機能をもつものもあることがわかっている．プロテアーゼ耐性βプリーツシート配列は自然界に広く認められる構造であり，いわゆる

表 14.1 一般的なアミロイド症候群とその前駆蛋白

アミロイドの型	蛋白	略語	関連する臓器	コメント
免疫グロブリン軽鎖	単クローン性免疫グロブリン軽鎖	AL	腎臓，肝臓，心臓，消化管，末梢および自律神経，軟部組織	後天性の形質細胞増殖症に伴う骨髄での蛋白合成
フィブリノーゲン	フィブリノーゲンAα鎖	AFibα	腎臓，肝臓，脾臓	遺伝性 高血圧が頻発
反応性	SAA	AA	腎臓，消化管，肝臓，自律神経	慢性炎症や感染や悪性腫瘍による二次性疾患 該当蛋白は肝臓で合成
老人性全身性アミロイドーシス	TTR 野生型	ATTR-wt	心臓	一般に高齢男性 該当蛋白は肝臓で合成
TTR	TTR 変異型	ATTR	末梢および自律神経 心臓，眼，稀に腎臓	遺伝性 該当蛋白は肝臓で合成
アポリポ蛋白 AI	アポリポ蛋白 AI	AApoI	腎臓（糸球体） 肝臓，心臓，皮膚，咽頭	遺伝性
アポリポ蛋白 AII	アポリポ蛋白 AII	AApoII	腎臓	遺伝性
透析関連	$β_2$-ミクログロブリン	$Aβ_2M$	骨格関節組織，消化管，血管，心臓	蛋白の不十分な腎クリアランス
リゾチーム	リゾチーム	ALys	腎臓，肝臓，消化管，脾臓，リンパ節，肺，甲状腺，唾液腺	遺伝性

SAA：血清アミロイド A，TTR：トランスサイレチン

機能性アミロイドも含まれる．実際，ポリペプチドはアミロイド構造をとる傾向を本来もっているのではないかと思われるほど，アミロイドβプリーツシート構造は進化の過程で高度に保存されている[*3]．機能性アミロイドは細菌から哺乳動物まで幅広い生物で発見され，バイオフィルム形成，空中構造形成[*4]，足場の形成，メラニン合成の制御[*5]，ポリアミンのエピジェネティックな制御[*6]，および情報伝達[*7]など，多彩な働きを示す[11]．現在，アミロイド疾患の治療方法の1つとして，病的アミロイドの形成を直接的

[*3] 訳注：蛋白は折りたたまれ（フォールディング）固有の立体構造を形成する．立体構造はアミノ酸配列により一義的に決まる（Anfinsen のドグマ）が，蛋白が異常な折りたたみを起こし（ミスホールディング），βシート構造に富むアミロイド線維が形成されることがある．アミロイド線維の沈着によって発症する疾患がアミロイドーシスで，ホールディング異常が引き起こす病気（ホールディング病）の代表例である．本文にも述べられているようにアミロイド線維は，種を問わずクロスβシートを基本とする共通の基本構造をもっており，ある意味，基本的なミスホールディングの起き方は種や蛋白の種類を超えて共通であるともいえる．この構造は分子間相互作用によって強固に安定化されており，天然の（本来の）蛋白のもつ立体構造よりもより一般に安定的であるようである．

[*4] 訳注：担子菌類や放線菌の一種 Bacterium streptomyces coelicolor の垂直方向への菌糸の成長に，機能性アミロイド hydrophobins や chaplins が水の表面張力を減らすように働くことが必要．

に阻害する方法が研究されている．ヒトにおいても，機能性アミロイドは止血およびメラニン合成などの重要な生理学的プロセスにかかわっており，病的および機能的なアミロイドが共通の構造を共有することを考えると，治療目的に使用したアミロイド形成阻害薬によって機能的なアミロイド形成が妨げられ，望ましくない副作用が生じる可能性があると思われる[7]．したがって，アミロイド形成阻害薬は，（ほかの有用な機能性アミロイドの働き）を妨げないように十分な特異性を有するように設計されなければならない．

症例1　69歳，男性P氏．8年にわたる2型糖尿病の病歴をもつ．蛋白尿が5.3 g/日，クレアチニンクリアランスが45 mL/分と腎不全を呈し，腎臓医にフォローされていた．糖尿病は，経口薬で良好にコントロールされ，インスリンの使用歴はない．また，患者には糖尿病網膜症の所見はみられなかった．このため，担当腎臓医はほかの病因による腎不全と蛋白尿を疑い腎生検可能な施設へ紹介した．H&E染色では糸球体，メサンギウム，および毛細血管膜に，好酸性で無構造な沈着を認めた（図14.1参照）．Congo red染色で赤ピンクに染まる完全にヒアリン化した糸球体も認めた（図14.2参照）．同部位は偏光顕微鏡でアップルグリーンの複屈折を示した（図14.3参照）．上記の生検結果で最も可能性の高い診断は何か？

　a．ALアミロイドーシス．
　b．AAアミロイドーシス．
　c．微小変化群．
　d．糖尿病腎症．
　e．さらに多くの情報が必要．

腎臓の病変が最も頻繁にみられるのはALアミロイドーシス，AAアミロイドーシス，およびある種の遺伝性アミロイドーシスである．多くの場合，基礎疾患を同定するために腎生検が必要である．アミロイドの沈着は腎臓全体にみられるが，糸球体で優位である[12]．光学顕微鏡では，アミロイドはメサンギウムと毛細血管係蹄内の好酸性で無構造な物質として認められる．アミロイドーシスが疑われる場合は，通常の腎生検時に作られる2 μmの切片だけではなく，Congo red染色のために10 μmの厚さの切片を作成する必要がある．糸球体沈着が目立たなくてもアミロイドが尿細管間質に沈着し，尿細管萎縮および間質線維化を起こすこともある．アミロイド沈着物の場所にかかわらず，

[*5] 訳注：メラノサイト内のメラノソーム内腔でPmel17蛋白により構成される原線維がアミロイド構造をとり，そこにメラニン色素が沈着していくことがメラノソームの形成過程であることがわかっている．
[*6] 訳注：*Saccharomyces cerevisidae*（出芽酵母）で研究が進んでいる現象．
[*7] 訳注：アミロイド形成性の構造がアミロイド蛋白の自己増殖能を介して次の細胞世代に伝達されること．細胞の「情報」が，強固な蛋白構造に保存されて伝達されることを指す．

図14.1 アミロイドの沈着による糸球体の閉塞像(A). アミロイドの沈着により毛細血管係蹄壁はやや厚くなっておりメサンギウムは軽度増加している(B). H&E染色, 200倍.
[カラー☞p.377参照]

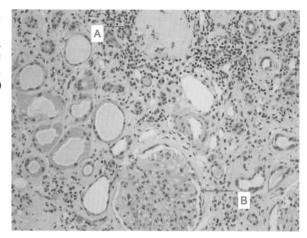

図14.2 Congo red染色で糸球体のアミロイドがピンク〜赤に染まっている(矢印). Congo red染色, 400倍.
[カラー☞p.378参照]

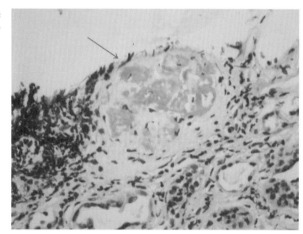

図14.3 偏光顕微鏡による黄色〜緑の複屈折光(矢印). Congo red染色, 400倍.
[カラー☞p.378参照]

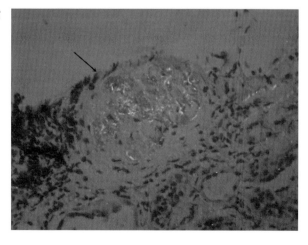

Congo red染色では複屈折性がみられる．アミロイド原線維はコラーゲンのような細胞外マトリックスの多糖類ではなくアミロイドの蛋白からできているため，過ヨウ素酸Schiff(PAS)染色は弱陽性である．糸球体沈着によってしばしば20 g/日に達するほどのネフローゼレベルの重大な蛋白尿が生じる．(失われる)蛋白は主にアルブミンであり，付随する浮腫は重大かつ利尿薬に不応性で管理が困難な場合が多い．特に心機能障害とある種のアミロイドサブタイプにみられる自律神経障害がある場合には難治性である．逆に，糸球体関与は最小限でアミロイド沈着が主に尿細管間質にみられる場合，蛋白尿は少ないが糸球体濾過は減少し，クレアチニンが増加する．免疫蛍光検査(IF)および免疫組織化学検査(IHC)では，正常な免疫グロブリン，補体，フィブリンで陰性であるが，ALアミロイドーシスでは，免疫グロブリン軽鎖が陽性となることも多い．

腎生検ではアミロイド原線維の沈着が電子顕微鏡でしばしば明らかに認められるが，十分に疑いをもって検討しない限り見落としやすい．分岐のない直径8～10 nmの原線維がランダムに並ぶのがその所見である．メサンギウムのアミロイド沈着がごく軽度で，かつ上皮足突起の二次的な消失がアミロイドの影響で生じている場合，アミロイドーシスを見落とすことがある．このような病理学的所見からは，微小変化型の糸球体腎炎という誤った印象を受ける[13]．また，形態学的に糖尿病腎症と類似しており，誤診する可能性もある．AAアミロイド腎症，ALアミロイド腎症の26例の研究では，糖尿病腎症に似た，びまん性や結節性パターン，Bowman嚢，輸入および輸出細動脈，糸球体の微細動脈瘤の初期段階，および尿細管基底膜に沿ったアミロイド蓄積など多くの形態学的変化が認められた[14]．

症例1のフォローアップとディスカッション　正解はe．Congo red染色はアミロイドの存在確認には有用であるが，治療のためにはアミロイドのタイプに関する情報が非常に重要である．上述したように，AAアミロイドーシスでは免疫蛍光検査と免疫組織化学検査において免疫グロブリン，補体，およびフィブリンは陰性であるが，ALアミロイドーシスでは免疫グロブリン軽鎖がしばしば陽性を示す．診断確認のため，P氏の生検標本は，レーザーキャプチャーマイクロダイセクションおよび質量分析(LCM-MS)によるプロテオーム解析目的にMayo Clinicに送られ，ALλ型アミロイドーシスであると診断された．

血清アミロイドP(serum amyloid P：SAP)は，健常者にも存在する血漿蛋白であり，全アミロイド沈着物の約5％を占める．急性炎症過程に関与する蛋白であるペントラキシンファミリー[*8(次頁)]のメンバーである〔この蛋白ファミリーのほかの例としてC反応性蛋白(C-reactive protein：CRP)がある〕．放射性標識血清アミロイドP(SAP)シンチグラフィでは，全身性アミロイドーシスのほとんどの患者でアミロイド沈着の非侵襲的かつ定量的な診断画像が得られ，繰り返し行うことで疾患の経過をモニターすることも可能である．しかし，この放射性標識物質は商業ベースで生産されておらず，入手が

非常に困難である[15]．

　腎障害は多数のアミロイド疾患でみられ，重症度を決定する要因でもある．治療を行わない場合，通常いずれかの時期には末期腎臓病(ESKD)に至る．しかし，老人性の全身アミロイドーシス(TTR)や透析関連アミロイドーシス(β_2ミクログロブリン)などは通常は腎病変をきたさない．

　全身性アミロイドーシスのなかで最も頻度が高いのは AL アミロイドーシスであり，100万人あたり年間8.9人の発症率と報告されている[10]．AL アミロイドーシスは，腫瘍性形質細胞または B 細胞クローンによって異常に合成される特定の免疫グロブリンが1つまたは複数の関与臓器の機能不全を引き起こす，血液学者の重大な関心を集める疾患である．また，多発性骨髄腫患者の5〜15％でも全身性アミロイドーシスが認められる．非糖尿病性ネフローゼ症候群，心エコーで求心性肥大を示す非虚血性心筋症，一次性心疾患のない N 末端プロ脳性ナトリウム利尿ペプチド(N-terminal pro-brain natriuretic peptide：NTproBNP)増加，肝腫大または画像的異常を伴わないアルカリホスファターゼの増加，末梢神経障害や自律神経障害，顔や首の原因不明の紫斑や巨大舌の存在などの場合にはいつも AL アミロイドーシスを疑うべきである．これらの徴候をいずれか1つでも呈する患者では，血液学的スクリーニングで単クローン性免疫グロブリン軽鎖の有無を調べ，アミロイド沈着物を検出するために生検を行うべきである．また，単クローン性蛋白が存在する場合，多発性骨髄腫の有無を確認するため骨髄検査を行うべきである．AL アミロイドーシスと診断された100人の患者の後ろ向き研究では，骨髄生検で患者の83％に形質細胞疾患（λ型，65％/κ型，18％）が認められた[16]．骨髄生検標本の60％でアミロイド沈着物が観察されたが(60例中39例)，ほとんどの場合血管壁に限られていた．吸引皮下脂肪の Congo red 染色は信頼性が高くて非侵襲的な検査であり，患者の78％でアミロイド沈着が確認された．陰性の場合，口唇小唾液腺の生検で患者の50％にアミロイド沈着が検出可能である．これもまた陰性であっても臨床的に強く疑われる場合は罹患臓器の生検をすべきである（図14.4参照）．免疫グロブリンに対する免疫蛍光検査および免疫組織化学検査染色はいずれも陰性であるが，免疫グロブリン軽鎖に対する染色は高頻度で陽性となる〔2つの軽鎖（κ または λ）のどちらかへの偏り（軽鎖制限）がみられる〕．免疫組織化学検査には，正常の軽鎖沈着によってバックグラウンドの染まりがあるため，特異性に欠けるという限界がある．もう1つ，アミロイド線維の立体構造が変化しエピトープを隠してしまうため，アミロイド軽鎖を検出できる試薬が実用化していないという課題もある．ある研究では，AL アミロイ

[*8] 訳注：生体が生まれつきもっている自然免疫系は，ナチュラルキラー細胞・マクロファージ・顆粒球などの細胞性免疫と，補体系などの液性免疫から成り立っており，液性の自然免疫系は補体系と病原体共通の構造パターンを認識するパターン認識受容体からなる．pentraxin（ペントラキシン）はこのパターン認識受容体の1つであり，short pentraxin family と，long pentraxin family に分けられる．C 反応性蛋白(CRP)と serum amyloid P(SAP) component は short pentraxin であり，ヒト SAP は CRP とアミノ酸配列の相同性(51％)をもつ．long pentraxin には 炎症マーカーとしても注目される PTX3 が含まれる．CRP 同様，SAP もさまざまな細菌と結合し，古典的な補体系を活性化する作用をもつ．

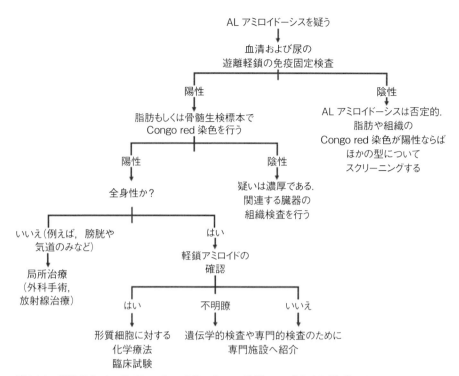

図14.4 提唱されているALアミロイドーシスの診断アルゴリズム(出典：© 2011 American Society of Clinical Oncology. All rights reserved. Merlini G: J Clin Oncol Vol.(29), 2011: 1924-1933)

ドーシス34人の患者中12人(35.3%)で，κおよびλ鎖の両方の免疫蛍光検査による染色が陰性であった[17]．これに対し，AAアミロイドはAA蛋白質に対する標準抗体で通常，非常に正確に検出可能である．

ALアミロイドーシスの鑑別診断には軽鎖沈着症(LCDD)があげられる．LCDDの沈着は，糸球体全体に顆粒状パターンを呈し，尿細管基底膜にも均一に認められる．軽鎖の沈着によって炎症反応が刺激されるため，PAS染色でLCDDはALアミロイドよりもはるかに強く染まる．LCDDでκアイソタイプがより頻度が高いのに対し，ALアミロイドではλアイソタイプが優勢である．βプリーツ線維構造ではないため，LCDDではアップルグリーンの複屈折はみられない．

病理学的に考慮すべきアミロイドーシスの鑑別診断には，細線維性糸球体腎炎(fibrillary glomerulonephritis)とイムノタクトイド糸球体症(immunotactoid glomerulopathy)がある．細線維性糸球体腎炎は，形態学的には分岐のない細線維が糸球体にランダムに蓄積しているという点でアミロイドーシスと区別できない．アミロイドーシスと同様に，糸球体内への炎症性細胞浸潤はほとんど認められない．アミロイドと異なるのは線維がやや太く(通常は18～20 nm)，Congo red染色と軽鎖免疫組織化学検査染色への

反応を欠く点である[18]．イムノタクトイド糸球体症は，細線維性腎炎に類似した形態学的および組織化学的特性をもつサブタイプと考えられているが，線維ははるかに太く（34～49 nm の範囲），平行に秩序だって並んでいるのが一般的である．リンパ増殖性疾患との関連が知られている．

　1人の患者が単クローン性免疫グロブリン血症と遺伝的多型の両方を有し，これによってアミロイド蛋白が2つの経路で形成されるという可能性があることが明らかになっている．AL アミロイドーシスは基礎となるクローン性形質細胞疾患を抑制する化学療法に通常は反応するが，遺伝性アミロイドーシスに対しては，化学療法は何の役にも立たないばかりか有害となる可能性もある．このことは，臨床所見（家族歴がなく，単クローン性免疫グロブリン血症が認められる）に基づき孤発性の AL アミロイドによる全身性アミロイドーシスと判断された 350 人の患者に関する英国での研究で初めて記載された．これらの患者では一般的な遺伝性アミロイドーシスに対する全血 DNA の遺伝子型検査で患者の 10％に変異が確認され，特にフィブリノーゲン Aα および TTR をコードする遺伝子の変異の頻度が高かった[19]．したがって，これらの患者の単クローン性免疫グロブリン血症は偶発性と考えられ，化学療法は行われなかった．遺伝性アミロイドの浸透度はさまざまであるため，家族歴の聴取はスクリーニングとしては無効であることも判明した．この研究ではまた，真の AL アミロイドーシス患者で免疫組織化学検査による染色によって免疫グロブリン軽鎖原線維が同定されたのはわずか 38％であったことも明らかになった．この値の低さは，軽鎖断片に結合する抗軽鎖抗体はアミロイド線維を形成した軽鎖蛋白とは結合しにくいことを反映している．したがって，免疫組織化学検査による染色はアミロイド形成蛋白診断に有用ではあるが限界があり，蛋白や DNA ベースのスクリーニングをも行うように推奨されている．Memorial Sloan Kettering 癌センターのグループは，全身性アミロイドーシス評価のために紹介されたすべての患者 178 人に対し，より標的を絞って以下の基準でスクリーニングを行った．①無症候性のアフリカ系アメリカ人に変異 TTR のスクリーニング（TTR の Val122Ile 多型はアフリカ系アメリカ人の 4％に認められる），②末梢神経症状が主体の患者には，TTR，アポリポ蛋白 AI と AⅡ，フィブリノーゲン Aα，およびリゾチーム（末梢神経障害は，AL アミロイドーシスといくつかの遺伝性多型に共通する症状である）変異のスクリーニング，③腎臓単独のアミロイドーシスを有し骨髄のアミロイドを認めない場合は，フィブリノーゲン Aα 多型についてのスクリーニング[20]である．スクリーニングを受けた患者のうち 6％で，偶発的単クローン性免疫グロブリン血症と真の遺伝性アミロイド蛋白の両者が認められた．

　組織生検が得られる症例数に限りがあることや前述した IHC の限界などを踏まえ，特異的かつ高感度にアミロイド蛋白を識別するために，LCM-MS に基づくプロテオミクス解析の新しい技術が Mayo Clinic において開発された．レーザーキャプチャーマイクロダイセクション（LCM）は，特に生検試料中で Congo red 染色陽性の領域をより精度をもって評価するために使用される．このプロセスを簡単に述べると，生検組織からアミロイドを微細なレベルで分離し，これをトリプシン分解によってトリプシンペプチ

ドに断片化する．次いで，エレクトロスプレーで電子化して液体クロマトグラフィで分離し，その結果を質量分析(MS)で解析する．MSで得られた生データをもとに，複数のコンピュータアルゴリズムを用いて蛋白質データベースから一致するものを検索する．心アミロイドーシスの50人の患者について，この方法を用いた試験的評価と，現在の標準的なアプローチ(形質細胞障害に関する十分な臨床的検討，アミロイド形成傾向のあるTTRの多型についての血清および遺伝子調査，TTR，SAA，Igκ，Igλ，およびSAP成分のIHC)との比較が行われた．その結果，(LCM-MSを用いた評価では)41例の追加検討も含め，100％の特異度と98％の感度が得られたのに対して，IHCが比較的有用であったのはわずか42％であった[21,22]．神経系のアミロイド疾患〔AL，Aトランスサイレチン(ATTR)，Aゲルソリン(AGel)，およびAアポリポ蛋白質AI(AApoAI)〕に関するその後の研究でも，LCM-MSを用いることで臨床情報の助けなしで21種類の神経生検サンプルから特定のアミロイドサブタイプが同定可能であった[22]．LCM-MSがより一般的に利用可能になれば，将来的にはアミロイド沈着の原因蛋白同定のための新しいゴールドスタンダードになると思われる．しかし，LCM-MSにも限界はある．蛋白の変異が既知でありかつデータベースに存在していなくてはならず，またアミノ酸の変化が質量分析によって検出されるのに十分大きなものでなくてはならない．

非ALアミロイドーシス

遺伝性アミロイドーシスに関連する変異遺伝子には，アポリポ蛋白AI(ApoAI)，TTR，フィブリノーゲンAα鎖，リゾチーム，シスタチンC，ゲルソリン，およびアポリポ蛋白AIIなどがある．これらの1つひとつがそれぞれアミロイドーシス症候群の原因となっており，発症年齢，徴候，罹患臓器，および進行速度や予後などに関する臨床像はそれぞれ異なる特徴を有することが知られている．AApoAIの最も一般的な臨床症状はアミロイド線維の筒状の堆積による緩徐進行性の非蛋白尿腎不全であり，肝臓および脾臓にも大量に沈着がみられる．心筋症は認められない．アイルランドの祖先をもつ患者の間でのGly26Arg変異が最も一般的である．病気の自然史と腎移植の状況の評価のために，アイルランドの3家系について検討されている．ALアミロイドーシスにみられる腎不全が一般に急速進行性であるのとは対照的に，AApoAIアミロイドーシスでの腎不全は進行が遅く，高血圧と軽度の蛋白尿と共に，通常18〜55歳で認められる[23]．組織学的には尿細管間質の線維化と髄質におけるアミロイドの異常な沈着が認められた．英国の研究ではまた，これらの患者では移植腎の予後が優れていることも報告している．移植から中央値9年の間に10人中8人の患者が生存しており，そのうち7人の移植腎は機能していた[24]．稀にアミロイドーシス再発によって移植片が障害を受けることもあるが，本疾患の治療としての腎移植には成功が期待できるであろう．家族性尿細管間質性腎炎のパターンに肝疾患を合併する患者には，AApoAIアミロイドーシスを強く疑うことが必要である．

反応性の全身性アミロイドーシスは，炎症状態に伴って二次的に分泌されるAA蛋

白(血清アミロイドA：SAA)によるものである．慢性的に活動性の炎症を引き起こすものが基礎疾患となる．例えば，関節リウマチ，結核，慢性骨髄炎，炎症性腸疾患，家族性地中海熱(FMF)などがあげられる[25]．注目すべきは肝細胞癌，腎細胞癌，Castleman病，Hodgkin病，有毛細胞白血病などの腫瘍患者でも，二次性アミロイドーシスを引き起こす可能性があることである．

「局所性アミロイド」が，全身性の症状を伴わず個別の臓器に認められることがある．局所に沈着する理由は不明であるが，別の場所で産生された軽鎖が沈着するのではなく，局所でアミロイド蛋白が合成されたものが沈着していると想定されている．1993～2003年の間に診断された皮膚，軟部組織，咽頭，喉頭，肺，膀胱，結腸，結膜，リンパ節などでの局所性アミロイドーシス20症例の研究では，平均7年の観察期間に誰一人として全身性疾患に進行しなかった[26]．

治　療

症例2(症例1つづき)　　P氏は全身の治療前評価を受けた．トロポニンは正常であったが，N末端プロ脳性ナトリウム利尿ペプチド(N-terminal pro-brain natriuretic peptide：NTproBNP)は467 ng/Lと上昇していた．心エコー検査では，左室駆出率(LVEF)は54％であり，軽度の求心性左室肥大を認めたが左室収縮機能はおおむね維持されていた．心臓MRIではLVEFは57％で左室収縮機能は正常所見であった．心筋瘢痕や浸潤などアミロイドの関与に否定的な所見は認められなかった．腹部エコー検査では肝脾腫は認めず，アルカリホスファターゼは正常で肝臓の関連は否定的であった．performance status(PS)は良好であった．こうしてP氏は，高用量のメルファラン治療後に自己造血幹細胞移植(HSCT)を行うのに適していると判定された．結果，P氏は治療に伴う大きな有害事象もなく，蛋白尿は5 g/日から1.5 g/日に減少した．クレアチニンクリアランスは経過中安定していた．ALアミロイドーシス患者ではどのような臨床所見が予後予測に有用か？
　a．罹患臓器の数．
　b．心臓障害の程度．
　c．腎障害の程度．
　d．血清遊離軽鎖(FLC)．
　e．血清のFLCと心臓障害の程度．

早期治療介入はALアミロイドーシスにおいて極めて重要である．進行性の疾患であるため，診断がつき次第速やかに治療を開始すべきである．治療が遅れれば臓器病変の数や重症度が増すこととなる．一方，単一でも高度な臓器障害がある場合や多臓器病変を有する患者が高用量化学療法に続いて造血幹細胞移植(HSCT)を行うといった積極的なレジメンに耐えることは難しいように，進行度によって治療選択肢も制限されること

になる.

　治療法は大きく2種類,すなわち高用量の化学療法に続く自家造血幹細胞移植,および単独化学療法に分かれる.現時点では,どちらかが他方よりも優れていると断言することは難しい.ただし,理由は後述するが,ほとんどの臨床医は可能な限りHSCTを好んでいる.

　幹細胞移植は1990年代になって初めて治療の選択肢として検討された.1998年に発表された最初の症例研究では,高い治療関連死亡率(TRM)が課題とされた.Comenzoらは,集中的な大量静脈内メルファラン治療に引き続き自家幹細胞移植を行った原発性アミロイドーシスの25人について報告している[27].intension-to-treat方式(第9章,p.194参照)では,3か月での治療関連死亡率は20%(25人中5人)であった.5人中2人は心臓に重大なアミロイド病変の進展がみられ,死因は心臓突然死であった[27].臓器障害が2つ未満で心臓の関与がない患者は,それより広範な病変をもつ患者と比較して有意に良好であった.Moreauらは全身性ALアミロイドーシスの21人の症例研究で同様の結果を報告している[28].前処置は,高用量のメルファラン単独または12Gyの全身照射と組み合わせて行われた[28].患者の43%(21人中9人)は移植1か月以内に死亡した.臓器障害が2つ未満の患者では,より進行した臓器病変を有する患者に比べて生存率の改善が得られた.臓器障害の定義としてはクレアチニンクリアランス30 mL/分未満,尿蛋白3 g/日以上,うっ血性心不全,神経障害,あるいはアルカリホスファターゼ値200 IU/L以上を伴う肝腫大とした.

　最も初期に行われた症例研究では治療関連死亡率(TRM)が高かったにもかかわらず,後ろ向き研究では全生存率と生活の質(quality of life：QOL)の点で有利である可能性が示唆された.126人の患者を半数はHSCTのみ,半数は化学療法のみを受けた2群に分けて検討を行った研究もある.この2群は,性別,年齢,左室駆出率,心室中隔壁の厚さ,末梢神経の関与,血清クレアチニン,および骨髄の形質に関してマッチングが行われており,1年後の全生存率はHSCT治療群で89%,化学療法群で71%であった.4年後ではそれぞれ71% vs. 41%であった[29].

　Jaccardらは(この分野で)唯一の前向きランダム化比較試験において自家幹細胞移植と化学療法を比較した.100人の患者をメルファラン＋デキサメタゾン群か,高用量のメルファラン投与HSCT群かのいずれかに無作為に割り付けた.メルファラン＋デキサメタゾン使用群の生存期間の中央値は,高用量のメルファランに続き自家幹細胞移植を受けた群と比べて56.9か月 vs. 22.2か月と統計学的に有意に長かった[30].すなわち,この研究では移植治療の予後改善に関する優位性を示すことはできなかった.しかし,この研究結果の解釈は慎重に行う必要がある.この研究には,検討対象患者数が少ないという限界があり,データ分析方法や選択基準に関しても意見が分かれるところである.統計学的には,本研究はintention to treat解析(ITT)を用いて評価が行われているが,ITT解析では,一方の群が一方的に減ってしまうなどのアーチファクトを最小限にするため,最終的に実際受けた治療ではなく初期の割り当てに基づき解析を行う.自家幹細胞移植治療群に割り当てられた50人の患者のうち10人は治療を受ける前に死

亡した．大半は突然死または進行性心不全であった．ITT 解析では，これらの死は，移植治療を受けていないにもかかわらず移植群の死亡としてカウントされることになる．比較的症例数が少ない場合，この種の統計手法によって結果は大きく変化することがある．

　本研究は，AL アミロイドーシスと移植を取り巻く多くの問題点を提示している．多発性骨髄腫と AL アミロイドーシスはいずれも単クローン性形質細胞障害であり，同じような治療が奏効する．AL アミロイドーシスの治療は十分に確立された多発性骨髄腫の治療法を参考に行われている．しかし，末端臓器障害のパターンが違うため治療関連毒性の点でこの 2 つの疾患は大きく異なっている．多発性骨髄腫では，患者は骨髄病変を有する一方で，一般的に腎障害を除いて臓器機能はよく保たれている[31]．対照的に，AL アミロイドーシス患者は多くの場合，骨髄では平均 5% 程度の形質細胞量で骨髄病変はごく軽度であるが[32,33]，末端臓器障害は極めて重篤なものとなっている．したがって，高用量化学療法の施行中や幹細胞が生着するまでの間に，多発性骨髄腫とは全く異なる治療関連毒性が認められる．

　Jaccard らの研究で移植前に死亡する症例が多かったのは，AL アミロイドーシスの治療を行っているほかの大規模な施設と比較して患者の選択基準が幅広いことを反映している可能性がある，とされている[34,35]．例えば，患者の 84% 以上は 2 つ以上の臓器障害があり，25% 以上はニューヨーク心臓協会（NYHA）Ⅲ度またはⅣ度の心不全を呈していた．前に述べた Comenzo や Moreau らによる後ろ向き研究や症例研究では，慎重に移植患者を選択することが重要であることを示している．これらの初期研究は，広範な臓器障害を有する，あるいは重度の心機能低下を呈している患者では明らかに病状が進行しやすく治療関連死亡率が高いことが予想されるため移植対象から外すべきである，と強く述べている[27,28]．Jaccard らの研究では移植群の治療関連死亡率は 24% で，以前にある単一施設の研究で報告されていた値の 2 倍であった[28,34,36〜38]．Mayo Clinic の Gertz らによると，治療関連死亡率は 2006 年以降 40% に低下しており，このことは治療の選択基準の見直しによるところが大きいと報告している[31]．このように，Jaccard らによる前向きランダム化試験では，不適切な患者選択によって移植の利点がマスクさ

表 14.2　自家幹細胞移植のクライテリア

・70 歳以下
・トロポニン T＜0.06 ng/mL
・NTproBNP＜5,000 ng/L
・クレアチニンクリアランス≧30 mL/分（慢性的に安定した透析中患者は除く）
・Eastern Cooperative Oncology Group（ECOG）の performance status（PS）≦2
・ニューヨーク心臓協会（NYHA）分類　Ⅰ度またはⅡ度
・有意な障害を呈する臓器が 2 つ以下（肝臓，心臓，腎臓，自律神経）
・大量の胸水がないこと
・酸素療法に依存していないこと
・第 X 因子値が適切であること[訳注：アミロイドーシスでは後天性第 X 因子欠乏症がみられることがある]

れている可能性がある．

ALアミロイドーシスの予後はさまざまであり，障害を受ける臓器の数と程度に依存する．現時点では，移植に適していると判断されるためには表14.2に記載されている基準を満たす必要があり[39〜41]，この基準は複数の研究で検証されてきている[28,42〜45]．心障害の程度はトロポニンTおよびNTproBNPによって測定され，最も強力な予測因子である[46,47]．両方の値はMayoステージ分類と改訂Mayoステージ分類に含まれている．Mayoステージ分類は，新たにALアミロイドーシスと診断された242人の患者の情報から作成された[48]．患者はNTproBNPおよびトロポニンTのレベルに基づいて3つのステージに層別化される．ステージⅠ期は心筋トロポニン0.035μg/L未満かつNTproBNP 332 ng/L未満，ステージⅡはトロポニンTまたはNTproBNPのいずれかがこれらの基準値以上，ステージⅢは両方の値が基準値以上，と定義されている．生存期間の中央値は，ステージⅠで26か月，ステージⅡで11か月，ステージⅢで4か月であった．この病期分類は，幹細胞移植を受けた患者にも適用された．ステージⅢの患者では移植を行っても生存期間が12か月未満であったのは注目すべきことである[49]．改訂Mayoステージ分類では，血清遊離軽鎖（FLC）を追加し，リスク層別化の改善のため，NTproBNPおよびトロポニンTカットオフ値を変更して使用している[50]．最初のMayoステージ分類と同様に，より進行した段階のものでは移植の有無にかかわらず予後不良である．

症例2のフォローアップとディスカッション　改訂Mayoステージ分類では血清FLCと心臓の障害が予後予測因子として最も重要である．正解はe．

まとめると，ALアミロイドーシスにおける幹細胞移植の有用性については多くの疑問が残っているといえる．現在広く受け入れられている適格性基準に基づき移植対象のALアミロイドーシス患者を最適に選択できるようにするためには，より多くの研究が必要である．また，より新しい免疫抑制薬やプロテアソーム阻害薬が使用されるようになると，移植の果たす役割がどのようなものになるか，改めて検討する必要がある．例えば，Dispenzieriらによる報告では，移植の適用があるが化学療法単独を選択した患者の生存期間中央値は42か月であり，これは移植を受けた患者の結果に匹敵する値であった[51]．今後，新しい化学療法薬の時代における自家幹細胞移植の意義について，さらに検討する必要がある．

● メルファランとデキサメタゾン

症例3　76歳，男性C氏．「尿が泡立つ」と訴えて，かかりつけ医を受診した．クレアチニン値は正常であったが，24時間蓄尿で蛋白尿が4.9 gであることが判明した．血清および尿の免疫固定法検査で，λ型 Bence Jones 蛋白が認められた．遊離軽鎖

> （FLC）λは 23.6 mg/dL（基準範囲 0.57～2.63 mg/dL）と上昇していた．FLCのκ/λ比は 0.08（基準範囲 0.26～1.65）であった．腎生検では，λ軽鎖が糸球体および動脈血管に軽度～中程度認められ，ALアミロイドーシスの所見であった．骨髄生検では，λ型への軽鎖制限を認める形質細胞と血管壁内のアミロイド沈着が観察された．この患者に最適な治療法はどれか？
> a．ボルテゾミブ．
> b．メルファランとデキサメタゾン．
> c．高用量化学療法の後，幹細胞移植を行う．

臓器病変が深刻で造血幹細胞移植（HSCT）を行えない患者には，とりもなおさず，できる限り早く病状を安定させさらには改善に向かわせるような効果的な治療が必要である．多発性骨髄腫の治療の経験を踏まえ，メルファラン＋プレドニゾン治療について検討がなされてきた[52,53]．メルファランは DNA 塩基をアルキル化して DNA 鎖を架橋する．この現象により，DNA 修復不能となることや，DNA 合成・転写が抑制されること，またヌクレオチドの誤対合が起こり変異が誘導されることによって DNA が断片化する．

2つのランダム化比較試験では，メルファラン＋プレドニゾン治療はコルヒチンよりも優れていた[53,54]．特に重要なことは，メルファランが心機能障害を有する患者でも有効かつ安全であったことである[55]．前述したように，心機能障害は主要な予後指標であるだけでなく，治療関連死亡率および重症化に関する主要な予測因子でもあり，これは重要なポイントである．メルファラン＋プレドニゾンに対する反応率は 28% であったが，患者の 70% が治療に反応するまでに 1 年かかっただけでなく，20% の患者では 2 年を要するなど，治療反応に長い時間がかかった．先に述べた Mayo ステージ分類と改訂 Mayo ステージ分類に基づけば，生存期間の中央値が 2 年以上となるのはステージ I の患者のみである．つまり，多くの AL アミロイドーシス患者は，効果が最大に達するまで 24 か月という時間がかかるような治療から利益を得られるほどの生存期間が望めない．このため，より迅速な効果を期待して新しい治療プロトコールの検討が行われた．

2004 年，Palladini らは，HSCT 不適格と判定されメルファラン＋デキサメタゾンの治療を受けた 46 人の患者に関する前向き研究の結果を報告した[56]．この研究の全体的な奏効率は 67% で，約半数の患者が臓器機能の改善を示した．重要なポイントとして，奏効までの期間は中央値 4.5 か月，全生存率は 5.1 年と，治療に対する反応は迅速でかつ長期間持続した[56]．また，治療関連死亡率がわずか 4% と，この併用療法は安全であった[56]．さらに，HSCT 不適格と判定されメルファラン＋デキサメタゾン治療を受けた 159 人の患者に関する前向き研究により，患者の 62% で血液学的奏効が，35% で臓器障害への効果が認められたことが，再び Palladini らによって報告された[57]．しかし，その後に行われたメルファラン＋デキサメタゾンについての 2 つの研究は，生存期間の中央値が 18 か月未満という悲惨な結果であった[58,59]．この 2 つの研究結果のずれは，重

度の心機能障害患者が含まれていたためと考えられている．例えば，後者の研究のうちの1つでは，患者の82％は NYHA Ⅲ度または Ⅳ度の心不全を呈していた[59]．これらの結果が示すことは，重度の心機能障害患者の予後は著しく不良であること，そのため（治療適応基準が一致していない限り研究間の治療法の比較は難しい，というアミロイドーシスに関する2つの重要な課題を改めて強調することとなった．

こういった課題にもかかわらず，メルファラン＋デキサメタゾンは，現在，移植不適格患者に対する標準治療と考えられている．経口のレジメンであり，非常に重度の心機能障害患者を除けば治療の忍容性は高く，進行した患者でも血液学的奏効あるいは臓器障害への効果が得られることがある[60]．メルファランの副作用として，軽い胃腸障害がみられるが通常，制吐薬と対症療法でコントロールが可能な程度のものである．血液学的毒性も一般的な副作用であり，そのために投与量が制限されることがある[61]．

症例3のフォローアップとディスカッション　患者の年齢から考えれば，高用量化学療法に続いて幹細胞移植を行う対象ではない．メルファラン 0.22 mg/kg とデキサメタゾン 40 mg の4日間の治療を4週間ごとに繰り返した．6サイクルの治療後，24時間蛋白尿は 1,442 mg，遊離 λ 軽鎖は 9.3 mg/dL に減少した．したがって，正解は b．

経口メルファランと腎機能に関する投与量調整の明確なコンセンサスはまだない．高用量のメルファラン経静脈投与と HSCT で治療された患者の治療関連毒性は，腎機能障害に比例して生じる．しかし，透析患者に対しても，用量の調節をしながら高用量のメルファランで治療を行うことが可能である[62]．メルファラン＋デキサメタゾンレジメンで使用される低用量の経口メルファランの量を腎機能に基づいて調整すべきかどうかは不明である．$25\,mg/m^2$ の経口メルファラン治療を受けた272人の患者の後ろ向き分析では，クレアチニンクリアランス 30 mL/分未満の患者で血液学的毒性の著しい増加を認め，患者の 1/3 以上は WHO 基準のグレード3以上の血液学的毒性を呈した．しかし，これは重症感染症の大幅な増加や出血傾向にはつながらなかった[63]．Carlson らは明確なデータがないことを認めながらも，クレアチニンクリアランス 30 mL/分未満の患者では，好中球減少症および血小板減少症の可能性があるとして，通常量から 25% 減量することを推奨している．この研究ではクレアチニンクリアランスが 10 mL/分未満だったのは患者のわずか 2% と少なく，このサブグループに対する具体的な推奨事項は記載されていない[64]．

●アミロイドーシスの治療における新規薬物：免疫調節薬とプロテアソーム阻害薬

治療反応の速さと効果に改善を期待し，異なる種類の薬物の開発がすすめられてきた．サリドマイドおよびその類似体レナリドミド，ポマリドミドなどの免疫調節薬と，

プロテアソーム阻害薬ボルテゾミブは，多発性骨髄腫に有効であることから，特に注目されている．どちらの薬物も細胞増殖に関与する複数の経路を標的としている．免疫調節薬は，AL アミロイドーシスに対していくつかの反応機序で効果を示す．サイトカインの分泌を変化させ，T リンパ球機能を調節し，血管新生を阻害，接着因子の発現も変化させる．これらの機序とその組み合わせが，AL アミロイドーシスにおいて（免疫調整薬が）臨床的に有効性を示す機序と考えられる[65]．プロテアソーム阻害薬のボルテゾミブは 26S プロテアソームの触媒部位に高い親和性で結合する[66]．正常細胞では，プロテアソームはユビキチン化蛋白を分解し，異常蛋白または折りたたみ異常の蛋白を除去する働きがある．癌細胞はしばしばプロテアソーム活性が高く，プロテアソーム阻害によるアポトーシス促進効果に対してより感受性が高い[67]．AL アミロイドーシスの治療における免疫調節薬，ボルテゾミブ，ほかの新規薬物の使用について以下に解説する．

サリドマイド

AL アミロイドーシス患者の腎障害の頻度を考えると，腎障害や透析のための用量調節を必要とせず血液学的毒性が最小限であるサリドマイドは特に魅力的な薬物である[68]．しかし，サリドマイドには重大な副作用として先天性欠損症と静脈血栓塞栓症がある[69]．

サリドマイド単剤治療のデータは期待に沿うものではなかった．2003 年，Seldin らは中央値 300 mg/日で治療された患者 16 人の結果を報告したが，臓器病変に奏効した例はみられなかった[70]．より高用量のサリドマイドを使用する第Ⅱ相試験の奏効率は大幅に改善したが，重大な治療関連毒性も増加した[71]．患者の約 75％では進行性の浮腫，認知障害，便秘がみられた．疾患の進行に起因する進行性の腎機能障害は患者の 42％にみられた．12 人の患者のうち 6 人は副作用を原因として，残り 6 人は病気の進行または死亡のため研究から離脱し，結果の公開時点では全員が離脱していた[71]．

この結果の改善を期待して，難治性または再発性 AL アミロイドーシス患者のデキサメタゾン＋低用量サリドマイドの併用療法が検討された．サリドマイドは 100 mg/日で開始し 2 週間ごとに 100 mg ずつ 400 mg まで増量，デキサメタゾンは 1～4 日目まで連日 20 mg を使用し[72]，3 週間ごとに繰り返した．この組合わせ治療では 31 人中 15 人で血液学的な改善（48％）が，31 人中 6 人で完全寛解（19％）が，さらに 31 人中 8 人（26％）で臓器病変の改善が得られた．また，反応がみられるまでの期間の中央値は 3.6 か月（範囲：2.5～8.0 か月）とかなり迅速であった[72]．以前の研究と同様に，患者の 65％で有意な治療関連毒性がみられ，25％では症候性徐脈を呈した．サリドマイド 400 mg/dL の投与に忍容性を示したのは患者の 35％であった[72]．したがって，低用量サリドマイド＋デキサメタゾンは，セカンドラインの治療法として検討してよいと思われる．

Wechalekar らによる 2007 年の研究では，AL アミロイドーシスの 75 人の患者に対して，年齢と心機能障害で調整したシクロホスファミド＋サリドマイド＋デキサメタゾン（cyclophosphamide＋thalidomide＋dexamethasone：CTD）を組み合わせた治療が行われた．70 歳以上，心不全，重大な体液過剰の徴候のある患者には CTD 減量（attenuate）

(CTDa)レジメンを用いた．CTDaの各サイクルの期間は28日であった[73]．どちらのレジメンも100 mg/日の低用量サリドマイドを含んでいた．評価が可能な65人の患者のうち48人(74%)に血液学的反応を認め，14人(21%)で完全寛解，34人(53%)で部分寛解が得られた．3年間の推定全生存(overall survival：OS)は完全および部分的な血液学的な反応が得られた患者でそれぞれ100%と82%であった．これらの治療反応率は，それまでに報告された移植以外のALアミロイドーシス治療の報告で最も高かった．以前の研究に比べ，治療関連毒性は改善されたが依然としてみられ，治療の中止を必要とするような毒性が8%で発生し，患者の52%で少なくともグレード2の副作用が認められた．治療関連死亡率は4%であった[73]．

これらの研究から，サリドマイドは特にほかの薬物と組み合わせて使用した場合，ALアミロイドーシス治療に有用であると考えられる．しかし，治療関連の毒性が強いためほかのレジメンが優先的に使用されている．

レナリドミド

サリドマイドの新しいアナログのレナリドミドは，毒性が比較的少なく，より現実的な治療オプションとなる．サリドマイドとは対照的に腎機能低下および透析患者では投与量の減量が必要である．レナリドミドの薬物動態は，39～76歳の30人の患者で検討された[74]．この研究に基づいて，クレアチニンクリアランス50 mL/分未満の患者で投与量を40～60%に減量，クレアチニンクリアランス30 mL/分未満の患者では60%の減量と投与間隔の48時間延長が推奨されている．透析患者では投与量を60%に減量し，投与間隔を延長して週3回の投与とすべきである[74]．

サリドマイドと比較して毒性は弱められているが，ALアミロイドーシス患者と多発性骨髄腫患者とが同じ用量のレナリドミドで治療を受けた場合，ALアミロイドーシス患者のほうで毒性が強く認められる[75]．一般的な副作用は末梢浮腫，易疲労感，発熱，血球減少症がある．また，悪心・嘔吐，下痢・便秘，食欲不振などの消化管障害も数多く報告されている[76]．

ALアミロイドーシス患者において，デキサメタゾン併用および非併用下でのレナリドミド(28日サイクルの21日間，初期用量25 mg/日経口)の有効性を評価するため2つの研究が行われている[59,60]．両薬物を使用した患者の全体的な反応率は67～75%で，16%では完全寛解が得られた[58]．1つの研究では，少なくとも3サイクルの治療を受けた患者の42%で臓器障害への反応がみられた[59]．

ポマリドミド

ポマリドミドはサリドマイドの最新のアナログであり，軽鎖アミロイドーシスにおける効果に関しては現在検討が行われている．本薬物の臨床使用経験は限られており，適切な腎臓への投与量がしっかりと確立されているわけではない．現時点では，血清クレアチニン3.0 mg/dL以上の患者での使用は推奨されない．

2012年には，治療歴のあるALアミロイドーシス患者に対するポマリドミド＋デキ

サメタゾンの前向き第Ⅱ相試験の結果が報告された．本研究では，経口ポマリドミドとデキサメタゾンは，33人の患者に投与され，確認された血液学的奏効率は48%，奏効までの期間は中央値1.9か月であった．5人の患者で臓器障害にも有効と判定された[77]．ポマリドミドを用いたALアミロイドーシスでの使用について3つの臨床試験が登録済みであり，第一選択薬としての使用についての試験が2つ，第二選択薬としての使用についての試験が1つ進行中である(NCT01510613, NCT01728259, NCT01807286)[78]．ポマリドミドがほかのサリドマイド類似体よりも毒性が低いか，あるいは有効であるか否かについてはまだ不明である．

ボルテゾミブ

サリドマイドとその類似体と同様に，ボルテゾミブも多発性骨髄腫治療に有用であることからALアミロイドーシスに対する効果の検討が進んでいる[79]．ボルテゾミブは，腎障害における用量調節は不要である．透析患者に対しては，透析によって血漿中濃度が低下するため透析後の投与が推奨される[80]．腎不全を有する患者には好ましい薬物である．ボルテゾミブの副作用は，発熱，倦怠感，血球減少症などがある．また，末梢神経障害も認められるが，この副作用は皮下投与するか，週1回の投与にするかで最小限に減らすことができる[76]．

シクロホスファミド＋ボルテゾミブ＋デキサメタゾン(cyclophosphamide＋bortezomib＋dexamethasone：CyBorD)の併用療法が2つの後ろ向き研究で検討された[81,82]．単一施設での43人の患者の後ろ向き解析で，全奏効率は81%であり，完全寛解が得られたのは42%であった[81]．17人の患者にCyBorD治療を行った別の後ろ向き研究では，16人で血液学的奏効が認められ，12人で完全寛解が得られた[82]．おそらくもっと重要なポイントとして，この治療での奏効までの期間は中央値で2か月であった．また，〔もともと造血幹細胞移植(HSCT)不適格とされていた〕3人の患者は，治療後に幹細胞移植に適格となるまで改善した．

2011年には，再発性の原発性全身性ALアミロイドーシスにおける，ボルテゾミブ単剤の初めての前向き第Ⅱ相試験の結果が報告された．投薬は1, 8, 15, 22日目に$1.6\,mg/m^2$投与を1クールとして35日ごとに，あるいは$1.3\,mg/m^2$を1, 4, 8および11日目(週2回)を1クールとして21日ごとに行われた．70人の患者が試験に登録した．血液学的奏効率は同程度であり，それぞれ68.8%と66.7%であった．70人の全患者のうち，臓器障害については腎障害の改善が29%，心病変の改善が13%で得られた[83]．

これら2つの研究では以前の研究と同様に，レナリドミドやサリドマイドと比較すると，奏効が得られるまでの時間が短く，2つの研究での中央値で0.7〜2.1か月の範囲であった．重要なことに，心病変を有する患者の結果も同程度であった．レナリドミドやサリドマイドと同様に治療関連毒性は重大なものであり，グレード3以上の副作用が患者の79%で報告され，53%では投薬を中止しなければならなかった[83]．グレード3の毒性には神経障害，疲労感，血小板減少症，および消化管障害などが認められた．

ボルテゾミブ併用療法の効果を検討するため2つの研究が行われた．まず，ヨーロッ

パの多施設共同研究で原発性ALアミロイドーシスの初回治療患者428人を，メルファラン，シクロホスファミド，ボルテゾミブ，サリドマイドまたはレナリドミド，デキサメタゾンを含む薬物のさまざまな組み合わせからなる5つの治療群に分けて解析が行われた[84],[*9]．ボルテゾミブ＋デキサメタゾン治療群で遊離軽鎖（FLC）レベルは中央値で91％も減少した[84]．臓器障害の改善効果については報告されていないが，エンドポイントとして判定するのに時間がかかるからと思われる．血液学的奏効は有意であったが，必ずしも臓器障害への効果につながるわけではなく，ボルテゾミブの臨床的意義はまだ完全に証明されたわけではない．さらに，ボルテゾミブでは急性心不全の症例が報告されている[85,86]．この研究では，対象患者の心臓バイオマーカーについて報告されていない．この研究の対象はそれまで未治療の患者であり，ALアミロイドーシスの診断がなされてから研究参加までの平均期間は32か月であった．有意な心病変を有する患者は無治療で長く生存することは期待されず，したがって本研究の対象患者の心病変は最小限のものであったと推察される．

初回治療にメルファラン＋デキサメタゾン，あるいはメルファラン＋デキサメタゾン＋ボルテゾミブ治療を比較するランダム化比較試験（NCT01078454）が最近終了している[78]．結果は未公表であるが，ボルテゾミブの併用療法での役割が確認されるかどうか興味深い[*10]．

●治療効果評価

> **症例4** 男性C氏（症例3）の経過観察中，病状はしばらく安定していたが，メルファランおよびデキサメタゾンでの治療終了後約2年たった頃から，γ遊離軽鎖（γFLC）と24時間尿蛋白の両方共に一貫して上昇が認められるようになり，それぞれ42.4 mg/dLと3,123 mgに達した．疾患が進行していると判断され，ボルテゾミブ1.3 mg/m^2 皮下投与＋デキサメタゾン40 mg/週を4週間試行後1週間休薬，という治療が開始されることになった．C氏の治療の反応についてモニターするために最良の方法は何か？
> a. 血清FLCの比．
> b. 血清FLCの差．
> c. 24時間尿蛋白排泄．

化学療法のみを受けるか高用量の化学療法に続いて造血幹細胞移植（HSCT）を受けるか否かにかかわらず，治療に対する反応を見きわめることは，全体的な生存にかかわっ

[*9] 訳注：具体的にはCTD（シクロホスファミド＋サリドマイド＋デキサメタゾン），メルファラン＋デキサメタゾン，ボルテゾミブ＋デキサメタゾン（＋アルキル化薬），シクロホスファミド＋レナリドミド＋デキサメタゾン，HSCT群の5つ．

[*10] 訳注：NIHのデータベース上では2014年に試験は終了しているが，2016年9月時点で論文化（公表）されていない．

てくるため極めて重要である．治療に対する反応には，血液学的奏効と臓器障害への奏効がある．血液学的反応は血清および尿の免疫固定法検査に加え，遊離軽鎖（FLC）値および比で決定される．FLC 値は血清中の κ 鎖および λ 鎖の量を示す．λ 鎖は二量体として体内を循環するため，クリアランスは遅く半減期は長い．したがって，λ の血清濃度は κ よりも高くなり，報告例での λ/κ の中央値は 1.0 未満である．κ および λ が割合を保って増加するのは，多クローン性免疫グロブリン血症や腎機能障害患者に典型的な所見であり，FLC 比の異常は単クローン性免疫グロブリン血症を示す所見である．血液学的な完全寛解は，FLC 値および比の正常化だけでなく，血清および尿の免疫固定検査が陰性化すること，と定義されている．血液学的奏効のほかの判定基準について**表 14.3** に記載する．血液学的奏効は，臓器の奏効に先行し，かつ相関するため重要である．したがって，血液学的奏効に基づき，患者の予後を早期に予測することができる．反応の基準のなかでも，「血清 FLC の 90％減少」は，生存率改善と相関する[87]．腎臓病の悪化に伴い，多クローン性の血清FLC濃度は増加する．このためFLC測定のみで単クロー

表 14.3　AL アミロイドの血液学的奏効

完全寛解（CR）	遊離軽鎖（FLC）値と比が正常化 血中および尿の免疫固定検査で陰性
最良部分寛解（VGPR）	（疾患）関連 FLC と非関連 FLC の差〔遊離軽鎖の差分（dFLC）〕が 40 mg/dL 未満
部分寛解（PR）	50％以上の dFLC 値の低下を認める
無効（no response）	部分寛解より不良
進行（progression）	FLC 値が 50％以上増加し，100 mg/L を上回る
	もし以前完全寛解であった場合 M 蛋白の検出または軽鎖の増加を伴う FLC 比の異常
	以前が部分寛解であった場合 血清 M 蛋白が 50％増加し，0.5 g/dL まで 　あるいは 尿中 M 蛋白が 50％増加し，200 mg/日まで

表 14.4　臓器障害への奏効

心臓	心室中隔の平均厚が 2 mm 減少 駆出率の 20％改善 利尿薬増量なしでのニューヨーク心臓協会（NYHA）分類の 2 段階改善 心臓壁が厚くなっていないこと
腎臓	24 時間尿蛋白（治療前の尿蛋白は 0.5 g/日以上であること）の 50％減少（少なくとも 0.5 g/日） クレアチニンとクレアチニンクリアランスはベースラインから 25％以上悪化していないこと
肝臓	異常アルカリホスファターゼ（ALP）値からの 50％減少 画像評価での肝臓サイズが少なくとも 2 cm 縮小
神経	神経伝達速度検査の改善（稀）

ン性軽鎖量をモニタリングするのが難しくなる．Mayo Clinic の研究では，アミロイド形成性軽鎖から無関係の軽鎖の濃度を差し引き FLC の差を得る（FLC difference：dFLC）ことで FLC のモノクローナル成分を推定している．dFLC を測定するこの方法の有用性はすでに多発性骨髄腫の研究で確認されている[88]．

臓器の反応基準は，心臓，腎臓，肝臓，末梢神経系について確立されている（表14.4)[89]．816 人の患者を 4 年間追跡した多施設研究では，NTproBNP 値に基づく心臓の治療反応性は最終的な生存率と非常によく相関していた[90]．腎臓の治療反応性を最も正確に評価する方法についてはさまざまな意見がある．ガイドラインでは，「尿蛋白が治療前から 50% 減少した場合（治療前の尿蛋白が 0.5g/日以上だった場合）に腎臓で治療に反応した」と定義している．しかし，血清クレアチニンとクレアチニンクリアランスが 25% 以上悪化してはならない．しかし，自家移植後に 4 年以上にわたり追跡した 141 人の患者の後ろ向き解析では，尿蛋白，血清クレアチニンは，予後の予測因子ではないようであった[91]．24 時間尿蛋白が 50〜75% 減った患者と 50% 未満にとどまった患者と比較したところ，生存率に差がみられなかった．さらに，血清クレアチニンが 25% 以上上昇していたとしても，75% 超の尿蛋白減少が認められた場合，予後不良という結果にはつながらなかった[91]．したがって，血清クレアチニンが独立した予後因子であるか否かについてはまだ結論は出ていない，というべきである．

症例 4 のフォローアップとディスカッション　C 氏の λFLC は 9 mg/dL に改善し，24 時間尿蛋白は 67 mg/dL［訳注：原文記載どおり］に減少した．上記に述べたように，血清 FLC の比と差はいずれも反応を評価するための良い指標である可能性がある．

AL アミロイドーシスにおける腎臓の転帰：予後判定，透析，腎移植

2011 年，Pinney らは，ある国立病院における腎 AL アミロイドーシスの連続登録症例[*11] 923 人の臨床転帰を 21 年間にわたり分析し報告した．

AL アミロイドーシスにおける腎病変は，アミロイドーシスの国際的なコンセンサス基準により 0.5 g/日以上の蛋白尿と定義された[89,92]．透析への進行のリスクファクターが何であるか，ベースラインの推定糸球体濾過量（estimated glomerular filtration rate：eGFR）≧15 mL/分の 752 人の患者に関して分析された．752 中 98 人（13.0％）が末期腎臓病（ESKD）へ進行し，診断から中央値 26.8 か月で透析を開始していた．透析への進行に関連する独立したベースラインでのファクターは，慢性腎臓病（CKD）のステージと血清アルブミンであった．治療による FLC の改善も透析への進行と大きく関連してお

[*11] 訳注：連続登録症例（consecutive patients）．登録患者のバイアスを避けるため，患者を連続で記録（仮登録）し，その仮登録のなかから追跡可能な症例を本登録すること．

り，50〜90％の改善がみられた患者と90％以上の改善がみられた患者とでは，50％未満しか反応しなかった患者と比較して透析への進行の可能性は低かった．

腎疾患の進行および腎臓の治療反応に関する予測因子を解析するため，腎臓について適切な追跡データが得られた429人の患者に関する分析研究が行われた．腎疾患の進行については下記のうちのどれかに到達した場合と定義した．①透析開始，②蛋白尿の50％増加かつ≥1 g/日の増加，③25％の血清クレアチニンの増加かつ血清クレアチニン1.20 mg/dL超である[89]．腎臓の治療反応は下記のうちどれかに達した場合と定義した．①血清クレアチニン増加が25％未満のときに限り，蛋白尿の50％減少かつ0.5 g/日以上の減少，②蛋白尿の増加が50％未満であるときに限り，血清クレアチニンの25％減少である[89]．429人の評価可能な患者のうち，ベースラインから腎疾患が進行したのは235人（54.8％）であり，腎臓の治療反応は，140人（32.6％）で認められた．腎疾患が進行した54.8％の患者の進行までの期間は中央値で23.8か月であった．興味深いことに，腎臓の治療への反応はベースライン時のCKDステージによる影響を受けることはなく，CKDステージ1〜4の患者の約30％で腎臓の治療反応が得られた．単変量解析を用いて得られた腎疾患進行のリスク増加に関連するファクターには，①治療開始6か月時点でFLC改善が不良であること，②24時間尿蛋白量高値，③低アルブミン血症などがある．逆に，6か月時点でのFLC改善が90％以上であった群をFLC改善が0〜50％であった群と比較すると，腎臓が治療に反応する確率は約4倍（$p<0.001$）であり，腎疾患進行の可能性は68％減っていた（$p<0.001$）．

腎ALアミロイドーシスの患者923人中221人（23.9％）で経過中に透析が必要となった．維持透析が必要となった患者のうち114人（51.6％）は死亡した．透析導入時の血清アルブミンが2.5 g/dL未満（$p<0.04$）およびアルカリホスファターゼが130 U/L以上（$p<0.02$）が死亡率と大きく関連していた．透析導入からの生存期間の中央値は39.0か月であり，以前の報告よりもかなり長かった[93〜96]．2002年以降に透析を始めた患者の生存率は43.6か月であった．著者らは，透析患者でほかの症例研究よりも生存期間が長いのは，支持療法や透析技術の改善，ALアミロイドーシスに対する良好な化学療法治療の出現などを反映している可能性が高い，と述べている．

生存率が改善しているという事実は心強い限りであるが，ほかの研究ではALアミロイドーシス患者は，AAアミロイドーシス患者よりも透析による生存期間が短い傾向があったということには留意すべきである．2008年，Bolléeらは，透析中のAAアミロイドーシス（20人）またはALアミロイドーシス（19人）のいずれかの39人の患者の生存について報告し[96]，以前の報告よりもわずかに結果は良好であったとはいえ，ALアミロイドーシスの透析患者はAAアミロイドーシスの透析患者よりも有意に生存期間が短いと結論づけている．この研究でのALアミロイドーシス患者の生存期間中央値は26か月である一方，AAアミロイドーシス患者では生存期間が長くて生存期間の数値は特定できない，としている．本研究で1年時点での死亡リスクファクターには，ALアミロイドサブタイプ，心アミロイドーシス，心不全，診断から透析までの期間が短いことなどがあげられた．ALアミロイドーシスとAAアミロイドーシスの透析患者につ

いての別の後ろ向き研究でMoroniらは，予後が最もよいのは2D-心エコー検査上で心病変のない患者であると述べている[97]．

　疾患が全身性であること，およびアミロイドの再発のために同種移植片が機能不全となる可能性があることを考え，ALアミロイドーシスの患者を腎移植の対象から除外することにしている施設もみられる．前述のPinney[92]による大規模な臨床研究では，ESKDを発症した患者で腎移植を受けたのは10％未満であった．腎移植の基準は，明白な骨髄腫ではないこと，化学療法に対して血液学的に良好に反応して，SAPシンチグラフィを用いた複数回の評価でアミロイドのさらなる蓄積が予防できていること，臨床的に有意な腎臓以外のアミロイドーシスが認められないか，ごくわずかであることなどがあるが，医療機関にALアミロイドーシス患者への移植の意欲があることも条件となる．このような高度な選択をくぐり抜けたごく少数の患者において，腎移植からの推定生存時間の中央値は89.0か月であった．この臨床研究では，再発性ALアミロイドーシスによる移植腎不全は1件もなく，死亡はすべて移植腎が機能している状態で発生している．これらの知見から，「血液学的奏効が得られた腎臓外ALアミロイドーシスのない患者」には腎移植を考慮すべきであることが示唆される．

　血液透析中のESKD患者における自家幹細胞移植の意義も検討されてきている．2003年，Casserlyら[訳注：Casserly: Kidney Int. 2003, Mar 63(3): 1051-7.]は，メルファラン（70〜200 mg/m^2）の経静脈投与と自己末梢血幹細胞移植で治療したALアミロイドーシス関連ESKDの15人の症例について，試験期間中に治療を受けた180人の非ESKD患者と比較し，治療結果と毒性について評価した．15人中8人（53％）は，血液学的な完全寛解が得られた．移植期間中に死亡したのは2人（13％）であった．輸血の必要性と粘膜炎は，非ESKD患者と比較してESKD患者でより目立った．血液学的完全寛解が得られたESKD患者の生存期間は中央値で4.5年であった．論文発表時点で，血液学的完全寛解が得られた5人の患者が腎移植をすでに受けたか，移植予定で待機中であった．この小さな報告だけでは決定的なことはいえないものの，ESKD患者のなかでも特に条件を満たす場合には自家造血幹細胞移植は可能であり，さらには腎移植までの橋渡しにもなる可能性を示唆している．

　多くのALアミロイドーシス患者は腎障害を合併しており，前述したように許容できないほど高い治療関連死亡率（TRM）のため，高用量の化学療法と自家幹細胞移植治療の適応からはずれている．2005年，Leungらは，ALアミロイドーシス患者に対する腎移植の問題を別の角度から検討した．Mayo Clinicにおいて生体腎移植の後に自家幹細胞移植を受けた8人についての報告である[98]．Leungは，生体腎移植によって十分な腎機能を回復することで合併症のリスクを抑えながら自己幹細胞移植までの治療を進ませることができるかもしれないと述べた．生体腎移植を受けた8人のうち5人では自家幹細胞移植も成功した．幹細胞移植後の観察期間（0.4〜2.3年）中，5人の腎機能は良好に維持されていた（血清クレアチニン濃度0.9〜1.9 mg/dLの範囲）．対象患者数が少なく追跡期間が比較的短いことから，これらの結果を広く適用することは難しいが，慎重に選択されたALアミロイドーシス患者に対して，腎移植後に自家幹細胞移植を行う

のは可能であるばかりでなく，有益な治療となりうることを示唆している．非 AL アミロイドーシスにおける腎移植については前述したとおりである．

まとめ

アミロイドーシスの診断およびその病態の理解に関しては大きな進歩がみられている．レーザーキャプチャーマイクロダイセクションおよび質量分析（LCM-MS）によって高感度かつ特異的なアミロイドのタイピングが可能となった．AL アミロイドーシスは今も，全身症状を伴う珍しい疾患である．診断精度の向上に伴い病気の過程中比較的早く AL アミロイドーシスの診断がつくようになり，高用量の化学療法に続く自家造血幹細胞移植（HSCT）を含む治療選択肢は幅広くなっている．初期の研究では，自家 HSCT における治療関連死亡率（TRM）を最小化し臨床的利益を最大化するためには，患者の選択を極めて厳密に行う必要があることを明らかに実証している．新しい免疫調節薬，プロテアソーム阻害薬，および新規薬物の開発によって，副作用を抑えながらもより深い治療効果が得られるようになるであろう．AL アミロイドーシス患者に対する最高の治療を進めていくため，治療センター同士や分野を横断した，特に腎臓専門医と血液内科医との間の継続的なコラボレーションが必要である．

引用文献

1. Boneti T. Sepulchretum sive anatomia practica ex cadaverous morbo denatis. In: Long ER, editor. A history of pathology. Baltimore: Wiliams & Wilkins Company; 1928.
2. Kyle RA. Amyloidosis: a convoluted story. Br J Haematol. 2001;114(3):529–38.
3. Bennhold H. Specific staining of amyloid by Congo red (German). Munchener Medizinische Wochenschrift. 1922;69:1537–8.
4. Divry P, Florkin M. Sur les proprietes optiques de l'amyloide. CR Societe de Biologie (Paris). 1927;97:1808–10.
5. Cohen AS, Calkins E. Electron microscopic observations on a fibrous component in amyloid of diverse origins. Nature. 1959;183(4669):1202–3.
6. Kumar V, Cotran RS, Robbins SL. Robbins basic pathology. 8th ed. Philadelphia: Saunders; 2003. p. 946.
7. Fowler DM, et al. Functional amyloid-from bacteria to humans. Trends Biochem Sci. 2007;32(5):217–24.
8. Reixach N, et al. Tissue damage in the amyloidoses: transthyretin monomers and nonnative oligomers are the major cytotoxic species in tissue culture. Proc Natl Acad Sci U S A. 2004;101(9):2817–22.
9. Sipe JD, et al. Amyloid fibril protein nomenclature: 2010 recommendations from the nomenclature committee of the International Society of Amyloidosis. Amyloid. 2010;17(3–4):101–4.
10. Merlini M, et al. Vascular beta-amyloid and early astrocyte alterations impair cerebrovascular function and cerebral metabolism in transgenic arcAbeta mice. Acta Neuropathol. 2011;122(3):293–311.
11. Maury CP. The emerging concept of functional amyloid. J Intern Med. 2009;265(3):329–34.
12. Dember LM. Modern treatment of amyloidosis: unresolved questions. J Am Soc Nephrol. 2009;20(3):469–72.
13. Hetzel GR, et al. AL-amyloidosis of the kidney initially presenting as minimal change glomerulonephritis. Am J Kidney Dis. 2000;36(3):630–5.
14. Nakamoto Y, et al. Renal involvement patterns of amyloid nephropathy: a comparison with

diabetic nephropathy. Clin Nephrol. 1984;22(4):188–94.
15. Hawkins PN. Serum amyloid P component scintigraphy for diagnosis and monitoring amyloidosis. Curr Opin Nephrol Hypertens. 2002;11(6):649–55.
16. Swan N, Skinner M, O'Hara CJ. Bone marrow core biopsy specimens in AL (primary) amyloidosis. A morphologic and immunohistochemical study of 100 cases. Am J Clin Pathol. 2003;120(4):610–6.
17. Novak L, et al. AL-amyloidosis is underdiagnosed in renal biopsies. Nephrol Dial Transplant. 2004;19(12):3050–3.
18. Alpers CE, Kowalewska J. Fibrillary glomerulonephritis and immunotactoid glomerulopathy. J Am Soc Nephrol. 2008;19(1):34–7.
19. Lachmann HJ, et al. Misdiagnosis of hereditary amyloidosis as AL (primary) amyloidosis. N Engl J Med. 2002;346(23):1786–91.
20. Comenzo RL, et al. Seeking confidence in the diagnosis of systemic AL (Ig light-chain) amyloidosis: patients can have both monoclonal gammopathies and hereditary amyloid proteins. Blood. 2006;107(9):3489–91.
21. Vrana JA, et al. Classification of amyloidosis by laser microdissection and mass spectrometry-based proteomic analysis in clinical biopsy specimens. Blood. 2009;114(24):4957–9.
22. Klein CJ, et al. Mass spectrometric-based proteomic analysis of amyloid neuropathy type in nerve tissue. Arch Neurol. 2011;68(2):195–9.
23. Traynor CA, et al. Clinical and pathological characteristics of hereditary apolipoprotein A-I amyloidosis in Ireland. Nephrology (Carlton). 2013;18(8):549–54.
24. Gillmore JD, et al. Organ transplantation in hereditary apolipoprotein AI amyloidosis. Am J Transplant. 2006;6(10):2342–7.
25. Gertz MA, Kyle RA. Secondary systemic amyloidosis: response and survival in 64 patients. Medicine (Baltimore). 1991;70(4):246–56.
26. Biewend ML, Menke DM, Calamia KT. The spectrum of localized amyloidosis: a case series of 20 patients and review of the literature. Amyloid. 2006;13(3):135–42.
27. Comenzo RL, et al. Intermediate-dose intravenous melphalan and blood stem cells mobilized with sequential GM + G-CSF or G-CSF alone to treat AL (amyloid light chain) amyloidosis. Br J Haematol. 1999;104(3):553–9.
28. Moreau P, et al. Prognostic factors for survival and response after high-dose therapy and autologous stem cell transplantation in systemic AL amyloidosis: a report on 21 patients. Br J Haematol. 1998;101(4):766–9.
29. Dispenzieri A, et al. Superior survival in primary systemic amyloidosis patients undergoing peripheral blood stem cell transplantation: a case-control study. Blood. 2004;103(10):3960–3.
30. Jaccard A, et al. High-dose melphalan versus melphalan plus dexamethasone for AL amyloidosis. N Engl J Med. 2007;357(11):1083–93.
31. Gertz MA, et al. Trends in day 100 and 2-year survival after auto-SCT for AL amyloidosis: outcomes before and after 2006. Bone Marrow Transplant. 2011;46(7):970–5.
32. Deshmukh M, et al. Immunophenotype of neoplastic plasma cells in AL amyloidosis. J Clin Pathol. 2009;62(8):724–30.
33. Yoshida T, et al. Long-term follow-up of plasma cells in bone marrow and serum free light chains in primary systemic AL amyloidosis. Intern Med. 2008;47(20):1783–90.
34. Comenzo RL, Gertz MA. Autologous stem cell transplantation for primary systemic amyloidosis. Blood. 2002;99(12):4276–82.
35. Gertz MA, et al. Stem cell transplantation for the management of primary systemic amyloidosis. Am J Med. 2002;113(7):549–55.
36. Sanchorawala V, et al. Long-term outcome of patients with AL amyloidosis treated with high-dose melphalan and stem-cell transplantation. Blood. 2007;110(10):3561–3.
37. Skinner M, et al. High-dose melphalan and autologous stem-cell transplantation in patients with AL amyloidosis: an 8-year study. Ann Intern Med. 2004;140(2):85–93.
38. Gertz MA, et al. Transplantation for amyloidosis. Curr Opin Oncol. 2007;19(2):136–41.
39. Gertz MA. How to manage primary amyloidosis. Leukemia. 2012;26(2):191–8.
40. Treatment of AL Amyloidosis. http://www.msmart.org. Accessed 13 Dec 2013.
41. Choufani EB, et al. Acquired factor X deficiency in patients with amyloid light-chain amy-

loidosis: incidence, bleeding manifestations, and response to high-dose chemotherapy. Blood. 2001;97(6):1885–7.
42. Comenzo RL, et al. Dose-intensive melphalan with blood stem-cell support for the treatment of AL (amyloid light-chain) amyloidosis: survival and responses in 25 patients. Blood. 1998;91(10):3662–70.
43. Goodman HJ, et al. Outcome of autologous stem cell transplantation for AL amyloidosis in the UK. Br J Haematol. 2006;134(4):417–25.
44. Porrata LF, et al. Early lymphocyte recovery predicts superior survival after autologous hematopoietic stem cell transplantation for patients with primary systemic amyloidosis. Clin Cancer Res. 2005;11(3):1210–8.
45. Cordes S, et al. Ten-year survival after autologous stem cell transplantation for immunoglobulin light chain amyloidosis. Cancer. 2012;118(24):6105–9.
46. Dispenzieri A, et al. Survival in patients with primary systemic amyloidosis and raised serum cardiac troponins. Lancet. 2003;361(9371):1787–9.
47. Palladini G, et al. Serum N-terminal pro-brain natriuretic peptide is a sensitive marker of myocardial dysfunction in AL amyloidosis. Circulation. 2003;107(19):2440–5.
48. Dispenzieri A, et al. Serum cardiac troponins and N-terminal pro-brain natriuretic peptide: a staging system for primary systemic amyloidosis. J Clin Oncol. 2004;22(18):3751–7.
49. Dispenzieri A, et al. Prognostication of survival using cardiac troponins and N-terminal pro-brain natriuretic peptide in patients with primary systemic amyloidosis undergoing peripheral blood stem cell transplantation. Blood. 2004;104(6):1881–7.
50. Kumar S, et al. Revised prognostic staging system for light chain amyloidosis incorporating cardiac biomarkers and serum free light chain measurements. J Clin Oncol. 2012;30(9):989–95.
51. Dispenzieri A, et al. Eligibility for hematopoietic stem-cell transplantation for primary systemic amyloidosis is a favorable prognostic factor for survival. J Clin Oncol. 2001;19(14):3350–6.
52. Kyle RA, et al. Primary systemic amyloidosis. Comparison of melphalan/prednisone versus colchicine. Am J Med. 1985;79(6):708–16.
53. Kyle RA, et al. A trial of three regimens for primary amyloidosis: colchicine alone, melphalan and prednisone, and melphalan, prednisone, and colchicine. N Engl J Med. 1997;336(17):1202–7.
54. Lew DB, et al. Adverse reaction to prednisone in a patient with systemic lupus erythematosus. Pediatr Dermatol. 1999;16(2):146–50.
55. Sanchorawala V, et al. Low-dose continuous oral melphalan for the treatment of primary systemic (AL) amyloidosis. Br J Haematol. 2002;117(4):886–9.
56. Palladini G, et al. Association of melphalan and high-dose dexamethasone is effective and well tolerated in patients with AL (primary) amyloidosis who are ineligible for stem cell transplantation. Blood. 2004;103(8):2936–8.
57. Palladini G, Foli A, Milani P, et al. Oral melphalan and dexamethasone for AL amyloidosis: efficacy, prognostic factors, and response criteria. Amyloid. 2010;17(suppl 1):81–82. (abstract OP-076))
58. Lebovic D, et al. Predictors of survival in patients with systemic light-chain amyloidosis and cardiac involvement initially ineligible for stem cell transplantation and treated with oral melphalan and dexamethasone. Br J Haematol. 2008;143(3):369–73.
59. Dietrich S, et al. Treatment with intravenous melphalan and dexamethasone is not able to overcome the poor prognosis of patients with newly diagnosed systemic light chain amyloidosis and severe cardiac involvement. Blood. 2010;116(4):522–8.
60. Gertz MA. I don't know how to treat amyloidosis. Blood. 2010;116(4):507–8.
61. Raghavaiah S, Stegall MD. New therapeutic approaches to antibody-mediated rejection in renal transplantation. Clin Pharmacol Ther. 2011;90(2):310–5.
62. Badros A, et al. Results of autologous stem cell transplant in multiple myeloma patients with renal failure. Br J Haematol. 2001;114(4):822–9.
63. Carlson K, et al. Toxicity in standard melphalan-prednisone therapy among myeloma patients with renal failure-a retrospective analysis and recommendations for dose adjustment. Br J Haematol. 2005;128(5):631–5.

64. Carlson K, Hjorth M, Knudsen LM. Toxicity in standard melphalan-prednisone therapy among myeloma patients with renal failure-a retrospective analysis and recommendations for dose adjustment. Br J Haematol. 2005;128(5):631–5.
65. Knight R. IMiDs: a novel class of immunomodulators. Semin Oncol. 2005;32(4 Suppl 5): S24–30.
66. Bonvini P, et al. Bortezomib-mediated 26S proteasome inhibition causes cell-cycle arrest and induces apoptosis in CD-30+ anaplastic large cell lymphoma. Leukemia. 2007;21(4):838–42.
67. Moreau P, et al. Proteasome inhibitors in multiple myeloma: 10 years later. Blood. 2012;120(5):947–59.
68. Eriksson T, et al. Pharmacokinetics of thalidomide in patients with impaired renal function and while on and off dialysis. J Pharm Pharmacol. 2003;55(12):1701–6.
69. Thalomid(R) (package insert). Summit, NJ: Celgene Corporation; Revised Feb 2013.
70. Seldin DC, et al. Tolerability and efficacy of thalidomide for the treatment of patients with light chain-associated (AL) amyloidosis. Clin Lymphoma. 2003;3(4):241–6.
71. Dispenzieri A, et al. Poor tolerance to high doses of thalidomide in patients with primary systemic amyloidosis. Amyloid. 2003;10(4):257–61.
72. Palladini G, et al. The combination of thalidomide and intermediate-dose dexamethasone is an effective but toxic treatment for patients with primary amyloidosis (AL). Blood. 2005;105(7):2949–51.
73. Wechalekar AD, et al. Safety and efficacy of risk-adapted cyclophosphamide, thalidomide, and dexamethasone in systemic AL amyloidosis. Blood. 2007;109(2):457–64.
74. Chen N, et al. Pharmacokinetics of lenalidomide in subjects with various degrees of renal impairment and in subjects on hemodialysis. J Clin Pharmacol. 2007;47(12):1466–75.
75. Sanchorawala V, et al. Durable hematologic complete responses can be achieved with lenalidomide in AL amyloidosis. Blood. 2010;116(11):1990–1.
76. Lenalidomide. Micromedex® 2.0 Healthcare Series (intranet database). Greenwood Village, Colo: Thomson Healthcare. Accessed 13 Dec 2013.
77. Dispenzieri A, et al. Activity of pomalidomide in patients with immunoglobulin light-chain amyloidosis. Blood. 2012;119(23):5397–404.
78. Sambrano S, et al. Understanding prevention effectiveness in real-world settings: the National Cross-Site Evaluation of high risk youth programs. Am J Drug Alcohol Abuse. 2005;31(3): 491–513.
79. San Miguel JF, et al. Bortezomib plus melphalan and prednisone for initial treatment of multiple myeloma. N Engl J Med. 2008;359(9):906–17.
80. Leal TB, et al. Dose-escalating and pharmacological study of bortezomib in adult cancer patients with impaired renal function: a National Cancer Institute Organ Dysfunction Working Group Study. Cancer Chemother Pharmacol. 2011;68(6):1439–47.
81. Venner CP, et al. Cyclophosphamide, bortezomib, and dexamethasone therapy in AL amyloidosis is associated with high clonal response rates and prolonged progression-free survival. Blood. 2012;119(19):4387–90.
82. Mikhael JR, et al. Cyclophosphamide-bortezomib-dexamethasone (CyBorD) produces rapid and complete hematologic response in patients with AL amyloidosis. Blood. 2012;119(19):4391–4.
83. Reece DE, et al. Efficacy and safety of once-weekly and twice-weekly bortezomib in patients with relapsed systemic AL amyloidosis: results of a phase 1/2 study. Blood. 2011;118(4): 865–73.
84. Kastritis E, et al. Bortezomib with or without dexamethasone in primary systemic (light chain) amyloidosis. J Clin Oncol. 2010;28(6):1031–7.
85. Hacihanefioglu A, Tarkun P, Gonullu E. Acute severe cardiac failure in a myeloma patient due to proteasome inhibitor bortezomib. Int J Hematol. 2008;88(2):219–22.
86. Voortman J, Giaccone G. Severe reversible cardiac failure after bortezomib treatment combined with chemotherapy in a non-small cell lung cancer patient: a case report. BMC Cancer. 2006;6:129.
87. Kumar SK, et al. Changes in serum-free light chain rather than intact monoclonal immunoglob-

ulin levels predicts outcome following therapy in primary amyloidosis. Am J Hematol. 2011;86(3):251–5.
88. Dispenzieri A, et al. Appraisal of immunoglobulin free light chain as a marker of response. Blood. 2008;111(10):4908–15.
89. Gertz MA, et al. Definition of organ involvement and treatment response in immunoglobulin light chain amyloidosis (AL): a consensus opinion from the 10th International Symposium on Amyloid and Amyloidosis, Tours, France, 18–22 April 2004. Am J Hematol. 2005;79(4): 319–28.
90. Palladini G, et al. The combination of high-sensitivity cardiac troponin T (hs-cTnT) at presentation and changes in N-terminal natriuretic peptide type B (NT-proBNP) after chemotherapy best predicts survival in AL amyloidosis. Blood. 2010;116(18):3426–30.
91. Leung N, et al. A detailed evaluation of the current renal response criteria in AL amyloidosis: is it time for a revision? Haematologica. 2013;98(6):988–92.
92. Pinney JH, et al. Outcome in renal Al amyloidosis after chemotherapy. J Clin Oncol. 2011;29(6):674–81.
93. Gertz MA, et al. Clinical outcome of immunoglobulin light chain amyloidosis affecting the kidney. Nephrol Dial Transplant. 2009;24(10):3132–7.
94. Bergesio F, et al. Renal involvement in systemic amyloidosis: an Italian collaborative study on survival and renal outcome. Nephrol Dial Transplant. 2008;23(3):941–51.
95. Esteve V, et al. [Renal involvement in amyloidosis. Clinical outcomes, evolution and survival]. Nefrologia. 2006;26(2):212–7.
96. Bollee G, et al. Presentation and outcome of patients with systemic amyloidosis undergoing dialysis. Clin J Am Soc Nephrol. 2008;3(2):375–81.
97. Moroni G, et al. Chronic dialysis in patients with systemic amyloidosis: the experience in northern Italy. Clin Nephrol. 1992;38(2):81–5.
98. Leung N, et al. Living donor kidney and autologous stem cell transplantation for primary systemic amyloidosis (AL) with predominant renal involvement. Am J Transplant. 2005;5(7):1660–70.

第15章／癌患者における閉塞性腎疾患

Ala Abudayyeh, Maen Abdelrahim

【略語】		
AKI	Acute kidney injury	急性腎障害
ALL	Acute lymphocytic leukemia	急性リンパ性白血病
AQP	Aquaporin	アクアポリン
CT	Computed tomography	コンピュータ断層撮影
GFR	Glomerular filtration rate	糸球体濾過量
HSCT	Hematopoietic stem cell transplantation	造血幹細胞移植
MRI	Magnetic resonance imaging	磁気共鳴画像
PCN	Percutaneous nephrostomy	経皮的腎瘻造設術
RTA	Renal tubular acidosis	尿管性アシドーシス

A. Abudayyeh (✉)
Division of Internal Medicine, Section of Nephrology, University of Texas-MD Anderson Cancer Center, 1400 Pressler St FCT13.5000, Unit 1468, 77030 Houston, TX, USA
e-mail: aabudayyeh@mdanderson.org

M. Abdelrahim
Division of Medical Oncology, Duke University Medical Center, Durham, NC, USA
e-mail: maan1976@yahoo.com

© Springer Science+Business Media New York 2015
K. D. Jhaveri, A. K. Salahudeen (eds.), *Onconephrology*,
DOI 10.1007/978-1-4939-2659-6_15

> **症例1** 45歳，男性．進行性の腹部膨満・腹痛と尿量減少で救急外来を受診した．血清クレアチニンが5 mg/dL（eGFR 12.6 mL/分/1.73 m²）と上昇していたため造影剤を用いずにコンピュータ体軸断層撮影（computerized axial tomography：CAT）検査を受けた．CATスキャンでは，両方の尿管を圧迫する大きな腫瘤と両側水腎症を認めた．血清ナトリウムは131 mEq/dL，HCO_3^-は20 mEq/dLであった．バイタルサインは，血圧150/80 mmHg，心拍数は80/分であった．また，下肺野の呼吸音が減弱し，腹部膨満はあるが体位による濁音境界の移動はみられなかった．尿検査では硝子円柱が多数認められた．コンピュータ断層撮影（CT）ガイド下の生検で大細胞型B細胞リンパ腫が陽性であった．次に行うべきステップは何か？
> a. 両側尿管ステント留置術．
> b. 両側腎瘻チューブ留置．
> c. 経静脈的補液．
> d. 悪性腫瘍の化学療法の開始．

　癌領域において急性腎障害（AKI）は昔も今も難しい問題である．AKIの原因として最も頻度の高いのは，化学療法誘発性の悪心・嘔吐，下痢，重度の粘膜炎に伴う血液量減少といった腎前性の問題である．腎毒性のある化学療法による内因性腎障害もAKIの原因となる．さらに，化学療法の毒性とAKIとは悪循環を形成することがある．たとえ不完全であっても尿路閉塞がAKIにかかわっていることを同定することは，特に単腎の場合，非常に重要である．閉塞は癌患者にAKIを引き起こすが，多くの場合，可逆的である．糸球体濾過量（GFR）が低下すると腎不全に関連した死亡率が増加するため，根治的な幹細胞移植や治験薬の使用などの適用からは外されてしまう．したがって，癌患者において閉塞を早期に発見し治療することは，基礎となる悪性腫瘍治療に必要な薬物を全量投与するためにも重要である．

病　因

　尿路閉塞は，最も一般的には直腸，膀胱，前立腺または婦人科器官の腫瘍に伴って生じる．ほかに，例えば乳癌，膵臓癌，胃癌などの骨盤外腫瘍の転移によっても起こる可能性がある．尿細管中で移行上皮癌，凝血塊，結晶析出（尿酸，アシクロビル，メトトレキサート），円柱（多発性骨髄腫）などが尿の流れをブロックして腎臓内の閉塞が内因性に生じることがある．あるいは，腎盂の遠位尿管が，移行上皮癌，腫瘍，拡大したリンパ節，凝血塊，二次性後腹膜線維症〔カルチノイド，Hodgkin病，non-Hodgkinリンパ腫，（AA）アミロイドーシス，肉腫，結腸直腸，乳房，前立腺，膀胱癌，あるいは放射線治療を精巣セミノーマ，結腸癌，膵臓癌に行った場合［訳注：詳細は本章p.315で後述］〕などによって外部から圧迫されて起こることもある．

　膀胱のレベルでは，膀胱癌または慢性膀胱炎（例えば，感染症など）や放射線照射に伴

う膀胱アトニーなど，出口近くでの通過障害によって閉塞が起こる．膀胱よりも遠位で起こる閉塞は通常，前立腺癌や尿道狭窄によるものである．当然，閉塞は片側あるいは両側の場合があり，部分閉塞あるいは完全閉塞の場合がある．

BK ウイルスは癌患者の尿道閉塞の重要な原因である．BK は，Polyomaviridae の Polyomavirus hominis 1 に属し，5 kb の小さな環状二本鎖 DNA ゲノムを囲む 40 nm の直径二十面体外郭をもつエンベロープのないウイルスである．BK ウイルスは泌尿生殖器上皮に対して親和性をもち，泌尿生殖経路に感染を引き起こす．BK ウイルス関連尿路閉塞は腎移植後にみられ，同種移植片レシピエントの約 3％ で発生すると報告されている[1]．幹細胞移植後に BK ウイルス感染を認める癌患者では，尿路（特に膀胱内）で炎症および出血を呈して尿路閉塞を引き起こす[2]．造血幹細胞移植（HSCT）を受けるレシピエントが BK ウイルスに感染した場合，入院の長期化につながり，出血性膀胱炎，尿管狭窄，腎症が続発して死亡率が高くなる[3,4]．HSCT 後の BK ウイルス感染については，すでに第 11 章で詳述した．

病態生理

尿路閉塞が引き起こされると，閉塞部位よりも近位側で内圧が上昇することで GFR が維持される[5]．近位尿細管の圧力の上昇によって最終的に集合管系が拡張する．また，糸球体内圧が高いために近位尿細管への負のフィードバックが働き，GFR が低下する．さらに，二次的な腎血管の収縮と腎血流の低下がみられるが，これはアンジオテンシン II [*1]，トロンボキサン，バソプレシン，20-HETE などの増加，および一酸化窒素やブラジキニンの減少によって誘導される変化である．最終的には，長期の閉塞の状況下で腎血流および GFR が低下する[6]．閉塞状況では炎症細胞の浸潤が増え，急性尿細管壊死が生じるという変化もある．浸潤した単球およびマクロファージからは，形質転換成長因子 β（transforming growth factor-beta：TGF-β）およびほかのサイトカイン，プロテアーゼ，酸素フリーラジカルが放出され，尿細管障害および線維化を促進させる．例えば，放射線照射を行って尿管閉塞時の免疫細胞の浸潤を阻害すると，GFR と腎血流は著しく改善し，ナトリウムおよび水の排泄異常も部分的に改善することがわかっている[7]．

これらの障害は長く継続すると不可逆となる．腎臓の回復は通常，閉塞が解除された 7～10 日後から始まる．アクアポリン 2（aquaporin 2：AQP2）が選択的に減少し，プロスタグランジン E_2 排泄が増加するため，閉塞後の腎臓は多尿を引き起こす（図 15.1）．尿管閉塞でみられる最も一般的な電解質異常は低ナトリウム血症と高カリウム血症であるが，低ナトリウム血症はネフロンの髄質の太い上行脚における管腔側の Na-K-2Cl 共輸送体の減少，高カリウム血症は基底膜側の Na-K-ATPase の減少によって生じる[8]（図 15.1）．高カリウム血症に伴う遠位尿細管性アシドーシス（RTA）も尿路閉塞で報告され

[*1] 訳注：腎組織内圧上昇に伴ってレニン・アンジオテンシン系が活性化される．

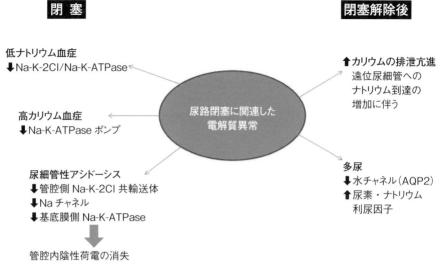

図 15.1　尿路閉塞と閉塞解除後にみられる電解質異常

ている．また，刷子縁膜側（管腔側）の Na-K-2Cl 共輸送体，ナトリウムチャネル，および基底膜側の Na-K-ATPase のようなトランスポータ蛋白の減少によって管腔内の陰性荷電が失われ，結果的に尿の酸性化がうまくいかなくなる可能性もある．アルドステロンに対する抵抗性および低アルドステロン血症も報告されている[9]．両側腎閉塞の場合，解除後には遠位ネフロンへのナトリウムの到達量が増え，カリウムの排泄量と排泄分画が増加する．また，閉塞中には水チャネル（すなわち，AQP2）の発現が低下し，電解質や尿素およびナトリウム利尿因子は蓄積するが，このため解除後の回復期には多尿をきたす時期がみられる．

症例 1 のフォローアップとディスカッション　CT スキャンで両側の中等度の水腎症を伴う明らかな腫瘤が認められ，リンパ腫と診断された．尿排泄は良好な状態（75～100 mL/時）を維持しており，速やかに強力な腫瘍崩壊症候群の予防と R-CHOP（リツキシマブ，シクロホスファミド，ドキソルビシン塩酸塩，ビンクリスチン，プレドニゾン）治療を開始した．腹部腫瘤は大幅に縮小して腎機能の改善を認め，フォローアップの超音波検査で水腎症から回復した．腫瘍は 5 日間で消退し，クレアチニン値 1.5 mg/dL で退院が可能となった．したがって，最も適切な正解は d．尿排泄が不良な場合に，腫瘍崩壊症候群のリスクが高く腎機能悪化のリスクがあれば，一時的な腎瘻留置も選択肢になる．

臨床所見

尿路閉塞の症状は，全く症状がない場合から疼痛や血尿まで，閉塞を起こしている原因や持続時間によってさまざまである．例えば，慢性水腎症の患者は完全に無症状のことがあり，クレアチニンの上昇を偶然発見されることがある．一方，尿路結石や膀胱癌による急性閉塞患者では，疼痛・排尿障害・血尿がみられる．尿路が完全に閉塞しない限り無尿あるいは乏尿にもならないことが多く，したがって尿量に問題がなかったとしても尿路閉塞は否定できない．腎尿管と膀胱の慎重な超音波検査は尿路閉塞を除外するための安価で低侵襲性の検査であり，初回検査で正常であったとしても 12 〜 24 時間後にもう一度行うとよい．両側の尿路閉塞では尿量が減ることがあるが，片側ではみられない．

診　断

最初に，疼痛，症状の鋭さ，排尿時症状，感染，血尿などに関する病歴を詳細に聴取し，身体診察と組み合わせることで，クレアチニンの上昇の原因について重要な情報が得られる．さらに画像検査で閉塞の疑いがないか否か確認する．一般に尿路閉塞診断では，超音波，CT，核医学，磁気共鳴画像(MRI)の撮像が行われる．

非拡張型の閉塞性尿路疾患は一般集団ではあまり頻度が高くない(4％)が，癌患者では発症率が高く，その約 60％は骨盤内悪性腫瘍に伴うものである．患者が腎不全と共に骨盤内または後腹膜腫瘍を疑う所見を呈している場合，たとえ尿路拡張が認められなくても，閉塞性尿路疾患の除外が不可欠である[10,11]．超音波検査は簡単に行え，放射線曝露がないので，通常は第一選択として行われる（図 15.2）．偽陽性率（非閉塞水腎症）

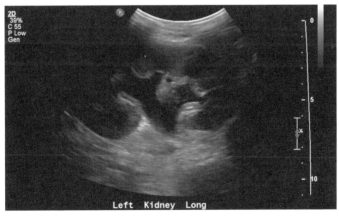

図 15.2　BK ウイルスによる水腎症を示す幹細胞移植後患者の超音波所見．腎盂腎杯の顕著な拡張を認める．

は10〜20%であり，閉塞の原因および位置の決定にとってあまり有効ではない．逆行性腎盂造影または順行性腎盂造影は，腎機能障害に関するほかのすべての病因が除外された場合に有用である．非拡張性尿路閉塞の発症機序としては，腫瘍または線維組織で尿管が包み込まれること，尿管の異常な蠕動運動，尿中の沈渣物質，および尿管浮腫などが考えられている．

閉塞機序にかかわらず，必要ならばMRIはCTの代替として施行可能である．経皮的腎瘻造設術（PCN）と順行性尿路造影は尿管閉塞確認後に閉塞を解除するために行われるが，非常に高い閉塞の危険に曝されており，かつCTや超音波検査では診断できない患者では，診断確定の目的でも行われることがある[12]．核医学スキャンを使用する医療施設もあるが，ほとんどの場合単純に超音波で診断が可能であり，尿路閉塞診断の標準的手段とはならない．さらに，腎機能低下がある場合，放射線同位体の排泄が遅延し利尿薬へ抵抗性となるため，核医学スキャンの有用性は低い．

症例2 22歳，女性．急性リンパ性白血病（ALL）の再発の病歴を有する．ハプロタイプ一致の幹細胞移植後である．2か月前に発熱と真菌性肺炎の合併がみられた．患者は肉眼的の血尿と尿中凝血塊のため入院している．腎機能は，血清クレアチニン値0.6 mg/dLから2.6 mg/dL（GFR 23.0 mL/分/1.73 m^2）に悪化した．血圧は110/80 mmHg，心拍数は100拍/分であった．身体診察では両側の肺に軽度の湿性ラ音を聴取したことを除き特に異常を認めなかった．血清カリウムは5.0 mEq/L，HCO$_3^-$は15 mEq/Lで，尿は肉眼的血尿であり，尿沈渣赤血球は毎視野100個超であった．この患者の血尿と閉塞性急性腎障害（AKI）の原因として最も可能性が高いのは何か？
 a. CMV（サイトメガロウイルス）腎炎．
 b. BKウイルス腎炎．
 c. 急性尿細管壊死．
 d. 放射線腎症．

治療

癌患者では，腎臓の慢性的障害を予防するために尿路の減圧が重要である．閉塞を解除すると決定したならば，できる限り早く行うことが望ましい．しかし，患者の腎機能，血清電解質，体液状態などの臨床状態が安定している限り，通常は特に週末や時間外などに緊急的に減圧するほどの必要はない．しかし，患者の生活の質（quality of life：QOL）のバランスをとることが重要であり，予後不良または余命が非常に短いことが予測されるような場合には，腎機能を長期間保持することの必要性や合併症のリスクを考慮に入れるべきである．尿路閉塞の治療は通常，手術・器具を用いた処置（例えば，内視鏡検査や砕石術），薬物療法（例えば，前立腺癌のホルモン療法）によって閉塞解除を目的にして行われる．手術は常に可能というわけではないが，腎瘻または尿管瘻造設術

は尿路の減圧には有用である．経皮的腎瘻造設術（PCN）は関連する合併症発症率と死亡率が最も低く，今のところ最も好ましい尿路変更術である[13]．進行癌の患者では根治療法ができないため尿管ステントやPCNを恒久的に使用することが多い[14]．

腫瘍に伴う癌患者の尿路閉塞は，腫瘍量を減らし可能ならば閉塞の解除を目指して基礎疾患となる悪性腫瘍の治療を行うこと，および尿道カテーテル留置，PCN，尿管ステントの挿入などの処置を組合わせることで軽減が可能である．

癌患者における尿路閉塞のそのほかの病因として，尿管または腹部臓器を包み込むように広がる炎症性および線維性後腹膜組織を特徴とする後腹膜線維症（Ormond病）もあげられる[15]．特発性[*2]または二次性に生じることが知られている．癌患者に関連がある二次的原因は下記のとおりである．

- 悪性腫瘍：カルチノイド，Hodgkin病およびnon-Hodgkinリンパ腫，アミロイド，肉腫，結腸直腸・乳房・前立腺および膀胱癌．
- 手術：後腹膜における手術（例えばリンパ節切除，結腸切除術，大動脈瘤切除術など）．
- 放射線療法：精巣セミノーマ，結腸癌，膵臓癌．
- 薬物：麦角誘導体（アルカロイド），methysergide，ブロモクリプチン，β遮断薬，メチルドパ，ヒドララジン，鎮痛薬．
- 感染症：結核，ヒストプラスマ，放線菌．
- 後腹膜出血．

二次後腹膜線維症の治療は，すなわち基礎疾患の治療である．線維化を促進させる炎症を軽減するためステロイドが用いられる．治療中に症状が強い場合には，PCNやステントを用いて閉塞を緩和することもある．治療を行わないでいると重篤な合併症の発症や末期腎臓病への進行がみられることがある[15]．

BKウイルス感染症に対しては有効な治療法がないため，造血幹細胞移植（HSCT）患者のBKウイルス関連尿路閉塞症の治療にも有用なものがない．このような患者の症状と閉塞を一時的に和らげるために，尿路閉塞に対して下記に示す介入法がある．

1. 経静脈的な補液と持続膀胱洗浄：十分な血小板数，適切な赤血球数および凝固因子値があれば，疼痛緩和と凝血塊の排出に有用．血栓と膀胱タンポナーデ予防のため生理食塩液で連続膀胱洗浄を行う[16]．
2. 高圧酸素療法（BKウイルス性膀胱炎に対して使用）：BKウイルス性膀胱炎患者16人に関する最近の研究では，15例（94％）で血尿が完全に改善し，BKウイルス量も減った．高圧酸素療法は，線維芽細胞の増殖，血管新生，創傷治癒作用を促進させるが，直接BKウイルス関連感染症を治療するものではない[17]．
3. 腎瘻チューブ造設：腎移植患者の2～6％でBKウイルス関連尿管狭窄が起こると報告されている[18]．BKウイルスは潰瘍のある狭窄した尿管に留まる傾向がある．HSCT

[*2] 訳注：本文では言及されていないが，後腹膜線維症はIgG4関連疾患（全身のさまざまな臓器に炎症細胞の浸潤を伴う線維性病変を形成する疾患）の一部として起こることが知られている．

時に可逆的な尿路狭窄が生じ，腎瘻チューブ造設が必要であったとする報告がある[2]．

1991〜2003年に悪性疾患に伴う尿管閉塞の解除を受けた102人の患者を対象とした後ろ向き研究では，68%の患者で両側閉塞を呈していた．PCNや尿管ステント挿入は，95%の患者で成功した．53%の患者には尿路感染症などの合併症が認められた．多変量解析の結果，生存率を低下させる独立予後因子は，転移の存在（$p=0.020$）および，すでに診断されている悪性腫瘍に伴う尿路閉塞（$p=0.039$，生存期間中央値は7か月）の2つであった[19]．

> **症例2のフォローアップとディスカッション**　　患者はおそらくHSCT後のBKウイルス腎炎であり，数週間継続して膀胱洗浄を行った．しかし水腎症が重篤なため（図15.2参照）両側の腎瘻造設（いわゆるPCN）が必要となり，処置後クレアチニンはベースラインの1.0 mg/dLに改善した．その後数か月，PCNの機能不全と感染を繰り返した．クレアチニンは引き続き上昇し，ベースラインのクレアチニン値3.5 mg/dL，推算GFR 15 mL/分/1.73 m^{2}となった．重篤なBKウイルス膀胱炎の既往のため膀胱は重度に瘢痕化し，もはや機能は失われていた．彼女は尿毒症と不可逆的な腎不全に至るまでPCNを継続した．
> 　急性リンパ性白血病（ALL）についていえば，彼女の悪性腫瘍は完全に治癒しているが，維持透析が必要な状態となっている．正解はb．

まとめ

　癌治療が進歩し寿命が延長している現在，癌患者のQOLの改善と全体的な健康増進のため，腫瘍学以外の専門分野も進化することが不可欠である．オンコネフロロジーは，癌患者における腎臓の健康を維持しさらに増進させることを目的に生まれた分野である．本章では，尿路閉塞のさまざまな病因，所見，治療について述べた．一般集団では単純かつ容易に改善する可逆性の腎不全の原因であるが，癌患者においては格段に難しい疾患である．癌治療を積極的に進めるには腎機能が正常であることが条件となるが，腎不全の鑑別時には，比較的簡単に治療可能で可逆的な閉塞性尿路疾患の可能性を十分に考えて対処しなくてはならない．

引用文献

1. Pahari A, Rees L. BK virus-associated renal problems–clinical implications. Pediatr Nephrol (Berlin, Germany). 2003;18(8):743–8.
2. Khan H, Oberoi S, Mahvash A, et al. Reversible ureteral obstruction due to polyomavirus infection after percutaneous nephrostomy catheter placement. Biol Blood Marrow Transplant: J Am Soc Blood Marrow Transplant. 2011;17(10):1551–5.
3. Arthur RR, Shah KV, Baust SJ, Santos GW, Saral R. Association of BK viruria with hemorrhagic cystitis in recipients of bone marrow transplants. N Engl J Med. 1986;315(4):230–4.

4. Bedi A, Miller CB, Hanson JL, et al. Association of BK virus with failure of prophylaxis against hemorrhagic cystitis following bone marrow transplantation. J Clin Oncol. 1995;13(5):1103–9.
5. Klahr S. New insights into the consequences and mechanisms of renal impairment in obstructive nephropathy. Am J Kidney Dis. 1991;18(6):689–99.
6. Tanner GA, Knopp LC. Glomerular blood flow after single nephron obstruction in the rat kidney. Am J Physiol. 1986;250(1 Pt 2):F77–85.
7. Schreiner GF, Kohan DE. Regulation of renal transport processes and hemodynamics by macrophages and lymphocytes. Am J Physiol. 1990;258(4 Pt 2):F761–7.
8. Hwang SJ, Haas M, Harris HW Jr., et al. Transport defects of rabbit medullary thick ascending limb cells in obstructive nephropathy. J Clin Invest. 1993;91(1):21–8.
9. Batlle DC, Arruda JA, Kurtzman NA. Hyperkalemic distal renal tubular acidosis associated with obstructive uropathy. N Engl J Med. 1981;304(7):373–80.
10. Spital A, Spataro R. Nondilated obstructive uropathy due to a ureteral calculus. Am J Med. 1995;98(5):509–11.
11. Kocurek JN, Orihuela E, Saltzstein DR. Nondilated obstructive uropathy and renal failure as a result of carcinoma of the intrapelvic area. Surg Gynecol Obstet. 1991;173(6):470–2.
12. Webb JA. Ultrasonography in the diagnosis of renal obstruction. BMJ. 1990;301(6758):944–6.
13. Soper JT, Blaszczyk TM, Oke E, Clarke-Pearson D, Creasman WT. Percutaneous nephrostomy in gynecologic oncology patients. Am J Obstet Gynecol. 1988;158(5):1126–31.
14. Kouba E, Wallen EM, Pruthi RS. Management of ureteral obstruction due to advanced malignancy: optimizing therapeutic and palliative outcomes. J Urol. 2008;180(2):444–50.
15. Vaglio A, Salvarani C, Buzio C. Retroperitoneal fibrosis. Lancet. 2006;367(9506):241–51.
16. Harkensee C, Vasdev N, Gennery AR, Willetts IE, Taylor C. Prevention and management of BK-virus associated haemorrhagic cystitis in children following haematopoietic stem cell transplantation–a systematic review and evidence-based guidance for clinical management. Br J Haematol. 2008;142(5):717–31.
17. Savva-Bordalo J, Pinho Vaz C, Sousa M, et al. Clinical effectiveness of hyperbaric oxygen therapy for BK-virus-associated hemorrhagic cystitis after allogeneic bone marrow transplantation. Bone Marrow Transplant. 2012;47(8):1095–8.
18. Geddes CC, Gunson R, Mazonakis E, et al. BK viremia surveillance after kidney transplant: single-center experience during a change from cyclosporine-to lower-dose tacrolimus-based primary immunosuppression regimen. Transpl Infect Dis. 2011;13(2):109–16.
19. Wong LM, Cleeve LK, Milner AD, Pitman AG. Malignant ureteral obstruction: outcomes after intervention. Have things changed? J Urol. 2007;178(1):178–83; (discussion 183).

第16章／腎移植患者の癌

Sharad Sathyan, Madhu Bhaskaran, Vinay Nair

【略語】		
ACKD	Acquired cystic kidney disease	後天性囊胞腎
AJCC	American Joint Committee on Cancer	米国合同対癌委員会
AK	Actinic keratosis	光線性角化症
BCC	Basal cell cancer	基底細胞癌
CNI	Calcineurin inhibitors	カルシニューリン阻害薬
CNS	Central nervous system	中枢神経系
EAR	Excess absolute risk	過剰絶対リスク
ED&C	Electrodessication with curettage	電気凝固・搔爬術
EGFR	Epidermal growth factor receptor	上皮増殖因子受容体
ESKD	End stage kidney disease	末期腎臓病
GPCR	G protein cellular receptor	G蛋白細胞受容体
HHV	Human herpesvirus	ヒトヘルペスウイルス
HIV	Human immunodeficiency virus	ヒト免疫不全ウイルス
HPV	Human papilloma virus	ヒトパピローマウイルス
KDIGO	Kidney disease improving global outcomes	腎臓病予防対策国際機構
LCDD	Light chain deposition disease	軽鎖沈着症
LMP	Latent membrane protein	潜伏感染膜蛋白
MGUS	Monoclonal gammopathy of undetermined significance	意義不明の単クローン性免疫グロブリン血症

V. Nair (✉) · S. Sathyan
Nephrology and Recanati Miller Transplant Institute, Mount Sinai Hospital,
Ichan Mt Sinai School of Medicine, New York, NY, USA
e-mail: vinay.nair@mountsinai.org

S. Sathyan
e-mail: sharadsathyan@gmail.com

M. Bhaskaran
Department of Medicine, Division of Kidney Diseases and Hypertension,
North Shore University Hospital and Long Island Jewish Medical Center,
Hofstra North Shore LIJ School of Medicine, Great Neck, NY, USA
e-mail: mbhaskar@nshs.edu

© Springer Science+Business Media New York 2015
K. D. Jhaveri, A. K. Salahudeen (eds.), *Onconephrology*,
DOI 10.1007/978-1-4939-2659-6_16

MHC	Major histocompatibility complex	主要組織適合性抗原
mTOR	Mammalian target of rapamycin	哺乳類ラパマイシン標的蛋白
PET	Positron emission tomography	ポジトロン断層撮影
PTLD	Posttransplant lymphoproliferative disorder	移植後リンパ増殖性疾患
SCC	Squamous cell cancer	扁平上皮癌(有棘細胞癌)
SIR	Standardized incidence ratio	標準化罹患比
SRTR	Scientific registry of transplant recipients	移植レシピエントの科学的登録システム
TGF	Transforming growth factor	形質転換成長因子
UV	Ultra violet	紫外線
VEGF	Vascular endothelial growth factor	血管内皮増殖因子
XRT	Radiation therapy	放射線療法

　腎移植は末期腎臓病(ESKD)患者における生存および生活の質(quality of life：QOL)を劇的に向上させる[1,2]．しかし，腎移植患者は，免疫抑制療法を生涯にわたり継続しなくてはならず，心血管疾患，感染症，悪性腫瘍など，免疫抑制に関連したさまざまな疾患・合併症に罹患することがわかっている．実際，悪性腫瘍は移植後患者において3番目に多い死因となっている[3,4]．腎移植の最近の進歩により，拒絶反応の頻度は低下し，生存率は改善している[5,6]が，生存年数と移植腎生着年数が共に延長し，免疫抑制薬に長期間曝露されることで，腎移植患者における悪性腫瘍の発症率はますます高くなっている．また近年，腎移植を受ける患者の高齢化が進み，癌の病歴を有する割合も高くなってきている．このような患者では，移植の候補者として適切か，癌の治療後どのくらい経過すれば移植手術を受けてよいのか，特別な配慮が必要となる．レシピエント候補患者が高齢化すると同時に，ドナーも高齢化している．近年の提供臓器の不足により，主に年齢で決定されていたドナーの基準は拡大適用されるようになっている．結果的に，ドナー候補者が以前に悪性腫瘍に罹患した可能性や移植を行う際に悪性腫瘍を合併している可能性が高まっており，レシピエントに悪性腫瘍を同時に提供してしまう可能性もある．これら複雑な相互作用をよりよく理解するためには，移植後悪性腫瘍の疫学と病因の理解が必要である．また，どのような悪性腫瘍で伝播または再発のリスクが高いのかを理解することは，腎移植前後のESKD患者に情報提供する際に極めて重要である．

疫　学

症例1　62歳，白人女性．糖尿病によるESKD患者．腎移植の評価のために来院した．6か月間血液透析を行っており，腎移植を熱望している．彼女は移植後の悪性腫瘍のリスクについて心配しており，これについて説明を求めている．最適な答

えは以下のうちどれか．
a．腎臓移植後の癌のリスク増加はない．
b．年齢に応じた適切な検診を行っている限り，癌のリスクは増加しない．
c．一般集団と比較すれば移植後の癌のリスクは高いが，ESKD 集団との比較ではそうではない．
d．一般および ESKD 集団と比較して移植後の癌のリスクは高い．

移植レシピエントの科学的登録システム（SRTR）のほぼ 21 年のフォローアップ・データを利用した全固形臓器移植患者に関する大規模研究では，悪性腫瘍の発症例は 10,656 件であり，発生率は 100,000 人あたり 1,375 人であった[7]．一般集団と比較した移植集団における悪性腫瘍のリスクは，標準化罹患比（SIR）と過剰絶対リスク（EAR）を用いて表される[7,8]．SIR は，（移植患者の）悪性腫瘍の発症数を，移植がなかった場合に予想される悪性腫瘍の発症数で割って算出する．EAR は移植患者の悪性腫瘍の発症率から，移植がなかった場合に予想される悪性腫瘍の発症率を引いて算出する．移植レシピエントでは，SIR は 2.1 であり，EAR は悪性腫瘍年間 100,000 例あたり 719 である．癌によって年齢や診断までの時間は異なるが，平均の発症年齢は 50 歳代で，発症までの期間としては移植後 3〜5 年である[9]．なお，腎細胞癌（renal cell carcinoma：RCC）などのある種の癌は ESKD 患者のほうで罹患率が高いが，癌の合計発症率は，ESKD 患者に比べ移植患者で有意に高い[8]．

症例 1 のフォローアップとディスカッション　正解は d．ある種の癌については慢性腎臓病または ESKD 患者で発症率が高いことはわかっているが，癌全体の発症率は明らかに腎移植後で高い．

ほとんどの癌では，腎移植後の SIR は高値である．肝癌は主に肝移植患者および慢性肝炎を有する腎移植患者に発症する．肺癌の SIR は，腎移植患者で高いが，わずかである（SIR は 1.46）．肺癌は，肺移植，心臓移植患者で多くみられる．これらの患者で喫煙率が高いことと，免疫抑制がより強くかけられるためと考えられている．腎癌は，腎移植レシピエントにおいてはるかに高い SIR が認められるが，これは後天性囊胞腎（ACKD）に伴う悪性腫瘍のリスクが上昇する二次的なものである．

移植後に最も高い SIR を示す癌には，non-Hodgkin リンパ腫，Kaposi 肉腫，非黒色腫皮膚癌，および口唇癌が含まれる．固形臓器の移植患者全体では肝癌の SIR も非常に高いが，これもまた主に肝移植患者における肝癌の発症率が高いためである．移植後に発症するリスクの高い癌を，発症率の高いものから順に**表 16.1** に記載する．表中の発症率および SIR は Engels らの報告による[7]．

移植患者に最も高頻度にみられる癌を 4 つあげるなら，肺癌，肝癌，腎癌および

表 16.1 移植後にリスクの上昇がみられる癌

癌のタイプ	標準化罹患比	出現数/100,000 人/年
non-Hodgkin リンパ腫	7.54	194
肺癌	1.97	173
肝癌	11.56	120
腎癌	4.65	97
直腸結腸癌	1.24	80.9
悪性黒色腫	2.38	49.2
甲状腺癌	2.95	30.7
膀胱癌	1.52	29
組織型判定不能例	2.11	26.6
非黒色腫皮膚癌	13.85	23.7
膵癌	1.46	20.3
胃癌	1.67	19.6
口腔および咽頭癌	2.56	19.2
口唇癌	16.78	16.8
Kaposi 肉腫	61.46	15.5
形質細胞腫	1.84	15.2
中咽頭癌	2.01	13.7
急性骨髄性白血病	3.01	13.2
喉頭癌	1.59	12.5
食道癌	1.56	12.4
肛門癌	5.84	11.6
Hodgkin リンパ腫	3.58	11
心臓を含む軟部組織の癌	2.25	8.4
外陰部癌	7.6	7.5
唾液腺腫瘍	4.55	7.2
小腸腫瘍	2.43	6.5
精巣癌	1.96	5.2
肝内胆管癌	5.76	4.9
慢性骨髄性白血病	3.47	4.9
胆嚢癌	2	2.8
陰茎癌	4.13	2.8
目および眼窩癌	2.78	2.7
急性リンパ性白血病	2.06	2.2

non-Hodgkinリンパ腫である[7]．Kaposi肉腫などの癌も移植後患者では非常に高いSIRを示すが，ほかのもっと一般的な腫瘍と比較すれば稀なものである．

病因と発症機序

> **症例2** 次のうち腎移植後の悪性腫瘍のリスクの増加に関与していないのはどれか？
> a. ウイルスに対する防御能の低下．
> b. 腫瘍細胞に対する免疫監視能の低下．
> c. 哺乳類ラパマイシン標的蛋白（mammalian target of rapamycin：mTOR）経路の阻害．
> d. 形質転換成長因子β（TGF-β）の発現増加．

移植後にみられる癌の病因は多因子的である．病因には，ウイルスに対する防御能の低下，腫瘍細胞に対する免疫監視能の低下，免疫抑制薬によるデオキシリボ核酸（deoxyribonucleic acid：DNA）修復とDNA損傷回復障害，紫外線（UV）光のような発癌性のある物質への曝露，遺伝的素因，ならびにTGF-βや血管内皮増殖因子（VEGF）のような腫瘍化促進作用のあるサイトカインの発現亢進などがあげられる．non-Hodgkinリンパ腫やKaposi肉腫などのウイルス感染症に関連する癌は，特にリスクが高い[9,10]．

移植後にみられる癌に免疫抑制薬がかかわっていることは，腎移植患者に比べて心移植患者において2～4倍高い癌の発生がみられるという事実によって注目された[11,12]．これは，心移植では高度の免疫抑制が必要とされるためと推測される．同様に，移植前に免疫抑制療法を受けた患者は受けていない患者に比べ，移植後の癌発症率が高い．免疫抑制薬は，腫瘍細胞を除去する能力を損なわせ，腫瘍化しやすくすると考えられる．実験および動物モデルにおいて，腫瘍から宿主を防御するためのTリンパ球，ナチュラルキラー（natural killer：NK）細胞，およびサイトカインの役割が示されている[13]．アザチオプリンおよびシクロスポリンなどの免疫抑制薬は，UV光によるDNA感作を促進し，DNAの突然変異と皮膚癌を発生しやすくする．同時に，DNA修復機構とアポトーシスを抑制し，血管新生および腫瘍成長を促進する[14,15]．さらに，皮膚の悪性腫瘍を生じるp53遺伝子変異細胞のモノクローナルな増殖を促進することも示されている[16]．免疫抑制薬は生体の抗ウイルス能も阻害するため，発癌性ウイルスの感染が成立しやすくなり，結果的に悪性腫瘍化が進む．Epstein-Barrウイルス（Epstein-Barr virus：EBV）およびヒトヘルペスウイルス（human herpesvirus：HHV）のようなウイルスに初感染した患者では，移植後の悪性腫瘍発症率が高い一方，免疫抑制薬を減量もしくは中止するとしばしば悪性腫瘍が退縮する，と報告されている[17,18]．これらのウイルス関連腫瘍は，免疫抑制薬の減量に比較的反応が良好である．化学・環境発癌物質によ

る発癌と比較すると，ウイルスペプチドの提示による非自己認識の免疫能が（免疫抑制薬の減量により）回復する期待がもてるため，と考えられている[19]．ほかに，例えばインターロイキン（interleukin：IL）-6，IL-10，および潜伏感染膜蛋白（LMP）-1 などのサイトカインも，腫瘍発生に関与していることがわかっている．IL-6 はオートクリンおよびパラクリンの増殖因子として作用するが，シクロスポリンおよび OKT3 によって産生が増加する．IL-10 は，抗原提示を阻止し，抗腫瘍サイトカイン産生および細胞傷害性 T リンパ球の反応を抑制，さらにプログラム細胞死を阻害する．IL-10 転写産物は，扁平上皮細胞癌（SCC）および基底細胞癌（BCC）病変で確認されている．これらの悪性腫瘍では，IL-10 の生産亢進に関連する遺伝子多型が存在する頻度が増えている．移植後リンパ腫または移植後リンパ増殖性疾患（PTLD）には，多くの場合 B 細胞の EBV 感染がかかわっており，EBV の LMP-1 遺伝子によって IL-10 産生が誘導され，自己増殖が促進されている．腫瘍の発生に関与する因子としてほかに VEGF，TGF-β がある．VEGF は，血管新生において重要な因子であり，腫瘍の増殖，進行，浸潤，および転移に必要とされる[20]．TGF-β の調節異常によっても腫瘍化が促進する．TGF-β もまた，血管新生を促進し，転移を誘導する[21]．シクロスポリンは IL-6 および TGF-β 産生を誘導し，タクロリムスは TGF-β 産生を促進することが知られている[22]．

最後に，移植片への反応性の活性化，またはウイルス感染による，慢性炎症や免疫系の活性化によっても，腫瘍が生じやすくなる．その機序には，制御性 T 細胞[*1]や未熟な樹状細胞の浸潤，負の共刺激経路[*2]の発現，および腫瘍増殖因子の産生亢進などが含まれる[19]．

逆に，癌治療に使用されている哺乳類ラパマイシン標的蛋白（mTOR）阻害薬は，移植時にも保護効果を有する．いくつかの臨床研究でも一貫して示されているように，ラパマイシンは，腫瘍増殖阻止能を有している[23]．TGF-β の産生減少能[23]，および IL-10 産生阻害能[24〜29]がその機序として知られている．

症例 2 のフォローアップとディスカッション　　正解は c．選択肢 a, b, d はいずれも移植後の発癌の潜在的な機序である．上記のように，mTOR 阻害薬はある種の悪性腫瘍治療に使用されているが，移植患者の発癌リスクを減少させる働きもある．

[*1] 訳注：癌細胞はさまざまな免疫逃避機構をもち，そのなかには制御性 T 細胞など免疫抑制細胞の動員も含まれる．制御性 T 細胞は，基本的には自己抗原に対する免疫寛容機能を有する特殊な CD4＋T 細胞の一群である．癌抗原の多くは自己抗原であるため，制御性 T 細胞は腫瘍増殖を促進させる可能性がある．具体的には，樹状細胞など抗原提示細胞の共刺激蛋白（下記参照）の機能を低下させ，癌細胞を攻撃するキラー T 細胞を不活性化させると考えられている．ヒトでは，多くの癌腫に制御性 T 細胞が増加していることが明らかにされており，制御性 T 細胞の腫瘍の局所への浸潤が癌患者の予後不良因子であることが多く報告されている．

[*2] 訳注：キラー T 細胞の活性化の抑制のこと．キラー T 細胞の活性化には，T 細胞受容体（T cell receptor：TCR）の経路以外に補助シグナルが必要であり，それを costimulatory 分子（共刺激分子）と呼ぶ．

症例3　48歳，男性．10か月前に腎移植を受けた西インド諸島出身者．発疹を主訴に受診した．彼は，高血圧，脂質異常症の病歴があり，糖尿病性末期腎臓病（ESKD）を呈している．数週間前から足と腕にわずかに隆起した赤褐色の結節を認めている．移植腎の機能は良好であり，服薬も守られていた．免疫抑制薬としてタクロリムス，ミコフェノール酸モフェチル，プレドニゾロンが処方されていた．軽度の下肢浮腫も認められた．発熱はなく，病変部位の出血は認めなかった．検査結果では蛋白尿は認められなかった．システムレビューではほかに有意な所見は認めなかった．診断は下記のどれか．
a．薬疹．
b．HHV-8感染による血管増殖性疾患（血管肉腫）．
c．細菌性血管腫症．
d．梅毒．

Kaposi 肉腫

　Kaposi 肉腫は，HHV-8 によって引き起こされる血管増殖性疾患（血管肉腫）である．標準化罹患比（SIR）は 60 以上であり，あらゆる癌のなかで，非移植患者と比べて移植患者で発症率が増加する割合が最も大きい癌の1つである[7]．移植患者のなかでも，男性が女性よりも3倍以上発症率が高い．ユダヤ人，地中海，カリブ海，アフリカ系の患者に多くみられ，患者の多くは40歳代である．本疾患は，内皮細胞のHHV-8感染によって引き起こされると考えられている[30,31]．すでに抗HHV抗体を有するほうがKaposi肉腫の発症率が高いことがわかっている[32]．Kaposi肉腫発症のほかのリスクファクターとしては，カルシニューリン阻害薬（CNI），抗ヒト胸腺細胞ウサギ免疫グロブリンを用いた導入療法，複数の性的パートナー，および遺伝的素因があげられている[33]．

　HHV-8 は血管内皮細胞を形質転換させることがある．Kaposi肉腫病変内の大半の細胞ではHHV-8の潜伏感染がみられるが，細胞溶解サイクル遺伝子を発現している細胞はごく一部である[*3]．溶解相への移行は，いくつかのサイトカインおよび増殖因子によって行われる．溶解相では，ウイルス複製に関する遺伝子産物が産生され，ウイルスの複製が行われる．ウイルスゲノムには，アポトーシスや細胞周期調節に干渉する癌遺

[*3] 訳注：HHV-8 の細胞内における感染には，潜伏感染（latent infection）と細胞溶解性（増殖性）感染（lytic infection）がある．通常のウイルスでは，ウイルスが細胞内で増殖し感染細胞が溶解して死滅する細胞溶解性（増殖性）感染によってウイルスが拡散し，周辺の細胞が新たに感染するが，HHV-8 の場合は細胞溶解性（増殖性）感染を経ずに潜伏感染を引き起こす．その細胞が分裂増殖することがそのままウイルス感染細胞の数的増殖になる．潜伏感染では，ウイルスゲノムが環状のエピゾームとして感染細胞核内で宿主の染色体と同調して複製され，娘細胞にも維持されていく．HHV-8 では細胞溶解性（増殖性）感染によるウイルス産生はほとんど起こらない．ウイルスのコードする蛋白のほとんどは細胞溶解性（増殖性）感染時のみ一時的に発現する蛋白であり，潜伏感染時に発現するウイルス蛋白は数種類にとどまる．

伝子も含まれており，腫瘍発症の原因となる．細胞を増殖期に切り替える機能をもつ G 蛋白細胞受容体(GPCR)の発現は著明に増加している[36),*4]．ほかに，例えば IL-6, IL-8, CXCR 3,4, CCR1,5 などのケモカインおよび増殖因子は，血管新生および細胞遊走能に関与している[33〜36]．HHV-8 は K3 と K5 の膜蛋白質をコードしている．K3, K5 は主要組織適合性抗原(MHC)による抗原提示を抑制する効果を有し，ウイルスが宿主の細胞傷害性応答から逃避するのを助けている(免疫回避)[37]．

皮膚病変は Kaposi 肉腫の最も一般的な症状であり，これは通常，紅〜紫色の丘疹または結節性皮膚病変として出現する．皮膚リンパ管への進展や皮膚浸潤のため，下肢リンパ浮腫が出現することもある．Kaposi 肉腫はまた，消化管，肺，リンパ組織などの臓器に及ぶこともある．胸膜または肺病変は，進行例でみられる[33]．臓器病変のみが認められるのは症例の約 10% であり，予後不良のサインである[30]．

Kaposi 肉腫は臨床的に下記のようにステージングされている．

　　ステージ 1：局所皮膚病変が一肢にみられる．
　　ステージ 2：皮膚病変が複数肢にみられる．
　　ステージ 3：1つ以上の臓器またはリンパ節にみられる．
　　ステージ 4：致命的となりうる感染症の存在，または上記ステージ 1〜3 でそのほかの新生物を合併している場合．

> **症例 3 のフォローアップとディスカッション**　　腕と足にみられる赤褐色のわずかに隆起した結節は，HHV-8 関連疾患を示唆する．急速血漿レアギン試験(rapid plasma reagin：RPR)は陰性であり，薬剤性を示唆するほかの徴候は認めなかった．HHV-8 polymerase chain reaction(PCR)は陽性であり，免疫抑制療法を減量することとなった．正解は b．

Kaposi 肉腫の治療で最も注意すべきことは，同種移植片の機能を維持しつつ，可能な限り低いレベルに免疫抑制薬を減量することである．このようにして免疫抑制薬を減らすことで，HHV に対する T 細胞の応答が回復し，Kaposi 肉腫病変の寛解につなが

[*4] 訳注：GPCR は，IL-8 受容体に相同性を示す受容体蛋白である．v(ウイルス)GPCR は in vitro で血管内皮細胞の形質転換を起こし，その細胞をヌードマウスに移植すると腫瘍を作ることが示されている[36]．vGPCR によってさまざまなシグナル系が活性化されることが癌化の原因と考えられた．また，vGPCR は VEGF の発現を誘導する作用もあり，これも癌化の原因になると考えられている．ただし，vGPCR は基本的には溶解感染時に発現が誘導される遺伝子であり，Kaposi 肉腫発症におけるこの遺伝子の意義はさらなる解析を必要とする．最近は本文中にあげられた因子のほかに，LANA-1,2 など潜伏感染時に発現する蛋白に注目した研究が進んでいる．GPCR など溶解性感染関連蛋白は，宿主本来の分子の機能を阻害することで免疫回避による発癌機構に関与すると考えられるようになっており，最終的には，これらの蛋白が微妙なバランスを保ちながら発現することで，共役して，発癌の方向に向かわせると推察されている．

る[38]．現在，最も成功している治療戦略の1つとして，シロリムス中心の免疫抑制療法に切り替えるというものがある．15人のKaposi肉腫患者に関するイタリアの研究では，mTOR阻害薬を中心とした免疫抑制療法に変更することで，移植片機能を維持しつつ皮膚病変の臨床的および組織学的な改善が得られた[39]．mTOR阻害薬は，血管内皮増殖因子(VEGF)産生を阻害し，血管新生および腫瘍の進行を制限する作用がある．また，ウイルスG蛋白細胞受容体(vGPCR)によるツベリンのリン酸化やmTOR阻害薬の活性化がKaposi肉腫の発症にかかわっていることがわかってきている．これは，肉腫発症予防におけるmTOR阻害薬の有用性を示唆するものである[40,41]．

放射線，レーザー，外科的切除，局所抗ウイルス治療などの局所治療の成功例が時に報告されている[33,42,43]が，内臓病変が合併するKaposi肉腫では，全身化学療法が必要となる場合もある[44]．免疫抑制薬の減量だけでは反応しなかった患者には特に化学療法が必要となる．パクリタキセルおよびドセタキセルは有効である．ほかに，ペグ化リポソームドキソルビシン，ビンカアルカロイド，エトポシド，ゲムシタビン，ブレオマイシン，IFN-α_2，サリドマイドなどの薬物も使用されている[43,45]が，これらの報告は条件がさまざまで一貫性を欠いており，今のところ特定の化学療法を推奨するのは難しい．

症例4 50歳，白人男性．年に1回の移植後のフォローアップのために来院した．患者は9年前に死体腎移植術を受けた．早期の拒絶反応を除けば，経過は良好であり，内服も遵守している．同種移植片の機能は極めて良好であった．診察にて，左の前腕に2か所の茶色の隆起角化性病変を認めたため，皮膚生検を依頼した．皮膚生検の所見として予想されるのは下記のいずれであろうか？
 a. 表皮全層に広がる部分的に角化を伴う異形成角化細胞．
 b. 表皮表面に平行な軸を形成するように増殖する異型基底細胞とアルシアンブルー陽性物質を含む裂隙様構造．
 c. 腫瘍性メラノサイト．
 d. 小さな青色細胞の集簇．

皮膚癌

扁平上皮癌(SCC)および基底細胞癌(BCC)は，移植患者の全非黒色腫皮膚癌の90％以上を占めている．癌登録システム上では，これらの腫瘍についての報告の必要はないが，固形臓器移植後に発症率が有意に増加することが知られている．皮膚癌は，全レシピエント中の50％以上で発症がみられ，固形臓器移植後に発症する悪性腫瘍のうち40％を占めている[46,47]．一般集団と比べた発症率は，BCCで10倍，SCCでは65～250倍である[48]．これらの癌は年齢依存性であり，高齢者では特に移植後比較的早期にみられる[46,47]．移植後皮膚癌のリスクファクターとしてあげられているのは，地理条件(オーストラリアでの発症率が最も高い)[49]，紫外線への曝露，および光線性角化症(AK)，

SCC，BCCの移植前および移植後の既往などである[50,51]．腎臓または肝臓単独移植と比較して，心・肺・膵・腎同時移植では非黒色腫皮膚癌のリスクが高い[52]．これは，臓器移植後により強く免疫抑制が行われるためと推察される[53]．ほかには，葉酸経路における遺伝子多型[54]，ヒトパピローマウイルス(HPV)感染の関与が知られている[55]．

紫外線曝露や免疫抑制薬(シクロスポリン，タクロリムス，アザチオプリンなど)といった直接的な発癌作用を有する物質への曝露に，腫瘍監視(免疫)の抑制が相まって，皮膚癌が発症しやすくなる．HPVのような発癌性ウイルスは増殖時のDNA修復機構を損ない，これによって発癌性が増強されることがある[56]．

KDIGOガイドラインでは，腎移植患者は，1年に1回専門医による皮膚および唇の癌検診を受けるよう推奨している[57]．紫外線への曝露は，非黒色腫系皮膚癌発症の主要なリスクファクターであり，日焼け止め薬の使用でレシピエントの皮膚癌発症率は減少する[58]．免疫抑制薬の使用を減らし，mTOR阻害薬であるラパマイシンのような薬物を用いることは，皮膚癌の発症率を減少させ，悪性度を緩和するのに一定の効果がみられた[59～61]．同様にacitretinなどの全身レチノイド投与は，AKおよびSCCの発症率を減少させることが示されている[62]．

以下に，移植患者でみられる一般的な皮膚癌の治療について述べる．

● 日光角化症

本症はSCCの前駆病変であり，積極的な管理が必要である．標準的な対処法として，凍結療法と電気凝固・掻爬術(ED&C)がある．ほかに5-フルオロウラシル(5-FU)やイミキモドなど免疫調節薬の局所治療(塗布)法も行われる[46,63]．これらの治療は，最大の効果を目指して繰り返し施行することが可能である．ほかの新しい治療法に光線力学的療法がある．これは，アミノレブリン酸またはアミノレブリン酸メチルなどの光増感薬を患部に塗布した後，可視光を照射するもので，標的領域で選択的に細胞を破壊することが可能である[64]．

● 扁平上皮癌(SCC；有棘細胞癌)

治療方針を決定する前に，SCCは低リスクか高リスクかに分類すべきである．高リスクを示す臨床的および病理学的な特徴は以下のとおりである[65]．

1. サイズ
   (頬や額を除く)顔において0.6 cm超．
   頬，額，首，頭皮において1 cm超．
   体幹と四肢において2 cm超．
2. 複数のSCC．
3. 再発．
4. 急激な増大．
5. 辺縁不整．

6. 潰瘍化.
7. サテライト病変の存在.
8. 高リスク部位：顔中央，唇，耳下腺，耳，こめかみ，頭皮，指，生殖器.
9. 組織所見：低分化．皮下脂肪組織への腫瘍の進展，Clark 分類＞Ⅳ，病変の厚さ＞4 mm．神経周囲，血管周囲，または血管内への腫瘍浸潤．

　低リスクのSCCに対しては，Mohs 顕微鏡手術[*5]や従来の外科的切除治療が適応となる．正常組織をなるべく残したい場合，Mohs 手技は特に有益である．ほかに，複数の低リスク病変に対して電気凝固・搔爬術(ED&C)は有効である．一方，高リスクのSCCに対しては，早期かつ積極的な切除治療が必要である．切除した組織のすべての断端の評価が可能なMohs 顕微鏡手術は本来低リスクのSCCに適した治療法であるが，高リスクのSCCに対してもシロリムスなどのmTOR 阻害薬と併用して行うことで，薬物の減量もしくは変更が可能となる[46,59,61,66,67]．

　リンパ節転移の存在，神経周囲の病変，または断端陽性すなわち切除が不完全の場合は，術後，放射線療法(XRT)の併用が推奨される[68]．転移性SCCに対しては，白金系化学療法薬やカペシタビン(5-FU の経口プロドラッグ)が使用されるが，治療は非常に困難である．進行したSCCの治療のため，上皮増殖因子受容体(EGFR)阻害薬を含むほかの経路を標的とした薬物の研究が行われている[46,69,70]．

●基底細胞癌(BCC)

　正常免疫能患者と同様の対処を行う．BCC はSCC と比較して，悪性度は低く，罹患率および死亡率も低い．予後は通常良好で，転移は稀である．表皮の低リスクBCCでは，切除術，ED&C，5-FU またはイミキモド局所治療，凍結療法，および光線力学的療法が行われる[71~73]．

　下記のようなBCC は再発のリスクが高い[65]．

1. 場所とサイズ：高リスク部病変(例えば，顔中心，鼻，唇，眉，眼窩周囲の皮膚，顎，下顎，耳，耳介前部と耳介後部の領域，こめかみ，手，足)で，直径6 mm 以上．
2. 頭頸部の上記以外の部位で，直径10 mm 以上．
3. ほかのすべての部位(手足を除く)で，直径20 mm 以上．
4. 悪性の強い病理学的特徴―限局した斑状強皮症型，硬化型，混合浸潤型，微小結節型，有棘細胞型(角質化)．
5. 再発病変．
6. これまでに放射線療法を受けた部位の病変．

[*5] 訳注：まず肉眼で見える腫瘍を切除後，次いで切り口の縁を少しずつ切除し，切り取った組織片をすぐに顕微鏡で調べて癌細胞の有無を確認しながら切除した組織片に癌細胞が見つからなくなるまで皮膚の切除を続けていく手技．切除する組織の量を減らすことが可能であり，眼などの重要な器官の付近にできている癌の場合などに特に有効とされる．

7. 境界不明瞭な病変.
8. 免疫不全患者.
9. 神経周囲浸潤.

　治療選択肢としては，術後のマージン評価を併用した外科的切除術である Mohs 手術（第一選択）および，高齢者や手術に耐えることができない人には放射線療法も適用となる．転移を伴う場合は，白金系化学療法薬やセツキシマブ，さらに最近ではヘッジホッグシグナル伝達経路*6 の経口阻害薬である vismodegib も使用されている[74～76]．

● 黒色腫

　移植患者の黒色腫の発生リスクは 3.6 倍と高い[77]．リスクファクターとしては，抗リンパ球抗体薬の使用，色白，そばかす（雀卵斑），髪や目の色が明るいことなどがあげられる[78]．アフリカ系アメリカ人でリスクが特に高く，一般集団と比較して 17 倍にも上るという研究結果もある[77]．移植後にみられる黒色腫は複数病変であることが多く，診断までの平均期間は移植後 5 年である．移植後黒色腫患者の 1/3 以上は，ほかにも悪性腫瘍を合併している．臓器ドナーから黒色腫が伝播することもある[47,79]．

　黒色腫のリスクが高い母斑は以下のような性質を有する．非対称（asymmetry），境界不整（border irregularities），色調（color variation．茶色，赤，黒または青/灰色，白），直径（diameter）≧6 mm，および進展（evolving）*7 である（頭文字をとって ABCDE という）．「みにくいアヒルの子」サインは，一見して周辺と違って見える母斑に注意が必要であるというサインであり[80,81]．そのような病変をみつけた場合は，皮膚科医へ迅速に紹介し，正常皮膚 2 mm と皮下脂肪を含む切除生検を行う*8 ことが必要である[82]．

　予後は，病変の厚さ，潰瘍の存在，分裂速度などによるが，これらのなかで厚さが最も重要である．米国合同対癌委員会（American Joint Committee on Cancer：AJCC）は黒色腫の生存率評価に有用な病期分類を提示している[83]．原因を悪性黒色腫に限った生存率は，Breslow 厚*9 が 1.51～3 mm，または Clark 分類*10 のレベル III または IV 患者を除き，移植術を受けた患者と移植術を受けていない患者とではほぼ同等であった[83,84]．別の報告では，Breslow 厚＞2 mm の場合，移植患者の生存率のほうが劣るこ

---

*6 訳注：ヘッジホッグ経路は胎生期の形態形成に関わる重要な因子として同定され，さまざまな癌の発生・進展に関与していることがわかっている．BCC 症例の 90％に異常な活性化が認められる．vismodegib は米国および欧州ほか多数の国で認可されているが，わが国では未承認．

*7 訳注：わが国では evolving ではなく elevation of surface（表面隆起）の用語が使用されることが多い．

*8 訳注：病変の一部を採取する皮膚生検は転移を促すため原則禁忌であり，はじめから拡大切除を行うのが一般的．ただし早期に拡大切除するならば基本的に問題はないとされている．

*9 訳注：tumor thickness（Breslow）．表皮顆粒層から最深部の腫瘍細胞までの垂直距離．顕微鏡を用いて計測する．

*10 訳注：浸潤細胞の到達部位からレベル I～V に分ける分類．

とが示されている[85]．治療は広範な外科的切除術であり，慎重に免疫抑制薬を減量することも必要である．動物モデルの実験では，CNIからmTOR中心に免疫抑制療法を変更することの有用性が示されているが，ヒトの臨床例では確認されていない[23]．播種のリスクが高い黒色腫患者（ステージⅡb，Ⅱc），またはリンパ節転移（ステージⅢ）患者では，IFN-αを用いた追加免疫療法の有用性も示されている[86]．しかし，移植後黒色腫患者に対してIFN-αを用いると移植腎への拒絶反応を誘発する可能性があり，両者のリスクのバランスを注意深くとる必要がある．そのほかにも移植患者にも使用しやすい新たな免疫療法が開発されている．残念ながら，黒色腫は頻繁に再発する．最初の治療から10年も経過した後に再発することもある[23,47]．

●Merkel 細胞癌

Merkel細胞癌は悪性度の高い皮膚の神経内分泌腫瘍であり，通常は頭，首，上肢に発症する．診断までの平均期間は移植後7年であり，移植患者では若年で発症する傾向がある[47,87]．Merkel細胞癌の発症には，表皮のMerkel細胞のポリオーマウイルス[*11]の感染の関連が疑われている[88]．本疾患は2年後の死亡率が50％超と予後不良である．治療の選択肢としては，Mohs手術またはセンチネルリンパ節生検併用の拡大外科的切除術がある．リンパ節転移は頻繁にみられ，放射線と全身化学療法併用のリンパ節郭清の施行が妥当となることが多い[47]．

> **症例4のフォローアップとディスカッション**　選択肢aの皮膚SCCが最も疑わしい．次に疑われるのがBCC，第三の選択肢は黒色腫であり，第四の選択肢は，Merkel細胞癌である．上述のように，腎移植患者で最も一般的にみられる皮膚癌はSCCである．したがって，正解はa．

> **症例5**　48歳のアジア系の女性．定期受診した6年前に死体腎移植術を受け，内服を遵守，移植腎機能は極めて良好である．特に訴えはなかったが，時おり直腸から出血があり，「何かがそこにある」ような違和感があるという．診察にて肛門直腸部に腫瘤を触知した．癌の可能性が疑われる状況である．この腫瘍の原因として可能性が高いのは下記のどれであると説明するか？
> 　a．ヒトヘルペスウイルス8（HHV-8）感染．
> 　b．ヒトパピローマウイルス（HPV）感染．
> 　c．ヒト免疫不全ウイルス（HIV）感染．
> 　d．慢性便秘．

[*11] 訳注：Merkel細胞ポリオーマウイルスの感染がみられるが，全例で確認されるわけではなく，その病理学的意義はまだ完全には解明されていない．

肛門性器癌

　肛門性器領域癌は，移植後患者ではほぼ100倍のリスクでみられ，移植後悪性腫瘍全体のうち2〜3%を占めている．肛門，外陰部，腟，子宮頸部，陰茎，陰嚢の癌が含まれ，女性でより頻繁（男女比は1：2）であり，移植後時間が経過してから発症する傾向がある[89]．これらの疾患はHPV，特に高リスクのサブタイプ[16,18]の感染と強く関連する[90]．ほかのリスクファクターには，HIV，喫煙，以前のHPV関連肛門性器悪性腫瘍の既往，および性器ヘルペス感染の既往などがあげられる．発症年齢の中央値は50歳代であり，複数の大きな丘疹状病変を呈する傾向がある．性器疣贅に似ていることもあり，局所的なあるいは浸潤する傾向を呈することもある[89]．非侵襲性局所病変では，治療の選択肢として5-フルオロウラシル（5-FU）の局所的塗布，レーザー，電気焼灼，免疫抑制薬の減量と局所イミキモド投与がある．浸潤性病変には，拡大切除，リンパ節郭清と，補助的化学療法や放射線療法，その併用が行われる[91]．移植後患者に1年に1回の子宮頸部スメア検査を含む婦人科健診などスクリーニングを行うことは，費用対効果が高く，有益である．同様に，肛門細胞診と拡大肛門鏡検査は，一部の患者で有用な可能性がある[92〜94]．また，免疫反応については明らかになっていないものの，9〜26歳の女性の移植患者に対しては，HPVワクチン投与が推奨される[95]．

> 症例5のフォローアップとディスカッション　　正解はb．肛門性器癌は，HPV（サブタイプ16, 18）の感染と深く関連している．

腎細胞癌（RCC）

　RCCと末期腎臓病（ESKD）および移植には，ある意味特別な関係がある．というのも，ESKDと移植でRCCのリスクが増加するだけではなく，RCCがESKDの原因となることもあるからである[7,8]．一般集団と比較すると，RCCの腎移植レシピエントにおける標準化罹患比（SIR）は有意に大きい．しかし，それは慢性腎臓病患者や透析中の患者と同程度である[7,8]．RCCは移植腎よりも自己腎で発症することが多く，ドナーの腎臓から持ち込まれることはあってもごく稀である．後天性嚢胞腎（ACKD）によってRCCのリスクが高まると考えられており，この見解はほかの臓器移植後に比べて腎移植後にSIRが最も増加しているという事実によって裏づけされている[7,96,98]．確かに，肺移植後にはRCCのSIRの増加はなく，肺と肝同時移植後でも増加は小さなものである[7]．

　ACKDの発症は，透析の長期化と関連している[99]．移植後RCCは通常は偶発的に発見される．超音波またはコンピュータ断層撮影（CT）スキャンを用いれば，complex cyst［訳注：壁の肥厚や充実性病変を有する嚢胞］または腫瘍の検出が可能である．腫瘍が発見された場合も一般的には生検は行われない．ステージングはCTスキャンおよび

胸部X線によって行うことができる．移植患者でRCCのスクリーニングを行うかどうかは意見が分かれるところである．尿の細胞診は移植後患者では信頼性の高い検査ではない．また，腎機能に悪影響を及ぼしうるヨード造影剤を用いたCTスキャンや，腎性全身性線維症のリスクがあるガドリニウム造影剤を用いた磁気共鳴画像(MRI)は，いずれも簡単に行うべき検査ではない．一方，フランスで行われたある研究では，移植患者にみられる自己腎のRCC診断において，超音波検査が良好な感度と特異度を有すると報告されている[100]．研究者らは，移植時にベースラインの超音波所見を確認しておき，その後3年ごとに超音波検査を繰り返すように推奨している．また，ごく最近のドイツの研究結果からは，ACKDの有無にかかわらず腎移植患者では年1回のスクリーニングをするように推奨されている．さらに，この研究者らは，Bosniak分類[*12]に基づいてCTと超音波を組み合わせて検査を進めるように推奨している．RCCはBosniak分類のカテゴリーⅡF以上の患者で発症する可能性が高く，全例中58％以上を占めている[97]．これらの研究にもかかわらず，移植患者に対してRCCのスクリーニングを行うことが死亡率低下につながるというデータは，いまだに示されておらず，米国移植学会のガイドラインは，ルーチンにスクリーニングを行うことを推奨していない[101]．しかし，高いRCC発症リスクを有する患者や，平均よりも長い余命が期待できる患者に対してはRCCスクリーニングを行うことは有益であると思われる．このような対象患者の例として，囊胞性腎疾患，RCCの既往，鎮痛薬性腎症または結節性硬化症の既往を有する若年患者があげられる．RCCで最も多い組織型は淡明細胞型であるが，ACKDを基礎として発症するRCCは乳頭型の組織像を示すことが多く，孤発性RCCと比較して両側性のことが多い[97]．

治療にあたっては，病変の進展度や患者の併存疾患を考慮する．局所病変に対しては根治的腎摘除術が行われ，5年生存率は約80％である．カルシニューリン阻害薬(CNI)からmTOR阻害薬への変更，CNIまたは代謝拮抗薬の減量など免疫抑制療法の変更も行われる．移植腎に腫瘍が生じた場合は，腫瘍の治療と腎機能維持と両立させるのはかなり困難である．腫瘍が小さく(4cm未満)末梢部位にある場合は，腎部分切除術，凍結療法，またはラジオ波焼灼術などのネフロン温存手術も適応になる可能性はある．た

[*12] 訳注：腎臓の囊胞性腫瘍の良悪性の鑑別に使われるBosniak分類
　　カテゴリーⅠ：いわゆる単純性腎囊胞．
　　カテゴリーⅡ：囊胞数が2つ以下，1mm厚以下の隔壁，薄くて小さな石灰化を伴うもの，直径3cm以下の造影増強効果のない高濃度囊胞．
　　カテゴリーⅡF：明らかなカテゴリーⅡ，Ⅲとはいいがたく，経過観察を要する非定型的腎囊胞．
　　カテゴリーⅢ：一様な囊胞壁の肥厚，結節状構造，粗大あるいは不整な辺縁の石灰化，多くの濃染される隔壁あるいは1mm厚以上の隔壁を有する多房性囊胞．
　　カテゴリーⅣ：濃染される厚い囊胞壁や囊胞壁に大きな結節状構造あるいは充実成分を有するもの．
・カテゴリーⅢ以上で，生検あるいは外科的切除の適応となる．
・悪性の可能性は，カテゴリーⅡFで約5％，Ⅲで約50％とされている．

だし，移植腎腫瘍では転移も報告されており，予後は一般的に不良である．IL-2やIFN-αの免疫療法を併用する根治的腎摘出術の報告もあるが，拒絶反応を悪化させるリスクをはらんでいる．スニチニブ，ソラフェニブ，テムシロリムス，エベロリムス（mTOR阻害薬）は，転移性腫瘍に使用可能である．特にmTOR阻害薬は，抗腫瘍作用に加えて免疫抑制効果をもつ魅力的な薬物である．この状況は極めて予後が厳しいものであり，積極的治療を行わないのも合理的かつ緩和的な選択である[102,103]．RCCの内科的および外科的治療については，第9章で詳述している．

膀胱およびそのほかの尿路悪性腫瘍

膀胱癌やそのほかの尿路悪性腫瘍は，特にシクロホスファミド，アリストロキア酸（中国漢方薬）の使用歴，鎮痛薬性腎症の既往歴のある移植後患者で発症頻度が増加する[102〜104]．初発症状は，無痛性血尿であることが最も多い．そのほかの特徴は，排尿障害，脇腹部痛，尿路閉塞である．診断には超音波やCTスキャンでの上部尿路の画像評価，尿細胞診，膀胱鏡検査が行われる[102]．治療は，TNMステージに基づき，非移植患者と同様に行う．表在性腫瘍は，経尿道的膀胱切除術の適応となる．浸潤性腫瘍に対しては，根治的膀胱切除術＋回腸導管作成または回腸膀胱形成術など，より積極的な外科的治療（尿路変更術）が必要である．移植腎がごく近くに存在するため，手術が手技上複雑になることに注意が必要である．腎尿管切除術は，再発予防には有益であり，また多病巣性病変には有用である可能性がある[102,105]．再発リスクが高い場合，一般（非移植患者）には，膀胱内カルメット・ゲラン桿菌（bacillus Calmette-Guérin：BCG）またはマイトマイシンが使用される．移植患者では，弱毒生菌であるBCGは，推奨されていないが，実際には投与され，その奏効率は報告によりさまざまである[106]．転移例では，メトトレキサート・ビンブラスチン・アドリアマイシン・シスプラチン（methotrexate・vinblastine・adriamycin・cisplatin：MVAC）が使用されてきた．ほかの投薬例としてはシスプラチン，メトトレキサート，ビンブラスチン，またはシスプラチンとゲムシタビンなどがある．タクロリムスやミコフェノール酸モフェチルのような古典的免疫抑制薬は化学療法中には通常，減量する[102,107]．拒絶反応に対して注意深い監視が必要であるが，標準的手法では，化学療法中，代謝拮抗薬（ミコフェノール酸モフェチルまたはアザチオプリン）の投与は中止する．

上記のリスクファクターに加えて，尿路悪性腫瘍のための潜在的なリスクファクターとしてBKウイルス（BK virus：BKV）が想定されている．今までの報告例からみると，BKV感染症と，腎移植患者の腎癌および膀胱癌発症との間には，関連があるようである[108]．細胞周期およびDNA修復の制御機構に影響を及ぼすBKVのゲノム断片が腫瘍細胞内に検出される場合がある．BKVの発癌性は，*in vitro*と動物モデルでは確認されているが[109]，ヒトでは腫瘍発症におけるBKVの意義はいまだ不明である．

結腸癌

腎移植後には結腸癌でも標準化罹患比(SIR)の増加がみられる[7]．患者の多くは若年(50歳未満)であり，スクリーニングでの大腸内視鏡検査は行われていない．スウェーデンの研究では，結腸直腸癌全体の発症率が増えるのみならず，(一般集団とは違って)右側結腸癌が左側結腸癌よりも多かった[110]．移植患者における結腸直腸癌は，一般集団に比べて診断時の平均年齢は低く(58.7歳 vs. 72歳)，5年生存率も低い(30.7% vs. 63.5%)[111]．50歳以下の移植患者を同年齢の一般集団と比較したときの罹患率は3倍になる．診断後の生存期間の中央値は2.3年であり，68%の患者に転移が認められた[111]．このように厳しい経過をとるのは，免疫抑制薬の発癌作用のためである可能性がある．ほかにも，遺伝的要因，地理的要因，前癌病変などが病因として考えられている．現在のガイドラインに基づくスクリーニングでは早期大腸癌を見逃す可能性がある．したがって，一部の専門家は，特に複数のリスクファクターを有する患者には，移植2年後から大腸内視鏡検査によるスクリーニングを開始すべきである，と述べている[111]．

ほかの固形腫瘍

移植後に高頻度にみられるほかの固形腫瘍とその罹患率を表16.1に示した．移植後でも，固形腫瘍のリスクファクターそのものは非移植患者と同様であるが，ほとんどの固形腫瘍は移植後に頻度が上がる[7,8]．一般的には，非移植患者の場合と同じガイドラインに沿って，スクリーニングと治療を行うべきである．

移植後リンパ増殖性疾患

> 症例6　70歳．白人男性．2年前に死体腎移植を受けている．サイモグロブリン[*13]による導入療法を受け，その後タクロリムスおよびミコフェノール酸モフェチルでの維持療法を行っている．患者は6か月間以上続く体重減少と時々の発熱，毎日の寝汗を訴えている．乳酸脱水素酵素(lactate dehydrogenase：LDH)は高値で，画像診断で腹部のリンパ節の拡大が認められた．最終的にリンパ腫の診断がなされ，組織検査ではEpstein-Barrウイルス(EBV)陽性のCD20陽性B細胞を認めた．最もよい治療法は以下のどれか？

[*13] 訳注：サイモグロブリン(抗ヒト胸腺細胞ウサギ免疫グロブリン，thymoglobulin：ATG)を腎移植時の導入療法薬として承認している国がある．日本では腎移植を含むすべての臓器に関して導入療法に対する適応を取得していないが，腎移植後の急性拒絶反応の治療に対する適応を取得しており，原則としてステロイド療法で十分な治療効果が得られない場合に使用される．

> a. リツキシマブ単独投与.
> b. 免疫抑制薬の減量のみ.
> c. 免疫抑制薬の減量に加え，初期のみリツキシマブを併用.
> d. 化学療法(シクロホスファミド，ドキソルビシン，ビンクリスチン，プレドニゾロン).

　移植後リンパ増殖性疾患(PTLD)は，固形臓器移植後にみられる重大な合併症である．自然治癒する良性のタイプから広範に播種するタイプまで幅広い[112]．発症率は心臓，肺，腸，および多臓器移植後で特に高く(20～25％)，腎臓と肝臓移植後では低い(1～2％)[12,113]．一般集団と比較した場合のリスクは120％程度にまで上昇する．PTLDのうち70％がnon-Hodgkinリンパ腫，14％が多発性骨髄腫，11％がリンパ性白血病，5％がHodgkinリンパ腫である[12,114]．

　ほかの悪性腫瘍と同様に，免疫抑制がPTLDの重大なリスクファクターである．例えば，心臓，肺，および腸のように高レベルの免疫抑制治療を必要とする固形臓器移植で，PTLDの発症率が高い(20～25％)．しかし，例えば，ATG，OKT3，CNI，および最近ではbelatacept*14などのT細胞を標的とする薬物は，不釣り合いにPTLDのリスクを増加させることが確認されている[115,116]．特に興味深いことに，belataceptを用いた場合の拒絶反応の頻度は高いことから考え，belatacept使用中の患者で高頻度にみられるPTLDは免疫抑制の効果のみによるものではないことが示唆される[117,118]．免疫抑制のほか，EBV感染もPTLD発症の大きな原因である．PTLD全症例の約50～70％は，EBV感染に関連している．移植レシピエントがEBV血清反応陰性(未感染)の場合には特に関連が強く，EBV血清陰性レシピエントがEBV陽性のドナーから臓器提供を受ける場合，PTLDのリスクは6倍まで増加する[119,120]．つまり，belataceptを使用する場合，EBV血清陰性は特に問題となる．特に中枢神経系(CNS)PTLDなどPTLDのリスクが高いため，EBV血清陰性患者(EBV未感染患者)にはbelataceptは禁忌とされている．

　PTLDの発症は，10歳未満あるいは60歳以上の患者で多くみられる．高齢者は全体的な悪性腫瘍のリスクが高く，若い患者はEBV血清陰性である可能性が高いからと思われる．PTLDを発症する遺伝的リスクファクターを明らかにするデータも出てきている．ヒト白血球抗原(human leukocyte antigen：HLA)のタイプによってPTLDを起こしやすい，あるいは起こしにくいというデータも多くみられる．TGF-β，INF-γ，

---

*14 訳注：belataceptはヒトIgG1のFc部分とCTLA-4の細胞外ドメインの融合蛋白で，共刺激の遮断を介してT細胞の活性化を選択的に阻害する．現在わが国では未認可．最近，腎移植での短期的かつ長期的有用性をシクロスポリンなどのカルシニューリン阻害と比較した研究で，患者の生存率と移植腎生着率は同程度，腎機能はbelataceptで有意に改善，さらに長期的(7年)アウトカムも改善することが報告されている(N Engl J Med 2016;374:333-343).

TNF-αなどのサイトカイン遺伝子の多型も，PTLDの発症にかかわっていると報告されている．白人人種，移植前の悪性腫瘍の既往，サイトメガロウイルス(cytomegalovirus：CMV)およびHHV-8のようなウイルス感染が新たなリスクファクターとして提唱されている[114,116,121,122]．

EBVに感染した後，抗原発現が低下した潜伏感染B細胞が出現し，このようなB細胞は免疫監視を逃れることになる．免疫力が低下した状態でこれらの細胞は増殖を始め，それに伴いリンパ球増殖性疾患が発症する．EBVが有する潜伏感染膜蛋白(LMP)-1，LMP-2Aなどの蛋白は，B細胞の活性化を促すシグナルを伝達する．LMP-1[*15]は，細胞の増殖および形質転換をもたらす腫瘍壊死因子受容体関連因子(tumor-necrosis-factor receptor-associated factor：traFs)からのシグナル伝達蛋白と結合する．Epstein-Barr核抗原(Epstein-Barr nuclear antigen：EBNA)-2およびEBNA-LPのような核蛋白はc-Mycなどの増殖促進因子の発現を亢進させる．以上のような作用によりB細胞が不死化リンパ芽球様B細胞に形質転換することになる[123]．

前述のように，例えばIL-10，IL-6などのサイトカインもPTLDの発症に重要な役割を果たしている．PTLDはドナー由来またはレシピエント由来のどちらもありうる．ドナー由来の場合は，移植片を含む腫瘍になる可能性が高い．

PTLDは通常，B細胞起源であり，T細胞あるいはT細胞/NK細胞由来は腫瘍全体のわずか5%である．B細胞性PTLDの大部分(60〜70%)は，EBV感染陽性であり，T細胞PTLDの90%はEBV陰性である．EBV陰性のPTLDは，通常遅発性で，治療への反応性が乏しいと考えられている[114,124]．

PTLDはWHO分類上4つに分類される．
1. 形質細胞過形成および伝染性単核球症様PTLD(早期病変)[*16]．
2. 多形性PTLD[*17]．
3. 単形性PTLD[*18]．
4. 古典的Hodgkinリンパ腫．

以前は，PTLDは移植後早期(1年未満)に発生すると考えられていたが，最近のデータでは，移植後32〜76か月が発症の中央値とされている[125,126]．この変化はEBV陰性

[*15] 訳注：EBVがコードする癌遺伝子．CD40の活性型ホモログである．細胞膜6回貫通型の膜蛋白で，TRAFと結合することにより，(細胞外からのリガンドなしで)NF-κB系を活性化する．この系は，正常な(宿主)細胞のもつCD40の細胞増殖シグナル伝達と極めて類似しており，LMP-1によって宿主のCD40の細胞増殖シグナルが常時活性化されることがEBVによる発癌機序の1つと考えられている．

[*16] 訳注：基本的なリンパ節構造を保っており，ポリクローナルな細胞増殖がみられる．

[*17] 訳注：多形性PTLDではリンパ節の構造が消失し多数の芽球や分裂像が出現するが，通常のリンパ腫とは異なりさまざまな分化段階のB細胞を含む．一部モノクローナルな細胞増殖を伴う．

[*18] 訳注：単形性PTLDではモノクローナルなB細胞の増殖を示し，組織型はびまん性大細胞型B細胞性リンパ腫であることが多い．

のPTLDが認識されるようになったためと考えられている[12]．PTLDの一般的な症状は，発熱，リンパ節腫脹，体重減少，食欲不振，倦怠感，臓器機能不全などである．リンパ節外の病変も比較的多く，最も頻度の高い消化管に加え，例えば肺・皮膚・骨髄・中枢神経系などでもみられる．PTLDは同種移植片自体を巻き込んで発症することもあり，一見拒絶反応や移植片の腫大と見間違うことがある[114,124]．

臨床検査では，貧血，血小板減少，LDH上昇，高尿酸血症，血清や尿中のモノクローナル蛋白，移植片機能不全などの徴候を認める．診断には，針吸引の細胞診では通常不十分であり，リンパ節の切除生検が必要となる．生検したらその標本でEBV感染の有無を評価すべきである．胸部・腹部・骨盤の各CTスキャンやポジトロン断層撮影（PET）などの画像診断も，従来のリンパ腫と同様に病期評価のために行われる[114,124]．EBVのモニタリングはPTLDの診断に役立つ可能性がある．米国移植学会は，EBV陰性のレシピエントには移植1年後まで毎月のEBVチェックを推奨している[127]．しかし，EBV PCRはPTLD発症予測に有用であるものの，EBVが検出されなくてもPTLDが発症することもあることに注意が必要である[128,129]．また，検査方法や標準品が統一されていないことや，使用される血液標本の採取条件が違うなど，ウイルス量のモニタリング法自体にも固有の問題がある[130]．

症例6のフォローアップとディスカッション　正解はc．B細胞PTLDの治療の中心は，免疫抑制療法の減量と初期リツキシマブ投与である．この点については以下に詳述する．

治療の目標は，ほかの移植後腫瘍と同様，同種移植片の機能を維持しながら治療を行うことである．免疫抑制薬の減量，抗ウイルス療法，リツキシマブや化学療法などさまざまな治療が行われている．治療法の選択では，腫瘍の悪性度を考慮すべきである．以下にさまざまな治療法を示す．

免疫抑制薬の減量

免疫抑制薬の減量は，PTLDの治療の中心である．1型および2型のような早期のPTLDはこれだけで治癒することもある．CNIはPTLDの発症の一因とも考えられるため，目標血中濃度レベルを低くすべきである．興味深いことに，ミコフェノール酸モフェチルがPTLD発症のリスクを増加させるというエビデンスはないが，通常，診断と共に投与が中止される．治療に対する反応には通常数週間かかり，同種移植片の拒絶反応が生じるリスクもある．

反応する割合はさまざまであるが，約31〜37％で完全寛解が得られる一方，39％近くに拒絶反応がみられると報告されている．免疫抑制薬の減量のみでは反応しない可能性を示唆する所見として，乳酸脱水素酵素（LDH）上昇，高齢，B症状の存在，多臓器病変の存在や臓器機能不全などがあげられる[131,132]．

抗ウイルス療法

複数の研究で，ガンシクロビルおよびアシクロビルを用いた抗ウイルス療法によって，PTLDの発症率が低下することが示されている．しかし，PTLD治療に対する抗ウイルス薬の有用性はまだ確認されていない[133]．これらのヌクレオシド類似体は，活性化を受け細胞傷害性を発揮するためにウイルスキナーゼを必要とするが，このキナーゼは，潜伏感染ではなく細胞溶解相時に発現するものである．ウイルスを溶解相へ誘導するため，例えば酪酸アルギニンなどの薬物が試されているが，治療法として採用されるためにはさらに多くのデータが必要である[123,134]．

リツキシマブ

リツキシマブは，抗ヒトCD20ヒト・マウスキメラ抗体からなるモノクローナル抗体であり，CD20陽性のPTLDに非常に有用である．多形および単形性病変の両方に使用される．リツキシマブ単剤でも，患者の20〜40%で完全寛解が得られることが示されている[114,135,136]が，より最近の研究では，免疫抑制薬の減量と同時に初期にリツキシマブを併用することが提唱されている[136,137]．EBVゲノムコピーが血清中に検出された際，予防としても使用される[138]．リツキシマブの最も一般的な使用法は1回375 mg/m²/1週間で4回投与である[137]．

化学療法

化学療法の選択肢としては，シクロホスファミド・ドキソルビシン・ビンクリスチンおよびプレドニゾロン(cyclophosphamide・doxorubicin・vincristine・prednisone：CHOP療法)あるいは，用量を調整したドキソルビシン・シクロホスファミド・ビンデシン・ブレオマイシン・プレドニゾロン(dose-adjusted doxorubicin・cyclophosphamide・vindesine・bleomycin・prednisone：ACVBP)がある．化学療法に対する反応は完全寛解率30〜50%とさまざまであり，さらに治療関連の合併症が最大50%の頻度で報告されている[139〜142]．これらの化学療法を単独で行うこともあれば，CD20陽性PTLDの患者にリツキシマブとの併用が行われることもある．リツキシマブとCHOPとの併用療法で90%が治療に反応し，68%で完全寛解が得られたとする報告もある[143]．

放射線療法

限局病変や中枢神経系(CNS)病変には放射線療法も行われる．通常，同時に免疫抑制薬を減量する[144,145]．

中枢神経系(CNS)原発リンパ腫

単独のCNS原発リンパ腫には，放射線療法，リツキシマブ併用有/無の化学療法，および特に高用量メトトレキサートなどの選択肢がある．この場合も，同時に免疫抑制薬を減量する[146〜148]．

養子免疫療法(adoptive immunotherapy)[*19]

　ドナー由来の EBV 特異的細胞傷害性 T 細胞，あるいは EBV 特異的自己 T 細胞，あるいは（HLA が）部分的に一致する同種異型 EBV 特異的 T 細胞を体内に注入する治療法（養子免疫療法）が行われるようになっている[149,150]．

　PTLD 診断後の再移植は，高レベルの免疫抑制によって再発を引き起こすことがあるため賛否が分かれるところである．しかし，PTLD の既往のある患者でも再移植が成功し良好なアウトカムが得られている例もある．Johnson らが OPTN/UNOS データベースを分析した結果が，こうした例についての最良のエビデンスになっている[151]．それによると，1987～2004 年までに，固形臓器移植後の PTLD の診断後に再移植を受けたのは 69 例であり（うち 27 例が腎移植），中央値 742 日間のフォローアップ期間中，患者は全例で生存しており，移植片の生着率は 88.9％であった．しかし，PTLD の診断から再移植までの期間の中央値が 1,337 日であるということは重視すべきであり，アウトカムの最適化のためには，再移植のタイミングが重要であると考えられる．

症例 7　別の移植センターで働く同僚から，臓器提供に関しての相談を受けた．高度に感作された患者に対して，2 つの臓器提供のオファーを受けているという．ドナー A は，4 年前に肺癌の既往があり，ドナー B は 3 年前に前立腺癌の既往がある．ドナー A の入院中の X 線所見は正常，ドナー B の最近の前立腺特異抗原（prostate specific antigen：PSA）も正常であった．悪性腫瘍の既往を除けば，両方のドナーは，同程度に健康であり，レシピエントとの適合性も同程度である．レシピエントの候補者には十分に説明がなされ，ドナー由来の悪性腫瘍の可能性も理解している．下記のうちいずれの助言を行うべきか？
　a. ドナー由来の癌による死亡率は非常に低いので，どちらのドナーでもよい．
　b. 癌治療からより長い時間が経過しているので，ドナー A のほうが好ましい．
　c. 前立腺癌は，ドナー由来癌としては頻度が高くないため，ドナー B がよりよい．
　d. どちらのドナーでも癌を持ち込むリスクは高い．

ドナー由来の悪性腫瘍

　ドナーから癌が持ち込まれるリスクはごく小さいものであるが，確かに存在する．最近の英国からの論文では，30,000 人以上の移植患者のうち，16 人のドナーから移植を受けた 18 人の患者でドナー由来の癌を発症した（0.06％）．いずれのドナーでも，臓器

[*19] 訳注：体内に存在する抗腫瘍免疫に対する抑制的な環境を排除した体外で抗腫瘍効果の高い免疫細胞を誘導し，増幅した後に患者の体内に戻す治療法．患者自身のリンパ球に遺伝子移入した特定の抗原に対する遺伝子改変細胞傷害性 T 細胞（cytotoxic T lymphocyte：CTL）が利用可能となり，さまざまな疾患において研究・応用が進められている〔キメラ抗原受容体（chimera antigen receptor：CAR）遺伝子導入 T 細胞療法（CAR therapy：CAR-T）〕．

提供時には癌は確認されていなかった．これらの癌はドナーからの伝播（移植片からの持ち込み），またはドナー由来の発生（移植片を母地に発症する）のいずれかである．本研究では，15例のドナーからの持ち込み癌のうち，6例が腎細胞癌（RCC），肺癌が5例，リンパ腫が2例，神経内分泌癌が1例，結腸癌が1例であった．15例のうちの20%がドナー由来の癌の直接の影響で死亡している．癌の診断が早期（6週間未満）であった場合の予後は良好であった[152]．UNOS の以前の報告では，臓器提供後に癌と診断されたドナーからの疾患の伝播率は45%であった．伝播が報告された癌としては黒色腫，肺癌，乳癌，結腸癌，腎癌，Kaposi 肉腫，多形性膠芽腫があり，非黒色腫皮膚癌および原発性中枢神経系腫瘍では非常に稀であった[153]．最近，腎移植患者における癌伝播に関するすべての報告を解析した系統的レビューが報告された．それによると，伝播する癌の種類としては，RCC が多く，黒色腫，リンパ腫，次いで肺癌が続く．黒色腫および肺癌のドナーからの移植を受けた患者では，移植後24か月の死亡率は50%以上にのぼったが，一方でRCC が伝播した患者では，移植後24か月の死亡率が30%未満で生存率は最高であった．この分析ではドナー由来の前立腺癌の報告例はみられなかった[154]．

ドナー由来の癌の管理法には，免疫抑制薬の減量，腫瘍の切除，移植腎摘出，化学療法，放射線療法などがある[102,152,155]．病変拡大前に発見された場合，移植片を摘出することが強く推奨される．

> **症例7のフォローアップとディスカッション**　　正解は c．ドナーからの伝播は前立腺癌は非常に珍しく，肺癌の頻度が最も高い．

すでに悪性腫瘍を持つ患者への移植

本章の最後に，すでに悪性腫瘍を有する患者への移植について述べる．シンシナティ大学から出された初期の研究では，以前癌に罹患していた患者へ移植を行った後，22%に癌の再発がみられると報告している．再発率は，移植までの治療期間によっても異なっているが，移植前24か月以内に癌治療を受けた群で最も高い再発がみられた[156]．最近の研究でも，移植前の無病期間が長い群で再発率が低いという，同様の知見が得られている[157]．再発率は，腫瘍の種類にもよる．移植前に治療された癌のうち高率に再発がみられるのは，乳癌（23%），症候性腎癌（27%），肉腫（29%），膀胱癌（29%），非黒色腫皮膚癌（53%），多発性骨髄腫（67%）である[158]．一方，リンパ腫の再発率は約10%程度である[126]．悪性黒色腫の再発はステージによって異なり，ステージⅡまたはⅢの黒色腫の既往のある患者では，5〜10年の無病期間をおいたうえで治療を行うことが推奨される[156,159]．

移植前の癌の既往は，移植後の死亡率増加にも関連する．ある研究では，移植前に癌に罹患した患者では死亡率が30%増加すると報告している．死亡率の増加は特に腎臓以外の固形臓器移植で認められる[160]．再発の可能性が腫瘍によって違うため，移植待

機リストに載るために推奨される待機期間は，腫瘍の種類によって異なる．例えば，基底細胞癌（BCC），膀胱癌，上皮内癌（carcinoma in situ），局所新生物，偶然発見されたRCCなどの低悪性度腫瘍では，待機期間は必要ないとされる．しかし，乳癌や結腸直腸癌などの癌では，移植前に5年間の無再発期間が推奨される．5 cm以上と大きく有症候性の場合や浸潤性のRCCでも5年の待機期間が必要とされている[161]．ほかのほとんどの腫瘍では，約2年間の無再発期間が推奨される[156,159]．

多発性骨髄腫，意義不明の単クローン性ガンマグロブリン血症（MGUS）や関連する形質細胞疾患については，これらの疾患自体がしばしば末期腎臓病（ESKD）を発症することもあり，さらに検討が必要である．移植前MGUSを有する患者を中央値8.5年間追跡した調査では，8.7％がくすぶり型骨髄腫に進行したが，悪性の骨髄腫に進行した例は認められなかった．同じ研究で，移植後にMGUSを発症した19人の患者でも骨髄腫に進行する例はみられなかった．しかし，どちらのグループでもリンパ腫の発症が2例認められた[162]．このデータからは，注意深い血液学的フォローアップを前提とすれば，MGUS患者に移植術を行うことは十分に妥当であるといえるであろう．しかし，軽鎖沈着症（LCDD）患者は例外というべきかもしれない．例えば，7例のLCDD患者のうち5例で移植後2〜45か月内に腎障害が再発したという報告がある[163]．異常な軽鎖の産生が収まっていることが確認されない限り，このような患者は移植の適応とすべきではない．最後に，多発性骨髄腫寛解後の患者への移植のタイミングについてはデータが非常に少ない．前述したように，ある研究では移植後67％の再発が報告されている（しかし，骨髄腫の治療法はこの研究のときから大きく進歩している[155]）．最近のデータでは，多発性骨髄腫の長期予後は，特に60歳未満の患者や，骨髄腫の階層化リスク上予後良好を示す群で，改善がみられている[164]．これらの知見に基づき，若年かつ併存疾患がほとんどない多発性骨髄腫患者に対しては，血液内科専門医と注意深く協議し個々の死亡率や再発の可能性について十分理解したうえであれば，われわれとしては腎移植を推奨したい．多くの例から考えると寛解後2年間の待機期間が合理的である．最後に特に魅力的な治療法として，同じドナーからの骨髄および腎移植という方法があげられる．少数の患者に限ったデータであるが，妥当な結果が得られている[165]．ただし，現時点でこの方法は臨床試験ベース（clinicaltrials.gov）に限られる．

要約すると，悪性腫瘍の種類にかかわらず，癌の既往を有する患者へ移植を行うときには事前に，腫瘍専門医と緊密に相談することを勧める．個別の腫瘍についての疑問に対しては，Israel Penn International Transplant Tumor Registryが有用なツールである（http://ipittr.uc.edu/）．

引用文献

1. Schnuelle P, Lorenz D, Trede M, Van Der Woude FJ. Impact of renal cadaveric transplantation on survival in end-stage renal failure: evidence for reduced mortality risk compared with hemodialysis during long-term follow-up. J Am Soc Nephrol. 1998;9:2135–41.
2. Meier-Kriesche HU, Ojo AO, Port FK, Arndorfer JA, Cibrik DM, Kaplan B. Survival improvement among patients with end-stage renal disease: trends over time for transplant recipients

and wait-listed patients. J Am Soc Nephrol. 2001;12:1293–6.
3. Howard RJ, Patton PR, Reed AI, Hemming AW, Werf WJ Van der, Pfaff WW, Srinivas TR, Scornik JC. The changing causes of graft loss and death after kidney transplantation. Transplantation. 2002;73:1923–8.
4. Briggs JD. Causes of death after renal transplantation. Nephrol Dial Transplant. 2001;16:1545–9.
5. Knight SR, Russell NK, Barcena L, Morris PJ. Mycophenolate mofetil decreases acute rejection and may improve graft survival in renal transplant recipients when compared with azathioprine: a systematic review. Transplantation. 2009;87:785–94.
6. Serur D, Saal S, Wang J, Sullivan J, Bologa R, Hartono C, Dadhania D, Lee J, Gerber LM, Goldstein M, Kapur S, Stubenbord W, Belenkaya R, Marin M, Seshan S, Ni Q, Levine D, Parker T, Stenzel K, Smith B, Riggio R, Cheigh J. Deceased-donor kidney transplantation: improvement in long-term survival. Nephrol Dial Transplant. 2011;26:317–24.
7. Engels EA, Pfeiffer RM, Fraumeni JF, Jr., Kasiske BL, Israni AK, Snyder JJ, Wolfe RA, Goodrich NP, Bayakly AR, Clarke CA, Copeland G, Finch JL, Fleissner ML, Goodman MT, Kahn A, Koch L, Lynch CF, Madeleine MM, Pawlish K, Rao C, Williams MA, Castenson D, Curry M, Parsons R, Fant G, Lin M. Spectrum of cancer risk among US solid organ transplant recipients. JAMA. 2011;306:1891–901.
8. Vajdic CM, McDonald SP, McCredie MR, Leeuwen MT van, Stewart JH, Law M, Chapman JR, Webster AC, Kaldor JM, Grulich AE. Cancer incidence before and after kidney transplantation. JAMA. 2006;296:2823–31.
9. Pedotti P, Cardillo M, Rossini G, Arcuri V, Boschiero L, Caldara R, Cannella G, Dissegna D, Gotti E, Marchini F, Maresca MC, Montagnino G, Montanaro D, Rigotti P, Sandrini S, Taioli E, Scalamogna M. Incidence of cancer after kidney transplant: results from the North Italy transplant program. Transplantation. 2003;76:1448–51.
10. Wimmer CD, Rentsch M, Crispin A, Illner WD, Arbogast H, Graeb C, Jauch KW, Guba M. The janus face of immunosuppression - de novo malignancy after renal transplantation: the experience of the Transplantation Center Munich. Kidney Int. 2007;71:1271–8.
11. Mihalov ML, Gattuso P, Abraham K, Holmes EW, Reddy V. Incidence of post-transplant malignancy among 674 solid-organ-transplant recipients at a single center. Clin Transplant. 1996;10:248–55.
12. Opelz G, Henderson R. Incidence of non-Hodgkin lymphoma in kidney and heart transplant recipients. Lancet. 1993;342:1514–6.
13. Dunn GP, Bruce AT, Ikeda H, Old LJ, Schreiber RD. Cancer immunoediting: from immunosurveillance to tumor escape. Nat Immunol. 2002;3:991–8.
14. Kelly GE, Meikle W, Sheil AG. Scheduled and unscheduled DNA synthesis in epidermal cells of hairless mice treated with immunosuppressive drugs and UVB-UVA irradiation. Br J Dermatol. 1987;117:429–40.
15. Yarosh DB, Pena AV, Nay SL, Canning MT, Brown DA. Calcineurin inhibitors decrease DNA repair and apoptosis in human keratinocytes following ultraviolet B irradiation. J Invest Dermatol. 2005;125:1020–5.
16. de Graaf YG, Rebel H, Elghalbzouri A, Cramers P, Nellen RG, Willemze R, Bouwes Bavinck JN, Gruijl FR de. More epidermal p53 patches adjacent to skin carcinomas in renal transplant recipients than in immunocompetent patients: the role of azathioprine. Exp Dermatol. 2008;17:349–55.
17. Walker RC, Marshall WF, Strickler JG, Wiesner RH, Velosa JA, Habermann TM, McGregor CG, Paya CV. Pretransplantation assessment of the risk of lymphoproliferative disorder. Clin Infect Dis. 1995;20:1346–53.
18. Nagy S, Gyulai R, Kemeny L, Szenohradszky P, Dobozy A. Iatrogenic Kaposi's sarcoma: HHV8 positivity persists but the tumors regress almost completely without immunosuppressive therapy. Transplantation. 2000;69:2230–1.
19. Martinez OM, Gruijl de FR. Molecular and immunologic mechanisms of cancer pathogenesis in solid organ transplant recipients. Am J Transplant. 2008;8:2205–11.
20. Noonan DM, De Lerma Barbaro A, Vannini N, Mortara L, Albini A. Inflammation, in-

flammatory cells and angiogenesis: decisions and indecisions. Cancer Metastasis Rev. 2008;27:31–40.
21. Blobe GC, Schieman WP, Lodish HF. Role of transforming growth factor beta in human disease. N Engl J Med. 2000;342:1350–8.
22. Maluccio M, Sharma V, Lagman M, Vyas S, Yang H, Li B, Suthanthiran M. Tacrolimus enhances transforming growth factor-beta1 expression and promotes tumor progression. Transplantation. 2003;76:597–602.
23. Koehl GE, Andrassy J, Guba M, Richter S, Kroemer A, Scherer MN, Steinbauer M, Graeb C, Schlitt HJ, Jauch KW, Geissler EK. Rapamycin protects allografts from rejection while simultaneously attacking tumors in immunosuppressed mice. Transplantation. 2004;77:1319–26.
24. Nepomuceno RR, Balatoni CE, Natkunam Y, Snow AL, Krams SM, Martinez OM. Rapamycin inhibits the interleukin 10 signal transduction pathway and the growth of Epstein Barr virus B-cell lymphomas. Cancer Res. 2003;63:4472–80.
25. Scala G, Quinto I, Ruocco MR, Arcucci A, Mallardo M, Caretto P, Forni G, Venuta S. Expression of an exogenous interleukin 6 gene in human Epstein Barr virus B cells confers growth advantage and in vivo tumorigenicity. J Exp Med. 1990;172:61–8.
26. Tosato G, Jones K, Breinig MK, McWilliams HP, McKnight JL. Interleukin-6 production in posttransplant lymphoproliferative disease. J Clin Invest. 1993;91:2806–14.
27. Tanner JE, Menezes J. Interleukin-6 and Epstein-Barr virus induction by cyclosporine A: potential role in lymphoproliferative disease. Blood. 1994;84:3956–64.
28. Kim J, Modlin RL, Moy RL, Dubinett SM, McHugh T, Nickolof BJ, Uyemura K. IL-10 production in cutaneous basal and squamous cell carcinomas. A mechanism for evading the local T cell immune response. J Immunol. 1995;155:2240–7.
29. Izumi KM, Kaye KM, Kieff ED. The Epstein-Barr virus LMP1 amino acid sequence that engages tumor necrosis factor receptor associated factors is critical for primary B lymphocyte growth transformation. Proc Natl Acad Sci U S A. 1997;94:1447–52.
30. Moosa MR. Racial and ethnic variations in incidence and pattern of malignancies after kidney transplantation. Medicine (Baltimore). 2005;84:12–22.
31. Campistol JM, Schena FP. Kaposi's sarcoma in renal transplant recipients-the impact of proliferation signal inhibitors. Nephrol Dial Transplant. 2007;22 Suppl 1:i17–i22.
32. Qunibi W, Al-Furayh O, Almeshari K, Lin SF, Sun R, Heston L, Ross D, Rigsby M, Miller G. Serologic association of human herpesvirus eight with posttransplant Kaposi's sarcoma in Saudi Arabia. Transplantation. 1998;65:583–5.
33. Hosseini-Moghaddam SM, Soleimanirahbar A, Mazzulli T, Rotstein C, Husain S. Post renal transplantation Kaposi's sarcoma: a review of its epidemiology. pathogenesis, diagnosis, clinical aspects, and therapy. Transpl Infect Dis. 2012;14:338–45.
34. Brander C, Suscovich T, Lee Y, Nguyen PT, O'Connor P, Seebach J, Jones NG, Gorder M van, Walker BD, Scadden DT. Impaired CTL recognition of cells latently infected with Kaposi's sarcoma-associated herpes virus. J Immunol. 2000;165:2077–83.
35. Flore O, Rafii S, Ely S, O'Leary JJ, Hyjek EM, Cesarman E. Transformation of primary human endothelial cells by Kaposi's sarcoma-associated herpesvirus. Nature. 1998;394:588–92.
36. Bais C, Santomasso B, Coso O, Arvanitakis L, Raaka EG, Gutkind JS, Asch AS, Cesarman E, Gershengorn MC, Mesri EA. G-protein-coupled receptor of Kaposi's sarcoma-associated herpesvirus is a viral oncogene and angiogenesis activator. Nature. 1998;391:86–9.
37. Ishido S, Wang C, Lee BS, Cohen GB, Jung JU. Downregulation of major histocompatibility complex class I molecules by Kaposi's sarcoma-associated herpesvirus K3 and K5 proteins. J Virol. 2000;74:5300–9.
38. Zmonarski SC, Boratynska M, Puziewicz-Zmonarska A, Kazimierczak K, Klinger M. Kaposi's sarcoma in renal transplant recipients. Ann Transplant. 2005;10:59–65.
39. Stallone G, Schena A, Infante B, Di Paolo S, Loverre A, Maggio G, Ranieri E, Gesualdo L, Schena FP. Grandaliano G. Sirolimus for Kaposi's sarcoma in renal-transplant recipients. N Engl J Med. 2005;352:1317–23.
40. Sodhi A, Chaisuparat R, Hu J, Ramsdell AK, Manning BD, Sausville EA, Sawai ET, Molinolo

A, Gutkind JS, Montaner S. The TSC2/mTOR pathway drives endothelial cell transformation induced by the Kaposi's sarcoma-associated herpesvirus G protein-coupled receptor. Cancer Cell. 2006;10:133–43.
41. Guba M, Breitenbuch P von, Steinbauer M, Koehl G, Flegel S, Hornung M, Bruns CJ, Zuelke C, Farkas S, Anthuber M, Jauch KW, Geissler EK. Rapamycin inhibits primary and metastatic tumor growth by antiangiogenesis: involvement of vascular endothelial growth factor. Nat Med. 2002;8:128–35.
42. Babel N, Eibl N, Ulrich C, Bold G, Sefrin A, Hammer MH, Rosenberger C, Reinke P. Development of Kaposi's sarcoma under sirolimus-based immunosuppression and successful treatment with imiquimod. Transpl Infect Dis. 2008;10:59–62.
43. Regnier-Rosencher E, Guillot B, Dupin N. Treatments for classic Kaposi sarcoma: a systematic review of the literature. J Am Acad Dermatol. 2013;68:313–31.
44. Mohsin N, Budruddin M, Pakkyara A, Darweesh A, Nayyer M, Amitabh J, Daar AS. Complete regression of visceral Kaposi's sarcoma after conversion to sirolimus. Exp Clin Transplant. 2005;3:366–9.
45. Patel N, Salifu M, Sumrani N, Distant D, Hong J, Markel M, Braverman AS. Successful treatment of post-renal transplant Kaposi's sarcoma with paclitaxel. Am J Transplant. 2002;2:877–9.
46. Greenberg JN, Zwald FO. Management of skin cancer in solid-organ transplant recipients: a multidisciplinary approach. Dermatol Clin. 2011;29:231–41, ix.
47. Euvrard S, Kanitakis J, Claudy A. Skin cancers after organ transplantation. N Engl J Med. 2003;348:1681–91.
48. Hartevelt MM, Bavinck JN, Kootte AM, Vermeer BJ, Vandenbroucke JP. Incidence of skin cancer after renal transplantation in The Netherlands. Transplantation. 1990;49:506–9.
49. Ulrich C, Kanitakis J, Stockfleth E, Euvrard S. Skin cancer in organ transplant recipients-where do we stand today? Am J Transplant. 2008;8:2192–8.
50. Ramsay HM, Fryer AA, Hawley CM, Smith AG, Nicol DL, Harden PN. Factors associated with nonmelanoma skin cancer following renal transplantation in Queensland. Australia. J Am Acad Dermatol. 2003;49:397–406.
51. Wisgerhof HC, Edelbroek JR, Fijter JW de, Haasnoot GW, Claas FH, Willemze R, Bavinck JN. Subsequent squamous- and basal-cell carcinomas in kidney-transplant recipients after the first skin cancer: cumulative incidence and risk factors. Transplantation. 2010;89:1231–8.
52. Jensen P, Hansen S, Moller B, Leivestad T, Pfeffer P, Geiran O, Fauchald P, Simonsen S. Skin cancer in kidney and heart transplant recipients and different long-term immunosuppressive therapy regimens. J Am Acad Dermatol. 1999;40:177–86.
53. Glover MT, Deeks JJ, Raftery MJ, Cunningham J, Leigh IM. Immunosuppression and risk of non-melanoma skin cancer in renal transplant recipients. Lancet. 1997;349:398.
54. Laing ME, Dicker P, Moloney FJ, Ho WL, Murphy GM, Conlon P, Whitehead AS, Shields DC. Association of methylenetetrahydrofolate reductase polymorphism and the risk of squamous cell carcinoma in renal transplant patients. Transplantation. 2007;84:113–6.
55. Nindl I, Gottschling M, Stockfleth E. Human papillomaviruses and non-melanoma skin cancer: basic virology and clinical manifestations. Dis Markers. 2007;23:247–59.
56. Urwin HR, Jones PW, Harden PN, Ramsay HM, Hawley CM, Nicol DL, Fryer AA. Predicting risk of nonmelanoma skin cancer and premalignant skin lesions in renal transplant recipients. Transplantation. 2009;87:1667–71.
57. KDIGO. Clinical practice guideline for the care of kidney transplant recipients. Am J Transplant. 2009;9(Suppl 3):S1–155.
58. Ulrich C, Jurgensen JS, Degen A, Hackethal M, Ulrich M, Patel MJ, Eberle J, Terhorst D, Sterry W, Stockfleth E. Prevention of non-melanoma skin cancer in organ transplant patients by regular use of a sunscreen: a 24 months, prospective, case-control study. Br J Dermatol. 2009;161(Suppl 3):78–84.
59. Dantal J, Hourmant M, Cantarovich D, Giral M, Blancho G, Dreno B, Soulillou JP. Effect of long-term immunosuppression in kidney-graft recipients on cancer incidence: randomised comparison of two cyclosporin regimens. Lancet. 1998;351:623–8.

60. Moloney FJ, Kelly PO, Kay EW, Conlon P, Murphy GM. Maintenance versus reduction of immunosuppression in renal transplant recipients with aggressive squamous cell carcinoma. Dermatol Surg. 2004;30:674–8.
61. Campistol JM, Eris J, Oberbauer R, Friend P, Hutchison B, Morales JM, Claesson K, Stallone G, Russ G, Rostaing L, Kreis H, Burke JT, Brault Y, Scarola JA, Neylan JF. Sirolimus therapy after early cyclosporine withdrawal reduces the risk for cancer in adult renal transplantation. J Am Soc Nephrol. 2006;17:581–9.
62. George R, Weightman W, Russ GR, Bannister KM, Mathew TH. Acitretin for chemoprevention of non-melanoma skin cancers in renal transplant recipients. Australas J Dermatol. 2002;43:269–73.
63. Price NM. The treatment of actinic keratoses with a combination of 5-fluorouracil and imiquimod creams. J Drugs Dermatol. 2007;6:778–81.
64. Willey A, Mehta S, Lee F. Reduction in the incidence of squamous cell carcinoma in solid organ transplant recipients treated with cyclic photodynamic therapy. Dermatol Surg. 2010;36:652–8.
65. Miller SJ, Alam M, Andersen J, Berg D, Bichakjian CK, Bowen G, Cheney RT, Glass LF, Grekin RC, Kessinger A, Lee NY, Liegeois N, Lydiatt DD, Michalski J, Morrison WH, Nehal KS, Nelson KC, Nghiem P, Olencki T, Perlis CS, Rosenberg EW, Shaha AR, Urist MM, Wang LC, Zic JA. Basal cell and squamous cell skin cancers. J Natl Compr Canc Netw. 2010;8:836–64.
66. de Fijter JW. Use of proliferation signal inhibitors in non-melanoma skin cancer following renal transplantation. Nephrol Dial Transplant. 2007;22 Suppl 1:i23–6.
67. Euvrard S, Morelon E, Rostaing L, Goffin E, Brocard A, Tromme I, Broeders N, Marmol V del, Chatelet V, Dompmartin A, Kessler M, Serra AL, Hofbauer GF, Pouteil-Noble C, Campistol JM, Kanitakis J, Roux AS, Decullier E, Dantal J. Sirolimus and secondary skin-cancer prevention in kidney transplantation. N Engl J Med. 2012;367:329–39.
68. Kwan W, Wilson D, Moravan V. Radiotherapy for locally advanced basal cell and squamous cell carcinomas of the skin. Int J Radiat Oncol Biol Phys. 2004;60:406–11.
69. Endrizzi BT, Lee PK. Management of carcinoma of the skin in solid organ transplant recipients with oral capecitabine. Dermatol Surg. 2009;35:1567–72.
70. Bauman JE, Eaton KD, Martins RG. Treatment of recurrent squamous cell carcinoma of the skin with cetuximab. Arch Dermatol. 2007;143:889–92.
71. Silverman MK, Kopf AW, Grin CM, Bart RS, Levenstein MJ. Recurrence rates of treated basal cell carcinomas. Part 2: Curettage-electrodesiccation. J Dermatol Surg Oncol. 1991;17:720–6.
72. Geisse J, Caro I, Lindholm J, Golitz L, Stampone P, Owens M. Imiquimod 5 % cream for the treatment of superficial basal cell carcinoma: results from two phase III, randomized, vehicle-controlled studies. J Am Acad Dermatol. 2004;50:722–33.
73. Reymann F. Treatment of basal cell carcinoma of the skin with 5-fluorouracil ointment. A 10-year follow-up study. Dermatologica. 1979;158:368–72.
74. Muller FM, Dawe RS, Moseley H, Fleming CJ. Randomized comparison of Mohs micrographic surgery and surgical excision for small nodular basal cell carcinoma: tissue-sparing outcome. Dermatol Surg. 2009;35:1349–54.
75. Moeholt K, Aagaard H, Pfeiffer P, Hansen O. Platinum-based cytotoxic therapy in basal cell carcinoma—a review of the literature. Acta Oncol. 1996;35:677–82.
76. Caron J, Dereure O, Kerob D, Lebbe C, Guillot B. Metastatic basal cell carcinoma: report of two cases treated with cetuximab. Br J Dermatol. 2009;161:702–3.
77. Hollenbeak CS, Todd MM, Billingsley EM, Harper G, Dyer AM, Lengerich EJ. Increased incidence of melanoma in renal transplantation recipients. Cancer. 2005;104:1962–7.
78. Penn I. De novo malignances in pediatric organ transplant recipients. Pediatr Transplant. 1998;2:56–63.
79. Penn I. Malignant melanoma in organ allograft recipients. Transplantation. 1996;61:274–8.
80. Abbasi NR, Shaw HM, Rigel DS, Friedman RJ, McCarthy WH, Osman I, Kopf AW, Polsky D. Early diagnosis of cutaneous melanoma: revisiting the ABCD criteria. JAMA. 2004;292:2771–6.

81. Grob JJ, Bonerandi JJ. The 'ugly duckling' sign: identification of the common characteristics of nevi in an individual as a basis for melanoma screening. Arch Dermatol. 1998;134:103–4.
82. Marsden JR, Newton-Bishop JA, Burrows L, Cook M, Corrie PG, Cox NH, Gore ME, Lorigan P, MacKie R, Nathan P, Peach H, Powel B, Walker C. Revised U.K. guidelines for the management of cutaneous melanoma 2010. Br J Dermatol. 2010;163:238–56.
83. Balch CM, Gershenwald JE, Soong SJ, Thompson JF, Atkins MB, Byrd DR, Buzaid AC, Cochran AJ, Coit DG, Ding S, Eggermont AM, Flaherty KT, Gimotty PA, Kirkwood JM, McMasters KM, Mihm, Jr., MC. Morton DL, Ross MI, Sober AJ. V.K. Sondak: final version of 2009 AJCC melanoma staging and classification. J Clin Oncol. 2009;27:6199–206.
84. Brewer JD, Christenson LJ, Weaver AL, Dapprich DC, Weenig RH, Lim KK, Walsh JS, Otley CC, Cherikh W, Buell JF, Woodle ES, Arpey C, Patton PR. Malignant melanoma in solid transplant recipients: collection of database cases and comparison with surveillance. Epidemiology, and end results data for outcome analysis. Arch Dermatol. 2011;147:790–6.
85. Matin RN, Mesher D, Proby CM, McGregor JM, Bouwes Bavinck JN, Marmol V del, Euvrard S, Ferrandiz C, Geusau A, Hackethal M, Ho WL, Hofbauer GF, Imko-Walczuk B, Kanitakis J, Lally A, Lear JT, Lebbe C, Murphy GM, Piaserico S, Seckin D, Stockfleth E, Ulrich C, Wojnarowska FT, Lin HY, Balch C, Harwood CA. Melanoma in organ transplant recipients: clinicopathological features and outcome in 100 cases. Am J Transplant. 2008;8:1891–900.
86. Sabel MS, Sondak VK. Point: interferon-alpha for adjuvant therapy for melanoma patients. J Natl Compr Canc Netw. 2004;2:61–8.
87. Penn I, First MR. Merkel's cell carcinoma in organ recipients: report of 41 cases. Transplantation. 1999;68:1717–21.
88. Spurgeon ME, Lambert PF. Merkel cell polyomavirus: a newly discovered human virus with oncogenic potential. Virology. 2013;435:118–30.
89. Penn I. Cancers of the anogenital region in renal transplant recipients. Analysis of 65 cases. Cancer. 1986;58:611–6.
90. Palefsky JM, Holly EA, Ralston ML, Jay N. Prevalence and risk factors for human papillomavirus infection of the anal canal in human immunodeficiency virus (HIV)-positive and HIV-negative homosexual men. J Infect Dis. 1998;177:361–7.
91. Sillman FH, Sentovich S, Shaffer D. Ano-genital neoplasia in renal transplant patients. Ann Transplant. 1997;2:59–66.
92. Timonen S, Pyorala T. Cervical cancer. Mass screening, incidence and mortality in Finland. Acta Obstet Gynecol Scand Suppl. 1977;67:13–9.
93. Schechter CB. Cost-effectiveness of rescreening conventionally prepared cervical smears by PAPNET testing. Acta Cytol. 1996;40:1272–82.
94. Patel HS, Silver AR, Northover JM. Anal cancer in renal transplant patients. Int J Colorectal Dis. 2007;22:1–5.
95. Danzinger-Isakov L, Kumar D. Guidelines for vaccination of solid organ transplant candidates and recipients. Am J Transplant. 2009;9(Suppl 4):S258–62.
96. Tsaur I, Obermuller N, Jonas D, Blaheta R, Juengel E, Scheuermann EH, Kachel HG, Karalis A, Probst M. De novo renal cell carcinoma of native and graft kidneys in renal transplant recipients. BJU Int. 2011;108:229–34.
97. Schwarz A, Vatandaslar S, Merkel S, Haller H. Renal cell carcinoma in transplant recipients with acquired cystic kidney disease. Clin J Am Soc Nephrol. 2007;2:750–6.
98. Carver BS, Zibari GB, McBride V, Venable DD, Eastham JA. The incidence and implications of renal cell carcinoma in cadaveric renal transplants at the time of organ recovery. Transplantation. 1999;67:1438–40.
99. Narasimhan N, Golper TA, Wolfson M, Rahatzad M, Bennett WM. Clinical characteristics and diagnostic considerations in acquired renal cystic disease. Kidney Int. 1986;30:748–52.
100. Doublet JD, Peraldi MN, Gattegno B, Thibault P, Sraer JD. Renal cell carcinoma of native kidneys: prospective study of 129 renal transplant patients. J Urol. 1997;158:42–4.
101. Kasiske BL, Vazquez MA, Harmon WE, Brown RS, Danovitch GM, Gaston RS, Roth D, Scandling JD, Singer GG. Recommendations for the outpatient surveillance of renal transplant recipients. American Society of Transplantation. J Am Soc Nephrol. 2000;11(Suppl 15):S1–

S86.
102. Muruve NA, Shoskes DA. Genitourinary malignancies in solid organ transplant recipients. Transplantation. 2005;80:709–16.
103. Klatte T, Marberger M. Renal cell carcinoma of native kidneys in renal transplant patients. Curr Opin Urol. 2011;21:376–9.
104. Wu MJ, Lian JD, Yang CR, Cheng CH, Chen CH, Lee WC, Shu KH, Tang MJ. High cumulative incidence of urinary tract transitional cell carcinoma after kidney transplantation in Taiwan. Am J Kidney Dis. 2004;43:1091–7.
105. Master VA, Meng MV, Grossfeld GD, Koppie TM, Hirose R, Carroll PR. Treatment and outcome of invasive bladder cancer in patients after renal transplantation. J Urol. 2004;171:1085–8.
106. Prabharasuth D, Moses KA, Bernstein M, Dalbagni G, Herr HW. Management of bladder cancer after renal transplantation. Urology. 2013;81:813–9.
107. Wang HB, Hsieh HH, Chen YT, Chiang CY, Cheng YT. The outcome of post-transplant transitional cell carcinoma in 10 renal transplant recipients. Clin Transplant. 2002;16:410–3.
108. Pino L, Rijo E, Nohales G, Frances A, Ubre A, Arango O. Bladder transitional cell carcinoma and BK virus in a young kidney transplant recipient. Transpl Infect Dis. 2013;15:E25–7.
109. Abend JR, Jiang M, Imperiale MJ. BK virus and human cancer: innocent until proven guilty. Semin Cancer Biol. 2009;19:252–60.
110. Adami J, Gabel H, Lindelof B, Ekstrom K, Rydh B, Glimelius B, Ekbom A, Adami HO, Granath F. Cancer risk following organ transplantation: a nationwide cohort study in Sweden. Br J Cancer. 2003;89:1221–7.
111. Johnson EE, Leverson GE, Pirsch JD, Heise CP. A 30-year analysis of colorectal adenocarcinoma in transplant recipients and proposal for altered screening. J Gastrointest Surg. 2007;11:272–9.
112. Tran H, Nourse J, Hall S, Green M, Griffiths L, Gandhi MK. Immunodeficiency-associated lymphomas. Blood Rev. 2008;22:261–81.
113. Dharnidharka VR, Tejani AH, Ho PL, Harmon WE. Post-transplant lymphoproliferative disorder in the United States: young Caucasian males are at highest risk. Am J Transplant. 2002;2:993–8.
114. Jagadeesh D, Woda BA, Draper J, Evens AM. Post transplant lymphoproliferative disorders: risk classification, and therapeutic recommendations. Curr Treat Options Oncol. 2012;13:122–36.
115. Caillard S, Dharnidharka V, Agodoa L, Bohen E, Abbott K. Posttransplant lymphoproliferative disorders after renal transplantation in the United States in era of modern immunosuppression. Transplantation. 2005;80:1233–43.
116. Opelz G, Dohler B. Lymphomas after solid organ transplantation: a collaborative transplant study report. Am J Transplant. 2004;4:222–30.
117. Vincenti F, Charpentier B, Vanrenterghem Y, Rostaing L, Bresnahan B, Darji P, Massari P, Mondragon-Ramirez GA, Agarwal M, Di Russo G, Lin CS, Garg P, Larsen CP. A phase III study of belatacept-based immunosuppression regimens versus cyclosporine in renal transplant recipients (BENEFIT study). Am J Transplant. 2010;10:535–46.
118. Durrbach A, Pestana JM, Pearson T, Vincenti F, Garcia VD, Campistol J, Rial Mdel C, Florman S, Block A, Di Russo G, Xing J, Garg P, Grinyo J. A phase III study of belatacept versus cyclosporine in kidney transplants from extended criteria donors (BENEFIT-EXT study). Am J Transplant. 2010;10:547–57.
119. Paya CV, Fung JJ, Nalesnik MA, Kieff E, Green M, Gores G, Habermann TM, Wiesner PH, Swinnen JL, Woodle ES, Bromberg JS. Epstein-Barr virus-induced posttransplant lymphoproliferative disorders. ASTS/ASTP EBV-PTLD Task Force and The Mayo Clinic Organized International Consensus Development Meeting. Transplantation. 1999;68:1517–25.
120. McDonald RA, Smith JM, Ho M, Lindblad R, Ikle D, Grimm P, Wyatt R, Arar M, Liereman D, Bridges N, Harmon W. Incidence of PTLD in pediatric renal transplant recipients receiving basiliximab, calcineurin inhibitor, sirolimus and steroids. Am J Transplant. 2008;8:984–9.
121. Subklewe M, Marquis R, Choquet S, Leblond V, Garnier JL, Hetzer R, Swinnen LJ, Oertel S,

Papp-Vary M, Gonzalez-Barca E, Hepkema BG, Schoenemann C, May J, Pezzutto A, Riess H. Association of human leukocyte antigen haplotypes with posttransplant lymphoproliferative disease after solid organ transplantation. Transplantation. 2006;82:1093–100.
122. Babel N, Vergopoulos A, Trappe RU, Oertel S, Hammer MH, Karaivanov S, Schneider N, Riess H, Papp-Vary M, Neuhaus R, Gondek LP, Volk HD, Reinke P. Evidence for genetic susceptibility towards development of posttransplant lymphoproliferative disorder in solid organ recipients. Transplantation. 2007;84:387–91.
123. Nourse JP, Jones K, Gandhi MK. Epstein–Barr Virus-related post-transplant lymphoproliferative disorders: pathogenetic insights for targeted therapy. Am J Transplant. 2011;11:888–95.
124. Blaes AH, Morrison VA. Post-transplant lymphoproliferative disorders following solid-organ transplantation. Expert Rev Hematol. 2010;3:35–44.
125. Caillard S, Lelong C, Pessione F, Moulin B. Post-transplant lymphoproliferative disorders occurring after renal transplantation in adults: report of 230 cases from the French Registry. Am J Transplant. 2006;6:2735–42.
126. Oton AB, Wang H, Leleu X, Melhem MF, George D, Lacasce A, Foon K, Ghobrial IM. Clinical and pathological prognostic markers for survival in adult patients with post-transplant lymphoproliferative disorders in solid transplant. Leuk Lymphoma. 2008;49:1738–44.
127. Humar A, Michaels M. American Society of Transplantation recommendations for screening, monitoring and reporting of infectious complications in immunosuppression trials in recipients of organ transplantation. Am J Transplant. 2006;6:262–74.
128. Tsai DE, Douglas L, Andreadis C, Vogl DT, Arnoldi S, Kotloff R, Svoboda J, Bloom RD, Olthoff KM, Brozena SC, Schuster SJ, Stadtmauer EA, Robertson ES, Wasik MA, Ahya VN. EBV PCR in the diagnosis and monitoring of posttransplant lymphoproliferative disorder: results of a two-arm prospective trial. Am J Transplant. 2008;8:1016–24.
129. Shimizu H, Saitoh T, Koya H, Yuzuriha A, Hoshino T, Hatsumi N, Takada S, Nagaki T, Nojima Y, Sakura T. Discrepancy in EBV-DNA load between peripheral blood and cerebrospinal fluid in a patient with isolated CNS post-transplant lymphoproliferative disorder. Int J Hematol. 2011;94:495–8.
130. Jones K, Gandhi MK. Epstein-Barr virus DNA as a biomarker for Epstein–Barr virus-positive lymphomas: are we there yet? Leuk Lymphoma. 2009;50:684–6.
131. Tsai DE, Hardy CL, Tomaszewski JE, Kotloff RM, Oltoff KM, Somer BG, Schuster SJ, Porter DL, Montone KT, Stadtmauer EA. Reduction in immunosuppression as initial therapy for posttransplant lymphoproliferative disorder: analysis of prognostic variables and long-term follow-up of 42 adult patients. Transplantation. 2001;71:1076–88.
132. Reshef R, Vardhanabhuti S, Luskin MR, Heitjan DF, Hadjiliadis D, Goral S, Krok KL, Goldberg LR, Porter DL, Stadtmauer EA, Tsai DE. Reduction of immunosuppression as initial therapy for posttransplantation lymphoproliferative disorder(bigstar). Am J Transplant. 2011;11:336–47.
133. Funch DP, Walker AM, Schneider G, Ziyadeh NJ, Pescovitz MD. Ganciclovir and acyclovir reduce the risk of post-transplant lymphoproliferative disorder in renal transplant recipients. Am J Transplant. 2005;5:2894–900.
134. Perrine SP, Hermine O, Small T, Suarez F, O'Reilly R, Boulad F, Fingeroth J, Askin M, Levy A, Mentzer SJ, Di Nicola M, Gianni AM, Klein C, Horwitz S, Faller DV. A phase 1/2 trial of arginine butyrate and ganciclovir in patients with Epstein–Barr virus-associated lymphoid malignancies. Blood. 2007;109:2571–8.
135. Evens AM, David KA, Helenowski I, Nelson B, Kaufman D, Kircher SM, Gimelfarb A, Hattersley E, Mauro LA, Jovanovic B, Chadburn A, Stiff P, Winter JN, Mehta J, Besien K Van, Gregory S, Gordon LI, Shammo JM, Smith SE, Smith SM. Multicenter analysis of 80 solid organ transplantation recipients with post-transplantation lymphoproliferative disease: outcomes and prognostic factors in the modern era. J Clin Oncol. 2010;28:1038–46.
136. Ghobrial IM, Habermann TM, Ristow KM, Ansell SM, Macon W, Geyer SM, McGregor CG. Prognostic factors in patients with post-transplant lymphoproliferative disorders (PTLD) in the rituximab era. Leuk Lymphoma. 2005;46:191–6.
137. Choquet S, Leblond V, Herbrecht R, Socie G, Stoppa AM, Vandenberghe P, Fischer A,

Morschhauser F, Salles G, Feremans W, Vilmer E, Peraldi MN, Lang P, Lebranchu Y, Oksenhendler E, Garnier JL, Lamy T, Jaccard A, Ferrant A, Offner F, Hermine O, Moreau A, Fafi-Kremer S, Morand P, Chatenoud L, Berriot-Varoqueaux N, Bergougnoux L, Milpied N. Efficacy and safety of rituximab in B-cell post-transplantation lymphoproliferative disorders: results of a prospective multicenter phase 2 study. Blood. 2006;107:3053–7.
138. van Esser JW, Niesters HG, Holt B van der, Meijer E, Osterhaus AD, Gratama JW, Verdonck LF, Lowenberg B, Cornelissen JJ. Prevention of Epstein-Barr virus-lymphoproliferative disease by molecular monitoring and preemptive rituximab in high-risk patients after allogeneic stem cell transplantation. Blood. 2002;99:4364–9.
139. Knight JS, Tsodikov A, Cibrik DM, Ross CW, Kaminski MS, Blayney DW. Lymphoma after solid organ transplantation: risk, response to therapy, and survival at a transplantation center. J Clin Oncol. 2009;27:3354–62.
140. Choquet S, Trappe R, Leblond V, Jager U, Davi F, Oertel S. CHOP-21 for the treatment of post-transplant lymphoproliferative disorders (PTLD) following solid organ transplantation. Haematologica. 2007;92:273–4.
141. Dotti G, Fiocchi R, Motta T, Mammana C, Gotti E, Riva S, Cornelli P, Gridelli B, Viero P, Oldani E, Ferrazzi P, Remuzzi G, Barbui T, Rambaldi A. Lymphomas occurring late after solid-organ transplantation: influence of treatment on the clinical outcome. Transplantation. 2002;74:1095–102.
142. Fohrer C, Caillard S, Koumarianou A, Ellero B, Woehl-Jaegle ML, Meyer C, Epailly E, Chenard MP, Lioure B, Natarajan-Ame S, Maloisel F, Lutun P, Kessler R, Moulin B, Bergerat JP, Wolf P, Herbrecht R. Long-term survival in post-transplant lymphoproliferative disorders with a dose-adjusted ACVBP regimen. Br J Haematol. 2006;134:602–12.
143. Trappe R, Oertel S, Leblond V, Mollee P, Sender M, Reinke P, Neuhaus R, Lehmkuhl H, Horst HA, Salles G, Morschhauser F, Jaccard A, Lamy T, Leithauser M, Zimmermann H, Anagnostopoulos I, Raphael M, Ries H, Choquet S. Sequential treatment with rituximab followed by CHOP chemotherapy in adult B-cell post-transplant lymphoproliferative disorder (PTLD): the prospective international multicentre phase 2 PTLD-1 trial. Lancet Oncol. 2012;13:196–206.
144. Koffman BH, Kennedy AS, Heyman M, Colonna J, Howell C. Use of radiation therapy in posttransplant lymphoproliferative disorder (PTLD) after liver transplantation. Int J Cancer. 2000;90:104–9.
145. Snanoudj R, Durrbach A, Leblond V, Caillard S, Hurault De Ligny B, Noel C, Rondeau E, Moulin B, Mamzer-Bruneel MF, Lacroix C, Charpentier B. Primary brain lymphomas after kidney transplantation: presentation and outcome. Transplantation. 2003;76:930–7.
146. Taj MM, Messahel B, Mycroft J, Pritchard-Jones K, Baker A, Height S, Hadzic N, Pinkerton CR. Efficacy and tolerability of high-dose methotrexate in central nervous system positive or relapsed lymphoproliferative disease following liver transplant in children. Br J Haematol. 2008;140:191–6.
147. Evens AM, Helenowski I, Ramsdale E, Nabhan C, Karmali R, Hanson B, Parsons B, Smith S, Larsen A, McKoy JM, Jovanovic B, Gregory S, Gordon LI, Smith SM. A retrospective multicenter analysis of elderly Hodgkin lymphoma: outcomes and prognostic factors in the modern era. Blood. 2012;119:692–5.
148. Cavaliere R, Petroni G, Lopes MB, Schiff D. Primary central nervous system post-transplantation lymphoproliferative disorder: an International Primary Central Nervous System Lymphoma Collaborative Group Report. Cancer. 2010;116:863–70.
149. Rooney CM, Smith CA, Ng CY, Loftin SK, Sixbey JW, Gan Y, Srivastava DK, Bowman LC, Krance RA, Brenner MK, Heslop HE. Infusion of cytotoxic T cells for the prevention and treatment of Epstein–Barr virus-induced lymphoma in allogeneic transplant recipients. Blood. 1998;92:1549–55.
150. Papadopoulos EB, Ladanyi M, Emanuel D, Mackinnon S, Boulad F, Carabasi MH, Castro-Malaspina H, Childs BH, Gillio AP, Smal TN, et al. Infusions of donor leukocytes to treat Epstein–Barr virus-associated lymphoproliferative disorders after allogeneic bone marrow transplantation. N Engl J Med. 1994;330:1185–91.
151. Johnson SR, Cherikh WS, Kauffman HM, Pavlakis M, Hanto DW. Retransplantation af-

ter post-transplant lymphoproliferative disorders: an OPTN/UNOS database analysis. Am J Transplant. 2006;6:2743–9.
152. Desai R, Collett D, Watson CJ, Johnson P, Evans T, Neuberger J. Cancer transmission from organ donors-unavoidable but low risk. Transplantation. 2012;94:1200–7.
153. Kauffman HM, McBride MA, Delmonico FL. First report of the United Network for Organ Sharing Transplant Tumor Registry: donors with a history of cancer. Transplantation. 2000;70:1747–51.
154. Xiao D, Craig JC, Chapman JR, Dominguez-Gil B, Tong A, Wong G. Donor cancer transmission in kidney transplantation: a systematic review. Am J Transplant. 2013;13:2645–52.
155. Moudouni SM, Tligui M, Doublet JD, Haab F, Gattegno B, Thibault P. Nephron-sparing surgery for de novo renal cell carcinoma in allograft kidneys. Transplantation. 2005;80:865–7.
156. Penn I. The effect of immunosuppression on pre-existing cancers. Transplantation. 1993;55:742–7.
157. Trofe J, Buell JF, Woodle ES, Beebe TM, Hanaway MJ, First MR, Alloway RR, Gross TG. Recurrence risk after organ transplantation in patients with a history of Hodgkin disease or non-Hodgkin lymphoma. Transplantation. 2004;78:972–7.
158. Penn I. Evaluation of transplant candidates with pre-existing malignancies. Ann Transplant. 1997;2:14–7.
159. Otley CC, Hirose R, Salasche SJ. Skin cancer as a contraindication to organ transplantation. Am J Transplant. 2005;5:2079–84.
160. Brattstrom C, Granath F, Edgren G, Smedby KE, Wilczek HE. Overall and cause-specific mortality in transplant recipients with a pretransplantation cancer history. Transplantation. 2013;96(3):297–305.
161. Kasiske BL, Cangro CB, Hariharan S, Hricik DE, Kerman RH, Roth D, Rush DN, Vazquez MA, Weir MR. The evaluation of renal transplantation candidates: clinical practice guidelines. Am J Transplant. 2001;1 Suppl 2:3–95.
162. Naina HV, Harris S, Dispenzieri A, Cosio FG, Habermann TM, Stegall MD, Dean PG, Prieto M, Kyle RA, Rajkumar SV, Leung N. Long-term follow-up of patients with monoclonal gammopathy of undetermined significance after kidney transplantation. Am J Nephrol. 2012;35:365–71.
163. Leung N, Lager DJ, Gertz MA, Wilson K, Kanakiriya S, Fervenza FC. Long-term outcome of renal transplantation in light-chain deposition disease. Am J Kidney Dis. 2004;43:147–53.
164. Bansal T, Garg A, Snowden JA, McKane W. Defining the role of renal transplantation in the modern management of multiple myeloma and other plasma cell dyscrasias. Nephron Clin Pract. 2012;120:c228–35.
165. Spitzer TR, Sykes M, Tolkoff-Rubin N, Kawai T, McAfee SL, Dey BR, Ballen K, Delmonico F, Saidman S, Sachs DH, Cosimi AB. Long-term follow-up of recipients of combined human leukocyte antigen-matched bone marrow and kidney transplantation for multiple myeloma with end-stage renal disease. Transplantation. 2011;91:672–6.

第 17 章／癌，緩和ケアと急性腎障害：透析を推奨するかどうかという難しい決断

Ritu K. Soni, Jane O. Schell

【略語】		
ACP	Advance care planning	アドバンス・ケア・プランニング（事前医療・ケア計画）
AKI	Acute kidney injury	急性腎障害
CKD	Chronic kidney disease	慢性腎臓病
COPD	Chronic obstructive pulmonary disease	慢性閉塞性肺疾患
ESKD	End-stage kidney disease	末期腎臓病

R. K. Soni (✉)
Department of Internal Medicine, University of Pittsburgh Medical Center, 3459 Fifth Avenue,
Montefiore University Hospital, 9 South, Pittsburgh, PA 15213, USA
e-mail: sonir@upmc.edu

J. O. Schell
Department of Internal Medicine, Section of Palliative Care and Medical Ethics,
Renal-Electrolyte Division, University of Pittsburgh Medical Center, Pittsburgh, PA, USA
e-mail: schelljo@upmc.edu

© Springer Science+Business Media New York 2015
K. D. Jhaveri, A. K. Salahudeen (eds.), *Onconephrology*,
DOI 10.1007/978-1-4939-2659-6_17

> **症例1** 78歳，白人女性．高血圧や慢性閉塞性肺疾患（COPD）の既往を有する．最近，腟と膀胱転移を伴う肛門扁平上皮癌と診断され，待機手術で婦人科病棟に入院し，骨盤内臓器摘出術を受け，人工肛門と回腸導管尿路も造設された．術後3日目に乏尿性の急性腎障害（AKI）となった．術中の低血圧による急性尿細管壊死によるものと考えられた．もし腎代替療法が開始されたとしたら，この患者はどうなるであろうか？

　癌患者が急性腎障害（AKI）を呈した場合，透析を行うかどうか決断することは腎臓医にとって難しい課題である．患者は複数の併存疾患をもつ高齢者であることが多い．進行癌を有する患者では，透析の負担が，期待される便益を上回ることも十分考えられる．これらの考慮事項は，癌と診断される患者の平均年齢が66歳であることとは切り離して考えられない[1]．患者の大多数には，背景にある併存疾患や年齢自体ですでに腎臓病のリスクがあり，これに加えて癌とその治療のためさらにリスクが増している．近年，非癌患者と比較して癌患者でAKIの追加リスクが高いことはよく知られるようになった[2〜7]．さらに，最先端の治療によって無病生存期間が延び，癌生存者の数は増えるのに伴い，腎疾患の発症率は今後も間違いなく上昇すると予想される．

　腎臓病を合併する癌患者は，特別なケアが必要な複雑な集団である．治療法を決める際には，薬物選択，用量の調整の必要性，副作用および毒性の最小化などといった考慮が必要となる[8]．また，これらの患者は，物理的および心理的両方の意味で大きな負担を強いられるリスクが高く，生活の質（quality of life：QOL）と全体的な病状が影響を受ける可能性がある．癌の診断のために生命予後が制限されている患者に透析を開始すると決定する際には，全体的な治療経過を考慮することが必要である．これらのニーズに対処することによってはじめて，腎疾患を有する癌患者は学際的な治療アプローチによる利益を得ることができる．

　本章では，特に透析中の場合など，状況が良くない腎臓病合併癌患者のマネジメントに焦点をあてる．データがある場合は癌患者に関するものに注目し，入院患者のAKIや透析の転帰に関する最新のデータを提示することとする．また，緩和ケアサービスを早めに導入することの重要性を強調しつつ，患者や家族と共に治療に関連する意思決定をするための枠組みを示す．最後に，より積極的に症状を緩和する方向へ，そして人生の終末にホスピスサービスでサポートを受ける方向へ転換することについて述べたい．

癌患者における急性腎障害（AKI）の転帰

●癌における急性腎障害（AKI）と慢性腎臓病（CKD）の発症率

　癌合併患者のAKIおよびCKDの正確な疫学についてはいずれも明確にはわかっていない．癌患者の腎臓病に関する研究の大部分は，重篤な患者に関して[9〜12]，あるいは

ある種の癌に限定して検討したものである[7,11,13~15]．しかし，癌患者のAKIのリスクに関する経時的なデータは存在する．地域住民を対象に行われたデンマークのコホート研究では，AKIの発症率を調べる目的で，37,267人の癌患者の5年間の追跡が行われた[2]．1年と5年時点での癌患者のAKI発症のリスク（血清クレアチニンの50％以上の増加として定義）はそれぞれ17.5％と27％であり，特にリスクが高いのは，腎癌，肝癌，多発性骨髄腫であった（それぞれ44％，33％，31.8％）．2006年にテキサス大学MDアンダーソン癌センターに3か月以上入院した3,558人の患者データを分析した結果がSalahudeenらによって最近発表されており，12％がRIFLE（risk, injury, failure, loss, and end-stage renal disease）基準に基づくAKIを発症し，重症度はrisk群，injury群，failure群のカテゴリーでそれぞれ68％，21％，11％であった．患者の10％は腎臓内科医にコンサルトし，透析を必要としたのは4％であった[3]．Lahotiらの研究によると，同じ施設で寛解導入化学療法を受けた癌患者のうち36％でAKIが認められた[16]．癌患者におけるCKD合併の割合は研究によってさまざまで，16.6～64％までのバラツキがみられる[17~20]．これらの疫学データは，数は多くないものの，癌患者における腎機能障害のリスクが高いことを強調するものである．

癌患者におけるAKIの正確な発症率はわかっていないが，臨床経験と現在ある数少ないデータによると，癌以外の疾患の患者よりも高いことが示唆されている．癌患者が医療サービスを受ける際のAKIの影響についても，あまり明確なことはわかっていない．癌の合併の有無にかかわらず，AKIでは入院期間が長くなり，治療のコストも高くなることに関連するということが，コスト分析で示されている[3,13,21,22]．Nationwide Inpatient Sample（全国入院患者サンプル）による分析では，癌患者の入院の平均費用と期間における上乗せの増加分について，「AKIなし」，「AKIありだが腎代替療法不要」，「透析が必要なAKI患者」の入院の平均費用の増加分はそれぞれ＄13,947（約140万円），＄25,638（約260万円），＄44,619（約450万円）であり，入院延長期間はそれぞれ7.4日，12.2日，17.6日であった[22]．別の総合癌センターで行われた研究では，AKIを発症した患者の入院期間は100％増加し，入院費は106％増加していた[3]．Lahotiらは透析を要した患者で治療費用が21％増加したと報告している[13]．これらの知見から，AKIを合併して入院している患者では，AKIがあることで医療費の負担が増大していることは明らかである．

● 癌における急性腎障害（AKI）の転帰

重篤な患者においてAKIは予後不良因子であり，病状の悪化および死亡の原因となることは広く知られている[23]．しかし，癌患者で腎代替療法の有無によるAKIの長期転帰の違いについて検討したデータは非常に少ない．過去の複数の研究では，悪性腫瘍合併AKI患者で，腎代替療法による生存率が不良であったと報告されているが[24~27]，より最近の研究では，これらの患者の死亡リスクは基礎となる悪性腫瘍とは無関係であり，むしろ全体的な健康状態と合併症に依存するらしいことがわかってきている[6,28]．Soaresらは大規模な前向きコホート研究を行い，AKIで透析が必要となった患者の

6か月生存率が，癌患者と非癌患者とでほぼ同等であることを示した[6]．腎機能に障害が出た309人の患者のうち，32%で透析が開始され，最終的にそのうちの82%はAKIから回復した．しかし，腎機能障害患者の長期転帰は，6か月の生存率がわずか27%と良好なものではなかった．生存者のうち長期間の維持腎代替療法が必要となったのはわずかに6%であった．一方，この研究では透析開始のタイミングが死亡率と関連していることも報告されている．透析を受けた患者の生存率は，集中治療室(intensive care unit：ICU)へ入院初日に腎代替療法を受けた患者がその後透析を受けた患者と比較して高く(36% vs. 14%，$p=0.03$)，ICU入院4日目以降に腎代替療法を開始された場合の死亡率は100%であった[6]．この結果は，基礎疾患として癌があったとしても，このような対象集団において腎代替療法という選択肢を排除すべきではない，ということを示すものであり，さらに透析を必要とするAKI患者の大多数で実際に腎機能が回復することを示している．

ベルギーで行われた単一施設での後ろ向き研究の結果は，Soaresらのグループの調査結果をさらに支持している[28]．腎代替療法が必要なAKIを合併した32人の癌患者に対して持続透析治療を行い，そのうちの65.6%で腎機能は完全または部分的に回復がみられた．これらの知見に基づいて著者らは，癌患者のAKIは腎代替療法で有効に治療可能であると結論づけ，さらに持続的静静脈血液濾過透析(continuous venovenous hemodiafiltration：CVVHDF)が有効な方法であると述べている[28]．血液悪性腫瘍の患者は，非悪性腫瘍患者と比較してAKIの発症率が高いが[5]，腎代替療法を要する重症患者の6か月の調整死亡率は，悪性腫瘍を基礎疾患として有しているか否かとは無関係であった[5,9,10]．別の研究では，テキサス大学MDアンダーソン癌センターで持続透析治療を行い連続登録[*1]された癌患者199人(敗血症性ショック症例が最も多い)について分析が行われた[29]．効率の優れた透析方法が行われたにもかかわらず，臓器障害の程度を表すsequential organ failure assessment(SOFA[*2])スコアでは予後不良が懸念される値が持続した．連続透析開始30日後までに199人中130人が死亡し，この30日死亡率は65%であった．22人(11%)は，連続モードの持続的低効率透析(sustained low-efficiency dialysis in the continuous mode：C-SLED)開始24時間以内に死亡した．透析開始30日以内に死亡した患者のうち76人では，現病の状況が不可逆的という判断に基づき生命維持のための治療が行われていない．全患者の生存期間の中央値は，透析を開始してから15日(95%信頼区間，11〜21日)であった．30日間生存した患者のうち65%はAKIから回復(基準：透析のサポートが不要となること)した．はっきりしていることは，もし速やかに透析を開始しなければ，ほとんどの患者は生存できなかった，

[*1] 訳注：連続登録症例(consecutive patient. 14章 p.301脚注参照)．
[*2] 訳注：臓器障害を簡便にスコア化し記述することを目的に1994年に作成されたスコアリングシステム．6臓器(呼吸器，凝固系，肝機能，心血管系，中枢神経系，腎機能)の障害の程度を，それぞれ0〜4までの5段階で評価し，臓器ごとの点数と，これらの合計点で重症度を表すもの．2016年に導入された敗血症・敗血症性ショックの新たな定義と診断基準にも含まれている．

ということである．このデータは，AKI を合併した重篤な癌患者でも，癌以外の重症な ICU 患者に匹敵する短期的な生存が透析によって確保されることを示唆している．同時に，短期間透析を試みても病状が不可逆的であると判断された場合，透析中断の決定が正当化されるということを示唆するものである．

● 入院患者の急性腎障害（AKI）予後因子

　癌患者の先天性および後天性の予後不良因子は次々と同定され，報告されている．透析を必要としない程度の AKI の患者では，腎機能障害が重症なほどより高い死亡率を示していた[4,6,9,12,16,24～27,30]．しかし，最近の研究ではこの関連を否定するものもみられる[11,28]．基礎にある癌と独立して死亡を予測する多数のファクターが知られているが，そのいくつかを列挙すると，AKI の病因[11]，ICU 入室から透析開始までの日数[9]，敗血症[4,31]，昇圧薬の使用[4]，急性呼吸不全[4,30～32]，肝不全[30]，合併する臓器機能障害[6,9～11,28,30,32,33]，高齢[6,9]，併存疾患[9]，身体機能[6,32]などがある．一方，癌の活動性もやはり死亡率と関連がある[6,32]．

　AKI を有する癌患者の透析意思決定は，基本的には癌の診断とは独立して検討すべきである．前述の研究で示された癌患者での腎代替療法のアウトカムには限界と相違があり，それはおそらく研究対象集団における患者の不均一性，透析方法の違い，癌の種類，癌の状態，併存疾患などによるもので，統計的な検出力の問題も含まれている．また，最も注目すべきことは，これらのデータの多くは重症血液悪性腫瘍患者から得られたものであり[5,10,24～27,31]，その結果をすべての癌患者に応用することができるか否かについてはさらなる検討が必要である．まとめると，これらのデータからは，もしタイムリーに行えるのであれば，AKI を合併した癌患者から適切な症例を選択して透析を施行することは有益であり，このことは治療早期に腎臓内科医が関与することの重要性を実証している．こうした入院患者に透析を開始する決定をする際には，腎障害の病因だけではなく，臨床的な全体像も考慮する必要がある．

● 透析導入の有無と長期的な転帰

　透析は生存を延長させる救命治療法と捉えられているが，重度の併存疾患を有する患者や高齢患者には，利益を期待できるというよりもむしろリスクになる可能性がある．実際，このような患者のためには保存的（非透析）管理が治療の選択肢として考慮されるべきであるとする文献が増えてきている．例えば，高度な心臓血管疾患をもつ高齢患者で，透析と保存的（非透析）治療との生存率に統計学的な差は認められなかった[34～38]．また，透析を開始された患者あるいは保存的な治療を行われた患者がそれぞれどのように時間を費やしたかを調査した研究では，腎代替療法群の生存率は保存的治療群よりも優れていたが（37.8 か月 vs. 13.9 か月，$p<0.01$），保存的治療群では腎代替療法群よりも在院日数は少なかった（0.069 vs. 0.043，在院日数／生存日数）[39]．

　腎代替療法の利点を考えるのであれば，生存率に加えて QOL の面も含まなくてはならない．自己申告の QOL，症状による負担，体の機能などに対して腎代替療法が及ぼ

す影響については，担癌透析患者ではまだ十分研究されていない．しかし，一般集団でのデータでは，年齢，性別，人種や透析前のパフォーマンスステータス（performance status：PS；全身状態の指標）にかかわらず，透析を始めると高齢患者の身体機能の状態に悪影響が及ぶことが示されている[40]．英国では，透析を選択した患者と，透析を行わずに保存的治療を受けている慢性腎臓病（CKD）の患者とで，健康関連のQOLと，生活や人生への満足度を比較する前向き研究が行われた[41]．腎代替療法群では生存率は勝っていたが，QOLの維持という点では保存的治療群のほうが勝っており，生活の満足度は，腎代替療法開始後に有意に減少がみられた[41]．保存的治療を希望する患者は，典型的には，生活の量よりもむしろ質を重視したケアを好むものである．この研究に参加した患者は，より高齢で（中央値80歳），複数の併存疾患を有し，患者本人の好みが保存的治療法であることが多かった[42]．

長期透析の予後を考える際も，AKI時の透析と同様，基礎にある併存疾患および全体的な健康状態を考慮する必要がある．Cohenらは，血液透析患者の6か月の予後推定予測ツールを作成し，検証を行った．このツールには，主観的変数である驚きの質問（「この患者が6か月以内に死亡したら驚きますか？」），およびすでに確立されている早期死亡の4つの独立した予測因子（低アルブミンレベル，年齢，末梢血管疾患，認知症）が組み込まれている[43]．これは生存推定のためのツールであり，個々の患者の臨床的文脈のなかで解釈する必要がある．このようなツールは予後不良である患者を推定し，緩和ケアを早期に導入して利益を得ることができる患者の推定に有用である．

癌患者の長期にわたる腎代替療法の利点を評価する場合，年齢，PS，付随する臓器不全の重症度，基礎となる癌の状態などを考慮することが不可欠である．この点において，担癌腎不全患者の長期的腎代替療法導入の意思決定時に考えるべき事項は，癌以外の重度な併存疾患を有するほかの患者の場合と同じである．高齢者では，腎代替療法を行うか保存的治療を行うか，の意思を決定する際には併存疾患の状況を十分に検討する必要があり，特に虚血性心疾患には特別な注意が必要である．さらに，透析による潜在的な延命効果だけではなく，常に患者のゴールをQOLの面から考えることも必要である．

症例1のつづき　この患者の翌週の病状の経過はさらに悪化し，人工呼吸器関連肺炎と敗血症を認め，人工呼吸管理となり，血圧は昇圧薬で維持されていた．彼女は無尿の急性腎障害（AKI）となり難治性の代謝性アシドーシスを呈した．彼女の医療意思決定に関するキーパーソンは息子である．入院前は，患者は家族や友人と自立した生活と充実した時間を楽しんでいた．母親（症例1）は以前のような生活を再びできるよう透析などの治療を受けたいと考えているだろう，と息子は信じている．

透析を導入しても不良な経過が予想される患者に対して，透析を開始するかどうか話し合う際には，どのようにアプローチをすればよいであろうか？

コミュニケーションと透析意思決定

　癌患者のような高リスク集団における透析導入の意思決定には，「リスク」と「利益」の両方を検討し，透析が寄与しうる生存QOLへの影響の重みづけをすることが含まれる．透析導入後の患者の状態が推定できたら，次は患者の目標や価値観を引き出すためにはどのようにすべきかが課題となる．そうやって患者の目標や価値観を引き出すことにより，医師は透析の施行がその目標を達成するものかどうか，患者の目指すものとなじむものであるかどうかを，はっきりと知ることができる．

● 患者の目標と価値観を理解する

　患者の目標と価値観を理解することで，医師は患者が疾患と健康状態をどのように捉えてみているかについて知ることができる．目標と価値観の全体像を引き出す方法として最もよいのは自由回答式質問法（表17.1）を使用することである．この質問票では，患者の疾患についての理解や将来に対する望みと意思決定に影響する可能性のある心配事項を調べるものである．医師は患者に対して，「透析は特定の目的を達成するための手段である」と明確に述べ，はっきりしたマイルストーン（道標）のために透析を行うとすることで，その有益性に関する前向きな議論が行えるようになる．最後に，透析意思決定の過程において患者の心配事項を聞き出すことは，意思決定の妨げになっていることを表に出させることにもつながる．そこには，身体的な苦痛，精神的な深い悲しみ，または愛するものを残すことへの心配などが含まれる．

　こうした対話では，不安な感情と同時に激しい感情がしばしば表出することがある．必要な医学情報を提供することも重要であるが，同時に医師は患者の感情的な懸念を受けとめ，それに応えなければならない．無視されたという感情は苦痛を生み，患者が情報を整理する能力に影響を与え，それが意思決定の議論にもかかわってくることがあ

表17.1　患者の目標や価値観を理解する

会話をする準備があるかどうか評価するための誘導． 「腎臓病とどのように付き合ってきたかについて話しませんか？」
ケアの目的と好みについての「全体像」を把握するため，開かれた（自由回答式）質問で問いかける． 「病院の外の生活はどのようなものですか？」 「何が今，あなたにとって最も重要ですか？」 「何を望んでいますか？」
意思決定の妨げになっているものについて． 「将来のことを考えるとき，何が最も心配ですか？」
患者の目標を達成する計画を提案する． 「今，私はあなたに何が重要であるかがわかりました．私のおすすめについてお話してもいいですか？」

表17.2 不安な感情への共感的反応

感情的な懸念に反応する(言葉による感情移入):N-U-R-S-E 　Name the emotion(感情をはっきりさせる):「悩んでいるようですね」 　Understand(理解する):「残念なことだということは理解できます」 　Respect(尊敬する):「あなたは大変な強さをもっていますね」 　Support(支持する):「一緒に乗り切りましょう」 　Explore(探る):「私にもっと話してください」
不確実性に対する対応 　不確実性をはっきりさせる. 　感情的な反応に応える. 　サポートを申し入れる.「どうなるかはっきりとはわからないとして,我々はあなたのために何をすることができますか?」 　あなたの関与を保証する.「このことが解決するまで私はずっとあなたと共にいます」

る[44].表17.2に,不安な感情や不確定性に対する患者の反応の例を示す[45,46].患者の感情を医療従事者側が理解することで,患者が情報を整理し意思決定の議論に完全に参加することができるようになり[47],医療従事者も前に進むことができる.

●推奨意見を伝える

　医学的な事実と患者の目標の全体像を考慮したうえで,医療従事者は透析に関する推奨意見を述べることができる.その際,透析の潜在的な有益性と負担のバランスを患者の観点に立って考えなければならない.非常に重篤な患者の場合,快適さを重視し透析を開始しない決定がなされる場合もある.また,臨床的に不確実性が高い場合は,臨床的およびQOLに関して期待される道標を成し遂げられることを願いつつ,しばらくの間,試験的に透析を行うことを提案する,という決定がなされる場合もある.

　医学的に不確実性が高い場合,時間を限って試験的に試みることは有益である.試験的治療を定義することを通して,医療従事者は患者の目標を確認しつつ,その目標が現行案で達成されているか否かを判断する時間を得ることができる.医療従事者は,透析を行うことでうまくいくことについて説明すると同様に,期待するようにいかない場合には何が起こる可能性があるかということについても説明しておかなければならない.このような対応によって,アドバンス・ケア・プランニング(advance care planning:ACP[訳注:日本では「事前医療・ケア計画」と呼ばれることもある])を準備したり,命の終わりをどのように迎えるかを考えてもらう機会を作ることができる.

症例1のつづき　この患者は,持続的腎代替療法を開始した.彼女は臨床的には改善し,長期留置透析カテーテルによる週3回の間欠的血液透析に移行した.理学療法とリハビリテーションを継続するために,介護施設に移った.彼女は,透析施行後に増強する慢性的な疲労感を訴えている.以前施行した化学療法に関連した神経障害による下肢の強い痛みがあり,さらに運動が制限されている.透析カテーテ

ル関連感染症で2回入院した後，彼女は寝たきりとなり，日常生活活動（activities of daily living：ADL）のすべてに介助が必要となった．
臨床的に衰えてきている透析患者にどのように対応していくべきであろうか？

急性腎障害（AKI）合併癌患者における緩和ケアの役割

　腎疾患合併の癌患者のケアを最高のものにするためには，緩和ケアサービスの介入と，腫瘍治療チームと腎臓内科チームの細やかなコミュニケーションが必要といえるであろう．緩和ケアは医師，看護師，ソーシャルワーカーや宗教家で構成される学際的なチームであり，対症療法とアドバンス・ケア・プランニング（ACP）を提供し，適切なタイミングでホスピスサービスへ移行を行うことができる．

　進行した非小細胞肺癌患者に標準的な腫瘍治療に加えて早めの緩和ケアを行うことで，QOLの改善とうつ病の発症率の減少がみられた[48]．腎疾患患者は（癌の有無にかかわらず）癌患者と同様の重い負担と高い死亡リスクとで苦しんでいる．したがって，例えば症状マネジメントやACPなどのような緩和ケアの分野に早めに注目しておくことは是認されるであろう．

●症状マネジメント

　癌の合併によらず，CKDに伴って一般的にいろいろな症状が認められる．これらの患者は，身体的および心理的な衰えによってQOLが著しく低下し，非常な負担を感じている[49~52]．にもかかわらず，それらの症状の50％以上は十分に治療されていない[53]．疲労感と疼痛は最もよく遭遇する症状であり，ほかには，瘙痒感，抑うつ，悪心・嘔吐，睡眠障害，筋痙攣，摂食障害や性的機能不全などもみられる[54~56]．特に精神的な症状に対しては，腎臓内科医よりもむしろプライマリケア医のほうが薬物療法を行っていることが，データで示唆されている[53]．末期腎臓病（ESKD）の罹患率は増加しており，患者がかかえる悲惨な症状という重い負担と，それらの与えるQOLへの影響を考慮するにつけても，患者中心の治療を提供するための症状への対応方法についてさらに習熟することは，腎臓医およびプライマリケア医にとって必須のことである．表17.3，表17.4に，進行したCKDの症状に対する対応ガイドラインを概説した[55~58]．薬物投薬にあたっては，さらに注意して腎機能障害の程度に応じて用量を調整しなくてはならない．

●アドバンス・ケア・プランニング（事前医療・ケア計画；ACP）とホスピスサービス

　腎疾患患者（特に担癌患者）の総合的な治療計画に欠かせない重要な要素の1つがACPである．ACPは，命の終わりをどのように迎えるかを含め患者のケアの目標について述べたもので，医師，患者と家族の間に動的かつ継続的なコミュニケーションをもたらすために用いられる[59]．ESKD患者（透析の有無にかかわらず）の余命は限られてお

表 17.3 末期腎臓病(ESKD)における鎮痛薬

薬　物	推奨する理論的根拠/代謝に関して	ESKD に対する用量調整	追加コメント
安全			
アセトアミノフェン	安全な NSAID の代替薬	不要	軽度から中等度の痛み，肝疾患合併時は注意
フェンタニル	肝代謝，活性代謝物なし	要	選択肢となるオピオイド
メタドン	糞便中に排泄，活性代謝物なし	要	選択肢となるオピオイド
慎重投与			
トラマドール	代謝物の 90％が腎臓から排泄される	要	選択的セロトニン再取り込み阻害薬と併用時，セロトニン症候群のリスク有
オキシコドン	肝代謝．腎排泄は 10％未満，CKD での安全性についてはデータが少ない	要	中等度から重度の痛みに
hydromorphone	活性代謝物は腎臓排泄．神経毒性，ミオクローヌスをモニターすること	要	重度の痛みに
ガバペンチン	未変化体で尿中に排泄される．CKD では蓄積し，傾眠，めまい，歩行障害を引き起こすことがある	要	神経因性疼痛に
推奨されない			
NSAID	消化管出血，高血圧，体液貯留のリスク．腹膜透析において残腎機能の低下	使用を避ける	―
モルヒネ	活性代謝物は腎臓排泄．CKD で蓄積し神経毒性，痙攣，中枢神経系および呼吸器系の抑制を引き起こす可能性あり	使用を避ける	末期患者には慎重に投与することが容認される
ペチジン	活性代謝物は腎臓排泄，CKD で蓄積し神経毒性や痙攣を引き起こす可能性あり	使用を避ける	―

CKD：慢性腎臓病，NSAID：非ステロイド性抗炎症薬

り，ACP を早めに開始することも妥当な選択となる[60]．ケアの目標に関してタイムリーに話し合うことで，患者はよりよく自身の病状を理解し，集中的な医療行為の意味についても現実的に受けとめることができる．このような話し合いの機会をもった患者は集中治療を希望することはむしろ少なく，延命治療もあまり受けようとしない一方で，終末期をホスピスケアで過ごすよう登録する傾向がある．さらに，より長くホスピスに滞在(1 週間以上)することは患者のより良好な QOL につながり，同様に別れのときに，

表 17.4　末期腎臓病（ESKD）における疼痛以外の症状への対処

症　状	対処法
疲労感	●十分なクリアランスを確保するために透析量を最適化 ●鉄剤静注やエリスロポエチン投与で貧血を治療 ●定期的な運動と理学療法を奨励 ●うつ病の評価と治療 ●睡眠障害の評価と治療
瘙痒	●十分なクリアランスを確保するために透析量を最適化 ●二次性副甲状腺機能亢進症の治療 ●リン吸着薬と低リン食の順守を強化 ●保湿薬と経口抗ヒスタミン薬の使用 ●ほかの選択肢として，ガバペンチン，カプサイシンクリーム，UVB 光線療法など
睡眠障害	●睡眠衛生状態の改善奨励 ●夜のカフェイン含有飲料，タバコ，またはアルコールを避ける ●睡眠時無呼吸の評価と治療 ●睡眠時無呼吸が除外された場合，ベンゾジアゼピンで治療
食欲不振	●十分なクリアランスを確保するために透析量を最適化 ●うつ病の評価と治療 ●制吐薬で悪心を抑える ●口の乾燥を防ぐため，抗コリン薬を最小限に抑える ●亜鉛補充による味覚障害治療を試みる ●食欲刺激薬（例えば，megestrole acetate，低用量のミルタザピン）を試みる ●臨床状態の全体的な評価
悪心・嘔吐	●十分なクリアランスを確保するために透析量を最適化 ●制吐薬（オンダンセトロンおよびメトクロプラミド）の投与 ●難治性の悪心ではハロペリドールを試みる
性的機能不全	●ホルモン調節不全の評価と治療（低テストステロン値，高プロラクチン血症） ●うつ病の治療と評価 ●禁忌でない場合ホスホジエステラーゼ阻害薬を試みる

後に残される介護者の QOL は改善し，抑うつを起こす確率は低く抑えられる[61]．

透析患者集団での ACP の必要性が増していることは認識されているにもかかわらず，事前指示書（advance directives）を準備しているのはごく少数である[62,63],[*3]．多くの透析患者が終末期を迎える際に体験することは，ACP が不十分であることを示すものであるといえるだろう．Wong らは透析患者の終末期における治療の内容とその結果について調べている[64]．その結果，透析患者は ICU への入室を含めた集中治療を受け，癌患者や心不全患者と比較して適切なホスピスサービスを受けることが少なかったことを示唆している．

[*3] 訳注：事前指示は，いわゆるリビングウイルを含め終末期に絡むさまざまな指示を指すもの．各国・地域によって規定されていることがある．特に海外では代理人の決定が非常に重視される．

ホスピスサービスへのタイムリーな紹介と移行を促すことは，症状をうまくコントロールし，患者および家族に対する心理的サポートと終末期に快適さを届ける，という緩和ケアの目的を適切に果たすための手段である．このようなサービスはESKD患者に対してあまりにも活用されておらず，ESKD患者へのホスピスサービス提供の機会を増やすことは有意義なミッションである[65]．透析を中止する慢性透析患者，腎臓以外の疾患で末期を迎えた透析患者，透析を開始しないことを選択して予後が6か月未満と推定されたESKD患者らは，ホスピスサービスを受ける資格があり，したがって腎臓内科医またはプライマリケア医は機会を逃さず紹介すべきである．一方，緩和ケアはニーズがあれば，どのような腎疾患患者であっても，選択肢の1つとして考慮すべきである．

> **症例1について最後に** 患者の意識状態は悪化し，認知能力が低下し応答も悪くなってきた．息子は，母親に回復への可能性があるのか，苦しんでいないかどうか悩んだ．患者の予後と総合的な価値観について担当の腎臓内科医と率直に話し合った後，息子は，透析を中止しホスピスサービスを受けることを決めた．彼の希望が尊重され，患者は疼痛と呼吸困難に対して低用量のhydromorphone[*4]の投与を受け，7日後に穏やかに亡くなった．

結論

重症患者における腎代替療法の開始と中止に関する意思決定は極めて難しい課題である．癌患者でAKIのリスクが高いことは広く認識されてきているにもかかわらず，このような患者における長期転帰に関するデータは少ない．透析に関する方針決定にあたっては，基礎となる癌の診断というよりも，患者の全体的な臨床症状，併存症を考慮しなければならない．この症例は，症状コントロールのため早めに緩和ケアを始めており，終末期に対する意思決定を導くためアドバンス・ケア・プランニング（事前医療・ケア計画：ACP）も早めに準備した例である．本症例ではホスピスサービスを受けられたのは最後の数日であったが，腎臓内科医は患者のニーズを見極め，疾患の経過に沿ってタイムリーに対応する責任がある．腎疾患を有する癌患者では，緩和ケアの早めの開始やACPに関するコミュニケーションとホスピスケアへのタイムリーな紹介などを適切に行うことが患者中心の医療への鍵となる．

[*4] 訳注：2016年9月現在，国内製造販売承認申請中．WHO（世界保健機関）の癌疼痛治療のためのガイドラインなどにおいて疼痛管理の標準薬の1つである．

引用文献

1. Howlader NNA, Krapcho M, Garshell J, Neyman N, Altekruse SF, Kosary CL, Yu M, Ruhl J, Tatalovich Z, Cho H, Mariotto A, Lewis DR, Chen HS, Feuer EJ, Cronin KA (eds). SEER cancer statistics review, 1975–2010, National Cancer Institute. Bethesda. http://seer.cancer.gov/csr/1975_2010/, based on November 2012 SEER data submission, posted to the SEER web site, April 2013.
2. Christiansen CF, Johansen MB, Langeberg WJ, Fryzek JP, Sorensen HT. Incidence of acute kidney injury in cancer patients: a Danish population-based cohort study. Eur J Intern Med. 2011;22(4):399–406. PubMed PMID: 21767759.
3. Salahudeen AK, Doshi SM, Pawar T, Nowshad G, Lahoti A, Shah P. Incidence rate, clinical correlates, and outcomes of AKI in patients admitted to a comprehensive cancer center. Clin J Am Soc Nephrol. 2013;8(3):347–54. PubMed PMID: 23243268. Pubmed Central PMCID: 3586962. (CJASN).
4. Uchino S, Kellum JA, Bellomo R, Doig GS, Morimatsu H, Morgera S, et al. Acute renal failure in critically ill patients: a multinational, multicenter study. JAMA. 2005 17;294(7):813–8. PubMed PMID: 16106006. (J Am Med Assoc).
5. Benoit DD, Hoste EA, Depuydt PO, Offner FC, Lameire NH, Vandewoude KH, et al. Outcome in critically ill medical patients treated with renal replacement therapy for acute renal failure: comparison between patients with and those without haematological malignancies. Nephrol Dial Transpl. 2005;20(3):552–8. PubMed PMID: 15671075. (Off Publ Eur Dialy Transpl Assoc—Eur Renal Assoc).
6. Soares M, Salluh JI, Carvalho MS, Darmon M, Rocco JR, Spector N. Prognosis of critically ill patients with cancer and acute renal dysfunction. J Clin Oncol. 2006;24(24):4003–10. PubMed PMID: 16921054. (Off J Am Soc Clin Oncol).
7. Saddadi F, Najafi I, Hakemi MS, Falaknazi K, Attari F, Bahar B. Frequency, risk factors, and outcome of acute kidney injury following bone marrow transplantation at Dr Shariati Hospital in Tehran. Iran J Kidney Dis. 2010;4(1):20–6. PubMed PMID: 20081300.
8. Aapro M, Launay-Vacher V. Importance of monitoring renal function in patients with cancer. Cancer Treat Rev. 2012;38(3):235–40. PubMed PMID: 21605937.
9. Maccariello E, Valente C, Nogueira L, Bonomo H, Jr., Ismael M, Machado JE, et al. Outcomes of cancer and non-cancer patients with acute kidney injury and need of renal replacement therapy admitted to general intensive care units. Nephrol Dialy Transpl. 2011;26(2):537–43. PubMed PMID: 20667988. (Off Publ Eur Dialy Transpl Assoc—Eur Renal Assoc).
10. Darmon M, Thiery G, Ciroldi M, Porcher R, Schlemmer B, Azoulay E. Should dialysis be offered to cancer patients with acute kidney injury? Intensiv Care Med. 2007;33(5):765–72. PubMed PMID: 17342514.
11. Park MR, Jeon K, Song JU, Lim SY, Park SY, Lee JE, et al. Outcomes in critically ill patients with hematologic malignancies who received renal replacement therapy for acute kidney injury in an intensive care unit. J Crit Care. 2011;26(1):107 e1–6. PubMed PMID: 20813488.
12. Liborio AB, Abreu KL, Silva GB, Jr., Lima RS, Barreto AG, Barbosa OA, et al. Predicting hospital mortality in critically ill cancer patients according to acute kidney injury severity. Oncology. 2011;80(3–4):160–6. PubMed PMID: 21677465.
13. Lahoti A, Nates JL, Wakefield CD, Price KJ, Salahudeen AK. Costs and outcomes of acute kidney injury in critically ill patients with cancer. J Support Oncol. 2011;9(4):149–55. PubMed PMID: 21809520.
14. Cho A, Lee JE, Kwon GY, Huh W, Lee HM, Kim YG, et al. Post-operative acute kidney injury in patients with renal cell carcinoma is a potent risk factor for new-onset chronic kidney disease after radical nephrectomy. Nephrol Dialy Transpl. 2011;26(11):3496–501. PubMed PMID: 21406544 (Off Publ Eur Dialy Transpl Assoc—Eur Renal Assoc).
15. Lopes JA, Jorge S. Acute kidney injury following HCT: incidence, risk factors and outcome. Bone Marrow Transpl. 2011;46(11):1399–408. PubMed PMID: 21383682.
16. Lahoti A, Kantarjian H, Salahudeen AK, Ravandi F, Cortes JE, Faderl S, et al. Predictors and outcome of acute kidney injury in patients with acute myelogenous leukemia or high-risk

myelodysplastic syndrome. Cancer. 2010;116(17):4063–8. PubMed PMID: 20564156.
17. Sun CL, Francisco L, Kawashima T, Leisenring W, Robison LL, Baker KS, et al. Prevalence and predictors of chronic health conditions after hematopoietic cell transplantation: a report from the Bone Marrow Transplant Survivor Study. Blood. 2010;116(17):3129–39; quiz 377. PubMed PMID: 20656930. Pubmed Central PMCID: 2995350.
18. Janus N, Launay-Vacher V, Byloos E, Machiels JP, Duck L, Kerger J, et al. Cancer and renal insufficiency results of the BIRMA study. Br J cancer. 2010;103(12):1815–21. PubMed PMID: 21063408. Pubmed Central PMCID: 3008606.
19. Hingorani S, Guthrie KA, Schoch G, Weiss NS, McDonald GB. Chronic kidney disease in long-term survivors of hematopoietic cell transplant. Bone Marrow Transpl. 2007;39(4):223–9. PubMed PMID: 17290279.
20. Ellis MJ, Parikh CR, Inrig JK, Kanbay M, Patel UD. Chronic kidney disease after hematopoietic cell transplantation: a systematic review. Am J Transpl. 2008;8(11):2378–90. PubMed PMID: 18925905. Pubmed Central PMCID: 3564956 (Off J Am Soc Transpl Am Soc Transpl Surg).
21. Chertow GM, Burdick E, Honour M, Bonventre JV, Bates DW. Acute kidney injury, mortality, length of stay, and costs in hospitalized patients. J Am Soc Nephrol. 2005;16(11):3365–70. PubMed PMID: 16177006 (JASN).
22. Candrilli S, Bell T, Irish W, Morris E, Goldman S, Cairo MS. A comparison of inpatient length of stay and costs among patients with hematologic malignancies (excluding Hodgkin disease) associated with and without acute renal failure. Clin Lymphoma Myeloma. 2008;8(1):44–51. PubMed PMID: 18501087.
23. Singbartl K, Kellum JA. AKI in the ICU: definition, epidemiology, risk stratification, and outcomes. Kidney Int. 2012;81(9):819–25. PubMed PMID: 21975865.
24. Zager RA, O'Quigley J, Zager BK, Alpers CE, Shulman HM, Gamelin LM, et al. Acute renal failure following bone marrow transplantation: a retrospective study of 272 patients. Am J Kidney Dis. 1989;13(3):210–6. PubMed PMID: 2645771 (Off J Nat Kidney Found).
25. Parikh CR, McSweeney P, Schrier RW. Acute renal failure independently predicts mortality after myeloablative allogeneic hematopoietic cell transplant. Kidney Int. 2005;67(5):1999–2005. PubMed PMID: 15840050.
26. Gruss E, Bernis C, Tomas JF, Garcia-Canton C, Figuera A, Motellon JL, et al. Acute renal failure in patients following bone marrow transplantation: prevalence, risk factors and outcome. Am J Nephrol. 1995;15(6):473–9. PubMed PMID: 8546168.
27. Hahn T, Rondeau C, Shaukat A, Jupudy V, Miller A, Alam AR, et al. Acute renal failure requiring dialysis after allogeneic blood and marrow transplantation identifies very poor prognosis patients. Bone Marrow Transpl. 2003;32(4):405–10. PubMed PMID: 12900777.
28. Berghmans T, Meert AP, Markiewicz E, Sculier JP. Continuous venovenous haemofiltration in cancer patients with renal failure: a single-centre experience. Support Care Cancer. 2004;12(5):306–11. PubMed PMID: 14747938.
29. Salahudeen AK, Kumar V, Madan N, Xiao L, Lahoti A, Samuels J, et al. Sustained low efficiency dialysis in the continuous mode (C-SLED): dialysis efficacy, clinical outcomes, and survival predictors in critically ill cancer patients. Clin J Am Soc Nephrol. 2009;4(8):1338–46. PubMed PMID: 19628685. Pubmed Central PMCID: 2723965. (CJASN).
30. Letourneau I, Dorval M, Belanger R, Legare M, Fortier L, Leblanc M. Acute renal failure in bone marrow transplant patients admitted to the intensive care unit. Nephron. 2002;90(4):408–12. PubMed PMID: 11961399.
31. Lanore JJ, Brunet F, Pochard F, Bellivier F, Dhainaut JF, Vaxelaire JF, et al. Hemodialysis for acute renal failure in patients with hematologic malignancies. Crit Care Med. 1991;19(3):346–51. PubMed PMID: 1999095.
32. Soares M, Caruso P, Silva E, Teles JM, Lobo SM, Friedman G, et al. Characteristics and outcomes of patients with cancer requiring admission to intensive care units: a prospective multicenter study. Crit Care Med. 2010;38(1):9–15. PubMed PMID: 19829101.
33. Taccone FS, Artigas AA, Sprung CL, Moreno R, Sakr Y, Vincent JL. Characteristics and outcomes of cancer patients in European ICUs. Crit Care. 2009;13(1):R15. PubMed PMID: 19200368. Pubmed Central PMCID: 2688132.

34. Smith C, Da Silva-Gane M, Chandna S, Warwicker P, Greenwood R, Farrington K. Choosing not to dialyse: evaluation of planned non-dialytic management in a cohort of patients with end-stage renal failure. Nephron Clin Pract. 2003;95(2):c40–6. PubMed PMID: 14610329.
35. Dasgupta I, Rayner HC. Dialysis versus conservative management of elderly patients with advanced chronic kidney disease. Nature Clin Pract Nephrol. 2007;3(9):480–1. PubMed PMID: 17646857.
36. Chandna SM, Da Silva-Gane M, Marshall C, Warwicker P, Greenwood RN, Farrington K. Survival of elderly patients with stage 5 CKD: comparison of conservative management and renal replacement therapy. Nephrol Dialy Transpl. 2011;26(5):1608–14. PubMed PMID: 21098012. Pubmed Central PMCID: 3084441 (Off Publ Eur Dialy Transpl Assoc—Eur Renal Assoc).
37. Murtagh FE, Marsh JE, Donohoe P, Ekbal NJ, Sheerin NS, Harris FE. Dialysis or not? A comparative survival study of patients over 75 years with chronic kidney disease stage 5. Nephrol Dialy Transpl. 2007;22(7):1955–62. PubMed PMID: 17412702 (Off Publ Eur Dialy Transpl Assoc—Eur Renal Assoc).
38. Joly D, Anglicheau D, Alberti C, Nguyen AT, Touam M, Grunfeld JP, et al. Octogenarians reaching end-stage renal disease: cohort study of decision-making and clinical outcomes. J Am Soc Nephrol. 2003;14(4):1012–21. PubMed PMID: 12660336 (JASN).
39. Carson RC, Juszczak M, Davenport A, Burns A. Is maximum conservative management an equivalent treatment option to dialysis for elderly patients with significant comorbid disease? Clin J Am Soc Nephrol. 2009;4(10):1611–9. PubMed PMID: 19808244. Pubmed Central PMCID: 2758251. (CJASN).
40. Kurella Tamura M, Covinsky KE, Chertow GM, Yaffe K, Landefeld CS, McCulloch CE. Functional status of elderly adults before and after initiation of dialysis. N Engl J Med. 2009;361(16):1539–47. PubMed PMID: 19828531. Pubmed Central PMCID: 2789552.
41. Da Silva-Gane M, Wellsted D, Greenshields H, Norton S, Chandna SM, Farrington K. Quality of life and survival in patients with advanced kidney failure managed conservatively or by dialysis. Clin J Am Soc Nephrol. 2012;7(12):2002–9 (CJASN).
42. Morton RL, Turner RM, Howard K, Snelling P, Webster AC. Patients who plan for conservative care rather than dialysis: a national observational study in Australia. Am J Kidney Dis. 2012;59(3):419–27. PubMed PMID: 22014401 (Off J Nat Kidney Found).
43. Cohen LM, Ruthazer R, Moss AH, Germain MJ. Predicting six-month mortality for patients who are on maintenance hemodialysis. Clin J Am Soc Nephrol. 2010;5(1):72–9. PubMed PMID: 19965531. Pubmed Central PMCID: 2801643 (CJASN).
44. Parker PA, Baile WF, de Moor C, Lenzi R, Kudelka AP, Cohen L. Breaking bad news about cancer: patients' preferences for communication. J Clin Oncol. 2001;19(7):2049–56. PubMed PMID: 11283138 (Off J Am Soc Clin Oncol).
45. Schell JO, Arnold RM. NephroTalk: communication tools to enhance patient-centered care. Semin Dialy. 2012;25(6):611–6. PubMed PMID: 23078102.
46. Smith AK, White DB, Arnold RM. Uncertainty–the other side of prognosis. N Engl J Med. 2013;368(26):2448–50. PubMed PMID: 23802514. Pubmed Central PMCID: 3760713.
47. Ryan H, Schofield P, Cockburn J, Butow P, Tattersall M, Turner J, et al. How to recognize and manage psychological distress in cancer patients. Eur J Cancer Care. 2005;14(1):7–15. PubMed PMID: 15698382.
48. Temel JS, Greer JA, Muzikansky A, Gallagher ER, Admane S, Jackson VA, et al. Early palliative care for patients with metastatic non-small-cell lung cancer. N Engl J Med. 2010;363(8):733–42. PubMed PMID: 20818875.
49. Davison SN, Jhangri GS, Johnson JA. Cross-sectional validity of a modified Edmonton symptom assessment system in dialysis patients: a simple assessment of symptom burden. Kidney Int. 2006;69(9):1621–5. PubMed PMID: 16672923.
50. Weisbord SD, Carmody SS, Bruns FJ, Rotondi AJ, Cohen LM, Zeidel ML, et al. Symptom burden, quality of life, advance care planning and the potential value of palliative care in severely ill haemodialysis patients. Nephrol Dialy Transpl. 2003;18(7):1345–52. PubMed PMID: 12808172 (Off Publ Eur Dialy Transpl Assoc—Eur Renal Assoc).
51. Abdel-Kader K, Unruh ML, Weisbord SD. Symptom burden, depression, and quality of life in

chronic and end-stage kidney disease. Clin J Am Soc Nephrol. 2009;4(6):1057–64. PubMed PMID: 19423570. Pubmed Central PMCID: 2689883 (CJASN).
52. Yong DS, Kwok AO, Wong DM, Suen MH, Chen WT, Tse DM. Symptom burden and quality of life in end-stage renal disease: a study of 179 patients on dialysis and palliative care. Palliat Med. 2009;23(2):111–9. PubMed PMID: 19153131.
53. Claxton RN, Blackhall L, Weisbord SD, Holley JL. Undertreatment of symptoms in patients on maintenance hemodialysis. J Pain Symp Manage. 2010;39(2):211–8. PubMed PMID: 19963337.
54. Gamondi C, Galli N, Schonholzer C, Marone C, Zwahlen H, Gabutti L, et al. Frequency and severity of pain and symptom distress among patients with chronic kidney disease receiving dialysis. Swiss Med Wkly. 2013;143:w13750. PubMed PMID: 23443906.
55. Cohen LM, Moss AH, Weisbord SD, Germain MJ. Renal palliative care. J Palliat Med. 2006;9(4):977–92. PubMed PMID: 16910813.
56. O'Connor NR, Corcoran AM. End-stage renal disease: symptom management and advance care planning. Am Fam Physician. 2012;85(7):705–10. PubMed PMID: 22534347.
57. Douglas C, Murtagh FE, Chambers EJ, Howse M, Ellershaw J. Symptom management for the adult patient dying with advanced chronic kidney disease: a review of the literature and development of evidence-based guidelines by a United Kingdom Expert Consensus Group. Palliat Med. 2009;23(2):103–10. PubMed PMID: 19273566.
58. Rayner H, Baharani J, Smith S, Suresh V, Dasgupta I. Uraemic pruritus: relief of itching by gabapentin and pregabalin. Nephron Clin Pract. 2012;122(3–4):75–9. PubMed PMID: 23548570.
59. Holley JL. Palliative care in end-stage renal disease: focus on advance care planning, hospice referral, and bereavement. Semin Dialy. 2005;18(2):154–6. PubMed PMID: 15771661.
60. Schell JO, Da Silva-Gane M, Germain MJ. Recent insights into life expectancy with and without dialysis. Curr Opin Nephrol Hypertens. 2013;22(2):185–92. PubMed PMID: 23340216.
61. Wright AA, Zhang B, Ray A, Mack JW, Trice E, Balboni T, et al. Associations between end-of-life discussions, patient mental health, medical care near death, and caregiver bereavement adjustment. JAMA. 2008;300(14):1665–73. PubMed PMID: 18840840. Pubmed Central PMCID: 2853806 (J Am Med Assoc).
62. Holley JL, Stackiewicz L, Dacko C, Rault R. Factors influencing dialysis patients' completion of advance directives. Am J Kidney Dis. 1997;30(3):356–60. PubMed PMID: 9292563 (Off J Nat Kidney Found).
63. Holley JL, Nespor S, Rault R. The effects of providing chronic hemodialysis patients written material on advance directives. Am J Kidney Dis. 1993;22(3):413–8. PubMed PMID: 8372837 (Off J Nat Kidney Found).
64. Wong SP, Kreuter W, O'Hare AM. Treatment intensity at the end of life in older adults receiving long-term dialysis. Arch Intern Med. 2012;172(8):661–3; discussion 3–4. PubMed PMID: 22529233.
65. Braveman C, Cohen LM. Discontinuation of dialysis: the role of hospice and palliative care. Bull Am Acad Hosp Palliat Med. 2002;3:15–7.

付　録

　以下の5つの概念図は，本書で網羅されている複雑な事項を整理・単純化するために，本書の編者である Dr. Kenar Jhaveri によって作成されたものである．概念図はすべて彼のブログである Nephron Power(www.nephronpower.com)に掲載され，本書のために許可を得て転載するものである．

© Springer Science+Business Media New York 2015
K. D. Jhaveri, A. K. Salahudeen (eds.), *Onconephrology,*
DOI 10.1007/978-1-4939-2659-6

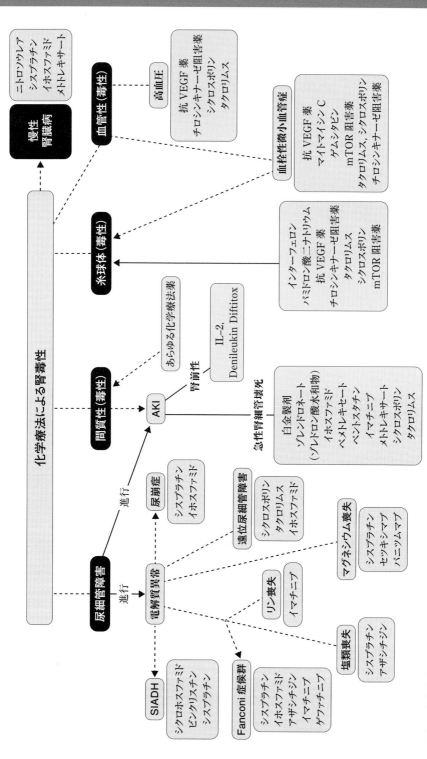

図1 化学療法でよくみられる腎毒性の概念図

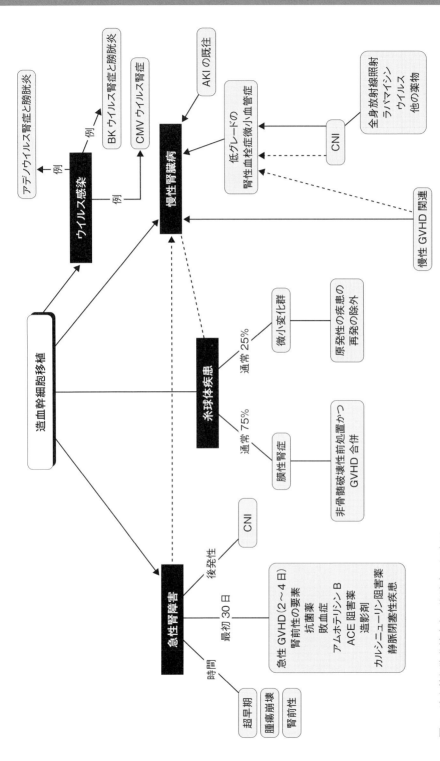

図2 造血幹細胞移植患者の腎障害の概念図

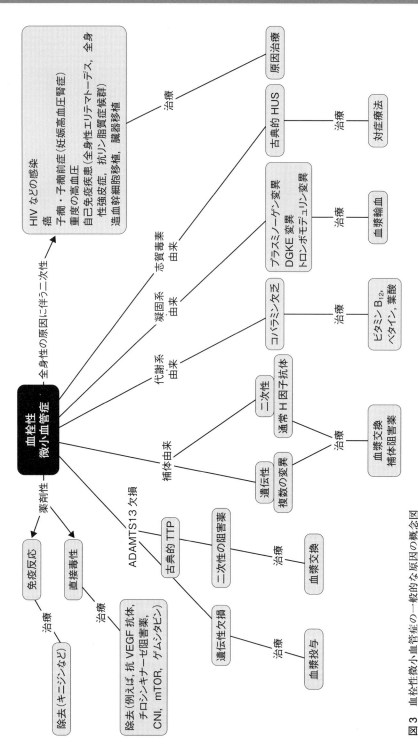

図3 血栓性微小血管症の一般的な原因の概念図
CNI：カルシニューリン阻害薬，DGKE：ジアシルグリセロールキナーゼε，HUS：溶血性尿毒症症候群，mTOR：哺乳類ラパマイシン標的蛋白，TTP：血栓性血小板減少性紫斑病

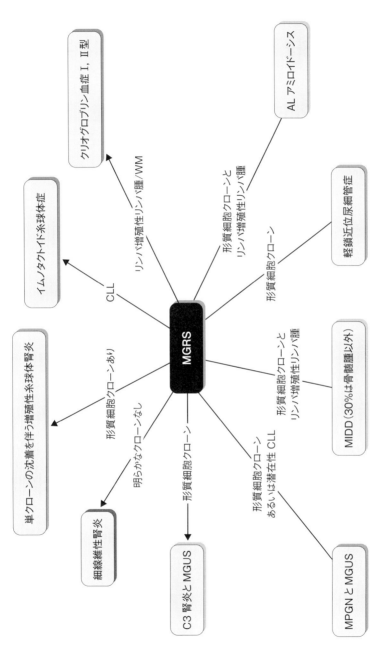

図4 腎臓における病的意義のある単クローン性ガンマグロブリン血症（MGRS）とその臨床像の概念図
CLL：慢性リンパ性白血病，MGUS：意義不明の単クローン性ガンマグロブリン血症，MIDD：単クローン性免疫グロブリン沈着症，MPGN：膜性増殖性糸球体腎炎

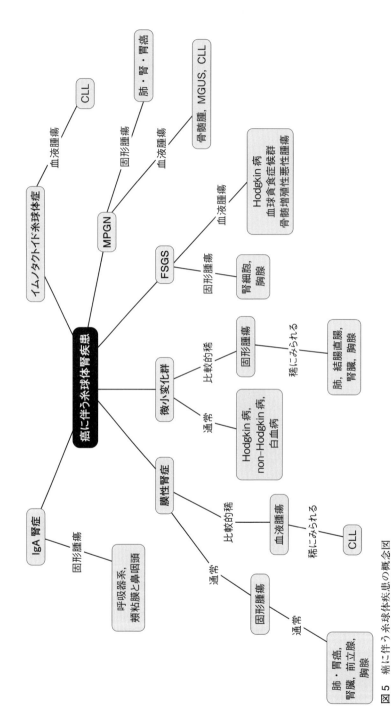

図5　癌に伴う糸球体疾患の概念図
CLL：慢性リンパ性白血病，FSGS：巣状分節性糸球体硬化症，MGUS：意義不明の単クローン性ガンマグロブリン血症，MPGN：膜性増殖性系球体腎炎

カラー

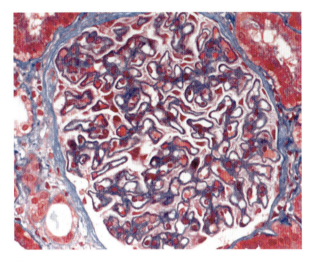

図 3.1

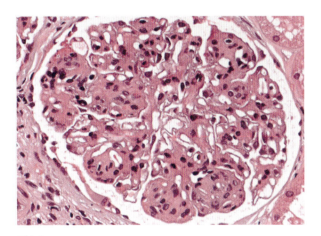

図 3.2

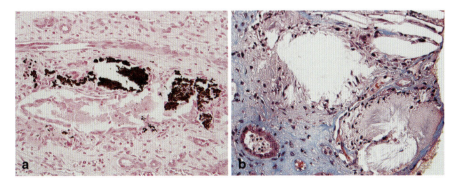

図 8.1

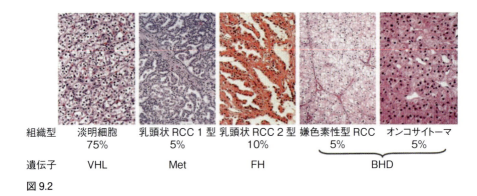

組織型	淡明細胞 75%	乳頭状 RCC 1 型 5%	乳頭状 RCC 2 型 10%	嫌色素性型 RCC 5%	オンコサイトーマ 5%
遺伝子	VHL	Met	FH	BHD	

図 9.2

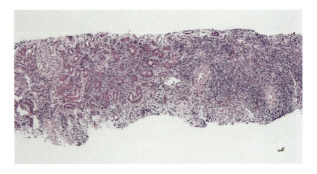

図 11.2

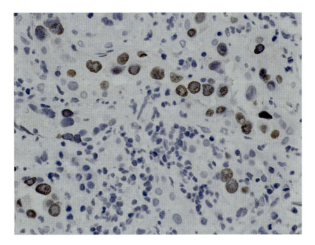

図 11.3

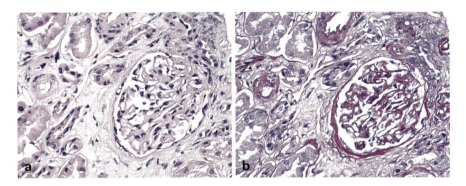

図 12.1

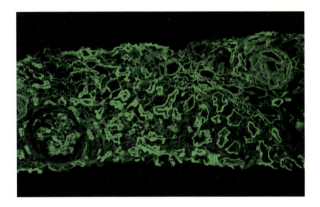

図 13.1

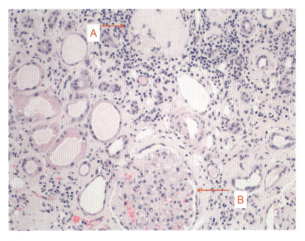

図 14.1

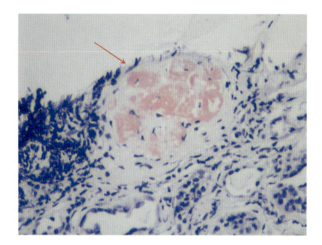

図 14.2

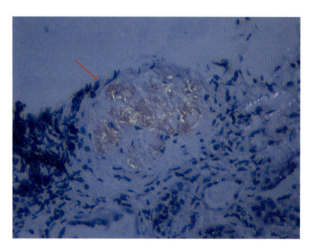

図 14.3

和文索引

あ

アキシチニブ 93, 194, 197
アクアポリン2 311
アクアポリンチャネル 77
悪液質 41
悪性腫瘍に伴う高カルシウム血症 35, 128, 147
アザシチジン 6, 147
アザチオプリン 328
アシクロビル 218, 339
アセトアミノフェン 362
アップルグリーンの複屈折光 280
アデノウイルス 227
アデノシン三リン酸 146
アデノシンデアミナーゼ 83
アドバンス・ケア・プランニング 360
アドリアマイシン 334
アフリベルセプト 33
アポトーシス 161
アミノグリコシド 218
アミロイド 280
アミロイドーシス 280
アミロイド線維 281
アムホテリシン 143
アムホテリシンB 218
アリストロキア酸 334
アルギニンバソプレシン 142
アルブミン/クレアチニン比 31
アルブミン尿 26
アロプリノール 11, 170, 171
アロマターゼ阻害薬 37
アンジオテンシン変換酵素阻害薬 32
アンドロゲン除去療法 73

い

意義不明の単クローン性ガンマグロブリン血症 10, 58, 248
移行上皮癌 310
異常蛋白血症 248
移植関連血栓性微小血管症 239
移植後リンパ増殖性疾患 324, 326
移植片対宿主 216
移植片対宿主病 3, 27, 216
一過性受容器電位チャネルメラスタチンサブタイプ6 98
遺伝子組換え尿酸オキシダーゼ 11
遺伝性平滑筋腫-腎細胞癌症候群 185
イトラコナゾール 218
イヌリン 118
イブルチニブ 111
イホスファミド 7, 14, 70, 75, 107, 111, 128, 138, 143, 144, 147, 152
イマチニブ 75, 99, 112
イミキモド 328
イムノタクトイド糸球体症 60, 287
イムノタクトイド糸球体腎炎 262
イリノテカン 112
飲作用 64
インジナビル 143
インターフェロン 81, 112
インターフェロンα 7, 192
インターフェロンβ 7
インターフェロンγ 7
インターロイキン2 7, 66

う

ウイルスG蛋白細胞受容体　327
ウイルス封入体　227

え

栄養障害　40
エキセンディン　243
エトポシド　111, 327
エナラプリル　229
エピルビシン　111
エプスタイン-バーウイルス　28
エベロリムス　195, 198, 334
エリスロポエチン　37, 363
エリブリン　111
エルロチニブ　98, 111
遠位尿細管性アシドーシス　311
円柱腎症　9, 66
エンドサイトーシス　64
塩類喪失性腎症　138

お

横紋筋融解症　146
オートファジー　73
オキサリプラチン　13, 113
オキシコドン　362
オクトレオチド　243
オステオプロテゲリン　129
オフターゲット　196
オフロキサシン　143
オンコサイトーマ　182
オンターゲット　197
オンダンセトロン　363

か

顎骨壊死(骨の無血管性壊死)　133
核酸代謝産物　162
核内因子κB活性化受容体　129
　──リガンド　129
過剰絶対リスク　321
カスパーゼ　69
家族性アミロイドーシス　281

ガドリニウム　39
ガバペンチン　362, 363
カプサイシンクリーム　363
カプトプリル　229, 242
カペシタビン　109
過ヨウ素酸Schiff染色　285
カリウムの異常　150
顆粒円柱　8
顆粒球コロニー刺激因子　165
カルシトニン　132
カルシトニン製剤　132
カルシニューリン阻害薬　3, 27, 225
　──の毒性　12
カルフィルゾミブ　72, 109
カルボキシペプチダーゼG2　84
カルボプラチン　13, 109, 118
カルムスチン　109, 147, 239
ガンシクロビル　339
間質の線維化　238
肝腎症候群　4, 219
肝中心静脈閉塞症　4
癌抑制遺伝子　183
肝類洞閉塞症候群　4
緩和ケア　361

き

キサンチンオキシダーゼ阻害薬　171
偽性電解質異常　128
機能性アミロイド　282
急性間質性腎炎　66
急性骨髄性白血病　165
急性腎障害　2, 11, 64
急性心不全　299
急性尿細管壊死　6, 66
急性閉塞性尿路疾患　149
キュビリン　264
胸腺腫　55
巨大舌　286

く

クラドリビン　110
クリオグロブリン　260, 261
　──血症　257

クリゾチニブ 72, 110
グルクロン酸抱合 117
グルコース-6-リン酸デヒドロゲナーゼ
　欠損症 172
グルコン酸カルシウム 173
クレアチニンリン酸 146
クロファラビン 73, 110
クロロアセトアルデヒド 107

け

軽鎖近位尿細管症 258
軽鎖-重鎖沈着症 250
軽鎖沈着症 9, 250, 287
軽鎖 Fanconi 症候群 257
形質細胞 48, 248
形質転換成長因子 α 183
形質転換成長因子 β 311
経尿道的膀胱切除術 334
経皮的アブレーション法 189, 207
経皮的腎瘻造設術 314, 315
経内視鏡的胃瘻造設術 41
痙攣 145
血液学的奏効 294
血液腫瘍 26
血管収縮 4
血管新生因子 129
血管増殖性疾患 325
血管内皮細胞 92
血管内皮増殖因子 129, 183, 224
血管内溶血 151
血管肉腫 325
血球貪食症候群 56, 81
血漿交換 14, 230, 242
血漿交換療法 265
結晶腎症 66, 83
血漿蛋白結合率 115
結晶蓄積性組織球症 257
血小板由来増殖因子 93, 147, 183
血清アミロイド P 285
　―― シンチグラフィ 285
血栓性血小板減少性紫斑病 223
血栓性血小板減少性紫斑病/溶血性尿毒
　症候群 14
血栓性微小血管症 59

血中濃度-時間曲線下面積 114
結腸壊死 151
ゲフィニチブ 98, 111
ゲムシタビン 7, 80, 111, 196
嫌色素性型腎細胞癌 182, 206
ゲンタマイシン 144
原発性骨髄線維症 56

こ

抗 RANK リガンド抗体 36
高圧酸素療法 315
高回転骨病変 36
高カリウム血症 11, 151, 161
高カルシウム血症 128
高血圧 32
抗好中球細胞質抗体 59
抗 GBM 抗体 10
抗糸球体基底膜抗体 10, 59
甲状腺機能低下症 198
口唇小唾液腺 286
光線性角化症 327
後天性囊胞腎 28, 182
　―― 疾患 321, 332
後天性囊胞腎変化 208
高尿酸血症 11
抗ヒト胸腺細胞ウサギ免疫グロブリン
　325, 335
後腹膜腫瘍 313
　―― 症 310, 315
肛門性器癌 332
高用量 IL-2 療法 192
抗利尿ホルモン 14
抗利尿ホルモン不適合分泌症候群 75,
　134
高リン血症 11, 148, 161
高レニン性高血圧 240
呼吸性アルカローシス 146
黒色腫 330
固形腫瘍 26
骨異栄養症 36
骨芽細胞 129
骨シンチグラフィ 186
骨髄異形成症候群 38
骨髄移植腎症 223

骨髄間質細胞　129
骨髄前駆細胞　129
骨髄増殖性腫瘍　56
骨髄破壊的治療　216
骨軟化症　36
骨の無血管性壊死（顎骨壊死）　133
コレシストキニン　243
根治的腎摘出術　186, 206
コンディショナルノックアウトマウス
　　97

さ

細線維性糸球体腎炎　60, 260, 287
最大血中薬物濃度　114
サイトカイン　324
細胞傷害性Tリンパ球抗原　82
細胞溶解　161
サイモグロブリン　335
サリドマイド　262, 265, 296
三酸化二ヒ素　109

し

自家移植　216
紫外線光　323
自家幹細胞移植　303
糸球体基底膜の二重化　12
糸球体虚脱病変　56
糸球体濾過量　26
シクロスポリン　12, 33, 144, 151, 224, 324,
　　328
シクロホスファミド　6, 14, 66, 77, 110, 117,
　　138, 143, 218, 240, 256, 260, 267
シクロホスファミド・ドキソルビシン・
　　ビンクリスチン・プレドニゾロン療法
　　339
シスタチンC　29, 118
シスプラチン　6, 13, 69, 75, 106, 110, 118,
　　128, 138, 144, 147, 196, 239, 334
事前指示書　363
持続的血液濾過　173
シタラビン　110
質量分析　289
シドフォビル　143

シナカルセト　133
紫斑　286
重鎖沈着症　250
重炭酸ナトリウム　171
手術用ロボット補助下腹腔鏡手術　188
樹状細胞　324
出血性膀胱炎　14, 227
腫瘍壊死因子α　69
腫瘍縮小腎摘出術　189
腫瘍随伴症状　181
腫瘍崩壊症候群　2, 11, 161, 217
循環不全　2
消化管間質腫瘍　99
上皮下沈着物　223
上皮増殖因子受容体　92
静脈血栓塞栓症　296
静脈閉塞性疾患　218
自律神経障害　285
シロリムス　218, 329
腎盂造影　314
心機能障害　285
神経内分泌腫瘍　243, 331
心血管イベント　29
腎血管内皮細胞障害　224
腎結石症　149
腎細胞癌　181, 332
腎疾患に伴う消耗性障害　40
腎性塩類喪失症候群　75, 134
腎性血栓性微小血管症　96
腎性全身性線維症　39
真性多血症　56
腎性尿崩症　71, 142
腎石灰沈着症　149
腎臓における病的意義のある単クローン
　　性ガンマグロブリン血症　11, 249, 252
腎代替療法　42
腎摘出術　26
浸透圧性脱髄症候群　139
腎内石灰化　149
深部静脈血栓症　137
腎部分切除術　183, 187, 206
親和性　116

す

水腎症　310
推定全生存　297
ストレプトゾシン　114
スニチニブ　33, 82, 93, 94, 114, 193, 196, 197, 334
スピロノラクトン　151

せ

生活の質　354
制御性 T 細胞　324
生物学的利用能　104
セツキシマブ　6, 76, 98, 110, 128, 144, 330
接着因子　129
線維芽細胞増殖因子-23　35, 147
全身照射　224
全身状態の指標　358
全身性筋力低下　145
全身放射線照射　27, 218
潜伏感染膜蛋白-1　337

そ

造血幹細胞移植　3, 11, 26, 27, 216
造骨性　130
促進拡散　115
阻血時間　207
組織適合性　216
ソマトスタチン　243
ソラフェニブ　33, 79, 82, 93, 113, 193, 197, 334
ソルビトール　151
ゾレドロネート　36

た

ダイアライザー　266
代謝性アルカローシス　153
ダウノルビシン　111
タクロリムス　12, 144, 224, 324, 328
ダサチニブ　99
脱分極　167
多発性硬化症　81

多発性骨髄腫　9, 27
タモキシフェン　33
単クローン性ガンマグロブリン血症　9, 248
蛋白/クレアチニン比　31
淡明細胞型腎細胞癌　182, 206

ち

チトクロム P-450　64
中枢神経系原発リンパ腫　339
中枢性塩類喪失　138
中枢性尿崩症　142
貯蔵能力　116
治療関連死亡率　291
治療関連毒性　296
治療的血漿交換　226
チロシンキナーゼ阻害薬　92, 193, 194

て

手足症候群　198
低回転骨　36
低カリウム血症　152
低カルシウム血症　11, 162
低カルシウム透析　132
低酸素誘導因子 1　73, 183
泥炭状クロマチン　228
低ナトリウム血症　128
低マグネシウム血症　92, 128
低リン血症　146
デオキシリボ核酸修復　323
デキサメタゾン　33, 291, 293
テタニー　145, 167
デノスマブ　37, 133
テノホビル　143
テムシロリムス　198, 334
テモゾロミド　114
電解質異常　2
電気凝固・搔爬術　328
デンスデポジット病　267

と

凍結療法　189, 207, 328

同種移植　216
糖尿病腎症　285
ドキソルビシン塩酸塩　196
ドキソルビシン・シクロホスファミド・ビンデシン・ブレオマイシン・プレドニゾロン療法　339
ドセタキセル　327
ドナー　320
トポカン　114
トラマドール　362
トリメトプリム　151
トルバプタン　140
トロポニンT　293

な・に

ナチュラルキラー細胞　323

肉芽腫　227
二次性副甲状腺機能亢進　36
日光角化症　328
ニトロソウレア　7, 85, 92
　——1型　182
　——2型　182
乳頭状腎細胞癌　206
尿管ステント　315
尿細管異常症　66
尿細管間質性腎炎　9
尿酸オキシダーゼ　171
尿酸結晶　162
尿沈渣　26
尿道狭窄　311
尿のアルカリ化　65, 171
尿路結石　313
ニロチニブ　99

ね

ネダプラチン　13
ネフロン温存手術　187
ネフロン温存療法　182, 206

の

脳幹ヘルニア　139

能動輸送　115
脳浮腫　139
ノギテカン　114
ノルエチステロン　218

は

バイオアベイラビリティ　104
バイオマーカー　15
ハイカットオフ　266
肺小細胞癌　135
ハイドロキシアパタイト結晶　132
パクリタキセル　113, 327
破骨細胞　129
破砕赤血球　223
波状縁　132
パゾパニブ　33, 93, 194, 197
バソプレシン　77
バソプレシン受容体2　77
白金製剤　12
パニツムマブ　6, 76, 98, 113, 144
パフォーマンスステータス　358
パラプロテイン血症　66
ハロペリドール　363
半月体形成性糸球体腎炎　59
半減期　114
バンデタニ　114

ひ

非拡張型の閉塞性尿路疾患　313
微小血管症性溶血性貧血　241
微小変化群　221
非ステロイド性抗炎症薬　32
ビスホスホネート　6, 36, 129, 133
ヒト白血球抗原　222, 238
ヒトパピローマウイルス　28
ヒドロキシウレア　111
ピノサイトーシス　64
標準化罹患比　321
ピリミジンアナログ　14
ピロリン酸　132
ビンカアルカロイド　114, 327
ビンクリスチン　77, 138, 267, 334

ふ

ファルネシル二リン酸合成酵素　132
フィブリノイド壊死　239
フィブリノーゲAα　288
フェンタニル　362
フォールディング　282
副甲状腺ホルモン　34, 78, 131
　―― 関連蛋白　129
副腎クリーゼ　134
ブスルファン　218, 224, 239
不整脈　167
ブドウ球菌蛋白Aカラム　14
プラズマフェレシス　267
プラスミノーゲン活性化因子阻害1　239
プリンアナログ　14
プリン体　168
フルダラビン　111, 224, 240
ブレオマイシン　109
プレドニゾロン　33, 258, 267
フロセミド　141, 132
プロテアソーム阻害薬　72, 295
プロテオミクス　288
プロドラッグ　117
プロトンポンプ阻害薬　115
分布容積　115

へ

ペグ化リポソームドキソルビシン　327
ペチジン　362
ベバシズマブ　6, 33, 79, 93, 95, 96, 194, 197
ベバシズマブ＋インターフェロン併用療法　195
ベバシズマブ単独療法　196
ヘパリン　151
ペプチド受容体放射性核種療法　243
ベムラフェニブ　114
ペメトレキセド　71, 113
変異トランスサイレチン　281
偏光下　280
偏光顕微鏡　283
ペンタミジン　144

ペントスタチン　113

ほ

膀胱アトニー　311
膀胱炎　310
膀胱癌　310
膀胱洗浄　315
傍細胞経路　76
傍糸球体組織　181
放射線腎症　223, 238
放射線治療　238
放射性標識ガストリン　243
ホスカルネット　143
ボスチニブ　99
ホスピス　361
ホスホリパーゼA_2受容体　50, 222
補体　225
ポナチニブ　99
哺乳類ラパマイシン標的蛋白阻害薬　73
ポマリドミド　297
ポリオーマウイルス　227, 331
ボルテゾミブ　262, 265, 267, 296, 298
本態性血小板症　56

ま

マイトマイシンC　7, 14, 113
膜性腎症　48, 221
膜透過性　115
末期腎臓病　26
慢性骨髄性白血病　56, 99
慢性腎臓病　26
慢性リンパ性白血病　165
マンニトール　135

み

ミコフェノール酸モフェチル　225
水チャネル　312
未分化リンパ腫キナーゼ　72

む

無形成骨症　36

無増悪生存期間　191
無阻血による腎部分切除術　207

め

メガリン　264
メゲストロール酢酸エステル　41
メスナ　108
メタドン　362
メチル化　183
メトクロプラミド　363
メトトレキサート　7, 15, 65, 113, 116, 143, 218, 334, 339
メドロキシプロゲステロン酢酸　190, 192
メドロキシプロゲステロン酢酸エステル　41
メルファラン　112, 258, 260, 291, 293, 303
免疫吸着　14
免疫グロブリン軽鎖　31
免疫蛍光検査　285
免疫組織化学検査　285
免疫調節薬　295
免疫抑制療法　320

も

毛細血管漏出症候群　137, 193
モルヒネ　362

や

薬物動態学　104
薬物の相互作用　32
薬力学　104

ゆ

有機アニオントランスポータ　64
有機カチオントランスポータ　64
有効体液量の低下　2
有毛細胞白血病　57
遊離型　116

遊離軽鎖　299

よ

溶解相　325
溶血性尿毒症症候群　223
溶骨性　130
養子免疫療法　340

ら

ラジオ波焼灼療法　189, 207
ラスブリカーゼ　171
ラパマイシン　324

り

リツキシマブ　113, 225, 256, 261, 262, 267, 338, 339
リフィーディング症候群　146
リボヌクレオチド還元酵素　73
リン吸着薬　173
リンパ腫の腎臓への浸潤　8
リンパ増殖性疾患　288

る・れ

類洞閉塞症候群　218
レーザーキャプチャーマイクロダイセクション　288
レシピエント　320
レナリドミド　105, 112, 262, 297, 298
レニン・アンジオテンシン系　239
レニン・アンジオテンシン系阻害薬　229
レノグラム　31

ろ

ロイコボリン　83, 84, 112

欧文索引

A

acquired cystic disease(ACD) 182
acquired cystic kidney disease(ACKD) 28, 321, 332
acute kidney injury(AKI) 2, 11, 64, 327
acute kidney injury network(AKIN)分類 3
acute lymphoblastic leukemia(ALL) 163
acute myelogenous leukemia(AML) 165
acute tubular necrosis(ATN) 6, 66
ADAMTS13 59
adenosine deaminase(ADA) 83
adenosine triphosphate(ATP) 146
adoptive immunotherapy 340
advance care planning(ACP) 360
advance directives 363
affinity 116
AL アミロイドーシス 9
albumin-to-creatinine ratio(ACR) 31
Alzheimer 病 281
anaplastic lymphoma kinase(ALK) 72
androgen deprivation therapy(ADT) 73
antidiuretic hormone(ADH) 14, 142
antineutrophil cytoplasmic antibody(ANCA) 10, 59
aquaporin 2(AQP2) 311, 312
arginine vasopressin(AVP) 142
avascular necrosis(AVN) 133

B

B 型肝炎ウイルス 28
B 型肝炎の治療 81
belatacept 336
Bence Jones 蛋白 31
BK ウイルス 227, 311
Breslow 厚 330
Burkitt リンパ腫 163

C

C 型肝炎ウイルス 28
C 型肝炎の治療 81
C3 糸球体腎炎 267
c-Abl キナーゼ 99
cachexia 41
calcineurin inhibitor(CNI) 3
calcineurin inhibitor(CNI)の毒性 12
central diabetes insipidus(CDI) 142
central nervous system(CNS)原発リンパ腫 339
chlorambucil 58, 110
chronic epidemiology collaboration(CKD-EPI) 120
chronic kidney disease(CKD) 26
chronic lymphocytic leukemia(CLL) 165
chronic myelogenous leukemia(CML) 56, 99
Chvostek 徴候 167
c-Kit 93
c-MET 183
Cockcroft-Gault 式 31, 118
colony stimulating factor(CSF) 165
Congo red 染色 280, 281

crescentic glomerulonephritis(CreGN) 59
crystal storing histiocytosis(CSH) 257
CYP34A 108
cytochrome P-450(CYP) 116
cytoreductive nephrectomy 189
cytotoxic T-lymphocyte antigen-4(CTLA-4) 82

D

daclizumab 225
defibrotide 219
dense deposit disease(DDD) 267
deoxyribonucleic acid(DNA)修復 323
diabetes insipidus(DI) 71

E

electrodessication with curettage(ED&C) 328
endothelial cells(EC) 92
end-stage kidney disease(ESKD) 26
epidermal growth factor receptor(EGFR) 92
Epstein-Barr virus(EBV) 28, 323, 336
essential thrombocythemia(ET) 56
excess absolute risk(EAR) 321

F

Fanconi syndrome(FS)症候群 75
fibrillary glomerulonephritis 60, 287
fibroblast growth factor 23 35, 147, 148
free light chains(FLC) 299
free light chains difference(dFLC) 301

G

G 蛋白細胞受容体 326
G-6-PD 欠損症 172
gastrointestinal stromal tumor(GIST) 99, 114
glomerular filtration rate(GFR) 26
glucarpidase 84, 85
G protein cellular receptor(GPCR) 326, 327
graft versus host(GVH) 216
graft versus host disease(GVHD) 3, 27, 216

H

H 因子 225, 267
H_2 受容体拮抗薬 115
hairy cell leukemia 57
heavy chain deposition disease(HCDD) 250
hematopoietic stem cell transplantation(HSCT) 3, 11, 26, 27, 216
hemolytic uremic syndrome(HUS) 223
hemophagocytic syndrome(HPS) 56
Henoch-Schönlein purpura(HSP) 59
Henoch-Schönlein 紫斑病 59
hepatic sinusoidal obstructive syndrome(HSOS) 4
hereditary leiomyomatosis renal cell cancer(HLRCC) 185
human herpesvirus(HHV)-8 感染 325
human leukocyte antigen(HLA) 222, 238
human papilloma virus(HPV) 332
humoral hypercalcemia of malignancy(HHM) 35
hydromorphone 362
hypercalcemia of malignancy(HM) 128, 147
hypoxia inducible factor(HIF) 183
hypoxia inducible factor 1(HIF-1) 73

I

IF 285
IFN 81
IgA 腎症 59
IgG4 サブクラス 52

IgG4 関連疾患　315
IL-2　112, 197
immunohistochemistry(IHC)　285
immunotactoid glomerulopathy(ITG)　60, 260, 262, 287
intention-to-treat 解析　193

J・K

Jaffe 法　119

Kaposi 肉腫　325
kidney disease improving global outcomes(KDIGO)基準　3
kidney disease wasting　40

L

laser capture microdissection(LCM)　288
latent membrane protein(LMP)-1　324, 337
light-chain deposition disease(LCDD)　250, 287
light-chain proximal tubulopathy　258
light-heavy chain deposition disease(LHCDD)　250
lymphomatous kidney infiltration(LIK)　8

M

M 型ホスホリパーゼ A_2 受容体(PLA2R)　50, 222
M スパイク　249, 256, 263
mammalian target of rapamycin(TOR)阻害薬　7, 73
mass spectrometry(MS)　289
membranous nephropathy(MN)　48
Merkel 細胞癌　331
microangiopathic hemolytic anemia(MAHA)　241
modification of diet in renal disease(MDRD)　119
Mohs 顕微鏡手術　329

monoclonal gammopathy(MG)　248
monoclonal gammopathy of renal significance(MGRS)　11, 249, 252
monoclonal gammopathy of undetermined significance(MGUS)　10, 58, 248, 252
muddy brown 円柱　8
multiple myeloma(MM)　9
myelodysplastic syndrome(MDS)　38
myeloproliferative neoplasm(MPN)　56

N

N-アセチルシステイン　108
N 末端プロ脳性ナトリウム利尿ペプチド　286, 290
natural killer(NK)細胞　323
nephrogenic diabetes inspidus(NDI)　142
nephrogenic systemic fibrosis(NSF)　39
nephron sparing surgery(NSS)　182, 187
nitric oxide(NO)　94
non-Hodgkin リンパ腫　57
N-terminal pro-brain natriuretic peptide(NTproBNP)　286, 290

O

oncocytoma　182
organic anion transporter(OAT)　64
organic cation transporter(OCT)　64
Ormond 病　315
osteoprotegerin(OPG)　129
overall survival(OS)　297

P

parathyroid hormone(PTH)　35, 78, 131
────関連ペプチド　35
parathyroid hormone-related protein(PTH-rP)　35, 129, 131
pauci-immune　59

peptide-receptor radionuclide therapy (PRRT) 243
percutaneous endoscopic gastrostomy (PEG) 41
percutaneous nephrostomy (PCN) 314, 315
performance status (PS) 358
periodic acid-Schiff (PAS) 染色 285
pharmacodynamics 104
pharmacokinetics 104
plasminogen activator inhibitor (PAI)-1 239
platelet-derived growth factor (PDGF) 93, 147, 183
polycythemia vera (PV) 56
posttransplant lymphoproliferative disorder (PTLD) 324, 336
primary myelofi brosis (PMF) 56
progression-free survival (PFS) 191
protein-energy wasting (PEW) 40
protein-to-creatinine ratio (PCR) 31
proton pump inhibitor (PPI) 115

Q・R

quality of life (QOL) 354

radiofrequency ablation (RFA) 189
receptor activator of nuclear factor kappa B (RANK) 129
—— ligand (RANK-L) 129
renal cell cancer (RCC) 181, 332
renal salt wasting syndrome (RSWS) 75
renal tubular acidosis (RTA) 311
renin angiotensin system (RAS) 239
risk, injury, failure, loss, end-stage renal disease (RIFLE) 3

S

sequential organ failure assessment (SOFA) 356
serum amyloid P (SAP) 285
sinosoidal obstruction syndrome (SOS) 218
small cell lung cancer (SCLC) 135
smudged chromatin 228
standardized incidence ratio (SIR) 321
staphylococcal protein A カラム 14
storage capacity 116
SV 40 228
syndrome of inappropriate antidiuretic hormone (SIADH) 75, 134

T

T 細胞急性リンパ芽球性白血病 163
T 細胞除去 238
Tamm-Horsfall 蛋白 31
T-cell depleted (TCD) 238
therapeutic plasma exchange (TPE) 226
thrombotic microangiopathy (TMA) 59, 96
thrombotic thrombocytopenic purpura (TTP) 223
thrombotic thrombocytopenic purpura/hemolytic uremic syndrome (TTP/HUS) 14
thymoglobulin (ATG) 335
total body irradiation (TBI) 224
transforming growth factor-α (TGF-α) 183
transforming growth factor-β (TGF-β) 311
transient receptor potential melastatin subtype 6 (TRPM6) 98
transplant-associated thrombotic microangiopathy (TA-TMA) 239
treatment-related mortality (TRM) 291
Trousseau 徴候 167
tubulopathy 66
tumor lysis syndrome (TLS) 11
tumor necrosis factor (TNF) α 69
tyrosine kinase inhibitors (TKI) 92, 194

U・V

ultra violet(UV)光　323

vascular endothelial growth factor (VEGF)　129, 183, 224
veno-occlusive disease(VOD)　4, 218
virus G peotein cellular receptor(GPCR)　327
volume of distribution(Vd)　115
von Hippel-Lindau(VHL)遺伝子　183
von Hippel-Lindau(VHL)症候群　182

数字付・ギリシャ文字

1,25-ジヒドロキシビタミン D[1,25(OH)$_2$ D$_3$]　35
2,3-diphosphoglycerate(2,3-DPG)　146
2,3-ジホスホグリセリン酸　146
3p　183
5-FU(5-フルオロウラシル)　328, 332

βストランド　281
βプリーツ構造　281
β_2ミクログロブリン　36
λ/κ　300

オンコネフロロジー
がんと腎臓病学・腎疾患と腫瘍学

定価：本体 7,800 円＋税

2017 年 3 月 30 日発行　第 1 版第 1 刷 ©

編　者　ケナール D. ジャバイリー
　　　　アブドゥラ K. サラーフッディーン

監訳者　和田健彦
　　　　（わだたけひこ）

発行者　株式会社 メディカル・サイエンス・インターナショナル
　　　　代表取締役　金子 浩平
　　　　東京都文京区本郷 1-28-36
　　　　郵便番号 113-0033　電話 (03) 5804-6050

印刷：日本制作センター／表紙装丁：岩崎邦好デザイン事務所

ISBN 978-4-89592-880-9　C 3047

本書の複製権・翻訳権・上映権・譲渡権・公衆送信権（送信可能化権を含む）は（株）メディカル・サイエンス・インターナショナルが保有します．本書を無断で複製する行為（複写，スキャン，デジタルデータ化など）は，「私的使用のための複製」など著作権法上の限られた例外を除き禁じられています．大学，病院，診療所，企業などにおいて，業務上使用する目的（診療，研究活動を含む）で上記の行為を行うことは，その使用範囲が内部的であっても，私的使用には該当せず，違法です．また私的使用に該当する場合であっても，代行業者等の第三者に依頼して上記の行為を行うことは違法となります．

JCOPY〈(社)出版者著作権管理機構 委託出版物〉
本書の無断複写は著作権法上での例外を除き禁じられています．複写される場合は，そのつど事前に，(社)出版者著作権管理機構（電話 03-3513-6969，FAX 03-3513-6979，info@jcopy.or.jp）の許諾を得てください．